U0959033

科学出版社“十四五”普通高等教育研究生规划教材
中药学/药学研究生系列教材出版工程

中药炮制学专论

MONOGRAPH OF PROCESSING OF CHINESE MEDICINE

钟凌云　杨　明　主编

科学出版社
北　京

内 容 简 介

《中药炮制学专论》聚焦于中药炮制科学研究的思路与方法，深入探讨了文献传承、理论传承和技术传承的精髓，在深入挖掘和传承传统炮制技艺的基础上，注重与现代科研方法的结合，力求在传承中创新，在创新中发展。

全书详细探讨了中药炮制的传承与创新研究的各个领域，包括理论与原理、方法与工艺、饮片质量标准及装备创新等方面。此外，还关注了中药炮制在临床和产业中的应用转化，分析了中药炮制与中医临床的紧密联系，探讨了规范临床选用炮制品种的标准，以及特殊炮制品在临床中的实际应用，对中药饮片的生产管理、相关政策、现状和未来发展趋势进行了全面的梳理和展望。

该书在内容上既深入又广泛，既有理论深度，又具备实际应用价值。既适合中药学类专业及相关专业研究生作为教材使用，以深入学习中药炮制领域的科学知识，又适合社会从业者作为参考用书，以获取行业最新动态和解决实际问题的方法。

图书在版编目（CIP）数据

中药炮制学专论 / 钟凌云，杨明主编. -- 北京：科学出版社，2025. 1. -- (科学出版社"十四五"普通高等教育研究生规划教材). -- ISBN 978-7-03-079929-6

Ⅰ. R283

中国国家版本馆 CIP 数据核字第 2024AM7927 号

责任编辑：周 倩 / 责任校对：谭宏宇
责任印制：黄晓鸣 / 封面设计：殷 靓

科学出版社 出版
北京东黄城根北街 16 号
邮政编码：100717
http：//www.sciencep.com

南京展望文化发展有限公司排版
上海颛辉印刷厂有限公司印刷
科学出版社发行 各地新华书店经销

*

2025 年 1 月第 一 版 开本：889×1194 1/16
2025 年 1 月第一次印刷 印张：19 1/2
字数：550 000

定价：98.00 元

（如有印装质量问题，我社负责调换）

中药学/药学研究生系列教材出版工程
专家指导委员会

《中药炮制学专论》
编委会

主　　编　钟凌云　杨　明

副 主 编　陆兔林　金传山　李向日

编　　委　（以姓氏笔画为序）

石继连　湖南中医药大学
刘　芳　成都中医药大学
刘先琼　湖北中医药大学
杜伟峰　浙江中医药大学
李　伟　吉林农业大学
李　凯　河南中医药大学
李向日　北京中医药大学
杨　明　江西中医药大学
张　超　山东中医药大学
张义生　武汉市中医医院
陆兔林　南京中医药大学
陈　红　福建中医药大学
孟　江　广东药科大学
金传山　安徽中医药大学
钟凌云　江西中医药大学
姜　海　黑龙江中医药大学
祝　婧　江西中医药大学
梁泽华　浙江中医药大学
谌瑞林　江中药业股份有限公司
董志疑　上海中医药大学

学术秘书　黄　艺

总　序

研究生教育处于国民教育体系的顶端，是教育、科技、人才的关键载体，是国家创新体系的重要组成部分，是深入推进科教兴国战略，加快建设教育强国、科技强国、人才强国的重要支撑。党的二十大首次把教育、科技、人才进行"三位一体"统筹安排、一体部署。党的二十大报告中指出，"我们要坚持教育优先发展、科技自立自强、人才引领驱动，加快建设教育强国、科技强国、人才强国"，强调要"全面提高人才自主培养质量，着力造就拔尖创新人才"，要"深化教育领域综合改革，加强教材建设与管理"，为研究生教育改革发展指明了前进方向，提供了根本遵循。

教材作为教育教学的基本载体和关键支撑、教育核心竞争力的重要体现、引领创新发展的重要基础，必须与时俱进，为培育高层次人才提供坚实保障。研究生教材建设是推进研究生教育改革、培养拔尖创新人才的重要组成部分。教育部、国家发展和改革委员会、财政部联合印发的《关于加快新时代研究生教育改革发展的意见》（教研〔2020〕9号）中明确提出，要"加强课程教材建设，提升研究生课程教学质量""编写遴选优秀教材，推动优质资源共享"。中药学、药学专业研究生教育肩负着高层次药学人才培养和创新创造的重要使命。为了进一步做好新时代研究生教材建设工作，进一步提高研究生创新思维和创新能力，突出研究生教材的创新性、前瞻性和科学性，打造中药学、药学研究生系列精品教材，科学出版社邀请全国12所中医药院校和中国中医科学院的13位中药学、药学专家，组成"中药学/药学研究生系列教材出版工程"专家指导委员会，共同策划、启动了"中药学/药学研究生系列教材出版工程"（以下简称教材出版工程）的遴选、审定、编写工作。教材出版工程入选了"科学出版社'十四五'普通高等教育研究生规划教材"。

本教材出版工程包括《中药药剂学专论》《分子药理学》《中药药理研究思路与方法》《药用植物生物技术》《中药分析学专论》《仪器分析专论》《中药化学专论》《现代药物分离技术》《中药监管科学》《中药系统生物学专论》《中药质量评价研究与应用》《中药新药研究与开发》《中药功效研究思路与实践》《中药资源化学专论》《生物药剂学与药代动力学专论》《天然药物化学专论》《药学文献检索》《中药炮制学专论》《中医药统计学专论》《中药药效物质研究方法学》《中药药代动力学原理与方法》《中药鉴定学专论》《中药药性学专论》《中药药理学专论》及《临床中药学专论》（第二版）等核心教材，采用了"以中医药院校为主，跨校、跨区域合作，出版社协助"的模式，邀请了全国近百所院校、研究所、医院及个别药企的中药学、药学专业的400余名教学名师、优秀学科带头人及教学一线的老师共同参与。本教材出版工程注重加强顶层设计和组织管理，汇集权威专家智慧，突出精品意识，以“创新培养方式、突出研究属性、关注方法技术、启发科研思维”为原则，着力打造遵循研究生教育发展规律、满足研究生创新培养目标、具有时代精神的高品质教材。

在内容上，本教材出版工程注重研究生个性化需求，从研究生实际需求出发，突出学科研究的新方法、新理论、新技术，以及科研思维。在编写风格上，既有丰富的图表，也有翔实的案例，体现了教材的可读性，大部分教材以二维码的形式呈现数字资源，如视频、知识拓展等，以方便学生自学、复习及课后拓展。

本教材出版工程仍有不少提升空间，敬请各位老师和研究生在使用过程中多提宝贵意见，以便我们不断完善，提高教材质量。

2023 年 12 月

编写说明

《中药炮制学专论》是科学出版社"十四五"普通高等教育研究生规划教材。面向全国高等中医药院校及综合性大学中药学类及其相关专业的博士生、硕士生与相关的中医药工作者。

该书全面系统地介绍了中药炮制的传承、创新与转化，深入探讨了中药炮制学科内涵与外延、特点优势、现状与展望，以及中药炮制科研的思维方法等内容。以中药炮制的传承、创新和转化为主线始终贯穿于整本教材。全书分为导论、上篇、中篇和下篇四部分，共十二章，各章内容相互关联，构成了一个完整的中药炮制研究体系。导论主要介绍了中药炮制在中药行业中的地位和作用；中药炮制传承、创新和转化的核心要素、发展路径及临床应用与饮片产业发展概况等；中药炮制科学研究的思路与方法。上篇聚焦在中药炮制的传承研究，主要介绍了中药炮制传承研究的主要内容、意义及研究思路与方法。中篇聚焦中药炮制的创新研究，主要介绍了中药炮制创新研究的内容与意义、理论与原理、方法与工艺、质量标准、炮制装备的意义及研究思路与方法。下篇聚焦中药炮制研究的转化与应用，以问题为导向介绍了中药炮制目前在中医临床应用、中药产业转化中的行业现状，并结合案例进行阐述分析。

全书编写分工如下：导论由钟凌云、杨明、祝婧编写；第一章中药炮制传承研究的主要内容与意义由李向日编写；第二章中药炮制文献传承研究由张超编写；第三章中药炮制理论传承由李伟编写；第四章中药炮制技术传承由刘先琼编写；第五章中药炮制创新研究的内容与意义由姜海、刘芳编写；第六章中药炮制理论与原理创新研究由董志颖、梁泽华编写；第七章中药炮制方法和工艺创新研究由李凯、石继连编写；第八章中药饮片质量标准创新研究由陆兔林、陈红编写；第九章中药炮制装备创新研究由金传山、谌瑞林编写；第十章中药炮制在临床的转化与应用由张义生编写；第十一章中药炮制在产业的转化与应用由孟江、杜伟峰编写。

该书可作为中药学类及相关专业研究生的教材使用，同时也是一本提供给中药及中药炮制领域的研究者、从业者的全面系统的参考工具书。通过对中药炮制技术传承、创新与转化的深入阐述，对于推动中药炮制学科发展、促进中药炮制在临床和产业的转化应用具有重要意义。

《中药炮制学专论》编委会

2024 年 11 月

目 录

中篇 中药炮制的创新研究

下篇 中药炮制的转化与应用

导　论

第一节　中药炮制在中药行业中的地位和作用

中药炮制是根据中医药理论，依照辨证论治用药的需要和药物自身性质，以及调剂、制剂的不同要求，所采取的一项制药技术，也是我国独有的一项宝贵的非物质文化遗产。中药材不可直接入药，必须经过炮制成中药饮片以后才能入药，这也是中药与天然药物的显著区别之一，中药饮片同时又是中成药的原料药。因此，中药炮制是我国中医药学的一大特色，是连接中药材与中成药、中医与中药的重要桥梁。

一、中药炮制学的内涵和外延

中药炮制学是一门研究中药炮制理论、工艺技术、饮片规格、质量标准、历史沿革及其发展方向的学科。其任务是遵循中医药理论体系，在继承中药传统炮制技术和理论的基础上，应用现代科学技术进行整理、研究，探讨炮制理论，解析炮制原理，规范、改进并创新炮制工艺，制定饮片质量标准，寻找新的炮制辅料，研制新的炮制设备，进而丰富中药炮制理论，发展中药炮制技术，提高中药饮片质量，保证中医临床用药的安全、有效，并不断创新与发展本学科。

（一）中药炮制学内涵

中药炮制学的内涵包括了历史沿革、炮制理论和原理、炮制方法和工艺、炮制辅料、饮片规格和质量标准、临方炮制、新型饮片和饮片生产装备等方面。

1. *中药炮制历史沿革研究*　中药炮制是随着中药的发现和应用而产生的，有了中药就有了中药的炮制，在其漫长的演变、发展过程中形成了独特的中药加工技术和理论。然而，因为在中药炮制发展过程中，遵循"师徒相传，口传心授"的形式，流派不同，方法各异，其中有合理的，也有不合理的，更有误传误用的。所以，现行的炮制方法并不完全准确。此外，古代医药结合，许多炮制经验散载于各种中医药典籍中，中药炮制方法及单味药炮制的历史沿革都缺乏系统的整理和总结。采用现代信息技术和文献学研究手段，梳理并总结传统炮制经验及中医药典籍中的炮制方法，厘清中药炮制的历史沿革、原始意图及演变过程，分析其原因，为进一步开展中药炮制研究奠定基础。

2. *中药炮制理论和原理研究*　中药炮制在其漫长的实践中，结合中医药理论形成了自己独特的理论体系，这些理论如今虽然不能作为定论，但大多具有重要的临床意义。因此，开展中药炮制理论研究，探讨其规律性的本质，不但有利于中药炮制理论的阐述，而且可指导、改革并创新炮制方法研究。

中药炮制原理研究是指在一定工艺条件下，探讨中药炮制过程中产生的物理变化、化学变化、药理作用的改变及这些变化所产生的临床意义，从而对中药炮制方法做出一定的科学评价。中药炮制原理研究包括对炮制减毒、增效、缓性或产生新药效的机制研究等内容，是中药炮制理论体系中的关键问题。只有通过研究中药炮制原理，说明中药炮制的本质，才能对中药炮制方法做出科学的评价，指导和促进中药炮制方法的改进，进一步提高饮片的质量，确保临床用药安全有效，最终达到改革中药炮制工艺、方法，丰富中药炮制理论的目的。

3. *中药炮制方法和工艺研究*　中药炮制是对原药材加工处理过程的概括。中药的类别很多，品种繁杂，各地中药炮制方法也不甚一致。同时，由于历史条件的限制，中药炮制工艺多属于手工作坊式生产，很难适应当今工业化生产需要。中药饮片生产企业小、散、多、低、全现象突出，产业集中度低，生产规模小，个体差异大，饮片质量难以控制。因此，在厘清中药炮制原理的基础上，运用现代技术、方法和理论，改进中药炮制方法和工艺，开展中药炮制设备的研究，实现中药炮制自动化、规模化及规范化生产是中药炮制研究的长期任务和重要内容。

4. *中药炮制辅料研究*　中药炮制辅料是指炮制过程中添加的具有辅助作用的附加物料，主要起增强疗效、降低毒性、影响主要理化性质等作用。中药炮制往往需要采用各种辅料，而辅料的用法用量和质量会直接影响炮制品的质量及临床应用效果。目前国内中药炮制辅料使用混乱，没有明确的、可供参考的统一标准，一些中药生产厂家随意使用各种中药炮制辅料。随着中药管理的日益规范化，中药炮制辅料亟待建立相关标准。只有规范中药炮制辅料，才能使中药炮制饮片质量可控。其他关于中药炮制辅料的研究还包括炮制辅料的用法用量、研究新炮制辅料、炮制辅料作用机制及其与临床疗效关系等方面。

5. *中药饮片规格和质量标准研究*　中药饮片产业是我国中药产业的支柱之一。中药饮片在中医临床替代中药材入药，也是制备中成药的重要原料，其质量直接关乎人们的用药安全，关乎中医药的产业化进程，具有专业程度高、产量大及涉及面积广的特点。然而，虽然中药饮片的市场需求在不断增加，但中药饮片的质量问题也一直存在。目前，大多数饮片的质量控制标准沿用以往各省、自治区、直辖市较早制定的中药饮片炮制规范，而规范中的标准多数是依据广大药学工作人员长期实践经验制定的，标准主要内容仍是以形态、色泽、质地、气味等感官来判断饮片的真伪优劣，比较模糊，不易掌握，判断上也存在个体差异，不能保证质量。国家药品监督管理局的公告也指出中药饮片抽查的不合格率高于西药。这严重制约了整个中药饮片产业的发展。中药饮片质量标准是评价饮片质量，保证临床用药安全有效的重要指标。严格、科学的炮制工艺、方法是确保中药饮片质量的前提条件。因此，为了保证中药饮片的临床疗效及用药安全，在确保炮制工艺和中药饮片质量标准统一的前提下，应用现代科学手段逐步以客观化的指标与感官控制的经验性指标相结合，建立起更为合理、可行的质量标准，以更好地控制饮片质量，确保临床用药的效果。

6. *中药临方炮制研究*　中药临方炮制是指在临床处方中根据药物性能和治疗需要，中药师遵医嘱临时将生品中药饮片进行炮制的操作过程。它是中药炮制的一个组成部分，是确保中药临床应用的有效性和安全性的重要环节。对于市场上无法采购到的、临床必需而又很少使用的或不易储存的中药饮片炮制品，临方炮制可以发挥其优势特点，确保中药临床应用的有效性和安全性。但是，由于中药临方炮制缺乏统一标准，从业人员综合素质差异较大，且市场供应量较小，无法形成规模化生产，导致中药临方炮制的饮片质量无法保证，影响中药临床疗效。因此，为了保证中药临方炮制的科学性和有效性，必须加强中药临方炮制的药品监管，健全临方炮制饮片的备案制度，完善医院中药临方炮制饮片信息系统，确保信息公开化、透明化，同时对医院中药临方炮制从业人员进行专业培训，以确保中药临方炮制饮片质量，充分发挥中医药辨证施治的理念，满足中医临床灵活用药的需求。

7. *中药新型饮片研究*　中药材经过炮制后的中药饮片，其主要用途之一就是中医临床配方应用。而传统饮片由于存在着卫生差、易生虫霉变等各种弊端，目前正逐渐被现代新型饮片所替代，如中药配方颗粒具有同传统饮片一样可随中医辨证随症加减，免去了传统饮片汤剂在临床使用时的烦琐煎煮过程，使患者服药变得简单、快捷等优点；中药冻干饮片可实现缓解传统饮片易虫蛀霉变、发油等贮藏问题，是实现中药现代化的有益探索。现作为替代中药饮片的新剂型，在临床上广泛应用。中药配方颗粒、中药冻干饮片是否可以取代传统饮片，研究人员已经在进行有益的对比研究，并进行药效学等效性研究，研究其在化学成分、药理作用和临床疗效方面是否有显著性差异，充分发挥现代新型饮片的特色和优势，为中药饮片的临床应用研究提供有力支撑。

8. 中药饮片生产装备研究　中药材以中药饮片形式入药。传统的炮制设备尽管种类众多，但企业在研发中药炮制装备时存在创新不足、资金缺乏、规模不大、技术水平不高、标准化观念弱等问题，导致装备研发进度不快，技术水平难以保障，自动化、信息化水平低等制约了中药饮片的发展，质量难以保障，从而限制其临床应用。因此，在研制中药饮片生产装备时，应注重多学科交融，将现代新技术与传统炮制装备相结合，如在中药炮制设备上配备了工业控制器和传感器，使得中药炮制设备更智能，使用更便捷。在设备与工艺结合的研究基础上，量化工艺参数以调控质量，完善和标准化中药炮制设备及其操作规程。同时，采用信息化、人工智能手段等现代信息技术，对中药饮片生产进行信息化管理和饮片质量在线的智能化检测，构建中药饮片生产质量智能管控系统。

作为国家首批非物质文化遗产的中药炮制技术，历经几千年的发展历程，在现代科学技术迅猛发展的当今社会，中药炮制如何创新发展，是中药炮制学科必须重视的问题。要在继承传统中医药理论和方法技术的基础上，充分利用现代生物技术、智能制造技术及其他医药相关学科的知识，创新发展本学科，创立和发展外延学科。

（二）中药炮制学的外延

中药炮制学科的外延学科，主要包括中药材加工学、中药炮制化学、中药炮制药理学、中药炮制工程学、临床中药炮制学和中药发酵炮制学等。

1. 中药材加工学　是一门研究中药材采收、加工的理论与方法，以及中药材规格、质量标准、历史沿革及发展方向的学科。中药材产地加工是中药炮制饮片生产的前沿，二者紧密结合，技术有相同之处。但由于研究对象不同，两者是两个不同的学科门类。目前随着野生药材的日益减少，中药材规模化、规范化的《中药材生产质量管理规范》（Good Agricultural Practice，GAP）种植基地的建立，中药材产地加工技术对于中药材质量的影响日趋明显。中药材是加工中药饮片的原料，对中药饮片的质量有着直接的影响。因此，作为中药炮制学的外延学科，对中药材加工技术理论、方法、质量的现代研究文献进行整理，提高和保证中药产地加工质量，不但非常必要，而且有着一定基础。

2. 中药炮制化学　是一门运用现代科学理论和方法结合中药传统炮制技术研究中药炮制中化学成分变化的学科。中药经炮制后，由于加热、水浸及酒、醋、药汁等辅料处理，无疑可使中药的化学成分发生一系列变化。一些成分增加，另一些成分减少或消失了，或者产生新的化学成分。因此，研究中药炮制前后化学成分的变化，对探讨中药炮制作用和原理具有重要意义。通过炮制前后、不同方法、不同工艺炮制品的化学成分的对比研究，发现炮制后产生或减少的成分，利用中药化学、分析化学等研究手段，探讨中药炮制作用机制，指导中药炮制方法和工艺研究，制定中药饮片质量标准，是中药炮制学近代逐步形成的外延学科之一。

3. 中药炮制药理学　是研究中药材加工炮制过程中的药效和毒性的变化，探讨中药饮片作用机制，以保证中药临床应用安全、有效的学科。中药材经过加工炮制后，化学成分发生改变，其临床疗效与毒性也随之改变。随着科学的发展，实验药理学、毒理学、生物学等相关学科的出现，并应用到中药炮制的研究领域。利用药理实验的方法，进行中药炮制前后和不同方法、不同工艺炮制品的药效、毒性、刺激性及动物体内吸收和代谢情况等研究，总结规律，阐释中药炮制药理变化规律，控制、提高中药饮片质量，保证中医临床疗效。

4. 中药炮制工程学　是一门研究炮制学、炮制机械与饮片生产现代化的学科。中药炮制工程学的研究内容是炮制工程基本原理与方法、炮制工程与工艺设计、炮制机械设计与生产、药材饮片形态与物化性质研究等。随着中药产业的快速发展,提出了中药饮片炮制工艺规范化、炮制机械现代化、质量控制标准化、检测手段科学化、包装计量规格化等要求。只有建立中药炮制学与中药炮制机械协调发展的机制,建设中药炮制工程学科,才能从根本上改变中药饮片工业落后的面貌。建设中药炮制工程学不仅对于中药炮制学的发展有积极意义,而且也是中药饮片炮制生产的需要。

5. *临床中药炮制学* 是一门研究中药炮制影响药性变化的规律,指导中医正确选用中药饮片规格,增强临证用药的选择性和针对性,充分发挥中医辨证施治的优势和特色,提高临床效果,探索其发展方向的学科。因此,中药炮制对中医临床用药具有重要意义,是保证和提高临床疗效的手段和措施。中药炮制和中医临床的紧密结合,是产生和创立临床中药炮制学的基础和依据。因此,建立临床中药炮制学,掌握中药炮制方法和理论及其对中药性能功效的影响,是从事中医专业工作的需要。临床中药炮制学的主要任务是指导临床正确选用中药饮片规格,评价中药炮制方法和工艺的合理性,研究开发新的中药饮片品种。

6. *中药发酵炮制学* 中药发酵是经净制或处理后的药物,在一定的温度和湿度条件下,利用霉菌等微生物所分泌酶的催化分解作用,使药物发泡、生衣的技术。中药发酵炮制是指在特定温度和湿度环境下,将处理后或者净制的药材,以及药材提取物辅料等通过微生物酶进行分解反应,从而通过催化而让药物生衣和发泡的方法和过程。中药发酵炮制能完成一些常规炮制方法难以实现的反应,借助微生物强大的分解转化能力,产生丰富的次生代谢产物,影响中药活性成分、药理药效等,可以较大幅度地改变药性,提高疗效,降低毒副作用。具有一般方法所无法比拟的优势,在中药创新资源、中药渣发酵再利用、中药资源的合理开发利用等方面,为中药的发展开辟新研究领域。中药发酵炮制学是中药炮制学的新兴交叉分支学科,是一门综合微生物学、发酵工程技术、中药学、免疫学等多学科知识的学科。将传统的发酵炮制技术与现代生物技术结合起来,阐释中药发酵炮制原理和内涵。因此,建立中药发酵炮制学,作为中药炮制学的外延学科,继承传统中药材发酵炮制技术,对中药发酵技术理论、方法、常见中药发酵炮制品、现代中药发酵炮制研究与应用、中药发酵炮制品质量控制等研究文献进行整理,提高和保证发酵炮制品的质量,非常有必要。目前,已经出版了《中药发酵炮制学》。

(三)中药炮制学与其他学科的关系

数千年传统中医药实践经验的积累,现代自然科学研究手段的融入,使中药炮制学的内涵不断丰富与发展,其外延也越来越广。除了与中医学、中药学、方剂学、中药药剂学、中药鉴定学、中药化学、中药药理学等有着密切关系外,中药炮制学还与其他多个学科关系日益紧密。

1. *与中医药信息学的关系* 在信息资源高速发展的时代,谁最先拥有信息资源,谁就有可能在未来的竞争中占得先机。中药炮制学的发展必须借助中医药信息学平台,中医药信息化研究就是以文献信息的数字化、网络化建设为重点,采用现代信息技术,充分利用国内外的文献信息资源,建立各专业及相关的数据库,逐步达到中医药文献和信息的数字化。通过中医药数字化信息资料的再次开发,促进中医药的智能化研究进展。如人工智能技术、计算机自动控制、图像分析处理技术、数字可视化中药等技术在中药炮制学研究领域已得到广泛应用。

2. *与中药资源学的关系* 中药炮制的现代化,其基础是中药材生产现代化。中药材 GAP 生产和管理是保证中药饮片质量的第一环节。因此,以中药材 GAP 生产基地建设,基地生态环境、中药资源种植繁育及提纯复壮、栽培技术、试验示范、质量监控,建设和健全一整套规范化、标准化的生产技术体系和相应的标准作业程序(standard operating procedure,SOP)为主要研究内容的中药资源学,在中药炮制学发展方面的地位和作用便日益凸显出来。

3. *与现代生物技术的关系* 现代生物技术是以基因工程、细胞工程、酶工程和发酵工程为主体的科学技术体系。现代生物技术对中药炮制学科及产业的影响逐渐增加,中药基因工程、细胞工程和酶工程等技术为中药炮制研究及其产业化发展提供了先进的手段和发展空间。生物技术也为提高中药饮片品质评价水平提供了新的实验方法;生物芯片为中药炮制分子水平的机制研究提供了依据;生物转化及生物组合化学为中药炮制品的化学研究提供了新的思路和技术平台。

另外,中药炮制学的研究及发展还与现代科学技术的发展密切相关,如目前新兴的分子生物医学主要应用于新基因发现、基因表达分析、基因突变及多态性分析、基因测序、基因组文库作图、疾病诊断和预测、药物研制与开发等。近年来,国内外学术界认为中医治未病的理念与系统生物学的研究方法相结合,将有可能推动现代医学的发展。代谢组学可以用来监控尿液及其他体液样品中的代谢物的整体组成变化。元基因组学可以用来监测粪便样品中肠道菌群的结构在疾病和健康状态下对药物和非药物干预的动力学变化。多变量统计方法可以用来从尿液代谢物和粪便元基因组的结构数据中发现人体系统水平的生物标志物,代谢组学、元基因组学和多变量统计学的结合,则可以帮助人们实现传统中医学和现代西方医学的沟通,可以在正在到来的预测性、预防性和个性化的新医学时代,为人体健康管理提供新的工具。在现代医学高度发达的今天,用现代生物学的手段,以讲究整体、注重变化为特色的治未病和辨证施治理念来研究亚健康及慢性复杂性疾病,是现代医学向更高境界提升和发展的一种必然趋势,这种汇聚也将使中西医的内涵不断丰富和进步,同样也可以使中药炮制的研究上升到新的水平和高度,进一步丰富中药炮制学的内容,发展中药炮制学的技术和理论,推动中药炮制学的发展。

二、中药炮制的特点和优势

中医一贯重视中药炮制,在中医处方中,常见处方药是饮片和中成药,所以经过炮制的饮片质量是临床疗效的保证。通过中药炮制可以调整药性,引导药性直达病所,使药物升降有序、补泄调畅、解毒纠偏,可显著提高临床疗效。中药炮制在传统中医药和中医药现代化中的特点和优势主要体现以下方面。

(一)中药炮制在传统中医药中的特点和优势

1. *中药炮制是中医临床用药的一大特点* 中医临床所用中药必经炮制,“制其太过,扶其不足”是中医临床用药的一大特点。早期炮制目的是缓和部分药物毒性,保证临床用药安全。中药由于成分复杂,因而常常是一药多效,但中医治病往往不是利用药物的所有作用,而是根据病情有所选择,需要通过炮制对药物原有的性能予以取舍,权衡损益,使某些作用突出,某些作用减弱,充分发挥药物的治疗作用,避免不利因素,力求符合疾病的实际治疗要求。中药的品种繁多,根据不同性质的药材或不同的用药目的,进行不同的炮制方法,每种方法有严格的技术要求以保障炮制的质量,制药贵在适中,不及则功效难求,太过则气味反失。

2. *中药炮制是提高临床疗效的重要手段* 中医治病,除了针灸、推拿等少数学科不以药物治疗为主之外,一般都要在准确辨证的基础上,合理地选药组方,取得理想的治疗效果。因此,选择品质精良的中药饮片炮制品,对症下药,是中医防病治病的物质基础。中药经加工炮制后的产品是饮片,是一种既可直接用于临床配方,又可作为中成药生产原料的特殊药物。中药在炮制的过程中,对药材进行净选、去除非药用部位及一系列对中药性味、功效、副作用、毒性及有效成分产生重大影响的加工。这一系列加工炮制过程与中药临床用药理论密切相关,可除去非药用部位,提高药物纯度,使有效成分更加集中;亦可增大药物表面积,提高有效成分煎出量;还可使中药化学成分发生变化,利于煎出,对稳定药材质量、提高临床疗效非常有利。

3. *中药炮制是临床安全用药的重要保证* 有的中药有大毒、小毒、刺激性等副作用。这种毒副作用有时正为治疗所需,即通常所说的“以毒攻毒”。但大多数情况下,这些毒副作用对人体危害很大。例如,乌头、半夏、天南星、巴豆、斑蝥等在国外有些学者认为有效剂量与致死量相近,毒性太大而被淘汰,弃用。但其在我国应用历史悠久,至今仍被《中华人民共和国药典》(以下简称《中国药典》)收录,作为重要药物应用于临床治疗。如乌头（川乌、草乌）性温有毒，经过炮制后，能使毒性大的乌头碱，水解转化成毒性小的乌头次碱，毒性减少至原来的1/10，将其应用于临床起到止痛作用。通过加工炮制，这些毒剧性中药毒副作用降低，用于治疗某些疾病，既有独特的功效，又能保证临床用药的安全性。

（二）中药炮制在中医药现代化中的地位和作用

1. 中药炮制在中医现代化中的地位和作用　中医现代化要坚持以中医传承为主，沿着中医发展脉络，以开放、包容、学习及融合的策略和方法吸收西医精华，从而对中医进行升华、迭代。而中药炮制现代化是中医现代化的保障，因为中药炮制现代化有助于提高中药饮片的产量，同时对中药饮片起到增效减毒之效。通过中药炮制现代化，中医可根据辨证施治选择最合适的中药饮片入方剂，保证中药的行为、归经符合病情要求，体现中医对症下药的思想，提高中医临床疗效。要实现中医现代化，必须加快中药炮制现代化的发展，尽早实现中药饮片的规范化和标准化。

在中医现代化的进程中，中药的安全性、有效性是制约其进一步发展的瓶颈。因为当今社会对中医用药安全、有效的要求越来越高。而要保障中医用药的安全，必须以中药炮制现代化为前提。只有通过中药炮制现代化生产出合格、安全的中药饮片，保证入药中药饮片的质量，才能有效保证中药的安全有效性，以促进中医现代化的发展。

2. 中药炮制在中药现代化中的地位和作用　《中华人民共和国中医药法》明确规定，国家要保护中药饮片传统炮制技术和工艺，支持应用传统工艺炮制中药饮片，鼓励运用现代科学技术开展中药饮片炮制技术研究。对市场上没有供应的中药饮片，医疗机构可以根据本医疗机构医师处方的需要，在本医疗机构内炮制、使用。根据临床用药需求，医疗机构可以凭本医疗机构医师的处方对中药饮片进行再加工。中药现代化是使中药不断适应当今社会需求与发展的一个过程，是运用现代化科学手段、方法，加强基础理论研究，保护中药资源可持续利用，建立中药标准，完善中药产品创新等体系。形成具有自主知识产权的、具有市场竞争力的、保持中药传统特色和优势的现代化中药产业。而中药炮制现代化是中药现代化的桥梁和必由之路。

中药由于自身的特殊性，与西药每一种药物均有明确的化学结构式，理化性质与这些分子式息息相关不同。中药材来源于天然产物，经过加工炮制成中药饮片后，应用于临床。因此，要实现中药现代化还要找准中药炮制饮片与现代化研究的连接点，实现中药饮片的现代化应在现代科学技术的基础上规范中药饮片的来源和采收，改革传统炮制工艺，创新智能炮制设备，建立完善的中药饮片质量标准，揭示中药饮片的炮制机理，建立信息化监管平台，搭建全产业化生产渠道，通过做好中药炮制现代化，规范中药饮片的生产、转化及应用。

中医药是数千年来我国劳动人民与疾病做斗争的经验总结，是先辈留给我们的无法估量的财富，应该加以继承、发扬和创新。但是，当前存在的诸如中药的生产、加工、管理不规范等问题，这是制约中药走出国门，进入国际医药主流市场的主要障碍。而这些问题的产生主要是中药没有成规范地发展，中药炮制现代化缺乏，导致市场混乱，成规模，合格化的中药饮片较少。因此，应制定和完善有关法律法规，净化和规范中药材市场，规范中药炮制加工环节，推动中药炮制现代化发展，使中药饮片生产规范化、质量标准化，解决中药生产、加工、贮藏等问题，保证中药饮片的质量，才能使中医药的疗效得到保证，得到国际社会的认可。

三、中药炮制的现状和展望

新中国成立以来，随着中医药事业的发展，中药饮片在中医临床和中药产业中的重要性日益彰显，与此同时，炮制传承所面临的问题也日益凸显，主要表现为传统炮制技艺濒临失传、品种工艺混乱、炮制原理不清等现象，严重影响了中药临床应用的安全性、有效性，制约了中医药传承创新发展。这与中药炮制的机制、内容、工艺方法等研究不系统、不统一,管理体制的过渡、法规的部分内容执行与监管乏力、行业缺乏自律,中药炮制传承的“后继乏人,后继乏术”等问题有关。因此下面将从中药炮制辅料、中药临方炮制、中药炮制传承教育发展、中药饮片生产研发、中药饮片产地加工与炮制生产一体化、中药炮制规范、中药炮制设备发展和中药饮片产业发展 8 个方面的现状进行归纳总结,并对其未来发展提出意见和建议。

(一)中药炮制辅料

中药炮制辅料对炮制效果、中药饮片乃至中药的质量具有重要影响。而《中国药典》对炮制辅料的规定主要集中在炮制通则中,凡例及药用辅料通则对于药用辅料要求是针对制剂生产中使用的辅料制定的,并不适用于炮制用辅料。而且《中国药典》规定的炮制辅料大多数没有明确的技术要求及质量标准。因此,目前的国家药品标准并未建立完善的中药炮制辅料的相关标准体系。

由于各省的地方中药炮制规范修订年份不一,修订水平不同,因此,对中药炮制辅料的相关规定也不同。其中,有一半以上省级中药炮制规范对中药炮制辅料没有总体规定或没有中药炮制常用辅料的相关质量标准或要求。而且,大多数省级中药炮制规范仅制定了常用中药炮制辅料的定义、来源和制法、性味、作用、功效,甚至部分中药炮制规范里仅规定了个别中药炮制辅料的定义和制法。

在中药炮制辅料的现代应用中,缺乏国家标准,质量评价体系不够完善。中药炮制辅料与制剂用辅料相比,缺乏《中国药典》凡例的顶层要求、通则和指导原则、总体性规定和指导、各论标准具体化、个性化规范的标准体系,炮制辅料的国家级相关标准研究有待进一步完善。同时,全国各地的地方炮制规范对中药炮制辅料的相关规定水平仍较低。此外,不同的地方中药炮制规范对常用辅料的用名也不一致。如麦麸,有的也称麸皮,或单独列出蜜炙麸皮。这些相关中药炮制标准的缺失,严重制约了中药炮制辅料的现代化发展。

在开展中药炮制辅料标准化研究时,应做好顶层设计,借鉴《中国药典》制剂用辅料的标准体系制定出符合中药炮制辅料特点的研究路径,以保证中药炮制辅料充分发挥其优势,同时,在生产过程中,中药炮制辅料符合药品监督管理局的标准。另外,在制定中药炮制辅料标准体系时,不能忽略那些临用现制、自用自制的中药炮制辅料。

大多数中药炮制辅料在《中国药典》中,并没有相关的质量标准。但有一部分药辅同源的中药辅料品种,可参考药品标准制定相关质量标准,同时,注明其作为中药炮制辅料的作用,并对其与药品质量标准进行区分,明确这些药辅同源的药物品种之间的内在关系。对于不是药辅同源的中药炮制辅料品种,可采取分批分次的形式,参考相关食品标准和《中国药典》标准,对中药炮制辅料进行全方位评价,确保产品质量的可控性并兼顾产品本身的安全性,对中药炮制辅料进行质量标准研究并制定质量标准草案,通过审核后,以适当的形式纳入中药炮制辅料质量标准体系,并不断丰富完善,逐步丰富常用中药炮制辅料的国家药用标准。

中药炮制辅料与制剂用辅料差异较大,因此,在制定药典药用辅料通则时,增加中药炮制辅料的相关指导原则及质量标准研究,随着炮制用辅料的发展和质量水平的提高,逐步完善常用中药炮制辅料的各论标准。同时,在《中国药典》药用辅料通则中,应注意区分中药炮制辅料与制剂用辅料,厘清中药炮制辅料与制剂用辅料的联系与区别,明确中药炮制辅料的作用及特点,推动中药炮制辅料的标准体系构建。使用符合拟定标准的中药辅料炮制,有助于提升中药饮片的质量,保证中药饮片的炮制效果并合理控制不同来源的炮制辅料之间的差异性,以降低中药辅料炮制后中药饮片之间的差异性,从而保障中药饮片临床应用的安全性、有效性、一致性。

(二)中药临方炮制

中药临方炮制是中药炮制的重要一环,保证临床应用较少但是对特定疾病有良好疗效的饮片品种的临床应用。但是,由于临方炮制的特殊性,其统一性的规范标准无法落实,不能对中药临方炮制进行良好的规范化管理。

中药临方炮制缺乏统一的标准体系。中药临方炮制饮片品种，市场供给量较少，且临床应用需求量也较小，因此，无法满足企业的规模化生产。同时，中药临方炮制还面临着炮制程序复杂、技术要求高等问题。这些问题严重制约了中药临方炮制的科学性发展。

对于中药临方炮制而言，医疗机构方面重视不足。因为临方炮制工作需要聘请中药炮制专业技术人员，具有炮制场地、设备和完善的管理措施等，同时，还要面临临方炮制饮片品种经济效益低等相关问题，投入与回报不成比例，导致医疗机构对中药临方炮制重视不足，中药临方炮制的可持续发展受限。

在中药临方炮制中，随着科学技术的发展，中医学和中药学学科分家，临床中医师与中药师交流沟通欠缺。临床中医师缺乏相关中药炮制知识，不能有效区分、辨别中药炮制饮片的区别与联系，中药师则缺乏中医临床诊疗知识，不能对中医师给出的处方进行辨析，两者之间交流不够，学习不够，配合不够，导致中医临床用药处方的不确切性。

中药临方炮制行业相关从业人员，存在综合素质不足的现象。过去，中药临方炮制通常聘请经验丰富的老药工或中药专业技术人员进行操作，保证临床对中药炮制品使用调配的质量。而现今的中药临方炮制人员受限于自身的炮制经验不足、专业知识的培训不足、工资待遇低及工作强度高等影响，导致中药临方炮制从业人员的综合素质不够，工作积极性不够，生产的中药临方炮制饮片质量无法保证，影响中药临床的有效性、安全性。

未来在中药临方炮制研究中，应遵循中药炮制原则，制定符合中药临方炮制质量监管原则，建立规范化的标准体系，保证中药临方炮制的安全性、有效性。应落实技术标准，按照中药临方炮制方法，对同一种药材的不同炮制方法进行总结归纳，细化临方炮制的加工过程，选用合适的辅料规格，制定详细的临方炮制操作规程，从而简化中药临方炮制技术，解决其程序复杂、技术水平要求较高等问题，提高中药临方炮制饮片的质量。

医疗机构应加强对中药临方炮制的培训，明确中药临方炮制的目的和意义，并鼓励和支持中药临方炮制业务的开展。根据医院规模大小建造相适应的中药临方炮制场所，配备临方炮制所需的相应的炮制设施、设备，培训具有临方炮制能力的中药炮制人才，按照中药炮制理论对相应的临方炮制饮片进行规范化、统一化，结合临床需要，制备安全、有效的中药临方炮制饮片。

在中药临方炮制过程中，要加强中医药之间的交流，医药之间相互学习，共同促进中药临方炮制的发展。临床中医师学习并掌握中药炮制饮片的相关知识，熟悉中药炮制品的药效、药性区别，选用合适的中药炮制饮片，精准用药；中药师学习并掌握中药临床基本诊疗知识，结合临床需要，按照中医药理论，对中医师给出的临床处方给予辨证，依法依规开展中药临方炮制工作。从而避免医药分家导致医师不识中药炮制饮片的药效变化，中药师只懂按照药方给药，不能辨析药方错误的现象，促进中医临床精准用药。

在中药临方炮制中，为了改变中药临方炮制现状，需要提高专业人员的综合素养。通过开展定期及不定期的中药炮制技能培训，聘请经验丰富的老药工对中药临方炮制人员进行炮制技术培训，增强其专业素质水平。同时，全面提升中药临方炮制人员的思想意识，按照制定好的中药饮片炮制规程进行临方炮制，以增强中药临方炮制饮片的临床疗效。通过不断提高中药临方炮制人员的专业性，正确指导中药临方炮制方案的落实，加强对临床用药的监督，促进中药临方炮制的健康发展。

（三）中药炮制传承教育发展

高等中医院校创建于20世纪50年代，随之先后创办了中药系和中药专业，开设了中药炮制学等专业课，设立了中药炮制教研室。在教学实践中，结合地区特点编写了《中药炮制学》教材，1979年由成都中医学院主编出版了全国高等医药院校试用教材《中药炮制学》，1985年编写出版了第2版高等医药院校教材《中药炮制学》,1996年编写出版了普通高等教育中医药类规划教材《中药炮制学》,2001年出版了全国高等医药院校中医药系列教材《中药炮制学》,2003年、2007年、2013年、2016年、2021年相继出版了普通高等教育"十五""十一五""十二五""十三五""十四五"国家级规划教材、行业规划教材和全国普通高等教育中医药精编教材《中药炮制学》,这为继承和发扬中药炮制学,培养中医药炮制专门人才奠定了良好的基础。

自20世纪80年代开始的中药炮制研究生招考及90年代起国家正式开展的"全国老中医药专家学术经验继承工作",国家遴选培养了一批批中药炮制、传统制药工艺等传承技术人才,以及中药炮制专业技术人才,建设了一批名老中医药专家传承工作室,截至2022年,已培养近830名炮制技术专门传承人,建立了学术和技术双导师制度,其中学术导师94人,技术导师83人,传承人合计230人。不仅培养出一批又一批既懂得传统中药炮制基本理论,掌握现代科学技术,具备从事中药炮制科学研究素质和能力的专业技术人员,同时又使中药炮制这一传统的制药技术得以传承和延续。

新时代的中药炮制传承教育应加强顶层设计,着眼于服务人类健康的全生命周期,以能够培养具有多学科交融的复合型知识背景医学人才为目标,围绕中医药人才和中药炮制专才的核心能力,加强中医药教育中的"特色教育",构建中药炮制教育新型课堂,打造兼容中医学与中药学的知识体系,交叉融合工、理、人文等多学科的课程模块,在有限的教学课时中,强化中国传统文化和中医经典理论学习,吸收传统与现代中医药教育精华,遵循中医药教育规律和中医药人才成长规律,培养系统掌握中医药理论并熟练掌握中药炮制技能的中药炮制人才,适应中医临床和中药饮片生产发展的需要。

(四) 中药饮片生产研发

国家科研主管部门和产业主管部门,从中药饮片生产实际出发,加大科研经费投入,对中药饮片生产的关键技术进行研究、关键设备进行研制。如国家重点研发计划项目"10种特色炮制方法的传承、工艺技术创新与工业转化研究",在国家级中药炮制技术传承基地建设成果的基础上,聚焦复制、焖煅、九蒸九晒等10种特色炮制技术,选择23种代表品种,开展特色炮制工艺现代化及机理研究,开展符合传统炮制技术工业化生产特点的工艺优化、过程质量控制、质量追溯、质量管控等技术和配套设备,推动了特色炮制技术的现代化进程;又如,"中药饮片工业生产浸润、干燥的工艺基础数据的研究",对当归等28种具有代表性的中药材,采用现代科学方法和传统炮制工艺相结合,进行了以提高饮片质量和生产效率为重点的浸润、干燥工艺基础研究,为饮片生产的规模化、科学化、标准化打下了基础,在此基础上研制的中药材浸润罐、程控炒药机等通过了国家组织的有关专家的技术鉴定。目前,往复式切片机、控温控时炒药设备、净制、干燥、水飞、自动化制霜等新设备及中药炮制生产线的研制和应用,显著改善了中药饮片生产条件,提高了中药饮片生产自动化、机械化的程度。

现代中药饮片生产系统,要以中药材种植基地和中药饮片科研基地为依托,严格按照操作工艺和质量标准的要求,实行中药饮片《药品生产质量管理规范》(Good Manufacturing Practice,GMP)管理,对生产的全过程进行有效控制,使整个生产过程科学化、数据化,从而保证饮片的质量。中药饮片生产企业应以大品种为目标,以大市场为对象,以高新技术为手段,以规范工艺和质量指标为依据,以生产出质优、价廉的饮片为最终目的。建立、健全中药炮制过程与装备标准化体系,通过饮片质量标准的制定与实施,促进中药饮片工业逐步实现"药材来源基地化、技术标准专业化、炮制工艺规范化、炮制机械现代化、质量控制客观化、检测手段科学化、饮片质量标准化、计量包装规格化"的基本目标。

(五) 中药饮片产地加工与炮制生产一体化

目前,中药饮片产地加工与炮制生产一体化(以下简称生产一体化)研究还处于初步阶段。由于中药品种繁多、基源复杂,不同药用部位药效差异较大。多数生产一体化饮片品种质量标准和药学效研究较少,缺乏生产一体化系统性研究,因此,在生产环节通常被简化为趁鲜切制。同时对于一些特色炮制饮片品种，加工炮制技术具有历史特色，应保留其原有的炮制方法，不得随意更改或省略，如趁鲜切制益母草中有效成分的含量低于传统加工炮制饮片。而且由于饮片外观性状、化学成分、生物效应评价等生产一体化技术指标的评价无法完成，对生产一体化品种的遴选也困难重重。

生产一体化的产品是中药饮片，而中药饮片是直接应用于临床的中药商品形式，因此生产一体化需要严谨遵循中药炮制规范。但是，由于产地加工过程加工方法混乱、设备不齐全、场地不规范，炮制生产过程中工艺不统一、技术参数差异大等问题，导致一体化生产的中药饮片质量差异较大，客观上制约了大多数中药饮片产地加工与炮制生产一体化的实现。

中药饮片生产一体化具有减少有效成分流失的优势，可提高饮片质量、明确产品属性，便于中药饮片规范管理，但其产品是中药饮片，与产地加工产品的中药材作用有明显区别，因此，有必要明确生产一体化的中药饮片的合法性，逐步健全质量标准体系，构建质量全程可追溯体系。

在生产一体化过程中，应注意区分与产地趁鲜切制的本质区别，生产一体化遵循药材初加工方法与炮制方法，不得随意更改或省略操作步骤。同时，根据药材自身特点及临床应用，在阐明其炮制内涵的基础上，综合评价生产一体化方法的科学性和可行性，形成生产一体化指导原则，指导中药饮片的合理合规生产，保障生产一体化的中药饮片质量，从而科学规范中药产地加工生产，从而促进中药饮片的传承、创新，为生产一体化发展奠定坚实基础。

生产一体化的目的是将产地加工与炮制生产两个环节转变为统一体，摒除重复工序，减少成分流失，提升饮片质量。但是，目前生产一体化仍存在许多问题，如生产一体化的中药饮片遴选困难、缺乏技术规范、质量标准体系不完善等，给生产一体化带来了一定难度。因此，为促进中药生产一体化进程，应明确生产一体化中药饮片品种遴选原则，建立生产一体化技术操作工艺规范，完善质量标准体系，加强政策引导与监管，促进生产一体化行业规范化、规模化、专业化、现代化发展。

（六）中药炮制规范

目前对于中药炮制品种的标准主要分为三级，即《中国药典》标准、《国家中药饮片炮制规范》标准和各省（市）中药饮片炮制规范标准。对于地方特色炮制品种，大多收载于各省（市）饮片炮制规范中，省（市）级中药饮片炮制规范是对国家药品标准中未收载的地方临床习用中药饮片品规和炮制方法的补充，是地方中药饮片加工、生产、经营、使用、检验、监督管理的法定依据，对继承与发扬祖国宝贵医药遗产，提高当地中药饮片的质量，保障人民身体健康，促进中药饮片产业发展起到了积极的作用。我国目前实行的中药标准以《中国药典》（2020 年版）和 1988 年版《国家中药饮片炮制规范》为主，以各省、自治区、直辖市的中药炮制规范为补充。各省市因为地域辽阔，差异大，中药炮制规范也是因地制宜，各有特色。但也导致了对同一饮片，全国各地的中药炮制规范不一，出现“一药多法”“各地各法”的现状，使得各地生产的中药饮片炮制工艺不一，质量要求不一，评判标准差异化等，使得中药饮片质量不一，难以监管。

在制定地方中药炮制品种标准过程中，要坚持中医药理论指导，继承传统中药饮片炮制经验和技术，满足临床需求，发挥中医临床用药的特色和优势；坚持依法规范修订，各级药品监督管理部门应及时组织在本行政区域内生产、流通、使用饮片炮制规范的研究修订，修订时，应参照相关标准的格式和用语，做到用词准确、语言简练、逻辑严谨，避免产生误解和歧义；坚持继承和保护地方特色，对地方传统饮片炮制方法，要保留其特有传统工艺，总结长期在饮片生产一线、具有丰富生产经验“老药工”的实践经验，收载有地方炮制特色或中医用药特点的中药饮片品规及其炮制技术，以满足地方中医临床需求；坚持科学性和严谨性，鼓励结合现代生产技术手段，开展传统地方特色中药饮片炮制技术研究，建立符合中药饮片特点的炮制技术规范，要充分考虑影响中药饮片质量和炮制方法统一规范的因素，有针对性地建立专属性的质量控制方法和检测指标；坚持创新和发展，要在传统炮制工艺的基础上，结合炮制机械设备的更新，开展对传统炮制工艺参数的优化，并加强炮制辅料的研究，研制新炮制机械设备，引入先进的监测技术、贮藏方法等，加快推进传统地方特色炮制工艺的规范化、自动化和智能化生产转化。

（七）中药炮制设备发展

传统中药炮制为手工生产，规模较小，从业人员需求大，效率低下，质量不一等。目前，中药炮制技术正在向专业化、规模化、机械化发展。中药炮制技术的机械化改良目前涉及炒、煅、蒸、煮、发芽、发酵等炮制工艺。早期中药炮制饮片机器温度、火候控制不精确，产生的废气油烟危害大。经过中药炮制机器的不断迭代升级，热源、温控、蒸汽收集等装置的不断优化，现阶段的炒、煅、蒸、煮等中药炮制设备改良良好，体现在中药炮制过程中受热均匀、温度稳定、易于控制。目前的中药炮制设备大部分是单个工序的生产设备，对中药炮制设备的改良研究也是基于最佳中药炮制工艺参数来优化的，并没有解决机械化加工过程中的各个单元之间工序繁多、衔接难的问题。

中药炮制设备的未来要朝着多元化、智能化的方向发展。中药炮制设备联动数字化集成系统及自动化控制装置将原先各自分裂、彼此隔离的单元化机械组合成“净—润—切—炮制—干燥—包装”为一体的联动生产线。同时，随着科学技术的发展，中药饮片数字化不断成熟，以数字化对中药饮片的“形、色、气、味”多维全息判别技术不断成熟。因此对中药饮片多维全息判别技术的装置的开发将有助于监控中药饮片质量，不仅具有分辨率高、速度快和操作便捷等优点，还能有效缓解由药物工作者的经验判别带来的准确度低、不易重复、不能形成规范化的标准等缺点。基于此，还能更进一步构建中药饮片炮制全流程智能化装备，从饮片的净制开始，联动润洗、切制、炮制等过程，结合数字化判别技术，做到对中药饮片炮制全流程智能化，规范饮片质量。

（八）中药饮片产业发展

中药饮片产业是我国中药产业乃至医药产业的重要组成部分，也是我国医药行业拥有自主知识产权的产业之一。近年来，随着国家不断重视中药产业的保护和中药传统文化的发扬，中药饮片及其炮制技术作为中医药文化的精髓得到了国家政策的大力支持。在此背景下，过去 20 年间，中药饮片产业规模突飞猛进，取得了长足的发展。中药饮片工业总产值 1996 年为 4.7 亿元，2017 年饮片工业主营收入达 2 165 亿元，20 余年间产业规模增长了约 461 倍，年均增长率超过 30%，远超同期医药工业平均增幅。中药饮片产业营收占医药工业的比例也从不足 3%，增加到 2021 年的 7.3%。国家通过采取各种政策从宏观层面和微观层面给予中药产业发展方向，并在中药创新研发、生产和推广等层面给予支持和引导，有力地促进中药行业健康、快速发展。在宏观方面，颁布综合法规，给予中医药发展方向性引导；在微观方面，鼓励政策频出，刺激中药供需两端焕发活力；在中药资源保护方面，监管政策加强，中药生产原料供应得到保障；在企业方面，出台规范化政策，引导中药企业规范化发展。由于中药饮片生产加工产业链环节较多，从种子种苗、种植、采收、加工到包装、仓储、运输都可能会影响药材的质量。而在执法实践中如何把握“尚不影响安全性、有效性”，国家尚没有制定具体的规定。因此，各省为了规范对药品监督管理的行政处罚行为，都在陆续出台相关指导意见来统一裁量尺度。

中药饮片行业虽历经数千年发展，但其真正开始规范化和产业化的时间并不长，以致没形成一家独大或几家独大的局面，行业中有大量企业存在。中药饮片行业自身存在的特点诸如行业发展不规范、产业化时间较短、注重药材的产地、产品种类多样化、禁止外资进入等决定了中药饮片行业集中度较低；但随着行业的不断发展，资源将会不断向优势企业集中。需要以提升中药饮片品质为目标，彰显中药饮片价值，振兴中药饮片品牌为主题，推进中药饮片品牌建设，建立完善中药行业品牌培育与评价标准体系，建立中药饮片品牌数据库，形成品牌效应。推进中药饮片优质优价，鼓励引导饮片品牌规模企业创新，推动产业的进步。建立优质中药饮片标准，明确标准应用范围并构建医疗、医保、医药协同机制，实施优质饮片集中带量采购模式，让优质中药饮片脱颖而出，应用于临床。

第二节 中药炮制的传承、创新和转化

中药炮制是一门古老的制药技术，历代医家均十分重视对炮制技术的传承，早在《五十二病方》中就有关于饮片炮制的记载，之后历代古医籍文献中均有关于炮制理论、技术和作用的相关记载。随着党的二十大报告"促进中医药传承创新发展"的提出以来，国家对传统中药炮制技术传承工作的重视程度也在不断提高，各地区在国家中医药管理局统一部署下，围绕理论传承、技术传承、人才传承、文化传承和开发应用5个方面开展了大量工作，并取得了良好成果。

一、中药炮制的传承

（一）中药炮制传承的历史

20世纪以来，中药炮制的发展经历了从停滞不前至振兴发展时期，建国70年来有了长足的进步。于1963年总结出版了《中药炮制经验集成》，之后相继编写《历代中药炮制法汇典》《樟树中药炮制全书》《建昌帮中药传统炮制法》等专著，各地也汇编形成各省（市）地方中药饮片炮制规范，形成了较为完整的理论体系。

20世纪70年代后期，著名中药炮制专家王孝涛先生开创了中药炮制专业研究生教育先河；后随着研究生教育在全国范围内的普及，成都中医学院、南京中医学院等高校陆续开展了中药炮制研究生招生教育工作。20世纪90年代起国家正式开展了"全国老中医药专家学术经验继承工作"，见证了国家对炮制人才培养的规划和决心。时至今日，已经培育了一大批具备从事中药炮制科学研究素质和实际操作能力的专业技术人员。

（二）中药炮制传承的现状

1. *文献传承* 在文献传承方面，各地区对分散于本地区的具有悠久历史的炮制经验进行了整理，在此基础上制定出版了各省市中药炮制规范；中药炮制业内专家相继出版了《中药饮片炮制与临床组方述要》《现代中药炮制与质量控制技术》《中药炮制工程学》等系列中药传统炮制技术相关专著，并将散在民间和历代医籍中的炮制方法及地方炮制技术进行整合，形成了较为完整的文献资料；此外，《中国药典》中也收载了中药炮制技术内容，制定了"中药炮制通则"，将中药炮制技术及中药饮片的应用纳入法定制药标准范畴。

2. *人才传承* 在人才传承方面，中药炮制作为我国古老且独有的传统制药技术，具有很强的经验性。中药炮制学的人才传承培养，以培养传承人的实践操作能力为宗旨，以传统"口传心授、手口相传"模式为基础，不断发展延续，现可大致分为3种方式：一是师徒相承，通过师带徒，跟师学习，达到继承目的。人力资源和社会保障部、国务院学位委员会、教育部、卫生部和国家中医药管理局五部委联合开展的"全国老中医药专家学术经验继承工作"已培养5批传承人，有多名名老中药炮制专家亲自带徒，既传承传统炮制技术，又激发学徒创新意识。二是院校培养，通过老师讲授理论，结合实验操作，可达到系统学习、全面掌握中药炮制的基本理论和关键技术。目前，全国各中医药院校的中药学本专科都设有中药炮制课，并被列为专业课之一。许多院校具有中药炮制学硕士学位授权点和博士学位授权点的二级学科，培养了大批高层次的中药炮制专业人才。三是行业培养，通过举办各级各类培训班，以提高从业人员的业务素质、工作能力和技术水平。目前，各省市都先后举办了不同形式的中药炮制人员培训班，为中药饮片一线生产及中药饮片调剂培养了许多业务骨干。

3. *工艺传承* 在工艺传承方面，许多业界专家学者及相关从业人员致力于中药炮制工艺及规范化研究，并在国家政策的大力支持下取得了显著成果，"八五"至"十一五"期间，中药炮制研究被列入国家攻关项目,“八五”“九五”期间,先后完成了何首乌、白芍、草乌、半夏等40种中药饮片的炮制工艺和质量研究,并采用现代科学技术就其炮制沿革、炮制工艺筛选优化、饮片质量标准制定、炮制原理等方面进行了系统、多学科综合性研究,取得了很大进展。“十五”期间,基于国家重大科技专项“创新药物和中药现代化”研究课题,开展了川芎、巴戟天、千金子、大蓟等80多个中药饮片品种的炮制工艺和质量标准规范化研究,利用现代科学技术,以现代理论充分阐释中药炮制这门古老学科的科学内涵。参与单位囊括全国21所高校、科研院所和18家制药及中药饮片生产企业,参与人数多达300余人,是新中国成立以来中药炮制领域内,参加单位最多的国家科技攻关项目。“十一五”期间开展了中药饮片炮制共性技术和相关设备研究。选择了10种炮制常用共性技术,通过对代表性饮片的炮制技术及其相适宜的炮制设备和炮制原理研究,阐明了各共性炮制技术的科学内涵,建立了炮制共性技术和饮片质量的评价标准;并成功改进及创新了一批炮制设备。“十二五”期间基于中药炮制技术规范化要求,众多专家及学者针对《中国药典》所收载的83种有毒中药饮片开展了现代毒理学研究,对毒性物质基础及代谢过程、毒效关系、剂量与毒性反应关系、炮制与配伍减毒机制等进行深入研究。以此提高中药安全性质量标准,规范中药现代化生产技术,引领中药国际化。“十三五”期间国家发展和改革委员会和国家中医药管理局共同组织实施“中药标准化行动计划”,制定了60种中成药全程质量控制标准和优质产品标准,涵盖其原料中药材规范化生产与标准制定和中药饮片生产技术标准规范和饮片等级标准;制定了100种临床常用饮片全程质量控制标准和等级标准,涵盖其原料中药材规范化生产与标准制定;建成了中药质量标准库和中药质量第三方检测平台,形成了中药标准化的技术服务支撑体系;建立了中药优质产品定期公告机制。

尽管在中药炮制教学科研领域取得了明显的进步与发展,但是在中药炮制发展过程中,炮制传承所面临的问题也日益凸显,主要表现为传统炮制技艺濒临失传、品种工艺混乱、炮制原理不清等现象,严重影响了中医临床的安全有效,制约了中医药传承的创新发展。为解决上述问题,国家中医药管理局截至2022年在全国范围启动了74家中药炮制技术传承基地建设项目,围绕理论传承、技术传承、人才传承、文化传承和开发应用5个方面开展了持续而卓有成效的工作,诸多科学研究也将目光聚焦于传统炮制技术的现代化研究中,机械炮制与传统手工加工的交叉并行,现代工艺技术与传统方法的有机融合,传统炮制理论与现代科学内涵的相辅相成,使许多学者在传统炮制理论、炮制工艺和技术标准研究领域取得了一定成就,逐渐使传统炮制技术揭开了神秘的面纱,为推动炮制理论和技术传承创新、促进饮片产业转型升级及提高中药饮片的临床服务能力奠定了坚实基础。

二、中药炮制的创新

(一)中药炮制理论的创新

我国的药物资源丰富、种类繁多。历代医药学家在医疗实践中都将这些药物应用经验和炮制方法记载下来并流传后代,由于历代中药炮制经验流传途径不同,文献记载的具体中药炮制方法有很大区别,对中药炮制品作用的认识亦存在许多分歧。因此,需要进一步加强中药炮制文献的科学整理和数据挖掘研究。目前,许多专家学者开展了辅料作用论、用药生熟各宜论、制药论、炭药止血理论等中药炮制基本理论的梳理及相关文献整理工作。借助国家及省级中药炮制技术传承基地的优势条件,进一步整理挖掘中药炮制文献,开展了传统炮制理论的总结、传统炮制理论内涵阐释和现代炮制理论的总结创新和民族药炮制理论的整理等研究。

通过对530余本古代炮制相关书籍,如《本草蒙筌》(复印本)、《寿世保元》、《本草备要》及万密斋万氏系列医集等古籍中传统理论的梳理,总结了中药“小炒”的方法,提出了“炮制辅料论”“炮制作用论”“二味同炒、二味同打”等的炮制理论。与此同时,对传统的“盐制入肾”“炮制性味理论”“药汁制理论”

“生物发酵理论”“三适炮制理论”等开展了现代系统的理论内涵研究，对传统炮制理论进行了深度科学阐释，验证了传统炮制理论的科学性和可信性。此外，还提出了现代炮制新理论，如“选材要地道、炮制要依法，细节是关键”“炮制能让药材改变药性和减毒增效”“十八反为基础构建中药配伍禁忌及炮制理论体系”“炮制四新八化”等，进一步补充并发扬了中药炮制理论体系。

在民族药炮制理论中，对藏药佐太、金灰银灰的“矿物炮制”理论、彝酒“泡、洗、兑、煮”炮制理论等进行了全面总结，大幅丰富了中药炮制理论体系。

传统中药炮制理论的系统总结和科学内涵挖掘，现代中药炮制新理论的提出与建立，以及民族药炮制理论的总结梳理等，都为中药炮制技术的原始创新、工艺规范和饮片标准制订奠定了良好基础，推动了中药炮制行业的快速发展。

（二）中药炮制技术的创新

中药炮制技术的创新离不开对传统技术进行系统收集和整理。目前，已有多部专著对中药炮制技术进行了系统性整理，如《历代中药炮制法汇典》整理了春秋战国时期至1985年期间的常用中药主要炮制文献，按历史时期分两部分：古代部分自春秋战国时期至清代共收录中药460余种；清代以后至1985年期间的部分，共收录中药540余种，重点梳理了千余种中药的处方用名、炮制技术方法和炮制作用等项内容。《中药炮制传统技艺图典》整理了国内外图书馆保存的多部古代本草著作中的炮制图谱，精心挑选出380余幅具有代表性的炮制彩绘图谱，配以名称、出处、炮制方法等说明文字，突出了传统炮制理论指导下的炮制传统技艺特点，填补了国内外中药传统炮制技艺图典的空白。《中药材炮制加工方法图解》整理了我国部分地区传统的中药炮制工艺及现代中药的常用炮制工艺，采用实例详细解析了中药材加工炮制的工艺流程和关键步骤，并采用图表的形式，采用简洁和通俗的文字将中药材常见的加工炮制方法和过程进行例释，体现了传统地方特色炮制技术的精髓。《全国中药炮制经验与规范集成（增修本）》本着尊重老一辈中药工作者的贡献，翔实记载炮制发展历史，真实地反映了全国28个省市的饮片炮制经验及技术，是中药炮制技术传承发展的根基，该书汇集了《中国药典》和各省、自治区、直辖市炮制规范的要求，以及近些年来炮制科研成果，较为系统地呈现了中药炮制技术发展，传承发扬了炮制技艺。“中医药学高级丛书”《中药炮制学》列举了330余种中药的古今炮制方法、饮片性状、质量要求、临床应用及参考资料等。

借助中药炮制技术传承基地，已完成了对“盱江医学炮制丛书”和《中药炮制简史》《中药调剂学》《安徽省中药炮制规范》《湖南省中药饮片炮制规范》《中药炮制辞典》《常用藏药炮制技艺汇编》《中国矿物药》《阿胶》《中药传统技能》《中国传统道地药材图典》《宁夏中药饮片炮制规范》及《全国中药炮制规范与经验集成》（增修本）等58部著作的整理工作，录制了10余个《中药炮制操作技能》等视听教材，采访了老药工近300人次。

通过对书籍的整理和老药工经验传承，系统梳理了净制、切制、炒制、复制等方面独特的炮制方法和技艺，开展了披麦冬、鱼子麻黄、凤眼丹皮、蜜麸炒白芍（白术、山药）、灯心草炒乳香、四制香附、砂烫槐花炭、砂烫白芍、鳖血制柴胡等技术与品种的挖掘；对尚在应用的品种如母鸡油制三七、醋制荷叶、酒蒸川芎及药母的制作（发酵）、马钱子炮制法、水银研细法、灯心草煅炭法、菟丝子饼、黑膏药的制作等也进行了系统梳理；对百刀槟榔、皂刺妙刀成花等技艺进行了整理，完成总结葡萄醋和牛奶制马钱子技艺，对马钱子霜、霜萝卜缨、醋乌梅、秀山胆南星、十三制香附、九制花蕊石、火制雄黄、神仙枣、枳壳薄如纸、仙露半夏、宋半夏、九制大黄、九制黄精、七制香附、焖煅荷叶炭、焖煅血余炭、纸煨木香、吴萸汁制远志、枸杞汤制巴戟天、猪胆汁制黄连、牛胆汁制天南星、蛋黄馏油、黑豆馏油、竹沥油等特色传统炮制技术与品种开展了系列研究。目前已建立的地方特色炮制技术资料档案达200余种。

在技术传承基础上，开展了中药炮制原理的创新研究，将物理、化学分析、微生物学、免疫学、显微、仪器分析、药动学、药理学和药效学、血清药物化学、人工神经网络、正交偏小二乘法等众多现代科学技术方法应用于中药炮制增效减毒的原理研究中。例如，采用电子舌对炮制“口尝无麻辣味”进行判定，利用显微方法对炮制前后草酸钙晶体的变化来阐明半夏、天南星的减毒机理，利用人工神经网络探明厚朴姜汁制增效与厚朴酚及和厚朴酚的煎出量相关性，利用水通道蛋白表达量来解释白术、苍术、枳壳等炮制缓燥机理，利用微生物学的方法来研究六神曲、百药煎等中药的炮制机理，用血清药物化学、四极杆飞行时间质谱仪及代谢组学来阐明柴胡鳖血制退虚热的炮制机理等。

与此同时，对传统炮制技术的工业化转化及饮片的规模化生产，也进行了机械化、自动化和智能化方面的有益探索，如对炒、炙、煅等炮制工艺的关键工序建立了数字化参数，设计了可控温自动炒药机、煅药炉等，用工业自动化设备替代传统手工生产，成为特色炮制技术的一大创新。此外，随着国家对中医药现代化的日益重视，中药饮片智能化生产模式正在形成，工业化炮制装备中云计算、电子眼、电子鼻、传感器等人工智能的发展和在线质量控制等将得到普及使用。传统技术与现代研究的紧密结合，为炮制传承与创新注入了新的活力。

（三）中药炮制人才培养模式的创新

人才培养是实现中药炮制创新的核心。高等中医药院校作为中医药教育的主体，肩负着中医药人才，尤其是炮制人才的培养重任。本着“精选教学内容、强化基础知识、优化知识结构”的原则，各高校均开展了中药炮制课程体系的改革与建设，培养高综合素质的复合型中药炮制人才；同时，依托企业、借力科研院所，进行了中药炮制科研项目的合作开发，形成了企业、高校、科研院所等宽范围多途径联合推动中药炮制创新人才培养模式，加强了学生培养与社会需求的契合度。通过高校学生教育培养及产学研合作等方式培养了众多中药炮制人才，缓解了老一辈药工的退休和离世导致的炮制人才不足的问题。此外，在国家的大力支持下，通过全国中药炮制技术传承基地建设项目，全面开展了炮制人才的培养和专项培训，有效构建了谱系传承和院校教育结合的炮制人才培育体系。该人才培养传承体系主要通过谱系传承、师带徒方式、开展技术培训、召开会议、举行比赛等多种形式创新传承育人模式，培育炮制专才。

全国 74 家国家中医药管理局中药炮制技术传承基地均开展了炮制传承人才体系传承，在前期走访、调研的基础上，结合本地炮制技术人员的实际情况，建立了技术传承和学术传承谱系。通过炮制理论与炮制技术传承谱系传承，目前已培养近千名炮制技术专门传承人。

各基地均开展了卓有成效的培训班，面向全国、区域、特色流派等开展了丰富多彩的炮制理论与技术的专项培训。如举办的“全国中药炮制骨干教师培训班”，对来自全国各高等中医药院校和综合性大学中药炮制青年教师开展炮制理论、教学技术、实际操作等系统培训；全国每家国家中医药管理局中药炮制技术传承基地均至少举办了 3 次炮制技术培训班，培训炮制技术人员近 2 万人次；举办三期面向全国中医师的炮制培训，培训人员近万人次，有效提升了中医师临床应用炮制品水平。

如对藏药炮制中技术难度较高的“佐太”“八金八灰”等 11 项炮制技术经验进行为期 2 年全面的传承，并完成了传统的拜师仪式；启动“候惠民院士工作站”，在省级中药炮制技术传承培训基地的平台上，利用候惠民院士工作站及其团队的技术优势，开展传统中彝药炮制、中彝药鉴定、中彝药制剂及中彝药合理应用的传承与创新；成立“首席技师工作室”，经推荐和考核新招收徒弟进行质量鉴别及炮制工艺的传授，工作室以总结、传承、创新传统中药饮片加工技艺为宗旨，旨在构建中药饮片加工技艺展示、学习、交流、推广的平台，为企业培养更多高技能专业技术人才，形成中药饮片生产技术传统工艺流程和核心技艺方面的相关企业标准和规范；其他各基地也通过层层选拔，招收具备中药炮制技艺传承培养潜力的青年员工，开展中药炮制技艺的学习。

国家中医药管理局中药炮制传承基地和中华中医药学会中药炮制分会等，均会定期或不定期召开学术年会，以传承与创新为主题，召集各省炮制专家代表参会，深入讨论传承与创新的关系和意义；自2017年举办的“雷公杯”中药炮制青年教师授课与技能大赛，使多位优秀青年炮制人才脱颖而出，通过学习交流中药炮制各流派理论与实践技术，发掘古法，传承“技术能手”荣誉称号，使传统炮制技术得到发扬和传承。

（四）中药炮制文化的创新

中药炮制融文化与技术于一体，是我国珍贵的文化资源，国家中医药管理局通过建设中药炮制技术传承基地，创新炮制文化技术场馆建设、传统炮制工具收集、文化媒体、科普宣传、申遗等多种形式，开展了广泛的炮制文化普及与传播工作。

在硬件基础设施建设方面，建设中药炮制实训室或中医药博物馆，进行各类音响投影设备改造，增设炮制操作台，进行馆藏饮片标本的分类整理，收集原药与饮片对照标本、文字资料、图片资料，收集具有传统特色的炮制工具等；改造原有的中医药文化宣教中心，设置中药炮制展示馆，并设体验区，让参观者可以体验简单的中药炮制过程，以展示中药炮制渊源与特色、中药炮制的传承与发展历程、中药炮制与中医临床疗效的关系等。截至2021年底，已建设完成29家炮制传承展示馆，135家炮制传承工作室及名老中医工作室。

注重加强中药炮制科普知识宣传，引入现代信息技术，建设国家网络炮制博物馆，构建涵盖中药炮制“文化传承—技术传承—教学实训—科学研究—古物展示”全体系的实训展示交流综合性平台；形成中药泰斗聊炮制系列，在《本草中国》《中华医药》等栏目积极宣传炮制技术与文化；拍摄《中药炮制绝活实录》系列、炮制技术纪录片系列，以技术留存、科普宣传、简而告之为主题进行炮制文化传扬；积极参与各类炮制文化非遗申请和保护工作；定期举行膏方节、药师咨询日等活动，派志愿者向大众普及中药炮制文化在大众保健用药中的作用，特别是药食两用的安全问题和饮片炮制作用，进行炮制历史文化的挖掘与宣传。

中药炮制文化“五个一”（一个虚拟博物馆，一部纪录片，一个数据库，一本炮制简史，一套临方炮制视频）工程成效显著；在20余家国家和省级媒体宣传特色炮制技术，建设各具特色的炮制实体展示中心，与包括柬埔寨国王西哈莫尼在内的100余批次国内外政要开展炮制文化交流（近万人次），在国内外均产生了广泛而深远的学术及文化影响。

三、中药炮制的转化

中药炮制属于医药工业制造领域，炮制技术及饮片生产工艺的不断研发创新、转化应用将为中药饮片产业转型升级、提质增效输送动能，为中药产业链的稳链、强链、扩链注入创新活力。

（一）建设中药炮制数据库

中药炮制数据库是以中药饮片标准化与中医药科技期刊文献科学实验数据为依据搭建的可供中药炮制数据挖掘与知识发现的应用平台。目前国内多家单位建立有不同特色的中药炮制数据库，如南京中医药大学研制建立的中药炮制学数据库开创了建立中药炮制数据库的先河；孟河医派临方炮制可视化数据库则从展示主要内容、软件和硬件等方面进行了特色炮制技术数据库的研究和平台设计开发工作的展示。中药炮制数据库的建立，丰富了中药文献的检索途径，活化了古今中药炮制文献的价值。中药炮制数据库建设是一个长期的工作，须不断补充新增资源，并针对数据库运行存在的问题、用户需求等信息及时修正数据错误，改进系统问题，以促进系统功能的完善。中药炮制数据库的建立，将当今发展迅猛的计算机科学技术与传统的中药炮制技术联结在一起，丰富了中药文献的检索途径，进一步发现古今中药炮制相关文献的科研价值，实现了基于数据库的数据挖掘和科学研究。

（二）开发特色中药饮片品种

通过加大对特色中药饮片的研发力度，突破了一批产业链关键核心技术。近年来，各地已先后进行了如苗药了哥王炮制相关研究，初步明确毒性靶器官，完成了主要有效成分在大鼠体内的药物代谢动力学研究及组织分布研究，明确其主要有效成分在体内的吸收、分布、代谢及排泄情况，比较其炮制前后药效的变化；开展完成藏药“君西赤台”的炮制品种开发工作，“君西赤台”是藏药炮制界普遍认为难度较大、几乎濒临失传的复方炮制方法，通过专家指导和反复试验及炮制，经专家从色、性、味等进行鉴别论证，符合古籍中记载炮制后“色如海螺、厨舌刺痛、划肌肤有灼烧感、蓬松”的描述，炮制饮片开发成功；强化藏药饮片（卡察尔）的临床应用，现有卡察尔药 120 余种，年生产量达 300 kg 左右，饮片服务能力满足临床使用需求；开发了如九蒸九晒技术品种，诠释了九蒸九晒炮制的科学内涵；开发 30 余种未开展实用的特色炮制技术，如库西塔和达格麻拉西法等，考察发现 20 余种民间特色技术，如扩卡斯土胡木、索克麻克、素如力麻法等，开发的新技术及饮片已推广到临床应用，并在系统诠释其炮制科学内涵的基础上，规范特色炮制技术，制定饮片质量标准，实现工业化生产，近 5 年来，累计实现经济效益逾 80 亿元，有效实现了特色中药饮片的转化应用。在各特色技术与中药饮片品种开发应用的同时，同步完成了中药饮片储藏与养护库房建设，规范了饮片仓储相关工作。开展了中药饮片处方用名标准化和中药饮片剂量规范化工作，形成行业标准，有力提升饮片疗效，规范中药饮片的合理应用。通过加快中药饮片产业的产业创新和升级改造，提升具有独立知识产权的炮制能力，开发质量优、疗效佳的特色饮片品种，不断提升中药饮片产业的经济推广价值及市场竞争力。

（三）推广临方炮制服务

2016 年《中华人民共和国中医药法》正式颁布以来，临方炮制工作取得了迅速发展。各地中医院严格遵照国家药品标准和省、自治区、直辖市药品监督管理部门制定的临方炮制规范要求，单独设立临方炮制室，购置临方炮制常用设备，恢复和开展常规临方炮制服务。湖南中医药大学第一附属医院重建了 23 种临方炮制品生产规范，并获得当地药监部门审批，加强了临床医生的用药保障，年度增加创收 2 300 万元；武汉市中医医院积极开展临方炮制研究与应用，形成临方炮制品种 150 多种。据不完全统计，全国中医院临方炮制品种从 2015 年的 30 余种增加为 2021 年的 200 余种，有效补充了临床用特殊中药饮片的需求。

（四）研制现代化炮制装备

创新就是生产力，也是行业的生命力。随着中药炮制饮片加工产业现代化发展，中药饮片炮制技术设备如卧式炒药机、全自动煎药机、真空干燥箱等已基本实现自动化，但随着中药饮片加工生产需求的日益提高，工艺机械产能较低，人工操作的传统加工设备已经难以满足现代产业化、工业化、大批量饮片生产的需求。同时在工业 4.0 的背景下，随着“中国制造 2025”的提出，智能制造已成为制造业发展的重大趋势，提升中药饮片产业智能化生产水平，是保障中药饮片质量的重要方式。因此，如何推进中药炮制设备进一步创新优化升级已成为中药饮片加工产业现代化重要的一步。在国家重点研发计划、国家自然科学基金等项目的支持下，江西中医药大学等高校以“产学研用结合，服务地方经济和行业发展”为宗旨，注重中药品种的生产转化，与中药饮片企业合作开展了药汁制品种、附子、青黛等 12 种特色中药饮片品种的开发、利用、转化。通过炮制技术的研究，延伸至生产规模所需的炮制设备研制，先后研究开发了如青黛水飞自动分选装置，结合青黛水飞原理及产业化应用特点，导入现代泡沫浮选技术，发明了具有自主知识产权的青黛水飞自动分选装置，该装置分离效率高，产品质量高，装备构造简单，易于操作和安装，生产能力大，生产周期短，实现了青黛生产工艺的机械化、自动化和规模化；研究还开发了干馏法装置，在传统火烤法的基础上进行创新，提高了干馏法制备鲜竹沥的得率及有效成分含量，能最大程度提高药材的利用率，确保鲜竹沥产品安全、有效、稳定，实现了鲜竹沥产业的自动化和智能化等。

用工业自动化、智能化设备替代传统手工生产，大大提升饮片炮制效率和设备运行稳定性，成为特色炮制技术的一大创新。

四、中药炮制传承、创新和转化的重大进展与标志性成果

（一）重大进展

1. 突出古籍、古技、古物、古论的中药炮制传承成效显著

（1）古籍传承，医案文献梳理重点突出：重点梳理了张仲景、葛洪、朱丹溪、李杲、张从正、陈自明、危亦林、龚廷贤、龚居中、叶天士、吴鞠通、黄宫绣、金世元、张琪、王琦、伍炳彩等历代名医临床医案，以及对《神农本草经》《本草经集注》《雷公炮炙论》《新修本草》《普济方》《博济方》《世医得效方》《幼幼集成》《炮炙大法》《本草蒙筌》《本草纲目》《修事指南》《本草正义》《历代中药炮制资料辑要》《历代中药炮制法汇典》《本草品汇精要》《中药材炮制加工方法图解》等千余部本草典籍进行梳理，重点关注不同炮制品种与临床应用的对应情况，提出明确科学假说，验证其炮制原理，阐释炮制理论。

（2）古技传承，特色传统炮制技术挖掘有力：探寻“樟帮”“建昌帮”“京帮”“川帮”四大流派和13个传统药帮的特色炮制工艺传人，对传统炮制技术及主流流派进行特色技艺梳理；江西樟帮传承人丁社如先生，在中央电视台表演，1寸白芍3 min之内切360片并上了吉尼斯世界纪录，开创了中药炮制人电视表演的精彩纪录。

（3）古物传承，濒临失传特色工具收集齐全：通过民间寻访、古志查询、仿制改造等多种方式，对即将失传但是又极具传统炮制特色的器具进行收集整理，目前已收集完成古代传统炮制器具300余件，涉及净选加工、切制、炒制、煅制、蒸制、煮制等多道工序的炮制工具设备。

（4）古论传承，系统凝练完善炮制理论：利用现代科学技术，围绕七情相制论、净制理论、切制理论、制药论、生熟论、炮制药性论、辅料作用论等，大量开展了中药炮制基础理论研究。

2. 强调原理、理论、工艺、标准和生产的中药炮制创新日臻完善

（1）中药炮制原理和理论的创新取得突破：更加注重加强多学科交叉配合，深入进行中药饮片炮制前后药效物质基础变化、炮制作用机理、炮制药性变化等研究，通过依托国家自然科学基金项目、国家重点研发计划项目及各省自然科学基金项目等研究经费的资助，全面开展了盐制入肾、醋制入肝、炭药止血、相资为制、相反为制、相畏为制、相杀为制等传统中药炮制基础理论的研究，特别是与中药现代化发展密切相关的理论研究，探索其科学内涵，为中药炮制现代化提供发展源泉。同时，对于有毒中药的炮制减毒理论、传统认为炮制前后作用差异较大的生熟异治理论、炭药存性理论等也开展了大量研究。

（2）中药饮片技术标准和工艺走向规范：运用先进的科学技术手段，加强中药质量控制技术的研究，建立和完善中药饮片质量标准和生产规范，保证了中药饮片产品安全有效和质量可控。如草乌传统炮制多采用浸泡、水煮制或蒸制的方法，在其中药炮制机制明确的基础上，提出采用“高压蒸制”的方法等。

（3）中药饮片产业逐步形成规模化发展：中药饮片产业进一步发展，中药饮片生产结构进行了调整，淘汰一部分企业，尤其是“家庭作坊式”的小企业，通过资本投资等多种形式打通上下游产业链，研发中药饮片自动化、智能化加工设备，如全浸润工艺和回转式中药浸润罐、隧道翻板式和网带穿流式干燥设备、网带式高压水洗药机和转筒式洗药机、燃煤转筒式和平底式炒药机等，为中药饮片的规模化和现代化生产奠定基础。

3. 中药炮制人才培养贯穿传承与创新始终　在传承过程中，通过院校培养、跟师学习、培训办班、学术会议、开放实验室、科研协作等多种方式，加强了对中药炮制专业人才的培养，对中药炮制技术人才的培养与培训贯穿始终，建设了高水平的炮制人才队伍。

我国先后建立了著名炮制大师王孝涛、金世元、张世臣等传承工作室，遴选传承人对大师学术思想进行系统传承。王孝涛在振兴传统制药技术、创建和完善中药炮制学科、培养中药炮制专业人才、实现传统炮制技术现代化等方面具有丰富经验，主张中医药科研应以中医药传统理论为指导，在继承中药理论和中药制药技术的基础上，根据中医辨证用药的特点，运用传统和现代科学方法，对中药制药的传统工艺和地道药材的品种质量等进行系统的科学研究，阐明其科学基本原理，改进传统制药工艺技术和设备，促进传统制药技术向工业化和现代化的方向迈进，从而提高中药及中药炮制等学科的学术水平。他提出了"中药炮制制毒增效论""中药采制控制论"等理论，为中药炮制科研起到导向作用；金世元则在中药道地药材的鉴别、炮制和调剂的实践操作方面独有建树，他建立了一套鉴别药材真、伪、优、劣的娴熟本领，尤其对"道地药材"的性状特征有其独到的鉴别技能，在中药炮制方面有较深的理论造诣和丰富的实践经验，并能够运用深厚的中医理论，对常用中成药处方来源、历史考证、药物组成、配伍意义及功效特点等开展应用实践，还熟练掌握了审方、计价、调配、复核、付药等中药饮片调剂各环节的正规操作和技能技巧；张世臣教授对于中药炮制理论研究有深厚造诣，认为中药炮制是我国中医药科学体系的显著特色，中医临床中，面对患者，要通过阴阳、气血、脏腑辨证，确认病机和治疗的理论，进而立治疗之法，处方遣药之时，要随辨证论治的要求，斟酌选用通过相应炮制方法制备的中药饮片，制成汤剂或成药，以达安全用药并确保疗效的目的，明确提出了中药安全用药的核心在于科学炮制的指导思想。

（二）标志性成果

为加强传统中药炮制技术传承，大力推动对我国非物质炮制文化遗产的抢救、保护与传承，国家中医药管理局通过启动国家公共卫生专项，2015 年支持了全国第一批中药炮制技术传承基地建设，2016 年、2022 年继续支持第二、三批中药炮制技术传承基地建设工作，先后总计 74 家中药炮制技术传承基地。第一批覆盖全国的大部分高等中医药院校、科研院所和医院，第二批重点将西藏自治区、内蒙古自治区、广西壮族自治区、云南省、宁夏回族自治区、海南省 6 个具有民族药炮制特色的地区纳入基地建设范围，并基本实现了全国范围内中药炮制技术传承基地全覆盖。第三批传承基地在前两批建设的基础上进一步深化研究，围绕使传统中药炮制技术质量稳定可控、临床应用安全有效的宗旨，以期进一步提升中药炮制技术的核心竞争力。通过第一、二批国家中医药管理局中药炮制传承基地的建设，主要实现了五大标志性成果。

1. *建设完成 1 个全国首家中药炮制网上虚拟博物馆* 江西中医药大学国家级中药炮制传承基地开展了数字化网络虚拟中药炮制博物馆建设，以古太医院为参照，引进 3D 虚拟在线、数字化复原、二维码扫描等先进技术，不仅有工具还原，更有动画展示、模拟真人，纳入素材量丰富。从立足地方到面向全国、从历史承载到文化传扬、从有限展示到无线网络开放，不断优化升级，重点打造修和堂、四帮会馆、十三帮会馆、传统药房、中医诊室、古籍馆、先祖堂、文化堂、药王庙在内的 9 大中药炮制场馆。着眼全国、全面、全方位立体打造集"身临其境、自由交互、细节体验"于一体的网络虚拟博物馆。中药炮制网上虚拟博物馆的建成，实现了打破空间限制，不局限于地方，随时随地弘扬传统中药炮制技术与中医药文化的目标。

2. *系统完成 1 个中药炮制数据库建设* 由南京中医药大学建设的中药炮制标准数据库，由中药炮制专题数据库、中药炮制基本数据库、中药炮制教学数据库、中药炮制古籍数据库和中药炮制科研数据库 5 个子库组成，总数据容量达 35 G，目前已申报相关软件著作权 1 项。该数据库以开发和定制相结合的方式，整合、集成了国内与中药炮制学科相关的专题文献资源及网络资源，形成了全面反映炮制学科研究现状的专题资源数据库，并提供了功能完善的后台管理系统、数据批量导入系统，可以有效地对文献资源进行动态添加、平台模块定制、管理员添加与删除、附件资料上传、资料批量导入等，通过后台管理系统，方便管理员对平台进行有效管理，为中药炮制相关的科研、教学、生产和管理工作者提供一个良好的知识平台。

3. 录制完成1系列临床中医师炮制技术培训视频　该系列讲座视频面向全国临床中医师，讲授内容为中药炮制与临床，以及临方炮制的关系，实现专家团队“线上+线下”混合式授课，全面覆盖全国各级中医院临床中医师群体，由江西中医药大学牵头录制。该视频邀请中医药领域知名专家授课，统一录制后进行线上培训，制作精品线上培训资料，有效弥补举办培训班培训规模有限的突出问题。临床中医师中药炮制理论培训视频的录制将课堂教学和远程教育进行了有机结合，是传承和延续我国中药炮制技术理论的有效载体，为临床中医师了解中药炮制技术理论、合理使用中药饮片提供了智力支持。

4. 拍摄完成1套中药炮制纪录片与资料片　采用多媒体影音技术留存老药工特色炮制技艺画面，由国家级中药炮制技术传承基地南京中医药大学牵头录制完成，纪录片通过对中药炮制传统技术、中药炮制文献资料、中药炮制的现代发展、中药炮制学科建设、炮制人才培养、中药炮制科研创新等有关内容的系统拍摄，达到资料集聚、影像留存、技艺传递、教学传承的目的。纪录片分为资料片、科普性纪录片、宣传广告片三部，兼顾了艺术性、趣味性、可视性和科学性的统一，借助可视化多媒体展示出中药炮制作为我国非物质文化遗产的技艺独特之处，对全国各大炮制流派、地方、少数民族特色的炮制技术及四大医学流派的特色炮制技术进行图像化记录传承。

5. 编撰完成1部炮制专著——《中药炮制简史》　该书目前已顺利完成编写工作，全面系统还原中药炮制学发展的历程，已交付出版社出版。该部专著由省级中药炮制传承基地辽宁中医药大学牵头完成，从炮制实例及概念演化的角度，考察、分析了中药炮制学发展的特点，更深层次挖掘了中药炮制发展的内在规律。此外，还创新性发现并提出雷公炮炙十七法最早出自明代寇平的《全幼心鉴》，比《炮炙大法》早150余年，砂炒法是宋代就已经出现的一种传统工艺等众多学术观点，达到了收集整理中药炮制学散在各类古代文献中的史料，形成内容系统、脉络清晰的中药炮制发展纲要的目标。由于我国古代医家众多，古物古籍流传较为分散，因此有必要对古物古籍进行收集整理。迄今，已收集整理本草古籍220部，挖掘传统技术100余项，深度探析特色传统饮片50余种，广泛探寻古技传人、药工经验50余人次，收藏复制传统炮制器具300余件。

五、中药炮制传承、创新和转化路径

中药炮制技术传承和发展的核心在于以满足临床用药需求为导向，以促进产业转化升级为驱动，中药炮制技术传承、创新与转化可遵循以下发展路径。

（一）构建中药炮制技术传承体系

借助国家政策支持及产学研合作优势，目前已传承挖掘了部分特色中药炮制技术，但由于时间紧、经费少和覆盖面局限等原因，仍有部分特色中药炮制技术，特别是民族药及地方特色炮制技术，由于后继无人、工具不再、资料遗失等原因面临衰退甚至濒临失传的局面。此外，还存在由于炮制机理尚未明确、毒性作用原理尚未明晰、炮制工艺不规范、质量标准不完整等原因导致无法推广的问题。因此，须进一步加大中药炮制技术挖掘工作的推进力度，结合不同地域炮制特色，归纳、总结各地中药炮制技术的特色成果；分析各类炮制方法与每味中药炮制的历史源流、原始意图和演变过程，仍是中药炮制技术传承的重要工作。同时在前期工作成果的基础上，进行中药炮制技术品种二次开发，形成独特的SOP和质量标准，并以著作、专利等形式进行保护，加速中药炮制核心技术信息资源的标准化和规范化，加强中药传统炮制知识保护体系建设，以理论原理研究构建技术传承体系。

（二）创新人才培养模式

在中药炮制人才培养方面，深度发掘中药炮制传承人才，建立各级中药炮制技术人才库，建立以中医药高等院校培养为主体，师承教育相结合的模式，培育具有工匠精神和科学家精神的中药炮制人才。与此同时，进一步加强中医药继续教育的制度建设，对不同层次的在职人员进行培训，提高在职人员的综合素质，强化中医住院医师中药炮制规范化培训的监管，为传统中药炮制技术的传承奠定人才基础。如可通过邀请品牌老字号企业，各省市国医大师、炮制专家、老药工等担任技术顾问和客座教授，请他们将具有鲜明地域特色的中药炮制绝技，针对其沿用和曾用的炮制品种、炮制方法、炮制辅料等进行系统传授；以学生探究、师生互动为主，辅以交流式、展览式、观摩式、讲座式教学，将传统中药炮制技术强调的"品味虽贵必不敢减物力，炮制虽繁必不敢省人工"的工匠精神和职业要求有机融合，体现炮制技术人员的人文情怀。

（三）创新中药炮制文化推广路径

为进一步推动中药炮制传承发展，仍需持续推进平台共建、文化共融、人才共享，共同探索中药炮制文化传承新路径。同时还要积极挖掘和利用炮制文化资源，在现有具有传统特色的炮制工具、饮片标本、文字资料、图片资料和多媒体资料基础上，结合 AR、VR 等现代新兴技术，各地合力共建行业标志性中药饮片标本馆、中药炮制展示馆、中药炮制体验中心等实体或仿真模拟平台；积极融入中医药康养小镇等大健康及文旅产业，使大众切身感受中药炮制文化，培养对中药炮制技术的正确认识，消除群众偏见，激发社会对中药炮制传统文化的认同；针对不同地区和人群的特点，加强中药炮制科普知识宣传工作，宣传中药炮制的科学性及中药饮片在保障大众健康方面的作用和优势。

（四）开发特色饮片品种

随着现代科技的发展，许多中药炮制行业学者将冷冻干燥、超微粉碎、纳米技术等已在食品、药品、生物领域获得良好发展的先进技术适应性移植到中药炮制生产工序中，创新性开发出了中药冻干饮片、中药配方颗粒、纳米中药等新型饮片品种，极大地丰富了中药饮片剂型，推动了中药饮片临床应用发展。目前中药新型饮片在临床应用方面具有显著优势，但仍存在炮制原理不清晰、临床用药难以剂量换算等问题。因此，一方面，应重点关注古法炮制中药饮片品种的开发应用，通过挖掘医书古籍记载的方剂中散在的而目前临床并未应用的炮制品种，结合临床需求，整理筛选饮片品种开展研究。通过与《中国药典》所记载方法进行全面比较研究，验证其炮制机理和炮制工艺的科学性，建立饮片品种古法炮制技术现代标准，开发应用临床古法新用饮片，并为中药新药开发应用奠定基础。另一方面，要注重中药新型饮片的开发及推广，对中药新型饮片作用机制及炮制机理进行深入研究，对其与传统饮片进行药性及药效对比性研究，借助代谢组学、蛋白质组学、转录组学等新兴技术阐明相关药效成分的体内作用及代谢途径，明确中药新型饮片临床应用优势，助推中药饮片产业化发展；同时加强炮制对药、对复方的影响，从整体观模式上开展炮制机理和工艺研究，使中药饮片发挥特色优势，增强中药饮片服务中医临床功能，为大健康事业助力。

第三节 中药炮制科学研究的思路与方法

中药炮制技术是我国历代医药学家在长期医疗实践活动中逐步积累和发展起来的，具有悠久的历史和丰富的内容，是中医临床用药的特色所在。然而，由于受到历史条件及当时科学技术水平的限制，对炮制原理、理论、工艺方法及质量标准的表述均是经验总结，缺乏科学的阐释。新中国成立以来，我国医药工作者对中药炮制进行了大量研究，取得了一批科研成果，但仍存在诸多问题，如中药炮制技术传承不足，在中药炮制文献方面缺乏系统整理，多数中药炮制原理诠释不清，中药炮制方法不统一，生产缺乏规范，饮片质量多凭经验判断，饮片生产规模小，生产技术装备水平不高等，造成各地生产的饮片质量参差不齐，难以保证临床用药的安全有效，限制了学科水平的提高，制约了中药炮制的发展，影响了中医用药特色的发挥。因此,有必要采用现代科学技术与手段,对中药炮制进行深入研究。只有厘清了炮制历史沿革,才能正确地运用现代科学知识和手段进行实验设计和研究;只有阐明了炮制原理,才能指导和促进炮制方法的改进,进而使炮制工艺规范化,饮片质量标准化;只有建立了规范的饮片炮制工艺和科学可行的饮片质量标准,才能确保饮片生产质量的稳定、可控,保证临床用药的安全有效。传承和发扬中药炮制技术,可提升我国中医药学术水平和临床服务能力,满足广大人民群众对优质中医药服务的迫切需求,促进中医药事业持续健康发展。

一、中药炮制科研思维

科学思维方法是指以唯物辩证法为基本内容的思维方法,使人们的思想与实际相符合、主观与客观相符合。按其作用范围的不同,可以将思维方法分为三大层次:一般的思维方法、各门具体科学共同的思维方法和各门科学所特有的思维方法。哲学思维方法是各门具体科学共同的思维方法,是科学思维方法的最高层次。哲学思维方法推动并规范科学研究观念的创新,科学研究是哲学思维方法发展的动力源,实质是一种哲学思维的实践活动,在不断发现、解决自然与社会科学的新问题的同时,也在促进哲学思维方法的发展与更新。哲学思维方法注重历史的连续性和飞跃性的统一,不割断历史,也不否定破旧立新。这就要求科学研究恰当地把握历史、现实和未来之间的关系,立足历史,面向现实,着眼未来。

中药炮制科研应以传统中医药理论为指导,以继承和挖掘传统中药炮制技术和理论为基础,以稳定饮片质量、提高饮片的临床疗效为核心,传承与创新并重,丰富和发展中药炮制理论,逐步阐明中药"生熟异治"的本质,构筑饮片炮制工艺与质量标准评价体系,保证中药饮片的质量和临床用药的安全有效,提升中医临床服务能力,为国民经济和社会发展做出更大贡献。

(一)取象比类思维与经验思维

1. 取象比类思维　是在大量社会、自然现象观察的基础上形成的。观物取象,"远取诸物,近取诸身",事物及其性质总是有一定的"象",通过观察而把握事物及其性质的"象";取共性的"象",作为推论基础;比类,"援物类推,引而伸之,触类而长之,则天下之能事毕矣"。用已知之象,推导未知之义理,触类旁通,有助于启迪思路,获得新的认识,由具体事物推知抽象事理。取象与比类,取和比是主观,象和类是客观;寓意于象,以言明象,又望象生义,举一反三,达到解疑释难的目的。《易传·系辞传》说:"圣人立象以尽意,设卦以尽情伪。"取象思维又可称为意象思维,思维的逻辑是由象而意,即由直观到抽象。以直观为基础,直接观察与理性认识有机结合的思维方式,是在大量观象的基础上,依靠思维的抽象活动,对事物的现象和本质进行体悟,确定出它的抽象属性,提炼出来的带有感性形象的概念或意义的符号,揭示象所反映的事物及其规律。即"意"是"象"所表达的事物蕴涵的特质和规律。取象是为了归类或类比,以借助于特定的概念加以标识、立意,使复杂的事物、现象变得有序、模式化。

炭药止血理论即为取象比类思维在中药炮制中的经典应用。根据在五行学说的生克规律,中医认为黑能胜红,有"红见黑止"的观点,即根据五行对应五色之规律中,有"木、火、土、金、水"分别对应"青、赤(红)、黄、白、黑"之说,而五行中的各行又有"生克"之规律,水能克火,故黑能胜红,则有"血见黑止",所以有了"炒炭止血"的理论提出。

中药炭药的使用距今已有 2 000 多年的历史。早在《五十二病方》中就有"止血出者,燔发,以安(按)其痏"的记载。早期炭药应用广泛,可用于治疗多种疾病。如汉代有王不留、桑根皮烧灰内服用于金疮,血余炭治小便不利。晋代有以蛇蜕炭治疗恶疮,防风炭治疗阳疝等。自唐代以来,炭药用于止血的记载开始增多,如《千金方》中有爪甲烧炭治尿血,羚羊角烧炭治产后下血,烧乱发、槐角子治崩中漏下,赤白不止等。宋代还有槐子炭治霍乱,干姜炭治痢疾,干漆炒炭可去其刺激性等多方面作用的记载。

金元时期,炭药品种已十分丰富,医家开始总结炭药与止血之间的关系。元·葛可久《十药神书》首次明确提出炒炭止血的炮制理论,认为"大抵血热则行,血冷则凝……见黑则止""夫血者,心之色也,血见黑则止者,由肾水能止心火,故也","黑"指的就是炭药。该书还推出了著名的十灰散,即以大蓟、小蓟、荷叶、柏叶、白茅根、茜草、山栀、大黄、牡丹皮、棕榈十味炭药组方,功效凉血止血,是治疗火热灼伤血络,血热妄行而离经外溢的良方。自此之后在"炭药止血"理论影响下,明、清制炭止血的品种大大增加,《本草纲目》中收载炭药已近200种,有"烧灰诸黑药皆能止血"之说。但清代开始有一些不同看法,如清代《本草从新》认为熟地黄、枸杞炭是"以甘润养阴之品,变而为苦燥伤阴之物,非徒无益,而又害之矣"。经过临床应用实践和现代研究发现,炭药止血理论并非适用于所有中药,也并非所有止血药均需炒炭后应用。历代古籍记载炭药的作用是多方面的,并不局限于止血,甚至有些炭药与止血无关。炒炭止血并不是炭药的唯一功效。

2. 经验思维　一般是指人们从个人经验出发,运用以往生活和工作的亲身感受、活动的直接体验而进行的思维活动,经验思维中的经验往往不只是在一种意义上使用,不只限于"感性经验",也不等于"感性认识",而是包含着理性认识的成分,是人们在长期实践中学习而形成的,因而成为人们思维活动的重要方式。

经验思维在中药炮制流派形成与发展中发挥重要的作用。如在中药炮制技术领域,由于全国各地的药材的自然资源、用药习惯、生活习俗、文化传统、方言语音的不同,而使各地的炮制加工各具鲜明的特色,同时各地云集的大批知名的中医师和药工,也在中药材加工、炮制方面荟萃了各自的传统技艺,在浸、泡、煅、煨、炒、炙、蒸、煮等方面,因药制宜,技艺独特,制作精细,注重药效,从而形成了不同的中药炮制技术帮派。

传统中药炮制文献记载多分散在历代医药典籍中,因为地域不同、秉承不同,对炮制的方法、品种、意图的说法不一,存有争论,所以要正确对待中药炮制这门传统科学,处理好继承和创新的关系。

中药炮制科研课题若没有继承则缺少根基,没有创新则失去研究的价值和意义。继承绝不能无分析、无批判地兼收并蓄,而是要努力发掘,剔除糟粕,吸收精华,加以提高。但是在浩瀚的医药典籍中要区分出精华和糟粕是不容易的。只有正确地继承,才能有所发现、有所创造、有所前进。例如,酸枣仁历代有"生熟异治"之说,即"睡多生使,不得睡炒熟"(宋·《证类本草》)。明·《本草蒙筌》中也说:"能治多眠不眠,必分生用炒用,多眠胆实有热,生研末,取茶叶、姜汁调吞;不眠胆虚有寒,炒作散,采竹叶煎汤送下。"清·《本草求真》中也指出酸枣仁"仍有生熟之分,生则能导虚热,故疗肝热好眠,神昏躁倦之症。熟则收敛津液,故疗胆虚不眠,烦渴虚汗之症"。但是经系统的文献检索发现,对酸枣仁生熟异治的说法历代也有异议,如《证类本草》中有"陶云醒睡,而经云疗不眠,盖其子肉味酸,食之使不思睡,核中仁,服之疗不得眠"。现代通过文献考证、成分比较、药理和临床验证充分表明,生、炒品均有镇静安神作用;炒后提高煎出率,易于服用。酸枣仁治"醒睡"与"不眠",效用相反并非由生、炒引起,而是因酸枣肉与核仁入药部位不同所致。因此,对某些尚不清楚,特别是存有异议的问题,要采取存疑的方法,留待今后的科学实践中加以检验,决不能草率地肯定或否定。

不加分析的依法炮制未必完全合理。目前所说的依法炮制基本上是"遵古炮制",没有通过现代科学的验证。例如,乌头与附子虽出于同一种植物乌头,前者为母根,后者为侧根(子根),可是加工方法大不相同。历版《中国药典》皆规定附子采后加工成盐附子、黑顺片、白附片。盐附子入药用尚须制成淡附片。据报道,附子采后经水洗、胆巴泡、煮、剥皮、切片、漂片、蒸片、烘片等加工炮制处理过程,总生物碱量损失81.30%。乌头、附子的炮制目的是减毒,而其毒性与乌头碱的含量不成比例关系,主要决定于双酯型乌头碱的水解或分解程度。故为减少附子中乌头总碱因浸泡过度流失,是否可改用加压蒸法炮制,使双酯型乌头碱类分解成毒性低的苯甲酰单酯型乌头碱类和几乎无毒性的乌头原碱类及酯碱而减毒，调整用药剂量，值得研究。

创新应在继承前人的理论观点、思维方法和研究成果的基础上进行，但又是前人没有问津，或没有解决的问题。例如，中药大黄，古人根据临床实践中的体会，总结出生熟异用的经验，经现代实验和临床研究初步证明：熟大黄在泻下作用明显减弱的情况下，其抑菌、解热、消炎、止血、阻断人血清抗原抗体反应的、预防应激性出血等均保持较好的作用，有的作用还强于生大黄。可见，重视前人的经验和理论，可为中药炮制的创新研究提供十分有益的启示。

总之，中药炮制研究要取得好的成果，必须正确处理继承和创新的关系。既不能认为古代的、传统的都是祖先长期临床实践积累下来的宝贵遗产，必须遵从，只承认符合传统炮制的研究结果，与传统炮制理论相违的结果不予承认，又不能认为继承古代的、传统的就是保守落后，不与时俱进。继承是基础，发扬创新也不能丢掉中医药特色。

此前，通过支持国家级、省级、市级中药炮制传承中心建设，围绕理论传承、技术传承、人才传承、文化传承和开发应用5个方面开展了持续而卓有成效的工作，为推动中药炮制理论和技术传承创新、促进饮片产业转型升级，以及提高中药饮片的临床服务能力奠定了坚实基础。

（二）系统思维与辩证思维

1. *系统思维概念* 系统思维主要包括联系（网络）思维、中和（平衡）思维及综合（参合）思维。辩证思维的基本特征为对立（矛盾）思维与复杂的动态思维。现代系统论作为一种思维方法，是指思维主体把思维客体、思维过程和思维方式当作系统来加以思考和处理。将认识对象作为整体系统，在本质上就是整体论。

2. *炮制与系统思维关系* 在炮制科研中坚持系统思维方式的整体性，首先必须把研究对象——中药饮片作为系统来认识，即始终把中药饮片视作一个系统，加以考察和把握。这里包括两个方面的含义：一是在思维中必须明确任何一个研究对象都是由若干相互联系的要素构成的系统；二是在思维过程中必须把每一个具体的系统放在更大的系统之内来考察。因此，认识中药饮片的疗效与功能，不仅是面对饮片加工本身，更应关注饮片与药材、主治病证的相互联系。中药本身含有多种化学成分，各种成分间的相互作用和影响十分复杂，具有治疗作用的有效成分到底是什么并不明确，一种或几种化学成分单体往往不能代表中药药性理论的物质基础。中医用药绝不只是用单体成分。例如，黄连和黄柏皆含小檗碱，但黄连与黄柏并不能相互替代使用。黄连酒炙能引药上行，缓和苦寒之性，善清头目之火；黄柏盐炙可缓和苦燥之性，增强滋阴降火、清虚热的作用，黄连和黄柏这两味药的不同炮制品的功能主治也不是小檗碱能够代表的。因此，中药炮制研究如果脱离了中医药理论和中医临床用药经验的指导，仅从单一成分或适合纯化学成分的某种药理实验来研究，并用这种实验结果来评价中药炮制作用和炮制工艺的优劣是有局限性的。

又如，在治疗中若单纯考虑中药中某种有效成分的作用，有悖于中医传统理论及临床用药原则。中医认为：咳喘属于肺，肺与大肠相表里，临床见有痰浊壅塞，肺气不宣的喘满证，往往兼有便秘或下痢等症，治疗时宣通肺气，则大便自调；反之，大便秘结，也可引起肺气喘满，治疗时使大便通畅，则喘满亦可消失。苦杏仁中的苦杏仁苷有镇咳平喘作用，而百里香素则有明显的祛痰作用，所以口服苦杏仁煎剂后，有镇咳、祛痰两种效果，如果单用苦杏仁苷解释苦杏仁的功效显然是不全面的。若选用苦杏仁霜，则可能因为压榨去除了具有润肠通便作用的脂肪油，仅保留了苦杏仁苷，忽视苦杏仁在临床上的整体治疗作用，则难以达到理想疗效。

3. *辩证思维概念* 辩证法是关于联系和发展的思维方法，其实质是对立统一规律（矛盾规律）。在中国哲学里，阴阳观念即是中国辩证思维的实质与核心，是中国式的对立统一矛盾观。《素问·阴阳应象大论》："阴阳者，天地之道也，万物之纲纪，变化之父母，生杀之本始，神明之府也，治病必求于本。"此论述精辟地阐明了阴阳是自然界的普遍规律,万物无不属于阴阳的范畴,是自然界一切变化的根源。阴阳观念是理解中国古典辩证逻辑的基础,在中药炮制学中得到了充分的应用。

在阐释中药饮片的炮制机理时,必须结合炮制原理,辩证地去分析实验所得结果。中药炮制是一门传统的制药技术,在进行炮制实践的过程中需要遵循一定的法则进行。传统炮制的制药原则是运用中药的药性相制理论和七情和合的配伍理论,依据寒者热之,热者寒之,虚则补之,实则泻之的基本治则,选择适合的炮制方法和辅料,用来制约药物偏颇之性,增强药物疗效,达到临床用药的要求。如清代徐灵胎在《医学源流论》的“制药论”中专门论述中药炮制制药原则:“凡物气厚力大者,无有不偏,偏则有利必有害,欲取其利,而去其害,则用法以制之,则药性之偏者醇矣。其制之意各有不同,或以相反为制,或以相资为制,或以相恶为制,或以相畏为制,或以相喜为制,而制法又复不同,或制其形,或制其性,或制其味,或制其质,此皆巧于用药之法也。”其中就蕴含了辩证思维的精髓,至今仍然指导着中药炮制技术的传承创新与发展。

二、中药炮制科研方法

(一)传统研究方法

1\. *中药炮制传统经验与历史文献研究* 中药炮制经验丰富,文献浩繁。这些丰富、繁多的炮制内容多散在历代的医方、本草文献之中。现代的炮制经验多数是“师徒相传,口传心授”继承下来,存在各地遵循不一,说法不一,因而造成各地各法,以及工艺要求极不统一的状况。中药炮制文献研究包括古代和现代文献的查阅、整理、分析和总结,它是开展中药炮制研究必不可少的一项基础工作。可利用现代信息技术和文献学研究等手段,努力挖掘、收集古代至今留存民间及中医药典籍中的中药传统炮制技术,并加以整理、分析与研究,厘清中药炮制技术的历史沿革变化轨迹、炮制原始意图和现代理论,总结古代炮制经验和临床体会,梳理、总结中药炮制技术的精髓,发掘特色技术、特色饮片。

随着人们生活环境和生活习惯的改变,现代人的体质和疾病谱与古人相比发生了巨大的变化。当代国医大师和名老中医针对现代临床病症所用炮制品的规格和要求与古代医家有所不同,他们临床应用炮制品的经验也是中医药传承不可或缺的部分,是后来者继承的重要内容。但这部分内容多散见于临床报道文献之中,没有进行系统整理,且随着这些当代名医的相继离世而濒临失传。这些临床应用炮制品的经验也是亟待中药炮制界学者进行科研整理的内容。

研究中药炮制只从现代炮制经验出发是不行的,还必须厘清炮制的历史沿革。只有厘清现代某一炮制的历史源流、原始意图和演变过程,才能正确地运用现代科学知识和手段进行实验设计与研究。中国中医研究院中药研究所等单位协作,摘录汉代至清代167部古代中医药书籍中有关炮制的内容,集辑成《历代中药炮制资料辑要》,对研究中药炮制的起源、原始意图和演变过程提供了部分历史资料,但这些资料只是按原本草罗列,尚未系统地综合分析,不便查阅。王孝涛研究员等又在此基础上,编辑出版了《历代中药炮制法汇典》,分古代部分和现代部分二册。古代部分搜集至清代以前常用中药的主要炮制文献,每味药按处方用名、炮制方法、炮制作用系统整理;现代部分以收集《中国药典》和全国各地中药饮片炮制规范的资料为基础,增添了1985年以前有关现代科研技术资料等内容,每味药按来源、炮制方法、现代研究系统整理。全书共收载常用中药552种。上述历代炮制资料的整理,为炮制技术的学术传承提供了宝贵的资料,但因技术条件有限,对整个炮制历史演变、各种炮制方法及单味药的炮制沿革均未进行系统整理,导致现代研究和临床用药无可凭借。

继承整理古今中药炮制传统工艺及文献,结合现代名老中医临床用药经验,探索中药炮制的发展沿革及其理论依据。对每类炮制法的起源、沿革及各药的不同炮制和临床用药关系等尚需进一步加以科学地整理、分析其历史演变和饮片药效作用关系及其理论依据,是中药炮制科学研究中的重要内容。

2. 中药炮制原理研究　中药炮制原理是指药物炮制的科学依据和药物炮制的作用。中药炮制原理研究就是探讨中药炮制能减毒、增效、缓性或产生新药效的机制，这是炮制研究的核心。只有了解中药炮制前后理化性质和药理作用的变化，以及这些变化的临床意义，才能对炮制方法做出较科学的评价，指导和促进炮制方法的改进，制订饮片质量标准，提高药品质量，确保临床用药有效安全。

目前，中药炮制原理的研究多集中于有毒中药的炮制、传统认为炮制前后作用差异较大的品种、炭药，以及药材已知成分和药理作用与中医所说的药效接近的品种。不少研究成果对阐明中药炮制的科学内涵和临床用药理论具有重要的意义。但迄今，大多数中药炮制机理仍未得到科学的阐释，致使炮制工艺和质量标准缺乏专属性科学依据。

以往中药炮制的研究思路，主要是借鉴中药化学与药理学的研究成果和方法，以原生药中已知的成分为指标，研究炮制前后的变化，或对不同炮制品进行药效学比较。由于在研究时大多没有考虑中药在炮制过程中化学成分的变化，致使相当多的研究成果难以说明中药炮制的真正意义和中药饮片“生熟异治”的科学内涵，而且往往得出不支持中药炮制的提示。如何首乌蒸制后具有补肝作用的二苯乙烯苷含量明显降低，白芍酒炙后活性成分芍药苷含量降低等。

中药炮制后药性和药效的变化，其根源是中药经炮制后内在物质基础发生了质变或量变，而中药活性成分在体内的吸收与代谢转化是中药发挥药效的关键。因此，可采用中药化学技术（如色谱分离技术、波谱鉴定技术）及现代分析技术［高效液相色谱-串联质谱法（high performance liquid chromatography-tandem mass spectrometry，HPLC－MS/MS）、气相色谱-质谱法（gas chromatography-mass spectrometry，GC－MS）及超高效液相色谱-四极杆串联飞行时间质谱（ultra performance liquid chromatography-quadrupole-time of flight-mass spectrometry，UPLC－QTOF/MS）等］，从中药生、制品化学成分的系统分析入手，寻找中药炮制后质变和量变特征成分，进而分离、分析其变化特征成分的实质，探明该质变和量变特征成分在炮制过程中的变化规律、转化机制，然后利用中药药理学、毒理学、药代动力学、分子生物学等手段，比较炮制前后质变与量变成分的毒性、药效、生物活性及体内吸收与代谢等方面差异，从而揭示中药炮制原理，丰富中药炮制理论和中药炮制技术的科学内涵。

例如，马钱子炮制减毒增效机理研究。研究表明，士的宁和马钱子碱是马钱子主要的活性成分和毒性成分，但士的宁和马钱子碱性质不稳定，高温加热可发生异构等转化。炮制过程中加热导致士的宁和马钱子碱醚键断裂开环，转变成相应的异型结构和氮氧化合物；转化后的这些生物碱较其原型生物碱毒性变小，且保留或增强了某些生物活性。故马钱子经砂烫或油炸法炮制后可降低毒性，保存药效。

例如，半夏炮制解毒机理研究。研究表明，半夏刺激性毒性成分为其所含的具有特殊晶型的“毒针晶”，半夏毒针晶主要是由草酸钙、蛋白质组成的复合物，半夏的刺激性毒性作用是由毒针晶的机械损伤加上凝集素蛋白的化学损伤双重作用产生。8%明矾水或 pH>12 以上的碱水炮制可以使毒针晶的针形晶体破坏，含量降低，刺激性毒性降低；而生姜解半夏毒的作用机制是生姜中的姜辣素类成分可直接拮抗半夏毒针晶刺激后产生的炎症反应，减轻毒针晶上的凝集素蛋白所产生的炎症反应，从而阐明了矾制半夏、姜制半夏的科学内涵。

例如，淫羊藿油炙增效机理研究。研究表明，淫羊藿油炙后，朝藿定 A、朝藿定 B、朝藿定 C 含量降低，而淫羊藿苷、宝藿苷 Ⅰ 含量显著升高；应用 Caco－2 细胞模型，研究 5 种黄酮苷的吸收渗透系数，结果宝藿苷 Ⅰ >淫羊藿苷>朝藿定（A、B、C）；创新性地从中药活性成分转化和肠吸收角度阐述了淫羊藿油炙增效的机理。

中药炮制原理研究是中药炮制学和中药现代化的关键环节，但阐明中药炮制的原理是一个复杂的工作，虽然近年来取得了一些突破和成果，但在中药炮制后药性变化、归经变化及升降浮沉变化的原理研究方面还很匮乏。今后应充分借鉴新理论和新方法，充分应用现代科学技术，阐明传统炮制方法的现代科学内涵，并探索和研究新的炮制方法及其原理，更好地传承和发展中药炮制理论。

（二）现代研究方法

1. 中药炮制方法和工艺研究　由于受历史条件的限制，目前全国各地的炮制方法、技术条件、质控指标、辅料规格及用量等并未统一。

（1）中药炮制方法和工艺规范化研究：中药炮制方法和工艺的研究，应首先通过对炮制历史文献整理、实地考察、函调相结合的方法，厘清一种炮制方法、一种中药、一个饮片规格、一种炮制理论的来龙去脉，分析其炮制历史沿革、原始意图、变化的优缺点。现代研究不可能、也没有必要对历史上出现的多种炮制品逐一分析。目前对中药的炮制研究，应首先对《中国药典》和局颁药品标准中各中药项下所收载的方法进行规范化研究，其次对《全国中药炮制规范》中的各中药进行规范化研究。这种规范化研究的炮制工艺要科学、简便、可控、利于推广。

对于炮制原理目前尚不清楚的中药，其炮制方法和工艺规范化研究必须坚持传统方法和现代科学方法、手段相结合。国家在“十五”攻关期间立项进行了100余种中药饮片的炮制工艺规范化研究，但多数“规范化”了的炮制工艺却没有被国家相关部门和生产企业所接受和应用。其原因虽有技术含量的问题，但更重要的是规范化研究方法存在着较大问题。通常所采用的研究方式是：实验室的工艺参数优化研究后再到饮片生产企业进行中试验证，在此基础上确定生产工艺。此种研究模式的最大不足是优化工艺（少数成分含量的高低）缺乏足够的科学依据，其实验室的优化工艺往往与实际生产工艺相差甚远。因此，研究方法对于炮制工艺规范化研究十分重要。首先必须尊重饮片生产的实际情况，认真观察技术专家在饮片生产中实际操作的全过程，同时全面记录下各个关键点的技术参数；然后再利用这些参数来进行生产实践，并在技术专家的指导下不断修改、完善工艺参数而确定具有一系列标准技术参数的规范化生产工艺。实践证明利用此方法来进行饮片生产工艺的标准化研究是切实可行的。但在进行“工艺过程数据化”处理的过程中还存在许多可操作性欠佳的因素，如大多数制片都需要经过炒制工艺过程，炒制过程的测温和控温方法是至今都未能得到解决的难题。

对于一些化学成分尤其是活性成分和毒性成分比较清楚的中药，要加快开展中药炮制原理研究，在揭示炮制原理的基础上，结合传统经验，开展炮制方法和工艺研究则更具科学性。可尝试应用正交设计、均匀设计、星点设计、析因设计等方法优化确定炮制工艺及其工艺技术参数，通过中试验证，建立产业化炮制方法。

例如，《中国药典》收载的制川乌和制草乌炮制工艺就是在炮制原理指导下确定的。研究表明，川乌和草乌中双酯型生物碱性质不稳定，遇水、加热易被水解或分解，生成毒性较小的苯甲酰单酯型生物碱，进一步水解为氨基醇类乌头原碱，水解后的产物毒性显著降低，但仍有较好的镇痛抗炎作用，从而达到减毒存效的目的。川乌炮制过程中，毒性降低的程度，主要取决于毒性强的双酯型生物碱的水解程度，与炮制时温度的高低及加热时间的长短有关，与所用辅料品种及用量多少关系不大。因此，《中国药典》已将古今十分繁杂的川乌炮制工艺统一为水浸后蒸或煮的湿热处理方法，并规定其炮制工艺为：取净川乌，用水浸泡至内无干心，取出，加水煮沸4~6 h，或蒸6~8 h，至取个大及实心者切开无白心，口尝微有麻舌感时，取出晾至六成干，切厚片，干燥。

又如，黄芩软化切制工艺研究。实验表明，黄芩在软化过程中，如用冷水处理，易变绿色。这是由于黄芩中所含的酶在一定温度和湿度下，可酶解黄芩中的黄芩苷和汉黄芩苷，产生葡萄糖醛酸和两种苷元，即黄芩素和汉黄芩素。其中，黄芩素是一种邻位三羟基黄酮，本身不稳定，容易被氧化成醌类物质而变绿，使疗效降低。黄芩苷的水解与酶的活性有关，以冷水浸，酶的活性最大。而蒸或煮可破坏酶使其活性消失，有利于黄芩苷的保存。

例如，在半夏炮制解毒原理研究的基础上，发明了半夏炮制新工艺：取半夏生品置于密闭容器中，加体积比浓度为65%～80%的乙醇溶液浸润24～48 h，然后干燥半夏炮制品。炮制后的半夏经毒理实验表明无刺激性，口尝无麻舌感。本发明未使用白矾，可避免《中国药典》方法中炮制辅料白矾残留过量摄入 Al^{3+} 对神经系统等的毒害，同时解决长时间水浸漂或煮造成的成分损失问题，以及炎热天气情况下长时间水浸泡引起的半夏发霉变质问题，可保证半夏临床使用安全有效。

但是，由于多数中药的炮制原理尚未阐明，故中药加工工艺研究的深度和广度受到很大的限制。不少工艺研究缺乏能代表中药功能的成分和药理指标，更缺乏与临床相结合的研究。

随着科技的不断发展，一些新技术如微波技术和远红外技术等技术已应用于干燥、炒法、炙法、煅法等炮制工艺中。虽然目前这些新技术还没有适用于大生产的设备，应用也不够广泛，但已有大量文献报道，与传统方法比，炮制工艺参数易控制，操作准确，且省时省力，减少了烟尘对环境的污染，炮制品色泽均匀，无焦斑，相信这些新技术在炮制工艺研究中将会有很好的应用前景。

（2）中药饮片产地炮制加工工艺研究：中药饮片以根茎部位入药的约占1/3，而所有以根茎部位入药的饮片在炮制加工中都须经过润制工艺，在润制过程中许多有效成分遭到不同程度的流失或破坏，特别是有效成分为水溶性成分的中药，如甘草、黄芩、黄芪、丹参、柴胡、白芍、三七、人参等，其有效成分在炮制过程中的流失更为突出，严重地影响了中药饮片质量和临床疗效。

实质上，许多中药可以直接在产地加工成饮片，有的可以鲜切后再干燥、有的可以干燥至适宜含水量再进行切制。对该类中药应开展在产地炮制加工方法的研究，针对最常用的饮片炮制技术，通过新老炮制方法的比较，创建中药饮片产地炮制加工方法。改变中药先干燥加工成药材再浸润、切制、干燥成饮片的传统炮制加工工艺，在药用部位干燥到合适的时候，直接切制、干燥成饮片，建立饮片产地炮制加工新方法。该方法不但能有效地消除药材在存储、运输过程中造成的霉烂变质现象，而且大大减少了再浸润过程中有效成分的流失，确保中药饮片的质量和临床疗效。

为规范中药产地加工、炮制生产工艺，解决因交叉重复、加工操作烦琐所导致中药饮片有效成分流失等问题，国家在2015年度中医药行业科研专项中立项资助了30种中药饮片产地加工与炮制生产一体化关键技术规范研究。通过技术研究与集成创新，将中药饮片产地加工与炮制生产相关工序进行有机整合，明确各环节技术参数及应用范围，研究形成具有优化生产环节、便于贮藏运输、降低成本等优势的产地加工与炮制生产一体化的关键技术、规范和加工设备。

2. *中药饮片质量评价方法及其标准研究*　中药饮片的质量关系到中药的临床效果，必须对其质量进行控制，建立科学的饮片质量评价方法和合理可控的质量标准。由于种种原因，虽然《中国药典》及局颁药品标准收载较多中药材的炮制方法，但对饮片质量标准多未能明确列出，或缺乏专属性，难以反映中药炮制后毒性和药效变化的本质。因此建立客观、科学、可控的饮片质量标准是炮制工作者义不容辞的责任。

（1）建立传统经验与现代评价技术相结合的中药饮片质量综合评价方法：如何建立饮片的质量标准，也存在思路与方法问题。首先要重视中药的整体效应、多成分在药效上的协同作用及传统饮片质量评价标准。根据炮制学科的发展和饮片生产的现实状况，必须建立传统经验与现代评价方法相结合的中药饮片质量综合评价方法和模式。① 传统经验鉴别、评价（形、气、味、色等）的仪器鉴别方法创新。② 现代理化鉴别、评价方法进一步科学化，建立"多成分定量、指纹图谱定性，结合与其主治、功能相关的药效学研究"的现代科学评价模式。

（2）建立具有个性特色的饮片质量评价标准：中药饮片的"生片"与"制片"之间在药性上普遍存在着差异，其配伍应用方法也不尽相同，因此在其质量评价方法和内容方面也应有不同。《中国药典》（2020年版）收录中药饮片822种，但个性化标准不到5%，"生熟异治"没有体现在"生熟异标"上。如女贞子和酒制女贞子都以特女贞子苷的含量为质量控制标准,而忽略了在酒制中特女贞子苷向红景天苷转化的过程。马钱子、制马钱子除性状不同外,含量测定相同。由于生、熟饮片除性状描述不同外,其余的质量控制标准相同或缺乏客观的熟片质量标准,致使生品染色作为炮制品使用或炮制程度不及的现象日益严重。由于以上原因,饮片质量相关的检验工作近乎处于"无法可依"的困境。这一问题直接导致了中药饮片质量无法保证,同时给不法饮片生产企业有机可乘,搅乱市场,影响中医临床疗效。

因此,主张在炮制原理研究的基础上,建立具有饮片个性特色的质量评价方法,也就是每一种饮片应具有其专属性的质量评价指标。可通过对数种炮制原理研究有一定基础的饮片进行专属性评价方法的研究,建立具有个性特色的饮片质量评价模式。

针对目前中药饮片评价方法的局限性,国内外的研究人员已开始运用薄层色谱法(thin-layer chromatography,TLC)、高效液相色谱法(high performance liquid chromatography,HPLC)、紫外可见光谱法(ultraviolet-visible spectrometry,UV)等多种分析手段,在饮片传统经验鉴别的基础上,逐步充实现代科学内容,建立传统经验鉴别与多指标成分定量、指纹图谱定性的现代饮片质量评价标准,全面、充分地体现饮片的炮制特性。如《中国药典》(2020 年版)规定,生川乌含乌头碱、次乌头碱、新乌头碱总量应在 0.050%~0.17%之间,制川乌含双酯型生物碱以乌头碱、次乌头碱、新乌头碱总量计不得过 0.040%,含苯甲酰乌头原碱、苯甲酰次乌头原碱、苯甲酰新乌头碱总量应在 0.070%~0.15%之间。如决明子饮片质量评价标准,以 TLC 及 HPLC 指纹图谱定性鉴别、5 个炮制前后变化显著的成分定量,进行决明子生、炒饮片的质量评价标准研究。结果以正丁醇—冰醋酸—水系统为展开剂的 TLC 鉴别方法,与《中国药典》的石油醚—丙酮系统相比,更能体现出决明子炮制前后饮片化学成分的变化,可用于决明子不同饮片的鉴别。决明子饮片 2 个检测波长的指纹图谱,2 个萘并吡喃酮苷及 3 个蒽醌苷元的含量变化均可反映出饮片炮制前后主要化学成分的变化情况。建立具有饮片个性特色的决明子生、炒饮片质量评价标准。

(3) 研究建立饮片中辅料的检测方法及其质量标准:炮制方法中利用辅料炮制中药是具有特色的一类方法。中药炮制辅料按照形态分为液体辅料和固体辅料,有些辅料如酒、醋、盐、姜、蜜等,是常见的药品、保健食品和调味品。在食品行业中对其性质、应用、作用等方面都比较清晰,对其质量安全的要求有国家标准的保障。但作为炮制辅料方面,大多现今仍停留在对其传统功效的认识、经验鉴别方法等,不仅鲜见实验研究,而且缺乏统一的作为辅料用品种、规格、制备工艺及药用质量标准的一系列要求。应研究建立辅料的质量标准和炮制品中辅料的检测方法和限量标准。

(三) 前瞻性研究方法

中医药学是中华民族的伟大创造,既是中华文明的重要载体,又在人民健康事业中发挥独特作用。习近平同志强调,要遵循中医药发展规律,传承精华,守正创新,加快推进中医药现代化、产业化发展,推动中医药事业和产业高质量发展,让中医药为建设健康中国实现中华民族伟大复兴的中国梦做贡献。

1. 智能炮制装备研制研究　智能制造是制造业发展的重大趋势,提升中药饮片产业智能化生产水平,是保障中药饮片质量的重要方式。传统落后、产能低下、工艺老旧的设备已经难以满足现代产业化生产的需求,亟须通过中药装备水平的提升来保障中药饮片质量稳定,降低企业生产能耗,提高生产效率。为提高中药饮片的工业化生产水平,在未来 5 年建设工作中,需要实现信息化和工业化的深度融合,以信息化带动工业化、以工业化促进信息化,加快推进中药饮片产业的新型工业化进程。

加强学科联动与渗透交叉,积极采用现代学科技术助推中药饮片产业升级,对传统炮制技术的工业化转化及饮片的规模化生产,进行机械化、自动化和智能化方面的有益探索,集成中药饮片生产可溯源体系各环节,建立具有自动化成套生产设备、多工序集成化生产设备的智能化中药饮片制造生产体系,如对炒、炙、煅等炮制工艺的关键工序建立了数字化参数,设计了可控温自动炒药机、煅药炉等,用工业自动化设备替代传统手工生产,通过持续改进,实现生产过程动态优化,制造和管理信息的全程可视化,提升企业在资源配置、工艺优化、过程控制、产业链管理等方面的工业化水平,成为特色炮制技术的一大创新。

2. *炮制表征数字化研究* 目前多数中药炮制火力火候仍依靠传统经验,缺乏客观指标。如对熟地黄的炮制方法有单蒸、加酒蒸,酒蒸又有笼蒸罐蒸、九蒸九晒,炮制程度至黑润,实际生产中很难掌握一致;又如,中药炮制时的火候、饮片的颜色和气味等均凭经验判断,缺乏客观量化的控制标准,致使炮制品质量参差不齐;同时,老药工之间技术水平及经验的差异,易造成炮制品质量鉴别偏差,难以保证饮片质量的稳定和临床用药的安全有效。而数字化技术的出现和引入,使传统炮制经验转化为具体工艺参数,对于饮片质量控制具有重要的意义。

形色气味是鉴别中药炮制品的重要评价指标,中药不同炮制品具有各自独特的形色气味。研究以饮片形、色、气、味、质客观数字化为切入点,运用近红外及机器视、嗅、味数字化表征等智能传感技术建立“火力火候—性状特征”多维全息表征体系、运用 AI 多模态模型提取炮制过程中质量特征数字化动态信息形成多维数字化识别技术,实现炮制过程中为中药炮制的智能化生产饮片表征“辨得清”、火力火候“辨得准”打下坚实的基础。

如研究人员利用机器视觉、电子鼻、电子舌等技术完成了黄连、山楂、马钱子、槟榔饮片与其炮制品的鉴别,以及枳壳、杏仁药材气味指纹图谱的建立和药材纹理、颜色、形状的采集。除颜色和气味外,实现中药饮片质地数字化分析是炮制工艺参数研究的另一重大问题。质构仪可用于评价中药饮片炮制过程中的质地变化,通过硬度、黏度、弹性的测量反映炮制参数控制的合理性,为中药炮制共性技术及数字化研究提供了新的方法与思路。

3. *中药饮片炮制过程规范及智能化质量控制研究* 中药饮片炮制流程规范、过程质量控制是保证饮片质量的关键环节,对整个中医药产业意义重大。尽管国家有关部门已经推出了《中药材生产质量管理规范》(*Good Agriculture practice*, GAP)、《药品生产质量管理规范》(*Good Manufacturing practice*, GMP)等一系列质量管理规范,但这些规范主要依靠人为的控制和把握,造成饮片质量难以控制。因此,在明确影响饮片品质关键参数的基础上,引入智能化生产设备和数字化评价体系可实现炮制过程规范及智能化质量控制。

借助电子眼、电子鼻等技术获取的数字化表征信息,结合网络药理学、代谢组学、转录组学等对生物活性成分筛选质量标志物,从而推动建立炮制工艺的全过程质量控制及质量溯源系统。采用信息化、大数据、人工智能手段,对中药饮片生产进行信息化管理和饮片质量在线的智能化检测,构建中药饮片生产质量智能管控系统。如利用微软公司的 NET 软件开发平台,搭建了中药饮片生产执行系统,以一种固定的文本方式强制规范炮制生产的具体流程,对炮制的全流程进行精细化管理,从规范饮片炮制工艺流程方面保证了质量稳定。同时还采用物联网技术,将设备与系统相连,直接交换数据,远程监控炮制设备,在线感知饮片炮制情况从而控制各炮制工艺参数,实现了工艺全程规范化、要素控制客观化、生产过程可视化、质量展现在线化。

思考题

1. 中药临方炮制研究的作用和意义是什么?
2. 为什么要进行中药炮制传承创新研究?
3. 阐述炭药止血理论形成的渊源及发展历程。

上篇 中药炮制的传承研究

第一章
中药炮制传承研究的主要内容与意义

中药炮制历史悠久，历代医药学家均十分重视中药炮制传承。新中国成立以来，国家一直高度重视传统中药炮制技术的传承工作，并将中药炮制技术列入我国首批国家非物质文化遗产名录，王孝涛、金世元等被认定为国家级中药炮制非物质文化遗产传承人。中药炮制传承是与发展并行的，传承的是数千年来中药炮制发展积淀的精华，其中包括经典的炮制文献、炮制理论及炮制技术等。中药炮制的传承亦是在创新中发展，在现今技术飞速迭代的背景下，创新才是发展的动力源泉，中药炮制传承研究只有附加创新的动力才能与时俱进，蓬勃发展。总而言之，传承精华，守正创新应是当下中药炮制传承研究的基本理念。

第一节　中药炮制传承研究的主要意义

中药炮制传承是一个动态发展的过程，自中药炮制诞生以来，传承也始终伴随着，至今留下了诸多的炮制文献、理论及技术。中药炮制传承研究立足于对中药炮制传承内容的系统梳理，厘清传承脉络，探索传承方法，创新传承理念，推动中药炮制传承的有序发展。

中药炮制传承是随着中药炮制的发展而发展的。早在先秦时代的《五十二病方》中就记载了大量炮制中药的内容，而后经历代医药学家的探索，逐渐形成了系统的炮制理论和炮制技术。然而由于不同地域的药材资源、用药习惯、生活习俗等差异，形成了不同的炮制技术流派。目前全国的主流炮制流派主要有 4 个，分别为北京的京帮、四川的川帮、江西的樟帮及建昌帮。各大炮制流派既传承了经典的炮制理论及技术，又在发展中传承了地方、流派特色的炮制理论及技术。然而在传承过程中均面临着诸多类似的挑战，如传统炮制文献缺乏，特色炮制理论未有系统整理及归纳，具有地方特色的饮片影响范围小，“作坊式”“师传徒”的炮制技术传承不能广泛延续等。随着近年来科学技术的蓬勃发展，中药炮制传承亦迎来了新机遇，借助 5G、虚拟现实、人工智能等新兴技术，中药炮制传承突破传统传承的局限，有了更多鲜活的表现形式，能立体化、体系化地融合传统与现实传承的边界，展现中药炮制传承研究的新气象。

一、中药炮制传承研究是中药炮制研究的基础

中药炮制历经数千年发展，留下了浩瀚的文献资料。文献传承研究厘清炮制传承脉络，可以清晰了解到不同品种、理论、技术的来源和发展沿革及演变过程，使得现代炮制研究有据可依，有法可承。全面精准地掌握研究对象（饮片）的炮制文献，从古代文献中找到其炮制品种、炮制作用及临床应用等历史记载资料；从现代文献中了解其在炮制工艺、化学成分、药理作用及机制等现代研究资料。从文献中发现问题及不足，找到研究切入点，帮助形成选题并建立科学假设，确定炮制研究方向。从大量炮制文献中汲取观点及认识，可为炮制研究提供科学的论证依据和研究方法。根据古代文献记载炮制品的炮制工艺细节、用药方式、功效主治等信息中构建科研猜想论证的理论依据，从传统中医药理论层面确立理

论可行性，结合现代相关炮制研究的基础论证研究目标的理论可行性和方法可实施性，并确定研究方法。再有其他学科交叉渗透，新技术、方法的引入，丰富了炮制文献内容，打破传统炮制研究边界，加速炮制科研的升级转化，极大提升炮制研究的效率及效益。

二、中药炮制传承研究推动炮制理论的丰富

炮制理论是中医药学家在长期炮制、临床实践过程中总结得到的。炮制理论的传承是在炮制理论提出后，经后续中医药学家在临床实践中论证，不断进行补充或删减，丰富其内涵。传承至今，结合现代科学技术与方法的应用，通过物质基础联系药理、药效论证炮制理论，从分子机制层面揭示和验证炮制理论，给传统炮制理论作新的诠释，助力炮制理论传承研究的横向创新发展。如“生泻熟补”理论研究，何首乌中结合型蒽醌类化合物含量较高，泻下作用较强，而制何首乌中结合型蒽醌类成分转化为游离型蒽醌类成分，泻下作用减轻，总糖含量明显提高，调节免疫作用增强。

基于传统炮制理论，结合现代技术方法对中药炮制品的化学成分、药理作用等进行研究，在研究中观察现象，总结规律，创新发展炮制理论。如白术麸炒的传统依据是“减燥增效”，在研究中发现白术经麸炒后苍术酮含量降低，且麸炒白术较白术使大鼠饮水量减少，利水作用弱于白术，说明麸炒使白术“减燥”；白术经麸炒后白术内酯类成分含量升高，且麸炒白术较白术能更好地改善黏膜局部供血而保护胃黏膜，促进胃酸分泌、胃肠蠕动，进而缓解以泄泻为表证的脾虚症状，说明麸炒使白术“增效”。成分与药效变化的一致，药效变化与传统炮制理论的一致，成分变化与传统炮制理论有机结合，形成麸炒白术炮制“减酮减燥，增酯增效”，具有现代认知特色的炮制理论。此类研究是对传统炮制理论的现代创新阐释，将助力炮制理论传承研究的纵向创新发展。

三、中药炮制传承研究推动炮制技术的发展

炮制技术是中药炮制传承的主要载体之一，是中药炮制的形象代表，是工匠精神的具体体现。从原始的㕮咀，到火的使用，酒的使用，再到形成净制、切制、炮制的三分炮制技术划分，中药炮制技术始终在发展中传承，在传承中创新。现行炮制技术在生产、科研实践中的应用多是依托传统炮制技术要点，结合传统炮制理论及经验而实现的。中药炮制技术传承千年，形成了既有在全国范围内具有通识的炮制技术，如炒制（清炒），又有各自地方特色的炮制技术，如京帮的发酵技术（九转胆星），樟帮的切制技术（槟榔不见边，白芍飞上天），建昌帮的煨制技术（煨黄精、地黄、何首乌）及川帮的复制技术（复制大黄：九制、十五制、二十四制）。对于这些特色炮制技术，在古人发展传承的基础上，今人对其发展谱系脉络进行传承整理研究，体现其技术的独特性、重要性，助力中药炮制技术保护。在中药炮制技术被列入国家非物质文化遗产名录后，又有多项地方炮制技术（如樟帮中药炮制技艺）及特定中药品种炮制技术（如人参炮制技艺、新会陈皮炮制技艺）被列入该名录中。

炮制技术的发展往往是紧跟社会技术发展脚步的，社会技术的革新会促进炮制技术的革新，而技术的革新往往是反映到设备的创新上。传统中药炮制工具以手工工具为主，比如净制用到的刮刀、风选车等工具，切制用到的润药盆、片刀等工具，以及炮炙用到的炒锅、蒸笼等工具，须凭借药工经验把控炮制程度及判定炮制终点。如今各色各样的半自动或全自动炮制机器已广泛应用到中药炮制生产中，有润药机、切药机、炒药机、蒸药机等，仅须设定好相关参数，就可由机器完成炮制过程，且随着互联网技术及人工智能的发展应用，饮片炮制设备逐步向专属化、联动化、信息化、智能化方向发展和创新。中药炮制技术传承研究应秉持传承传统炮制技术理论，基于整体社会技术条件，使用新技术，改造或创造设备，最终促进炮制技术的创新。

四、中药炮制传承研究推动炮制专业人才的培养

炮制传承研究的践行者是人，需要的是懂得炮制的专业人才来研究炮制传承，而专业人才则主要为炮制科研人才和技能人才。在炮制传承研究中，已有的炮制文献需要有人去整理、总结、归纳，新的炮制文献需要有人在研究的基础上去编撰和创作；传统的炮制理论需要有人用现代的技术方法去认识、验证和阐释，剖析其中的科学内涵；传统炮制技术需要有人去研究工艺及参数，利用机械化炮制设备实现炮制技术的工业化生产转化。而这些传承研究都需要炮制科研人才去实现，炮制科研人才的培养必将同炮制传承研究一致推进。

传统炮制技术的传承是以人为载体进行传承的，主要是通过"师传徒""父传子"之类的近系传承方式传承，这些人多具有高超且独特的炮制技能，在现今可被称为炮制技能人才，是炮制技术传承的有机载体。由于现代炮制技术主要是在传统炮制技术的基础上发展的，其技术理论根基是不可动摇的，在传承与创新中也需不断回顾传统技术理论，确保炮制走在正轨之中，且目前传统炮制技术仍有一些不可替代的优势，掌握传统手工炮制技能的人才是中药炮制传承研究的灵魂所在。在当前中药饮片生产中，炮制通常是由一线操作工来完成的，其与传统老药工有着明显的不同，一是无基本炮制理论架构，二是接触的炮制品种有限，三是多非手工炮制。然而亦有一些相同之处，如在长期的炮制实践中习得对所炮制中药品种性状的准确把握，对炮制参数的有效掌控，总结得到炮制经验。其中的炮制技能拔尖者可称为一线炮制技能人才。在中药炮制传承研究中，一线炮制技能人才的作用不容忽视，其炮制技能的应用及中药炮制素质的提升会对中药炮制传承起着较大的促进作用。因此，随着中药炮制传承研究的推进，需要有更多相关专业人才参与进来一起推进炮制传承工作的开展，炮制专业人才的培养需求将越来越大。

五、中药炮制传承研究推动中医药文化的传播

中药炮制作为我国独有的制药技术，可以说技术是其载体，文化是其延展特性。炮制文化的推广传播是中药炮制传承研究中的重要组成部分，它以无形之体贯穿于整个中药炮制传承研究之中。目前地方流派独具特色的炮制文化是中药炮制文化的主要体现。提及炮制流派，目前主要有四大流派，分别为京帮、川帮、樟帮及建昌帮，相对独立分布于中国的 3 个不同地理区域，形成了各具特色的炮制文化。近年来，随着国家对中医药传承的大力支持，中药炮制传承研究也在各地得到了相当的重视，各炮制流派所在地的各级政府、中药饮片企业、中医药院校、业内专家学者都在极力推动中药炮制文化的推广传播。硬件设施是炮制文化传承的重要载体，近年来各地建设完成 29 家炮制传承展示馆，135 家炮制传承工作室及名老中医工作室，并积极引入现代信息技术，建设了涵盖中药炮制"文化传承—技术传承—教学实训—科学研究—古物展示"全体系的实训展示交流综合性平台——网络炮制博物馆。各地均将炮制科普宣传与多媒体信息技术进行有机结合，《中华医药》《健康之路》等栏目积极宣传炮制技术与文化；拍摄《本草中国》等纪录片等充分展示炮制魅力，科普炮制技术，宣传炮制文化；建设微信中药炮制科普类公众号，定期推送炮制技术专栏及饮片行业动态，通过全方位、多途径加强中药炮制文化宣传，促进中药炮制文化传承。作为传统中医药文化的重要组成部分，中药炮制技术也越来越受到国际社会的关注，全国各中医药院校、科研院所及医疗机构均积极开展炮制技术的对外交流，包括与国内外政要、科研工作者、中医药文化爱好者进行炮制文化交流，产生了广泛而深远的学术及文化影响。因此，随着中药炮制传承研究的不断推进，有效助力中医药文化的推广传播。

六、中药炮制传承研究推动中医药事业的发展

中药炮制是中药饮片产业发展的根基，中药炮制传承与中药饮片产业的发展息息相关。中药炮制

传承研究在文献传承、理论传承及技术传承研究上对中药饮片产业的发展均起着推动作用。从文献传承研究来看，传统的炮制文献对饮片的工艺、辅料、性味、归经、功效、主治等的明确描述构建了缜密的防病治病理论，可以用于指导饮片传统生产、临床应用及作为遵古炮制、遵古应用宣传的理论依托；现代炮制文献针对的饮片炮制工艺、化学成分、药理作用及机制等进行的研究可用于饮片工业化生产指导、饮片质量优势证据支撑、临床应用范围扩大指导等。从理论传承研究来看，传统的炮制理论指导了饮片的生产，使生产有法可依；指导了饮片的销售，使销售有理可据；指导了饮片的应用，使应用合理有效。现代对炮制理论的解释，说明的是饮片防病治病原理，使饮片的应用有了科学依据，推进饮片的现代化应用。创新炮制理论的基础上发展新型饮片，丰富中药饮片品种。从技术传承来看，中药炮制技术传承是当前中药饮片生产的依托，各种饮片的生产均是在各炮制传承技术的参与下完成的，技术若不得传承，饮片则无从可见，且炮制技术传承发展创新将直接推动中药饮片产业的技术升级、迭代。

中药炮制是连接中医和中药的桥梁，中药需经炮制后，饮片方可用于临床，中医需临证选用不同中药炮制品进行组方治病。目前临床上中医多有不识中药，尤其不识中药炮制之弊，一方面是长期医药分离的培养模式造成的，另一方面是当前中药饮片的生产主要是由企业来承担的，其需求由市场决定，供给则要看经济效益，导致市面上的中药炮制品品类相对有限，一些用得少、工艺复杂而临床应用确有良效的中药炮制品几乎无从可见，也限制了中医医生的临床用药选择及认识。中药炮制传承研究沟通中医与中药，打通医药间的翳障，其理念深入中医药从业人员的心中，使中医、中药相知相会，助力中医药的长期向好发展。

中药炮制传承研究应恪守守正创新之根本理念，守的是传承炮制文献、理论、技术精华之正，以创新为驱动，统筹做好中药炮制文献、炮制理论及炮制技术的传承研究工作，助力炮制人才培养、炮制文化推广，促进中药饮片产业的发展，进一步推动中医药事业的整体发展。

第二节　中药炮制传承研究的主要内容

中药炮制传承研究是对中药炮制数千年发展中形成的中药炮制文献、炮制理论、炮制技术等进行的研究，传承的是其精华，研究的是其内涵，通过推进中药炮制的传承研究将有效助力中药炮制学科的发展。

一、中药炮制文献传承

中药炮制文献传承研究主要是对中药炮制发展中所产生的文献资料的整理、归纳及总结。其主要内容包括古代中药炮制文献传承及现代中药炮制文献传承研究。

（一）古代中药炮制文献传承

古代中药炮制文献一般指清代以前的主要医药古籍中记载的有关炮制方法、炮制理论、临床应用等内容。分析整理古代中药炮制文献对于厘清古代中药炮制的产生和历史沿革演变、传承炮制方法和理论具有重要意义。

1. *古代中药炮制文献专著*　主要以《雷公炮炙论》（南北朝刘宋・雷敩）、《炮炙大法》（明・缪希雍）、《修事指南》（清・张仲岩）3部著作为代表。其中《雷公炮炙论》作为首部中药炮制学专著，较为全面地总结了前人记载的中药炮制技术和方法，是中药炮制学科形成的历史标志，对后世的炮制实践产生了深远的影响。《炮炙大法》中不仅记载了各药的炮制方法，还包括各药的出处、采集、优劣鉴别、炮制辅料等，以及部分药在炮制前后的性质变化和疗效变化。此书在详尽诸药炮制法之余，重视不同炮制品与临床应用的联系，在临床上区分不同炮制品的应用，充分地说明了中药炮制对中医治病的重要作用。

《修事指南》所载药味、炮制方法并无特别之处，然在系统性总结炮制方法、理论、辅料等方面较前两部专著有着更为明显的进步。

2. 其他古代中药炮制相关文献　中药炮制方法及炮制理论除在炮制专著中进行记载，也常记载于古代本草专著和古代医方书中。《五十二病方》《黄帝内经》《金匮玉函经》《肘后备急方》《备急千金要方》《太平圣惠方》《太平惠民和剂局方》《十药神书》等医方书，以及《神农本草经》《本草经集注》《新修本草》《证类本草》《本草发挥》《本草蒙筌》《本草纲目》《本草通玄》《本草述》《本草纲目拾遗》等本草专著均在对前人的炮制经验总结、炮制理论、炮制方法基础上，提出新的炮制方法、新的炮制理论、炮制药性变化、辅料使用标准等，并从中医理论的角度对中药炮制的作用进行解释。如《神农本草经》提出最早的炮制减毒理论："若有毒宜制，可用相畏相杀者，不尔，勿合用也"；《金匮玉函经》开创了中药生熟异用理论的先导："有须烧炼炮炙，生熟有定"，此外，还指出"凡㕮咀药，欲如豆大，粗则药力不尽"，阐明了中药性状与药效的关系；《肘后备急方》对辅料的质量提出要求，如醋制以陈年米醋（三年酽醋）、酒浸以封缸酒（无灰清酒）等；《十药神书》提出了著名的"炭药止血"理论；《本草蒙筌》第一次系统地总结了辅料炮制的原则，并提出最早的没食子酸制备方法。因此，古代的医方书和本草专著是厘清中药炮制历史沿革、传承炮制方法和理论的重要依据来源，也是中药炮制学不断发展的重要支撑宝库。

（二）现代中药炮制文献传承

现代中药炮制文献主要包括现代整理出版的炮制类著作和各类期刊文献，通过对现代中药炮制文献的研究，可更为系统深入地了解古代和地方的传统炮制经验，以及现代炮制理论和技术的研究与发展。现代中药炮制文献传承对于炮制的传承具有重要意义。

1. 中药炮制经验集成类文献　多以记载、收集全国各地或某区域内的有关中药炮制资料和经验为主，主要代表为由中国中医科学院中药研究所、北京药品生物制品检定所编写的《中药炮制经验集成》，1973 年由中国中医科学院中药研究所编写的《历代中药炮制资料辑要》，由王孝涛主编的《历代中药炮制法汇典》和龚千锋主编的《樟树中药炮制全书》为代表。《中药炮制经验集成》在系统收集历代主要医药文献中有关炮制资料和总结全国各省、自治区、直辖市老药工实际生产经验的基础上编撰而成。《历代中药炮制资料辑要》摘录了汉代至清代 176 部主要医药著作中有关中药炮制的部分资料，保存了较为系统的有关中药炮制的历史技术资料。《历代中药炮制法汇典》炮制资料系统丰富，是中药炮制经验的集大成之作，为今人了解古代中药炮制的发展提供了极大便利，为现代中药炮制研究提供了重要的参考。《樟树中药炮制全书》系统整理了江西地方独具特色的炮制工艺和理论，以"齐、全、实"反映了传统樟树中药炮制全貌。经验集成类文献收集整理古代、地方的炮制经验，是中药炮制技术挖掘极具参考价值的资料。

2. 中药炮制参考工具类文献　是汇聚中药炮制学的完整资料信息及最新研究成果于一体，具有查考性的文献，也是教学、科研不可或缺的检索性和史料性的工具书。如《中药炮制学》《中药炮制学辞典》《现代中药炮制手册》《实用中药饮片鉴别图谱》等均是目前常用的炮制参考工具类文献。但不同的文献其使用的特点及适用性各有不同，如《中药炮制学》主要作为中药炮制专业教材，保证学生掌握炮制理论和技术。1996 年，教育部提出国家级规划教材的编写工作，自此，从国家层面上，基本上每 5 年就会重新出版和修订《中药炮制学》的国家级和国家行业规划教材。《中药炮制学辞典》全面反映了中药炮制学历史源流和最新研究成果，并附有炮制学常见古文字及古代计量单位检索，中药炮制名词术语汉英对照表、中文名索引，方便检索，实用性高。《现代中药炮制手册》较为全面地反映了中药炮制的基础理论、基本技术、质量管理、改革思路及现代研究与广阔前景，主要供从事中药炮制、中药制药、中医临床、中药经营、中药栽培养殖及相关行业的人员使用。

3. 中药炮制质量控制类文献　主要以《中国药典》《全国中药炮制规范》及各地炮制规范为代表，

对中药饮片炮制的炮制工艺、饮片质量标准等内容进行规范化和标准化，是现代中药炮制饮片质量控制的主要参考依据。目前《中国药典》《全国中药炮制规范》及各地炮制规范，随着版本的持续更新，中药的炮制品种和质量标准在不断更新和完善。

4. 中药炮制机械工程类文献　是为满足中药现代化发展，在实现中药饮片工艺规范化、质量标准化、检测现代化、包装规格化、生产规模化过程中，针对炮制设备的应用和开发，系统总结梳理的文献资料。目前主要代表书籍为《中药炮制工程学》和《现代中药炮制设备及制法》。

5. 中药炮制学术研究类文献

（1）学术期刊：是一种经过同行评审的期刊，发表在学术期刊上的文章通常涉及特定的学科。学术期刊展示了研究领域的成果，并起到了公示的作用，其内容主要以原创研究、综述文章、书评等形式的文章为主。目前，炮制文献的主要阵地是在学术期刊上，其内容包括知名医药学家或老药工的炮制学术思想、炮制经验，炮制综述类文章，炮制研究类文章。知名医药学家或老药工的炮制学术思想、炮制经验是他们在长期从事的炮制实践中积累的，包括炮制科研及饮片炮制，这些思想或经验具有很高的科学价值，对指导今后的炮制实践有着重大的现实意义，如炮制专家王琦、蔡宝昌教授的炮制学术思想。炮制综述类文章是对中药炮制研究文献的整理、归纳并进行展望撰写而成，主要包括饮片、炮制方法、辅料应用的历史沿革及现代研究等。炮制研究类文章主要是现代炮制研究成果的体现，包括炮制工艺、炮制成分、炮制药理、饮片质量、炮制机理等方面的研究。

（2）学位论文：是作者为获得某种学位而撰写的研究报告或科学论文，一般分为学士论文、硕士论文、博士论文 3 个级别，其中尤以博士论文质量最高。学位论文代表的是不同的学识水平，是重要的文献情报源之一。在学位论文中的炮制文献是指在中药炮制研究领域，硕士、博士研究生针对所研究课题进展及成果撰写的学位论文，相较于期刊论文，其内容会相对集中和系统，能体系化呈现课题研究思路，尤其是博士论文，多有针对一些关键性中药炮制方面的科学问题解答。目前多数硕士论文、博士论文可在中国知网上检索到，通过输入主题词“中药”和“炮制”进行检索，可得博士论文与硕士论文数量之比约为 1∶6，主要由各大中医药大学、部分综合性大学、中医药科研院所贡献。

二、中药炮制理论传承

中药炮制理论是关于中药饮片加工生产、质量控制、临床应用及科学研究等方面规律性的理解和总结，是中医药学理论体系的重要组成部分。中药炮制是在中医药理论指导下进行的，在中药炮制学漫长的发展史上，在中药炮制与中医药理论临床实践长期结合的过程中，古代中医药学家力图用当时的中医药理论去诠释炮制原理，就产生了独特而系统的中药炮制理论。中药炮制理论的产生是中药炮制学发展到一定程度的必然产物，对中药炮制学的发展起到了极大的支撑和推动作用，令中药炮制学科体系更加完整。开展中药炮制理论的传承研究，探讨其理论发展的规律本质，不仅有利于深化炮制理论的认识，而且能够指导炮制方法的改革与创新。此外，由于古代社会发展造成的认知局限，一些炮制理论存在不合理之处，在传承中应辩证去看待，传承其精华，而弃去糟粕。当前中药炮制理论传承的内容主要有净制理论、切制理论、炮制解毒理论、炭药止血理论、中药制药论、药性变化论、中药生熟论、辅料作用论、贮藏理论等。

目前中药炮制理论传承主要体现在对传统中药炮制理论的整理及对中药炮制理论科学内涵的挖掘。中药炮制理论的整理早已实现系统化归纳，无论是在诸多版本的《中药炮制学》教科书，还是期刊文献综述上均有展示，从辅料作用论到生熟异用论，再到药性变化论等。解释传统中药炮制理论科学内涵，诠释其现代含义，当前已对多种炮制理论进行了科学阐释，如“炒炭止血”主要与中药经炒炭后增加的鞣质、钙离子、炭素及其他止血成分有关；半夏炮制“减毒”则是通过使针晶的晶形破坏及毒性凝集素蛋白含量下降而实现的。此外，重新梳理并归纳炮制文献记载，并整合为新的炮制理论，亦是对炮制理论的有效传承，如“三适”理论的提出。

三、中药炮制技术传承

中药炮制传承中，技术是其有形的载体，技术的传承才能实现各种饮片的炮制，适用于不同的中医临床需求，进而推进中医药的传承与发展。中药炮制技术传承研究针对的主要内容包括传统中药炮制技术方法和设备的传承。

（一）传统中药炮制技术方法传承

由于我国南北地理条件差异大，各地用药习惯不尽相同，逐渐出现并形成了具有鲜明地域特色的中药地方传统炮制技术，如“京帮”“樟帮”“建昌帮”“川帮”等传统中药炮制流派。京帮为属北京和天津的药帮，继承和发扬了两地的传统炮制技术和经验。京帮炮制技术最具特色和代表性的载体为北京“同仁堂”、兰州“庆仁堂”等老字号药店。京帮炮制在辅料选用有特色，如乌豆制作的豆腐；在炮制技术上最具特色的是发酵和炖制技术，其炮制品种有如百药煎、沉香曲、淡豆豉、酒炖大黄等。樟帮发源于江西省樟树市，为东汉时期药祖葛玄所创立。樟帮炮制工具独特，多是在炮制实践中总结经验而独创的，主要有铡刀、碾槽、铁锚、蟹钳、鹿茸加工壶、硫黄药柜等。樟帮炮制辅料独特且讲究，其中固体辅料有如蜜麸、油砂、红糖，液体辅料有如米泔水、猪心血、鳖血、童便等；樟帮炮制技术独特，重视润药，有“三分刀工，七分润工”之说，根据药材特性将润法分为盖润、闷润及露润；切制技艺高超，片型讲究，有如“白芍飞上天，木通不见边，陈皮一条线，半夏鱼鳞片，肉桂薄肚片，黄柏骨牌片，甘草柳叶片，桂枝瓜子片，枳壳凤眼片，川芎蝴蝶双飞片，槟榔切 108 片，一粒马钱子切 206 片”之说；饮片干燥归纳有八类干燥法：“黏性、芳香、粉质、油质、色泽与根须、根皮、草叶干燥法，各有千秋勿乱为。一曰：黏性药类如天冬，潮片极易黏，文火干不透，原汁仍外渗，武火最适中。二曰：芳香类药举薄荷，高温香气散，阴干最适宜，防霉防变黑，香浓药汁高……八曰：草叶类药举泽兰，润后水多易黏结，薄摊晾晒要勤翻，阴雨薄烘用文火，草叶易燃人莫离。八类干燥都说过，饮片干燥莫放松”。在饮片具体炮制中，注意 3 个结合，即技术与工艺结合；技术、工艺与药性结合；技术、工艺与临床应用结合。建昌帮起源于晋朝，发源地为江西建昌府（今江西省南城县），其在炮制工具方面刀刨齐全，特色工具多，铡刀具有体重、把长、刀面阔大、刀口线直、刃深锋利、吃硬省力、一刀多用等特点，还有雷公刨、槟榔榉、泽泻笼、圆木甑等；辅料选用独特且道地，其中尤以砻糠的应用作为特色，如有糠煨、糠炆、蜜糠炙等制法；总结的建昌帮炮制十三法，包括炒、炙、煨、煅、蒸、煮、炆、熬、淬、霜、曲、芽、复制和其他制法，其中以炒、炙、煨、炆、蒸法工艺特色鲜明，特色炮制品有煨附片、炆地黄、明天麻、贺茯苓等。川帮炮制技术以成都地区为核心，覆盖四川、重庆、云南、贵州等中国西南地区，其形成于明清时期，炮制理论和实践多遵《雷公炮炙论》《证类本草》，并多有创举。川帮炮制技术的特色主要在于复制法、发酵及炼丹术，其中川帮炮制特色品种以复制法为主，如复制大黄（九制、十五制、二十四制）、复制南星（制南星、九转南星），其附子炮制品有生附子、盐附子、蒸附片、卦附片、炮附片、炮天雄等 10 余种。地方传统炮制技术多有特色，主要在于特色辅料、特色工艺的应用，技偏于手工操作，制法复杂，耗时费力，讲究细节，不适用于工业化大生产，且技术传承注重口传心授，导致其传承不足，传承研究尚需深入。

目前在中药传统炮制技术方法的传承中，通过建立传统的“师徒传带”模式，使老药工所具有的高超手工炮制技艺得以传承；再有参照古代文献记载的炮制方法、工艺参数或老药工经验，对炮制方法和参数进行考察，验证传统及经验工艺参数设置的科学性，而未有参数说明及部分参数未详述者，则是进行具体参数的考察和优选，得到最优参数制备的合格饮片。此外，一些或仅见于古籍文献，或工艺复杂，或只能以手工进行炮制，或临床应用少，或盈利不足的品种逐渐被遗弃，导致相关技术的失传，当前在对传统炮制技术的传承中亦重视对此类技术进行探索，并复刻出炮制品。

（二）传统中药炮制技术设备传承

各具特色的中药传统炮制方法丰富了炮制技术的内容，并伴随着各具特色的传统炮制设备的创造，而设备是技术的有机载体，支撑技术的发展与传承。传统炮制设备通常来说就是炮制工具，是手工炮制的辅助用具，能在一定程度上提高生产效率，或满足一些饮片的精细化、特殊化炮制需求。目前传承下来的炮制工具包括诸如片刀、铡刀、碾槽、甑等多用型和枳壳榨、鹿茸加工壶、香附笼等专用型工具。现今多数传统炮制工具已多不用于普遍的饮片生产，或用于陈列展示，或用于教学，或用于制备一些特殊、小量饮片样品，但其蕴含的传统炮制技术和文化内涵值得永久传承，如传统炮制流派中的“见刀认帮”之说。

随着社会的进步和人民生活水平的提高，中药饮片的需求量在不断增加，传统炮制工具已不能适应现代工业化饮片生产节奏，或是退出炮制生产，或是以新的形态焕发生产活力，改造设备、开发新的设备亦是对传统炮制技术设备的传承。炮制设备随着技术的革新而不断发展，其内含的炮制原理不变，技术叠加的结果就是对其进行的革新传承。遵循传统中药炮制理论，结合传统炮制设备、炮制原理，开发现代化炮制设备，实现基于设备实体的炮制技术传承。从不同炮制方法来看：一是净制，传统的净制诸如用缸泡洗、用簸箕除杂、用香附笼去毛，发展为洗药机（滚筒式、翻板式、喷淋式等）、风选机（吸风式、两级铅锤式、滑栅吸式、旋风分离吸式等）、立式碾毛机等设备。二是切制，其相关炮制程序包括了润制和切制，传统的润制诸如入缸浸泡、覆布闷润、不时喷水淋润、甑蒸润等，发展为回旋式全浸润罐、冷浸软化装置、真空气相置换式润药机等设备；传统的切制主要通过铡刀或片刀切断，或用研钵或碾槽捣碎，发展为旋转式切药机、直刀式切药机、滚刀式切药机、直线往复式切药机及多功能切药机等设备。三是炮炙，主要提及加热炮制，传统的加热炮制包括炒法、炙法、煅法、蒸法、煮法等，其中锅（又分不同材质、不同规格）一般作为通用型工具，另亦有甑用于蒸法，煅药炉用于煅法，发展为炒药机（滚筒炒药机、鼓式炒药机等）、煅药机（反火炉、煅药反射炉）、恒温干燥箱、多功能蒸煮罐等。此外，传统的晾、晒、柴火烤等干燥方式所含的工具发展为翻板式干燥机、热风干燥机、远红外干燥机、微波干燥机等设备；基于人体工具化的传统眼观、口尝、鼻闻、手触等方法判断炮制程度发展为电子鼻、电子舌、机器视觉技术、质构仪等设备。近年来，随着5G、互联网及人工智能技术的快速发展，中药饮片炮制设备也正逐步向专属化、联动化、信息化、智能化、一体化方向创新，其传承亦是在革新中发展。

第三节　中药炮制传承研究的方法

中药炮制传承研究是针对中药炮制在传承方面的系统研究，其传承的内容主要是文献传承、理论传承及技术传承，以下中药传承炮制研究的方法亦将从这几个方面展开论述。

一、中药炮制文献传承研究方法

中药炮制技术经过一定的发展，医药学家在临床实践中总结用药经验，开始对炮制形成了一定的认识，并将其记录在著作中，就形成了最初形式的炮制文献，然后继续发展，中药炮制的重要性愈发凸显，就有了关于中药炮制的专著文献。而今中药炮制的研究愈来愈多，产生的文献亦不断增加，多学科交叉融合，研究方向越来越多，中药炮制文献已愈发多元化。鉴于此，中药炮制文献传承研究的重要性愈发凸显。

1. 加强中药炮制文献的数字化建设　数字化建设是目前文献保护与传承的重要且有效手段。传统的中药炮制文献多是以纸质形式流传至今，但随着时间的推移及阅览频次的增加，很容易遗失和被损坏，因此好多传统文献的原书皆已佚或已损，如《雷公炮炙论》。随着技术的发展，大数据和图像识别等技术为古籍文献的传承整理提供了新的方法，通过数字化的录入，并借助网站、软件、公众号或小程序等载体，方便传播、学习与应用。现代的炮制文献多以数字化的形式传播，然散在各种平台及渠道，质量亦高低不一，非常不利于传承。通过系统地将现代炮制文献整合、分类及筛选，并加入传统炮制文献，形成数字化炮制文献专库，将促进炮制文献传承研究。

2. *加强中药炮制文献的高效化分析*　在中药炮制文献传承研究中，对炮制文献的高效化分析至关重要，通过炮制文献的高效分析可实现对炮制文献内容的新诠释，从而促进炮制文献传承研究。传统的文献分析主要是从一维角度对文献分类、归纳及总结，探讨文献的内在规律，挖掘文献中的知识。这会导致文献在传承过程中呈现的形式较为单一，不够形象，且文献之间的联系难以去建立，文献之间的交互关系难以去发现。目前通过一些文献分析软件（如 CiteSpace）和可视化软件（如 Cytoscape、Power BI）的协同应用可以实现从多维的角度去分析文献，构建文献间的联系，实现文献间的交互，提取关键共同要素，挖掘文献间存在的各种规律，提升文献传承研究的价值。

3. *加强中药炮制文献的体系化管理*　随着中药炮制研究的分工化、具体化、精细化，研究对象逐渐变为单味中药、单种辅料、单个炮制品、单种炮制方法，研究内容分散，需要花费大量的时间和精力才能做好中药炮制文献的传承研究，对中药炮制文献的体系化管理变得至关重要。目前的研究中已有对炮制文献的部分体系化尝试，如对某一炮制方法进行归纳总结，但更多是系统地将某味中药的炮制历史沿革、炮制工艺研究、炮制对成分的影响、炮制对药理作用的影响等方面的文献综合在一起，能较为全面地反映该中药的炮制研究文献。然而炮制文献的体系化是针对所有中药的，应该分别对各个中药的炮制文献进行系统整理，才能形成炮制文献体系，且该工作须通过科技立项的形式去做，统一格式，定期进行文献更新，才能保证中药炮制文献体系化管理。此外，还可通过构建中药炮制文献评价体系来促进炮制文献的体系化管理，目前全国中药炮制技术传承基地已共同梳理出炮制类、综合类、地方类、药性类本草典籍 220 余部，以及内外妇儿等医方典籍 310 余部，重点关注对不同炮制品种与临床应用的对应情况，以临床价值、科学价值、市场价值 3 个价值指标及独特原创性、典型代表性、濒临失传性、品种适应性 4 个特征指标作为变量因素，提升古籍文献应用价值，凝练传统典籍挖掘成果。

二、中药炮制理论传承研究方法

中药炮制理论的形成源于炮制技术的不断发展及历代医药学家对炮制品种理解的深入。中药炮制理论传承研究应在炮制文献的梳理基础上，挖掘传统炮制理论，丰富创新炮制理论，阐释炮制理论内涵。

1. *加强对传统中药炮制理论的深入挖掘*　传统炮制理论的形成与传统医药论著的出现密切相关。对历代医药典籍进行收集整理，是了解历代医家阐述炮制理论的主要途径；挖掘、提炼和归纳、总结历代医药典籍中的炮制理论内容，是了解炮制理论的发展沿革及体系脉络的重要方法。如从《神农本草经》到《金匮玉函经》，再到《医学入门》《修事指南》，时间跨度从汉代至清代，既有本草著作，也有医学著作和炮制专著，古代先贤根据其对炮制的认识与理解，总结形成炮制理论。当前对炮制理论的挖掘总结已相对全面，除了对各品种的炮制方法在古籍中的具体描述进行深入系统挖掘、完善炮制理论外，其传承研究应进一步提升，需要的是在传统炮制理论挖掘的基础上，构建现代化的炮制理论评价体系。通过构建的理论评价体系指标进行综合评价使炮制理论量化，提升其应用性和价值性，推进中药炮制理论在新时代的传承。

2. *丰富创新传统中药炮制理论*　从传统的医药典籍中提炼散在的炮制理论，经过整理、归纳、丰富创新炮制理论。当前，通过对传统炮制理论的再发掘，丰富了净制去毒论、炮制辅料论、以药制药理论、炮制药性理论等传统炮制理论，归纳、总结了炮制技术、炮制品的炮制作用与临床治疗疾病之间的内在规律，极大丰富了已有炮制理论内容。随着近年来技术的飞速发展，大数据分析已越来越多地应用于各种场景，面对卷帙浩繁的传统医药著作，通过大数据分析提炼炮制相关内容，再通过筛选、整理及构建关系网络图，探索建立新的炮制理论，丰富并完善中药炮制理论体系。

3. 阐释中药炮制理论内涵　传统炮制理论是建构在五行、药性等传统中医药理论体系上的，具有密切相关性，通过五行、药性等理论可以对其进行一定解释，但具体内涵并不明晰。通过现代科学技术手段可对中药炮制内涵进行阐释，其主要聚焦炮制前后的药效物质基础变化、作用机制及药性变化等。目前已有大量研究针对炮制理论内涵的阐释，如对"逢子必炒""醋制入肝""盐炙入肾""生打熟补""炭药止血""焦香健脾""炮制减毒"等理论的研究。以炮制增效理论内涵的阐释为例，如菟丝子是临床常用补肝肾中药，盐炙后菟丝子的总多糖含量显著增加，菟丝子多糖对于肾阳虚大鼠有很好的免疫调节作用，盐炙后菟丝子较生品对肾阳虚大鼠的免疫调节作用好，说明菟丝子盐炙后多糖的提高与"盐炙入肾"引起的功效变化有关。以炮制减毒理论内涵的阐释为例，如甘遂中萜类成分主要富集于二氯甲烷部位中，醋制后二氯甲烷部位 16 个萜类成分中的 12 个成分相对含量减少，4 个成分含量增加，且醋制后仍保留"泻水逐饮"功效，但泻下作用缓和，效应的变化可能与所含萜类成分的组成变化有关。

三、中药炮制技术传承研究方法

技术的传承既涉及与技术相关的设备，又涉及承载技术的文献，还涉及技术传承人。秉持推进中药炮制技术传承的理念，中药炮制技术传承研究可通过从传统炮制文献中挖掘特色炮制技术，从炮制匠人中发掘传统炮制技术经验，炮制工艺规范化，炮制技术标准化，创新炮制设备而实现。

1. 整理与挖掘传统中药炮制技术资料　传统特色炮制技术的传承是中药炮制技术传承的主要内容，对其充分挖掘将有力促进中药炮制技术的传承。传统特色中药炮制技术多记载于医药典籍中而为后人所知，目前已有多部专著对古代医药典籍中所载的炮制技术进行了梳理。如《历代中药炮制法汇典》重点梳理了千余种中药的炮制技术方法和炮制作用；《中药炮制传统技艺图典》则将本草著作中的炮制图谱配以炮制方法等说明文字，突出了传统炮制技术特点；《中药材炮制加工方法图解》采用实例详细解析了中药材加工炮制的工艺流程和关键步骤，体现了地方传统特色炮制技术的精髓。此外，还可通过组建传统特色炮制技术传承平台，收集经典的、具有地方特色的炮制文献，深入而系统地挖掘极具传统和地域特色的中药炮制技术，为传承传统中药炮制技术和创新整理奠定基础。

2. 总结与传播老药工传统中药炮制技术经验　传统中药炮制技术是由历代药工口传心授而流传至今，目前仅由一些健在的老药工所掌握，由于传承后继乏人而濒临失传。为加强传统中药炮制技术和经验的发掘，可通过建立相关平台或开发相关项目对老药工日常炮制实践中的经验进行总结，编撰成经验集，记录并保存老药工中药炮制操作的音频和视频；建立老药工"师徒传带"机制，学习老药工传统炮制技术；企业聘请老药工为顾问，学校聘请老药工为导师，指导传统炮制技术的学习，传播传统炮制技术和经验。临方炮制是传统炮制的主要模式之一，是在中医药的融合中发展的，作为中医与中药之间的"纽带"，临方炮制有效解决了中医临床特殊用药需求的问题，使中医辨证论治的特色优势得到了更充分的发挥。传统的中医经营与中药生产"前店后厂"模式是临方炮制的发展根基，而如今中医的经营与中药的生产分开，临方炮制在部分医院有保留，但规模较小。当前中药饮片多为饮片厂所生产，拉大了患者、医生与饮片的距离，间接造成临方炮制的发展困难。饮片厂生产讲究规模、效益及可操作性，一些临床疗效好，且或工艺独特、复杂，或廉价，或用量少，或临用炮制的炮制品逐渐不被生产而濒临失传。为加强对临方炮制的发掘，应注重收集整理老药工的临方炮制经验及品种，加大对临方炮制基础设施的投入，加大临方炮制人才的培养，夯实临方炮制的理论基础及物质基础，进而恢复和发扬临方炮制这一传统炮制模式。

3. 规范传统中药炮制工艺过程　中药炮制工艺是中药炮制技术的主要表现形式之一，老药工传统中药炮制技术的高超与否往往体现在对中药炮制工艺的把控上。中药饮片传统炮制工艺多泛而不详，且多受自然因素影响，饮片质量完全靠药工经验把控，在传承中往往不同人有不同体会，经验也会随之变化，饮片质量亦会有所差异。因此，把控工艺即是把控过程，而过程决定结果，决定技术能否真正有效得到传承。在目前饮片生产的工业化和标准化要求下，需要对中药饮片炮制工艺进行考察，确立炮制工艺参数规范，使中药饮片质量稳定，技术传承得以有较好延续性，且更容易施行。多指标综合评价是得到普遍认可的工艺研究评价法，可实现对中药饮片综合质量导向的工艺参数合理优选，但指标的选择、评价模型的选择却无相应规定。因此可构建指标、评价模型选择指南，明确选择原则，建立起规范多指标综合评价炮制工艺的研究模式，促进中药炮制技术的传承。

4. 明确传统中药炮制技术标准　传统中药炮制技术的传承中，方法与经验是考虑的关键点，其中方法所教的是怎么去做，而经验决定能得到怎样的结果，即是潜在的标准。标准反映的是一致性，在中药炮制上则是技术参数的一致性，饮片质量的一致性，有标准才能传承，推进炮制技术的标准化，助力中药炮制技术传承。作为传统标准的经验，或因人而异，或因时而异，常缺乏数据，或数据含糊。推进中药炮制技术标准化，将模糊经验数据化（如火候、性状等），数据经验（如时间、厚度等）清晰化，可使炮制技术细节参数明确。此外，研究不要仅局限于传统的小锅小灶炮制，而是要紧贴现代工业化炮制，将传统中药炮制经验的数据转化延伸研究至工业化大生产，研究机构与企业间联动合作，共同建立起工业化中药炮制技术标准，推动中药炮制技术的传承。

5. 推进传统中药炮制设备智能化发展　中药炮制技术应用离不开合适的炮制设备。传统中药炮制技术的应用对炮制设备非常讲究，有些炮制方法的实施需要特定的设备，有些中药的炮制需要专门的设备，常有“一药用多器，一器炮多药”。目前在中药炮制实践中传统的炮制设备已难觅踪迹，取而代之的是适用于工业化生产的新式设备，这些设备虽然在一定程度上提升了生产效率，但智能化明显不足。传统炮制技术的发挥是在设备和人的高度契合下才能实现，具有人工智能化的中药炮制设备方能体现炮制技术，才是对中药传统炮制技术的真正传承。推进中药炮制设备智能化，将人的经验赋予设备，而这经验则应来源于老药工。通过将老药工的经验进行数据化，数据导入设备让其学习并掌握，每种药有其特定的经验数据，真正实现经验化、个性化的炮制，既符合传统炮制理念，又起到了对中药炮制技术传承的推动。

中药炮制历经数千年发展至今，走过了一条漫长的传承之路，留下了浩如烟海的炮制文献资料，形成了系统特色的中药炮制理论，造就了门类多样清晰、工艺独特讲究的炮制技术。中药炮制传承研究主要是针对炮制文献、炮制理论及炮制技术的传承研究，通过对中药炮制文献进行数字化建设、高效化管理、体系化管理促进炮制文献的传承研究，使中药炮制传承有史有据；通过加强对传统炮制理论的深入挖掘、丰富创新炮制理论、阐释炮制理论内涵促进炮制理论的传承研究，使中药炮制传承有理有道；通过充分挖掘传统特色炮制技术、加强古法炮制内涵的发掘、推进炮制设备智能化促进炮制技术的传承研究，使中药炮制传承有技有智。中药炮制传承是在发展中传承，在辩证中传承，在创新中传承，去伪而存真，守正而创新，推进中药炮制传承研究将极大助力中医药的长远向好发展。

思考题

1. 试述开展中药炮制传承研究的意义。
2. 试述如何进行中药炮制技术传承。

第二章
中药炮制文献传承研究

第一节　古代文献传承思路和方法

一、概述

古代炮制文献一般是指辛亥革命以前的主要医药古籍中记载的有关炮制方法、炮制理论、临床应用等内容。古代炮制文献资料的特点是分散于其他著作中，除了3部炮制专著外，还分散于古代本草著作、古代医方书等。

研究古代炮制文献，可以厘清古人炮制原始意图，真正实现“遵古炮制”，同时，根据古人意图，创新改革传统炮制方法。从古代炮制文献的研究分析中，不难发现，历代炮制的品种、技术、用途、理论是不断改进变化的，从没有行之不变，可以遵守的“古”。每一种药物，都可以从历史上找出十几种，甚至上百种不同的制法。现代的不统一，与遵循历史上的不同方法有关。众多制法都是当时认识和生产力水平的反映，有医疗、制剂的需要，也有理论推演、商业需要，甚至传统习俗、道家服食、炼丹术及商家、医家故弄玄虚等因素，是真伪优劣并存的集合体。炮制研究首先应该从历史上正本清源，厘清一个品种、一种制法、一类药物、一种理论的来龙去脉，分析探索其炮制的原始意图、历史变化、变化的优缺点。只有逐步分析、厘清这些问题，才能有的放矢地利用现代技术手段，改进原始的传统方法，去体现古代正确的炮制意图，或创制出符合中医用药特点的新型炮制品。

同时也可以通过炮制历史沿革研究，订正历史上的一些误认、误传，提高现代研究的针对性。因此，研究古代炮制文献，可为中药炮制研究提供线索和依据。

传承与发展是中药炮制学科的两大任务，通过分析、整理古代炮制文献，有助于厘清历代中药炮制方法的产生和发展脉络，有助于传承和发展炮制方法和炮制理论，对中药炮制学科发展具有重要意义。

二、古代中药炮制文献的类型

古代中药炮制文献散见于历代中医药文献中，在先秦两汉时期，中药炮制的文献记载主要分散于古代医方书如《五十二病方》《金匮玉函经》等，以及古代本草著作如《神农本草经》。直至南北朝《雷公炮炙论》的问世，才有了专门记载炮制方法、炮制技术、炮制作用的古代炮制专著。金元明时期，中医医案渐趋成熟，医案专著不断增加，在其中零星分布着与炮制相关的记载。古代炮制文献根据其来源主要分为古代炮制专著、古代本草著作、古代医方书和古代医案等，前3种应用较多。

（一）古代中药炮制专著

1.《雷公炮炙论》（南北朝刘宋·雷敩）　是我国第一部炮制专著，标志着炮制学科的形成，但原书已佚，其佚文多存于《证类本草》中。全书分为三卷，载药三百味，全面总结了前人的炮制技术和方法，辑录了相关的炮制作用，阐述详尽，对后世中药炮制的发展有深远影响，后世炮制书常以“雷公”或“炮炙”来命名。其主要内容和特点如下。

（1）系统归纳了炮制方法。书中记述了药物的各种炮制方法，如拣、去甲土、去粗皮、去节并沫、揩、拭、刷、刮、削、剥等净制操作；切、锉、擘、捶、研、杵、磨、水飞等切制操作；拭干、阴干、风干、晒干、焙干、炙干、蒸干等干燥方法；浸、煮、煎、炼、炒、熬、焙、炮、煅等水火制法；苦酒浸、蜜涂炙、同糯米炒、酥炒、麻油煮、糯泔浸、药汁制等法，广泛地应用了辅料炮制药物。书中不加辅料的清制品只有 51 种，有 135 种均用辅料，其中只用一次的专药专用辅料多达 40 余种，使用 2 种以上辅料的炮制品多达 32 种。

（2）总结凝练中药炮制的作用。该书对部分中药的炮制作用进行了解释，如“半夏上有隙涎，若洗不净，令人气逆，肝气怒满”“用此沸了水飞过白垩，免结涩人肠也”。且其中许多说法在目前都可以用现代科学解释。如吴茱萸采用醋制，现代研究认为吴茱萸含生物碱，醋制可使生物碱成盐，增大在水中的溶解度；茵陈的炮制“勿令犯火”，因其含大量挥发油类成分，近火可使挥发油成分损失；白芍需用“竹刀刮去皮”，知母、没食子炮制时“勿令犯铁器”，究其原因在于这些药中含有的酚类成分会与铁反应。诸如此类的炮制作用解释对现今的炮制生产、科研都具有重要的指导意义。

（3）该书对后世中药炮制的发展有较大影响，其中许多炮制方法具有科学道理。如大黄用蒸来缓和其泻下作用。吴茱萸等含有生物碱，用醋制可以使生物碱成盐，而增大在水中的溶解度。对挥发性药物茵陈，指出“勿令犯火”，即防止高温处理。对某些含鞣质药物，如白芍等需用竹刀刮去皮，知母、没食子“勿令犯铁器”，至今仍有指导意义。

（4）本书还介绍了中药饮片的贮藏、炮制作用及注意事项等基本知识。

2.《炮炙大法》（明·缪希雍）　是继《雷公炮炙论》之后第二部炮制专著。全书按药物类别，分为水部、火部、土部、金部、石部、草部、木部、果部、米谷部、菜部、人部、兽部、禽部、虫鱼部十四部，共 439 种中药。书中以简明的手法叙述了各药的炮制方法，也包括各药的出处、采集、优劣鉴别、炮制辅料、炮制过程、炮制后的贮藏方法，对某些药物还阐述了炮制前后的性质变化和不同的治疗效果，在书末附有用药凡例，对药物的炮制原则，以及煎药、服药等都进行了较详细的说明。其主要内容和特点如下。

（1）书中大部分内容能反映当时社会生产实际，在前人的基础上有所发展，重点记述了当时所用的具体炮制方法，正如作者所说的“自为阐发，以益前人所未逮”，并将前人的炮制方法归纳为“雷公炮炙十七法”，载：“按雷公炮炙法有十七：曰炮、曰爁、曰煿、曰炙、曰煨、曰炒、曰煅、曰炼、曰制、曰度、曰飞、曰伏、曰镑、曰摋、曰𪸩、曰曝、曰露是也，用者宜如法，各尽其宜。”其中的爁、煿、煨、度、伏、镑、摋、露在《雷公炮炙论》中均未见，推测乃托名雷公尔。在谈及炮制方法，缪希雍将《雷公炮炙论》中的一些炮制方法摒弃，书中言：“去其迂阔难遵者”，并补充了当时盛行的一些炮制方法，如白芍药“今人多以酒浸蒸切片，或炒用亦良”，砂仁“略炒，吹去衣”。此外，还对一些中药经不同辅料炮制产生的不同作用有着系统论述，如黄芩“入肺经用枯芩去腐，酒浸切炒，入大肠或安胎等俱用子芩酒浸切炒”；黄连“赤痢用湿槐花拌炒……治上焦火，用酒炒；治中焦火，用姜汁炒；治下焦火，用盐水或朴硝炒；治气分湿热之火，则以吴茱萸汤浸炒；治血分块中伏火，则以干漆水炒”；黄芪“补气药中蜜炙用，疮疡药中盐水炒用”。

（2）记载了较为完整的炮制工艺，对 439 种中药的炮制方法做了较全面的记载。

（3）重视炮制与临床应用的关系，强调对药物优劣的鉴别，并提出药物贮藏保管之法。

3.《修事指南》（清·张仲岩）　为我国第三部炮制专著，收录药物 232 种，是在明代《证类本草》《本草纲目》等收载药物炮制品种、炮制技术和理论的基础上，经过整理、归纳，编撰而成。其主要内容和特点如下。

（1）进一步丰富了炮制理论。通过“炮制不明，药性不确，则汤方无准而病症无验也”“有略制而效者，有甚制而不验者”论述中药炮制在中医药学中的重要性。并对炮制方法、理论、辅料等进行了较为全面的总结。针对辅料炮制提出“吴茱萸汁抑制苦寒而扶胃气，猪胆汁制泻胆火而达木郁，牛胆汁制去燥烈而清润，秋石制抑阳而养阴，枸杞汤制抑阴而养阳……”。指出常用炮制方法的作用：“而煅者去坚性，煨者去燥性，炙者取中和之性，炒者取芳香之性……”。对净制提出“去瓤者免胀，去心者免烦，去头芦者免吐，去核者免滑……”。就炮制方法而言，有载：“又有蒸煮者，烘爆者，阴干者，火煅者，微炒者，煨熟者，隔汤煮者，文武火煎者；有镑末而和入者，有水磨而和入者；有纸裹怀中干燥而研者，有烘干者；有水飞者”。就炮制理论而言，不同辅料制导致不同药性的改变，如“炙者取中和之性”“吴萸汁制抑苦寒而扶胃气，牛胆汁制去燥烈而清润，麸皮制去燥性而和胃，糯饭米制润燥而泽土，黑芝麻制润燥而益阴，礬汤制去辛烈而安胃”“煨者去燥性”“浸者去燥烈之性，泡者去辛辣之性”。就炮制辅料而言，总计有酥油、猪油、酒、蜜、盐、米、陈壁土、猪胆汁、甘草水等数十种辅料。

（2）总结了炮制经验。如总结不同炮制器具的影响“银器制者取锻炼而去毒，砂锅制者取煎熬而味真，竹刀制者不改味而遵旧法……”，总结不同炮制方法的影响“捣杵者取性和，镑末者取性在，水磨者取性真……”。

（二）古代本草专著

1.《神农本草经》（汉） 是我国现存最早的药学专著。全书分三卷，载药365种（植物药252种，动物药67，矿物药46种）分上、中、下三品，文字简练古朴，成为中药理论精髓。该书中对中药炮制有一定记载，包括炮制理论、炮制方法等。在序录中就载有：“凡此七情，合和视之……若有毒宜制，可用相畏相杀者，不尔勿合用也。”此意为药物可通过相畏相杀法炮制减毒，为最早的炮制减毒理论，也是当时对有毒药物炮制方法与机制的解释。书中还指出“药有……及有毒无毒，阴干暴干，采造时月，生熟，土地所出，真伪新陈，并各有法”。“阴干暴干”是指产地加工，而“生熟”则说的是药物炮制。书中对于具体品种的炮制法亦有记载，如“露蜂房……火熬之良”“桑螵蛸，生桑枝上，采蒸之”“蜣螂……火熬之良”“贝子……火烧之良”等。此外，更是有提出矿物药的炮制，如“丹砂能化汞”“朴硝炼饵服之”等。至此，说明在《神农本草经》成书之际，中药炮制技术已有相当的发展。

2.《本草经集注》（梁·陶弘景） 第一次将零星的炮制技术作了系统归纳，说明了部分炮制作用。如“凡汤中用完物皆擘破”“诸虫先微炙”“诸石皆细捣”“阿胶炙令通体沸起”等。将“㕮咀”改为切制，内容丰富，方法众多。

3.《新修本草》（唐·苏敬） 是唐代修订的世界最早的药典，首次对炮制辅料酒、醋列规定，为“惟米酒、米醋入药”，将炮制内容列为法定内容。书中除记载了常用的煨、燔、炒、蒸、煮等炮制方法外，还提及了作蘖、作曲、作豉、作大豆黄卷、芒硝提净等复杂炮制方法。此外，该书还对玉石、玉屑、丹砂、云母、硝石等矿物药的炮制方法进行了详尽的记载，炮制内容比前一时期丰富。

4.《证类本草》（宋·唐慎微） 广泛辑录了宋代以前有关药学方面的文献，部分保存了现今已失传的医药书籍等内容，如《雷公炮炙论》等。在《本草纲目》刊行前，一直作为研究本草学的范本。每种药物之后附有炮制方法，为后世制药业提供了药物炮制资料。

5.《汤液本草》（元·王好古） 引李东垣《用药心法》有“黄芩、黄连、黄檗、知母，病在头面及手梢皮肤者，须用酒炒之，借酒力以上腾也；咽之下、脐之上，须酒洗之；在下生用。大凡生升熟降，大黄须煨，恐寒则损胃气。至于川乌、附子须炮，以制毒也。”并说：“去湿以生姜”“去膈上痰以蜜”。

6.《珍珠囊》（金·张元素） 载有白芍“酒浸行经，止中部腹痛”。木香“行肝气，火煨用，可实大肠”。对炮制进行了一定的总结。

7.《本草发挥》（明·徐彦纯） 辑自金元诸家的著作，在炮制作用原理上有较多的阐述，如“神曲火炒以补天五之气，入足阳明胃经”。还提出童便制、盐制的作用，即“用附子、乌头者当以童便浸之，以杀其毒，且可助下行之力，入盐尤捷也”“心虚则盐炒之”“以盐炒补心肺”等，均为中药炮制理论的重要论述。

8.《本草蒙筌》（明·陈嘉谟） 在“制造资水火”中指出：“凡药制造，贵在适中，不及则功效难求，太过则气味反失……匪故巧弄,各有意存。酒制升提,姜制发散,入盐走肾脏仍仗软坚,用醋注肝经且资住痛,童便制除劣性降下,米泔制去燥性和中,乳制滋润回枯助生阴血,蜜制甘缓难化增益元阳,陈壁土制窃真气骤补中焦,麦麸皮制抑酷性勿伤上膈,乌豆汤、甘草汤渍曝,并解毒致令平和,羊酥油、猪脂油涂烧,咸渗骨容易脆断,有剜去瓤免胀,有抽去心除烦……"。第一次系统概括了辅料炮制的原则。由于其言语凝练及总结全面,至今仍是普遍尊崇的炮制基本理论。在炮制技术上特别值得提出的是"五倍子"条下所载的"百药煎"的制备方法,是最早的没食子酸制备方法,该项技术的应用领先瑞典药学家C. W. 舍勒(C. W. Scheele)200余年。

9.《本草纲目》(明·李时珍) 是我国古代最大型的药学著作,载药1 892种,其中有330味药记有"修治"专目。在"修治"专目中,综述了前代炮制经验,还有很多药物,如木香、高良姜、茺蔚子、枫香脂、樟脑等炮制方法则是李时珍个人的经验记载,在炮制方法上有所发展。例如,独活条,雷敩曰:"采得细锉,以淫羊藿拌……二日,暴干去藿用,免烦人心。"李时珍认为此法不切实用,认为"此乃服食家治法,寻常去皮或焙用尔"。对前代有问题的方法,李时珍也加以指正。例如,砒石条、"医家皆言生砒经见火则毒甚,而雷敩氏(雷)治法用火煅,今所用多是飞炼者,盖皆欲求速效,不惜其毒也。"全书记载炮制方法近20类,有水制、火制、水火共制、加辅料制、制霜、制曲等法。其中多数制法至今仍为炮制生产所沿用,如半夏、天南星、胆南星等。

10.《本草通玄》(明·李中梓) 对炮制的操作注意事项、辅料制的目的,净选的目的均作了精辟概括,指出"制药贵在中,不及则无功,太过则伤性……酒制升提,盐制润下,姜制温散,醋取收敛……去粗者宽中,抽心者除烦。"此外,还对一些炮制程度有着精辟的见解,如"煅则通红,炮则烟起,炒则黄而不焦,烘则燥而不黄"。

11.《本草述》(清·刘若金) 收载有关炮制的药物300多种,记述药物的各种炮制方法、作用、目的及理论解释,内容丰富,经杨时泰修改删节为《本草述钩元》,使得原著的意旨更为明确易解。如黄芪"治痈疽生用,治肺气虚蜜炙用,治下虚盐水或蒸或炒用等"。

12.《本草纲目拾遗》(清·赵学敏) 载药900余种,炮制方法240余种,炮制品中炭药达70种。除了记载当时很多炮制方法外,还特别记载了相当数量的炭药,在炭药炮制理论方面,将张仲景的"烧灰存性"理论拓展到"炒炭存性",把炭药的炮制与应用推到了一个新的高度。另外,还对半夏长期浸泡提出了不同看法,认为"今药肆所售仙半夏,惟将半夏浸泡,尽去其汁味,然后以甘草浸晒……全失本性……是无异食半夏渣滓,何益之有"。

(三)古代医方书

1.《五十二病方》(汉以前) 是我国最早开始有炮制内容记载的医方书,是1973~1974年在长沙马王堆汉墓中出土的重要古代方药资料,除收载280余个方药外,还对中药炮制有详细记载,书中包括净制、切制、水制、火制、水火共制等炮制内容,并有具体操作方法的记载,如"取商牢(陆)渍醯(醋)中""陈藿,蒸而取其汁"等。并对个别药物的炮制作用进行了说明,如"止出血者燔发"。

2.《黄帝内经》(汉以前) 是我国现存最早的医学典籍,总结了秦汉以前的医学成就,奠定了中医的理论基础。在此医学巨著中亦对早期的中药炮制应用有了一定记载,在《灵枢经·邪客》篇中有"治半夏"的记载。"治"即指"修治",是指减毒的加工处理,可见当时已注意到有毒药物的炮制。《素问·缪刺论》中所说的"角发""燔治"即是最早的炭药——血余炭。"㕮咀"是当时的切制饮片。在《灵枢·寿夭刚柔》药熨方:"淳酒、蜀椒、干姜、桂心,凡四种,皆㕮咀,渍酒中。"《素问遗篇·刺法论》小金丹方载:"辰砂二两,水磨雄黄一两……。"此"水磨"即为今之水飞法。

3.《金匮玉函经》(汉·张仲景) 中药炮制已有更深入的发展,包括新炮制理论的提出,新炮制技术的应用。"证治总例"中载药物"有须烧炼炮炙,生熟有定",开创了药物生熟异用学说的先导。还指出“凡㕮咀药，欲如豆大，粗则药力不尽”，阐明了药物性状与药效的关系。而“别捣令如膏，乃稍纳药末中，更下粗罗”更被视为现行《中国药典》稀释法制巴豆霜之始。

4.《金匮要略方论》（汉·张仲景） 有关药物的炮制更多地散见于处方药物的脚注，与药物配伍、剂型、煎法、服用相联系。如抵当汤：“水蛭三十个，熬；虻虫十三个，去翅足，熬；桃仁二十枚，去皮尖；大黄三两，酒浸。”对剧毒药应用更谨慎，用法也很有分寸。如附子要求“炮”“炮去皮，破八片”。其中有些炮制方法已趋成熟。在制药火候上提出“烧、炼、熬”三者不同。

5.《肘后备急方》（东晋·葛洪） 所用方剂在其脚注中多附有某些中药的炮制方法，如提到用生姜汁可解半夏毒，大豆汁可解附子、乌头毒，为后世用姜制半夏和用豆腐、黑豆制附子等炮制方法提供了依据。常山、牛膝酒渍服等的记载为后世酒制常山、牛膝的起源。反复蒸制法（三蒸三曝、九蒸九曝、百蒸百曝）在书中提出，用于豉、侧柏叶、威灵仙等中药的炮制。并记有干馏法制竹沥，为后世依方炮制提供了基础依据。此外，该书对辅料的质量提出了要求，如醋制以陈年米醋“三年酽醋”、酒浸以封缸酒“无灰清酒”等。

6.《备急千金要方》（唐·孙思邈） 是我国最早的临床实用百科全书，将各类药物的炮制通用法单列为“合和篇”，提出“诸经方用药，所有熬炼节度，皆脚注之，今方则不然，于此篇具条之，更不烦方下别注”，类似于《中国药典》的炮制通则，其记载有如“凡用甘草、厚朴、枳实、石楠、茵芋、黎芦、皂荚皆炙之”“凡用麦糵、曲末、大豆黄卷、泽兰、芜荑皆微炒，干漆炒令烟断”“凡汤酒膏药中，用诸石皆细捣之”等。同时将有些药物的炮制工艺总结成固定程序的炮制方法，如造干黄精法、造干地黄法、造熟干地黄法等。此外，在炮制新方法方面，它提出诸石要“漂”，麦冬、生姜“捣绞取汁”。

7.《太平圣惠方》（宋·王怀隐） 是唐代的大型方药书，不仅具体记载大量炮制内容，还始载乳制法。在“论合和篇”中，指出“凡合和汤药，务必精专，甄别新陈，辨明州土，修治合度，分两无差，用得其宜，病无不愈……炮炙失其体性，筛罗粗恶，分剂差殊，虽有疗疾之名，永无必愈之效”，说明了药物炮制的重要性。

8.《太平惠民和剂局方》（宋·太平惠民和剂局） 强调“凡有修合，依法炮制……”，并特设“论炮炙三品药石类例”，专章讨论炮制技术，收录了185种中药的炮制方法和要求，并逐渐注意到药物经炮制后性味功效的改变，如蒲黄“破血消肿即生使，补血、止血即炒用”。该书收载的炮制工艺和要求成为国家法定制药技术标准的重要组成部分，对保证药品质量起了很大的作用。该书实践性强，现代应用的许多炮制方法中很多都与该书所列的方法相似，如水飞、醋淬、镑、纸煨、面煨、巴豆制霜、苍术米泔水浸等。

9.《十药神书》（元·葛可久） 首先提出炭药止血的理论：“大抵血热则行，血冷则凝……见黑则止”。著名的“十灰散”就是该书的方剂之一。

10.《寿世保元》（明·龚廷贤） 在述及炮制理论问题时曾说：“炒以缓其性，泡以剖其毒，浸能滋阴，炼可助阳，但制有太过不及之弊”。

三、古代中药炮制文献的检索

古代中药文献的手工检索主要依靠中药文献目录进行，由于大量的炮制文献存在于中医著作中，实际检索常常使用中医药专科书目、方书书目等。现今多采用计算机检索，部分中医药大学图书馆建立了中医药古籍数据库，此外，再介绍几个计算机检索的中医药古籍数据库。

1. 中华医典数据库 是中华中医药学会、湖南电子音像出版社、嘉鸿科技开发有限公司携手合作推出的，对中医古籍进行全面系统整理而制成的大型电子丛书。第5版中华医典数据库收录了中国历代医学古籍1 156部，卷帙上万，共4亿多字，汇集了新中国成立前的历代主要中医著作，其中不乏罕见的抄本和孤本，可以购买该版光盘使用。

2. 国医典藏中医古籍数据库　是由中国中医科学院中医药信息研究所(图书馆)研发的大型中医古籍全文数据库，Ⅰ期精选了先秦至清末民国的历代典籍500种(包括综合性丛书20种)，2 500册，所选书目按《中国中医古籍总目》分类法分类。收录内容精良，不乏世所罕见的珍善本及孤本医籍，具有较高实用价值、文献价值和学术价值。

3. 中医智库——中医药大数据分析平台　源于国家中医药科研项目的成果转化，北京神黄科技股份有限公司承担项目的应用转化开发任务，共收录1 800余种经典中医古籍的点校版、4万例病案、30万首方剂，涵盖了9 000种证候、2万种症状、40万条中医药相关百科，打通了中医经典之间及中医经典与现代医案之间的各知识点的联系，形成数量庞大的知识图谱。

四、古代中药炮制文献的传承思路

1. 要突出"真"　"真"即真实，就是必须以科学严谨的态度整理古代炮制文献，选用最为真实的第一手资料、原始资料。在原著可查的条件下，决不取用第二手的非原始资料；对原书已佚的古籍文献，则选择最早、最详细引用它内容的书籍。若直接选用《历代中药炮制资料辑要》《历代中药炮制法汇典·古代部分》等第二手资料则影响炮制原意的准确判断，影响古代炮制文献整理的质量。但可借助这些二手资料为线索，寻找原始资料进行文献研究，并重视文献史料的准确性。

2. 要突出"早"　炮制文献资料可能在数代多人的书中出现。选用时，当取其最早应用这一炮制方法、最先阐述其炮制作用、首先创立其炮制理论的古本草文献。如甘遂的醋制法，宋代《圣济总录》、明代《医学纲目》、清代《医宗金鉴》都有记载。

3. 要突出"全"　古代炮制文献资料主要包括古代的炮制专著、古代本草著作、古代医方书，但不应限于这些。现存的古代炮制专著主要有3部，《雷公炮炙论》(辑佚本)、《炮炙大法》(原著)和《修事指南》(原著)。古代本草著作中每味药下多有相关炮制的描述，如《本草纲目》中的"修治"项，《本草品汇精要》中的"制"项，都是专论炮制。中药炮制是在中医临床实践中发展起来的，是中医用药的一大特色，各种炮制方法及其炮制品都有历代医家的临床实践作为基础，所以将古代医方书作为重要参考资料研究炮制历史沿革是非常必要的。在医方书附方中多见有关方药炮制的脚注，这也是研究中药炮制历史沿革不可缺少的珍贵资料，因为结合具体炮制品的临床应用及其效果更有利于分析古人的炮制意图。

中国中医科学院中国医史文献研究所郑金生研究员评价《历代中药炮制法汇典·古代部分》时，指出"资料不算太全，中医古籍少说也有6 000种"。王孝涛研究员认为郑老从医学史角度所提的意见很中肯，并希望不断地发掘、搜集更多有益的炮制史料，进一步修正、补充和完善现有的文献资料。

从新出土的古籍文献中，研究中药炮制技术的演变，并与已有资料进行验证。例如，梳理从秦汉到隋唐时期出土简帛和卷子中的炮制加工方法演变历史。甚至新出土的实物可为中药炮制方法的溯源提供强有力的实证，2015年西汉海昏侯墓出土了由木质漆盒盛装的米蒸地黄，是迄今发现的我国古代最早的中药炮制品实物，将我国蒸法及米辅料加工法的应用历史从东汉时期提前至公元前59年。通过对古代医案的研究，亦可实现对古代炮制技术的挖掘，如从宋金元、明、清时期的主要医案书籍中，可以梳理出炮制品种和炮制作用等的演变过程。

4. 要突出"用"　通过对古代炮制文献研究成果的应用，可以更好地传承发展中药炮制。如麦冬传统去心炮制，极为费工耗时，为此须把麦冬泡软，还易损失成分。在无麦冬有效成分和药效指标的情况下，冯宝麟研究员从文献分析、实际调查、临床试用、成分定性和水溶性成分溶出方面进行综合分析，认识到麦冬的"心"是质次部位，古人去心有利于提高药效和便于煎出，但麦冬心所占比例很小，不去心轧扁或切制，也可提高煎出率，得出了麦冬可不去心轧扁使用的结论。这一成果被《中国药典》（1977 年版）收录沿用至今。可见，在有效成分、药效指标缺乏的情况下，通过古代炮制文献考证、临床应用考查亦可得出正确的结论。再如，通过研究西汉海昏侯墓出土的米蒸地黄的炮制工艺，基本复原米蒸地黄的炮制方法，在汉代海昏侯国考古遗址公园中提供复原的米蒸地黄供游客品尝，可以实现传统炮制技艺的文化传承和技术传承。

五、古代中药炮制文献的传承方法

（一）基于单味中药的古代炮制文献研究

单味中药的古代炮制文献研究结果主要有如下几种情况。

1. *有些中药虽然制法复杂但原意清楚* 如川乌从汉代至清代，演化出几十种炮制方法，但都是为降低毒性这一原意派生出来的。

2. *有些中药是随着制法的改变，炮制原理发生了改变* 如半夏炮制原意先是去毒，后增加了改变疗效的炮制法。姜半夏、法半夏在降低毒性的同时，其炮制作用亦有所调整。对此，则不宜仅从去毒、消除刺激性方面去研究。

3. *有些中药炮制方法是源自古代的误传* 如认为“苦杏仁双仁者杀人”并推演到桃仁，水蛭“不制则入腹生子为害”，酸枣仁“生熟异治”等。由于历史的局限，对此类制法，通过历史沿革研究，可以订正原意，简化或改进制法。

4. *也有相当多中药炮制方法，其炮制意图解释不清* 有可能是某种炮制理论的推理沿用或制剂、商业需要等，应通过分析文献、实际调查、实验研究等验证其有无实效，再确定取舍。

单味中药的古代炮制文献研究，不仅可为研究选题提供依据，也可为解决炮制实际问题提供借鉴。例如，文献研究提示，水蛭高温烫制源于古代对其“不制则入腹生子为害”的认识。经分析，水蛭不可能服后再生，故现今水蛭研究的重点就不应侧重于去筛选烫制的温度、时间等工艺参数，而是着重研究如何在保证其疗效的基础上合理使用。再如，龟之背甲（上甲）重量是腹甲（下甲）的 2 倍左右，将其弃而不用十分可惜，孙秀梅通过古代文献调查发现，元明以前龟上、下甲均可入药，后因种种原因，弃用上甲，由此从龟上甲能否等重量替代龟下甲入药的角度出发，对龟上、下甲不同炮制品的水煎出物进行了系统的定性、定量分析，发现上、下甲化学成分基本相同，仅含量上有所差异。自《中国药典》（1990 年版）收载：龟背甲及腹甲均可入药。

（二）基于某类中药炮制方法的古代炮制文献研究

现存炮制方法是从古至今演变而来的，古今炮制均真伪优劣并存。分析一些中药炮制方法的产生、发展、适用品种及作用认识的演变，在厘清历史沿革，探明炮制原意的基础上，结合炮制生产实际进行选题，才能有的放矢，提高炮制研究解决问题的针对性。

对绝大多数药材，水制主要是使药材适度软化，便于切制成饮片。这一过程的实质是仅要求药材形态的改变，并非改变药性。但传统方法缺乏严格的工艺条件，处理不当易造成有效成分的流失。应用现代加压、减压、定量给水等技术可发扬传统方法的长处，克服其不足，既便于切制，又尽可能保持药效。

对应用广泛的加热炮制法，受历史和生产力条件的制约，早期多是利用直火加热和简单的蒸、煮，后世为便于控制温度和观察加热程度，又创造了多种介质加热方法，如麸炒、米炒、米蒸、隔纸煨、面煨、牡蛎粉炒、蛤粉炒及近代演化出的砂炒、滑石粉炒等，应用加热介质既可使药物受热均匀，又便于观察受热程度。可见，加热制法的实质是加热，辅料是为加热服务的。又如，酒、醋、蜜、盐水、姜汁、甘草汁、黑豆汁等在历史上先是作药用，后演变为辅料用于炮制。此类辅料炮制的原理是配伍，利用辅料本身的作用与药物起协同或制约作用。

再如，制炭法是一类加热炮制程度较大、对药物影响较大的制法。古代炮制文献研究发现有些炭药自古即有明确记载，疗效确切，如棕榈炭、血余炭等。对这些品种，研究的重点是继承传统，统一工艺，制定标准，使其质量稳定。另有相当多的品种，早期并不用制炭，而是受元代“炭药止血”理论的影响，推理产生的，研究的重点应首先探讨其制炭有无意义。还有一些品种如杜仲炭、生地黄炭、熟地黄炭、蔓荆子炭等是误认或个案出现的制炭规格，疗效不一定确切，对此就应提出订正意见供临床参考。这种分析，不仅为开展炭药研究提供了借鉴，而且为解决炭药炮制中的一些问题提供了一定的历史依据。

（三）基于中药炮制辅料的古代炮制文献研究

通过古代炮制文献研究，可以统一炮制用辅料的种类。如中药炮制所用的酒，自古以来用曲酿米酒，古代称“清酒”“无灰酒”等，现代称黄酒，唐代《新修本草》载“药之用酒，惟米酒入药”。烧酒即白酒、蒸馏酒，又称“有灰酒”，《本草纲目》载“烧酒非古法也，自元时始创其法”，可见，在炮制技术形成时期的宋代还未有白酒的出现。

通过古代炮制文献研究，可以深入探究辅料炮制药物的原始意图。近代多以陈嘉谟《本草蒙筌》的辅料炮制理论来概括辅料炮制作用，但这不全面，具有局限性。如“用醋注肝，且资住痛”只能对某些化瘀止痛药和疏肝行气药的炮制作用解释，并不能概括醋制中药的多方面作用。从唐代《食疗本草》中大黄“用醋煎治痃癖，蜀椒醋煎含之治齿痛”来看，醋有作为溶剂提取中药成分的作用；从唐代《千金翼方》中硇砂“以酢浆土自器中浸，日中暴之，三日，药著器皿畔干者，取如粟米大”来看，醋有作为重结晶的溶剂，精制中药的作用；从《食疗本草》中“蚶壳烧后以米醋三度淬”，《医学入门》中“诸石火煅红，用醋能为末”来看，醋制有使中药质地酥脆，易于粉碎的作用；从《雷公炮炙论》中修事半夏用白芥子末和醋洗头，“半夏上有涎，若洗不净，令人气逆，肝气怒满”，以及《本草蒙筌》中芫花用“醋煮数沸，漉出，渍水一宵，复曝干用，才免毒害”来看，醋制可去除某些中药的毒副作用。另外，《本草通玄》载有“醋取收敛”之说。可见，醋制中药的作用是多方面的，陈嘉谟的醋制理论并不能代表醋制法的全部作用，只适用于部分中药炮制作用的解释，应具体药物具体分析。

（四）基于中药炮制理论的古代炮制文献研究

通过古代炮制文献研究，可以系统地发掘整理传统炮制理论，使其系统化，以期更好地指导生产和实践。例如，明代《本草蒙筌》的“剜去瓤免胀，抽去除烦”和清代《修事指南》的“去芦者免吐，去核者免滑，去皮者免损气……”等净制理论的概括，多是针对某一中药的作用归纳推演得出的，并不是普遍规律，具有很大的局限性。再如，“炭药止血”理论，冯宝麟研究员从 73 种炭药入手，分析其古代文献，从文献上认识炭药产生、发展、演变的规律。认识到炭药有止血作用是肯定的，但炭药并非仅用于止血，有的甚至与止血无关，如干漆炭、杜仲炭、蔓荆子炭等。炭药中有的是必须制成炭后才有止血作用，如血余炭、棕榈炭；有的是生品即有止血作用；有的炒炭后适应特定的出血证，如茜草炭、小蓟炭等；有的是生、炭品均无止血作用，制炭只是为了适应特定的制剂和临床需要，如干漆炭等；还有的药物炒炭后止血作用不一定确切，其止血认识可能是由理论推论而得。这些认识丰富了对“炭药止血”理论的理解。

（五）基于经典名方的古代炮制文献研究

同一经典名方中对同一味药的炮制方法存在不统一的情况，如出自《内外伤辨惑论》的羌活胜湿汤组方中仅对甘草有特殊要求为“炙”，而后世记载中则有羌活、藁本“去芦”；独活、防风“去芦”“酒炒”；川芎“炙”；蔓荆子“杵”“碎”等的记载。针对经典名方的古代炮制文献研究应明确饮片炮制方法的历代变迁情况，并为其具体炮制方法的确定提供依据。同样，应系统梳理中药在历代本草文献中的炮制方法衍变情况，尤其是在炮制专著中的记载。在文献考察中，应以原方出处中记载的炮制方法为最主要依据，其次参照后世记载中该方的炮制方法，可同时参考处方出处，同时代该药的主流炮制方法，如原方中未记载该药的具体炮制要求,仍宜参阅该书总论中是否有相关记载。

对于经典名方的古代炮制文献研究,应遵循尊古不泥古的考证原则。对经典名方中药味炮制方法的考证既要尊重原方原意,又需要用辩证、发展的眼光,结合生产变革及现代研究成果,古为今用。考证梳理不是为了退回到古代,而是为更好地服务当今临床。如张仲景使用半夏时多以"洗"注明其炮制要求。《金匮玉函经》载"凡半夏不㕮咀,以汤洗数十度,令水清滑尽,洗不熟有毒也。"考证梳理发现半夏早期多用"洗"以去毒性,魏晋以来发展成姜制,至宋代又逐步加入白矾、石灰等辅料,并采用发酵方法做成曲,至明代则发展到加入姜、白矾和石灰等辅料的多种炮制方法,延续至今成为清半夏、姜半夏、法半夏等炮制规格。可见,"汤洗半夏"在后世的不断发展中,被更稳定、更加可控、操作性强的方法所代替,并产生更好的增效、解毒效果,应遵从历史发展,结合原文对药味炮制的要求合理选择相应的现代炮制规格。

第二节　现代文献传承思路和方法

一、概述

现代中药炮制文献一般是指辛亥革命以后的主要医药文献中记载的有关炮制方法、炮制理论、临床应用等内容。

现代中药炮制文献资料的特点是种类繁多,收录范围广泛,文献数量巨大,内容与现代科学技术同步,其检索、利用多需要借助网络和计算机。

(一) 现代中药炮制文献研究的意义

(1) 现代中药炮制文献研究可解答专业学习中的疑难问题,补充教材内容不足,有助于获取业内的新动态、新方法、新技术,开阔专业视野。

(2) 现代中药炮制文献承载着前人的研究成果信息,有助于确定科研选题和研究方向。在课题确定前,应全面掌握与该课题相关的资料信息,了解前人在这方面做过哪些工作,取得哪些成果,现在存在的问题,今后的发展趋势与动向,基于此,确定自己的研究方向并形成科学研究假设。

(3) 现代中药炮制文献还可帮助解决科研工作中遇到的问题,避免重复研究和少走弯路,并能缩短研究周期,节省人力、物力、财力。

(二) 现代中药炮制文献的类型

由于文献类型的划分标准和依据不同,其分类也是多种多样的,常用的划分方法有以下 3 种。

(1) 按文献的出版形式划分,现代中药炮制文献可分为图书、期刊和特种文献。特种文献是指图书和期刊之外的其他出版物,如科技报告、学位论文、专利文献、标准规范、未正式出版的内部资料等。

(2) 按载体的类型划分,现代中药炮制文献可分为印刷型、缩微型、视听型和机读型。印刷型和机读型是现代中药炮制文献的主要形式,网络检索工具、网络数据库、专业网站和电子出版物已成为机读型文献的主要形式。

(3) 按文献的加工形式划分,现代中药炮制文献可分为一次文献、二次文献和三次文献。一次文献,又称原始文献,是指科研人员以自己的工作经验或科研实践为依据,撰写并公开发表或公布的文献。一次文献具有创新性和原始性,信息最完整,是基础性资料,使用价值最高。二次文献是按一定规律和方法编制成的查找原始文献的检索工具,如中国知网、PubMed 等网络检索工具。三次文献是在阅读一次文献的基础上,综合分析、归纳信息后,组织形成具有资料性、查考性、阅读性的文献,如文献综述、教科书、参考工具书等。

二、图书类现代文献

（一）经验收集整理类文献

中药炮制技术历经2 000多年的发展，积累了历代中医药学家的经验，这些经验是炮制技术现代传承的重要内容。该类文献侧重于系统整理古代和地方传统炮制经验，形成具有重要参考价值的资料，推动传统炮制技术的现代传承与创新研究。

1.《中药炮制经验集成》　由中医研究院中药研究所、北京药品生物制品检定所编写，人民卫生出版社1963年出版，1973年再修订出版。该书总结历代药物炮制资料和经验，结合全国28个大中城市的有关中药炮制法，予以综合整理编成。全书分绪论和各论两篇，共载药501味。绪论中系统地介绍了历代炮制技术的发展及有关炮制技术操作法则，各论分古代文献和现代经验两部分，并按治则、炮制、药效等项分述。1973年再修订版本在原书基础上删去古代资料部分及炮制方法简单的品种，列出每种中药炮制品名称，每种炮制品的炮制方法略加归纳，另对部分炮制品加注古代资料出处，共收录中药482种，重印出版。该书为后期编写中药炮制教材和中药炮制研究提供了参考依据。

2.《历代中药炮制资料辑要》　1973年由中医研究院中药研究所编写。该书本着古为今用，以及取其精华，去其糟粕的精神，摘录了汉代至清代176部主要医药著作的有关中药炮制的部分资料，按其原作成书出版年代顺序编排，保存了较为系统的有关中药炮制的历史技术资料。

3.《历代中药炮制法汇典》　由著名中药炮制学专家王孝涛教授撰写，江西科学技术出版社出版。该书分为古代部分和现代部分，古代部分于1986年出版，现代部分于1989年出版。王孝涛教授为振兴中国传统制药技术、创建和完善中药炮制学、实现传统炮制技术现代化做出了突出贡献。该书古代部分遴选了汉代至清代间的主要医药文献160余部，辑录其中有关炮制的技术和理论资料，收集了常用中药462种，其中植物药327种，动物药63种，矿物药46种，其他药物26种。各药分正名、处方用名、炮制方法、炮制作用4项叙述。现代部分收录了现代常用中药500余种，以药材来源、炮制方法、现代研究等项分类辑录。该书特点是资料丰富而系统，是当今资料最丰富的炮制专著之一，从医学史角度看，其不亚于其他文献资料本身的价值。另外，它还为现代炮制研究提供了各种各样的选题，其意义和价值远超过一药一法的研究，对推动中药炮制研究产生深远的影响。

4.《中药炮制学》　由南京中医学院方剂教研组编著，江苏人民出版社1961年出版。该书是近代全国第一部中药炮制学专著，分上、下两篇，共论药752味，记载的炮制方法以江苏省的炮制经验为主，适当地吸收外省的经验，操作方法翔实，可操作性强，是药工传统操作经验的总结。较系统地介绍了中药炮制总论及中药材的炮制加工和贮藏方法。

5.《樟树中药炮制全书》　由龚千锋主编，江西科学技术出版社1989年出版。该书是我国为数不多的对地方特色炮制工艺和理论进行系统整理的书籍。分总论和各论两部分。总论扼要论述了中国历史悠久的"药都"樟树的中药业发展史和传统加工炮制方法等。各论按药用部位分根茎、茎木、皮、全草等12类介绍了500余种中药的来源、炮制方法、成品性状、性味归经、功能主治、炮制作用、用法用量、贮存、使用注意事项等，并附有代表性的樟树中药炮制工具和部分中药饮片、炮制品的彩色图谱。该书中系统收集、整理了"樟帮"传统中药炮制技艺，其中枳壳凤眼片、厚朴肚片、黄柏骨牌片、马钱子腰子片、川芎蝴蝶片、附子临江片、四制香附、猪心血炒酸枣仁、鳖血炒柴胡、山羊血煮藤黄、尿泡马钱子等，基本上反映了"樟树药帮"加工炮制的特点，并总结了"樟帮"中药饮片加工的"火候""水性"掌握，以及辅料应用、切制技术、保管贮存等方面的经验，收集了中药饮片和炮制品的成品性状及质量控制方法，收集并绘制了炮制加工工具及部分中药饮片、炮制品彩色图谱，图文并茂，反映了樟树中药加工炮制的概况。该书内容翔实，重点突出，条理清晰，图片新颖，以"齐、全、实"反映了传统樟树中药炮制全貌，继承了传统饮片加工和炮制技术，是一部发掘、整理祖国中药国宝，为生产、科研、临床、药检、教学提供可靠依据，具有重要价值的技术资料。

6.《中药炮制品古今演变评述》 由张炳鑫主编，人民卫生出版社1991年出版。该书介绍了181种常用中药的炮制，将每个品种由开始时炮制的方法及历代演变所增加的方法顺序列出，并将现代所保留下来的方法加以对照分析，提出演变过程与尚可挖掘的方法，对于发展提高中医药的学术水平，进一步振兴中医药事业有借鉴意义。

（二）参考工具类文献

该类文献根据一定需要，汇集了中药炮制学或中药炮制某一领域（如饮片的辨识鉴别）的完整信息资料和最新的研究成果，使其具有查考性。该类文献对原始信息进行排序、浓缩、重组、综合，得到数据型、事实型和文献型的信息，是教学、科研工作中必不可少的检索性、史料性工具书。

1.《中药炮制学》 由叶定江、张世臣、吴皓主编，人民卫生出版社2011年出版。该书为“中医药学高级丛书”之一，同时也是“十一五”国家重点图书。全书分总论、各论两部分。总论论述了中药炮制的基本理论、知识、技能及其科学研究。各论按药用部位分类，列举了330余种中药的古代炮制方法、现代炮制方法、饮片性状、炮制目的、临床应用、炮制研究资料及有关文献摘录等。该书力求全面、系统地总结历代炮制理论、炮制方法、临床应用、科研成果，充分反映了当时中药炮制的水平和发展前景，内容丰富，资料翔实，实用性强，具有一定的深度、广度和高度，为中药炮制的教学、科研提供了一本可靠的参考资料。

2.《中药炮制学辞典》 由叶定江、原思通主编，上海科学技术出版社2005年出版。该书是一本全面反映中药炮制学历史源流及最新研究成果的工具书。共收辞目2 160余条，其中名词术语788余条，炮制学文献225条，对炮制有贡献的医药学家156位，药物炮制994条。内容涉及中药炮制学发展历史、工具运用、工艺改革、方法创新、作用研究等各方面。书后并附有炮制学常见古文字及古计量单位检索、中药炮制名词术语汉英文对照表，以及中文名索引。具有检索方便、全面实用的特点。

3.《常用中药饮片辨识要点》 由于虹主编，人民卫生出版社2007年出版。该书采取中药饮片实物照片配合简明文字解说的形式，介绍常用中药饮片的辨识要点。分为常用中药饮片辨识篇和性状相似饮片辨识篇，筛选了262味教学重点中药、41种炮制品及24组（50种）性状相似饮片进行介绍，370余幅照片。书末附有中药饮片的拼音索引和笔画索引。

4.《实用中药饮片鉴别图谱》 由阎文玫主编，世界图书出版公司2005年出版。该书收载根及根茎类饮片137味、茎木类32味、皮类16味、叶类20味、花类27味、果实种子类124味、全草类53味、树脂类5味、藻菌类8味、动物类40味、矿物类21味及其他类31味，共12类，总计514味，约1 200种中药饮片。此外，收载一般中药书籍中不常记载的商品概况、炮制、处方应付，增强了实用性。并以中药饮片鉴别和饮片彩图为重点，相比以往中药鉴定方面的书籍中药材形态多为文字描述、手绘外形图，很难正确理解药材的形态，容易造成错误，该书采用实物彩照，形态真实准确。全书约80万字，彩色图片约1 200多幅。书中收载的品种鉴定可靠，所选药材及饮片品种齐全、具有代表性、鉴别特征完整、鉴别要点突出，文字简练，通俗易懂，内容丰富。彩图均用高档反转片摄制，实物摄影，图片清晰，立体感强，无阴影，色彩逼真，准确，具有较强的科学性和实用性，是一本非常实用的参考书。

5.《现代中药炮制手册》 由冉懋雄主编，中国中医药出版社2002年出版。全书分上、下两篇。上篇为总论，论述了中药炮制的基本概念与发展历史、目的意义与重要地位、研究内容与研究方法、基础理论与临床疗效，以及中药炮制对药物的影响、中药炮制的管理法规与质量要求、炮制常用辅料、炮制分类及基本方法与工艺设备、中药及其炮制品的贮藏技术等。下篇为各论，按植物类、动物类、矿物类及其他类中药分类，具体介绍了707种中药炮制的历史沿革、炮制方法、炮制作用及现代研究等内容，较为系统地介绍了中药炮制品的古今演变及其炮制技术与现代研究成果。该书较为全面地反映了中药炮制的基础理论、基本技术、质量管理、改革思路及现代研究与广阔前景，可供从事中药炮制、中药制药、中医临床、中药经营、中药栽培养殖及相关行业的人员使用。

（三）中药炮制与临床关系类文献

中药炮制是中医临床用药的特色之一，可适应中医临床辨证施治、灵活用药的需要，是提高中医临床疗效的重要手段，是保障临床用药安全的重要措施。该类文献侧重于论述饮片在临床上的生熟用法，介绍各种饮片的药性、适应证及处方应付等，从而指导临床医师和药师在准确辨证的基础上，合理选药，配伍组方，保证临床用药的安全有效。

1.《中药饮片炮制与临床组方述要》　由王孝涛主编，化学工业出版社2005年出版。该书分为常用中药饮片炮制技术和中医临床常用组方两部分。上篇全面介绍15种中药炮制方法的炮制作用、炮制要求、炮制操作及应用实例，并介绍了中药饮片的量化质量要求和贮存保管要求。下篇在介绍每种中药的生品、制品及不同规格制品的性味、药效作用的基础上，根据所治疗病症给出疗效可靠、针对性强的常用方剂，供临床医生及读者从中领悟中医用生、熟饮片组方用药的配伍规律。书中列有常用饮片酒制品37种，醋制品32种，盐制品18种，姜制品7种，蜜制品18种，药汁制品23种，油制品2种，制炭品30种，清炒制品33种，炒焦品6种，麸炒品10种，土炒品3种，烫制品9种，煨制品5种，煅制品13种，制霜品6种等及其生品，共编辑常用中药196种，常用中药饮片461种。附录介绍了中国中药材产地，中药材采收、加工、干燥、贮藏保管的具体方法，毒性中药品种及中医配伍用药禁忌，中药汤剂的制备与服法等知识。该书内容丰富，语言精练，具有科学实用的特点。

2.《医用中药饮片学》　由原思通主编，人民卫生出版社2001年出版。该书分为上篇总论和下篇各论两大部分。总论设“绪言”“中药炮制概要”“炮制对中药饮片化学成分的影响”“中药饮片的性能”“中药饮片的用法”和“中药饮片的管理”6章，全面系统地阐述了中药饮片的有关理论。各论按经典的功能分类法，设“解表药”“清热药”等20章，每味中药均设“药材来源”“炮制原义”“饮片名称”“性能述要”“炮制作用”“应用要点”“用法用量”“注意事项”和“相关研究”9项。在“相关研究”中分别介绍了具体药物的化学成分、药理作用、炮制原理及临床应用等方面的研究成果。对280种常用中药的600余种生、熟饮片的药性理论、炮制目的、应用经验、化学成分、药理作用、毒性和临床研究成果进行了全面阐述。

3.《中药饮片炮制研究与临床应用》　由金世元主编，化学工业出版社2004年出版。该书内容分为三部分。第一篇论述了清代及清代以前的中药饮片炮制技术演变概况，中药炮制目的、作用和理论形成的基本规律，列举了历代有代表性的方剂以充分体现中国应用中药饮片组方治病的主要特点，对传统中药炮制的科学性、合理性、实用价值及存在的主要问题提出了较详细的见解。第二篇概述了179味中药的古代炮制考证、近代炮制辑要，将现代中药炮制研究归纳为炮制工艺、炮制化学、炮制药理、炮制质量、炮制原理和炮制临床等方面进行了文献综述，精选并列出了历代有代表性的不同规格饮片组成的方剂，用于说明中医视不同个体或不同病情组方用药、生熟异治的必要性和重要性，并对每味中药的炮制与应用作了简要评论。第三篇阐述了近代以来中药饮片炮制研究工作的发展，概要介绍了中药颗粒饮片、超细粉片型及中药浓缩颗粒研究成果，说明了中药炮制研究的基本思路、主要内容和科研方法，对中药炮制研究尚存的主要问题及发展前景提出看法。书后附有中药饮片炮制研究专题的国家重点科技计划项目及国家有关法规节选等。本书对古今中药炮制的技术、目的、作用、理论和应用，尤其是新中国成立以来中药炮制研究取得的成就，做了比较完整的阶段性总结。

4.《中药生制饮片临床鉴别应用》　由贾天柱主编，人民卫生出版社2015年出版。该书收录了200余味临床常用中药，采用横向对比的方式对生用饮片与制用饮片的性状、鉴别、功能主治、配伍、用法、常用处方等10余项内容进行简洁清晰的介绍。同时对于重点的项目,又以注释的形式加以展开讲解。

（四）中药炮制质量控制类文献

该类文献侧重于介绍中药饮片炮制工艺规范化、饮片质量标准化等内容,中药饮片炮制的规范化和标准化是中医药现代化的关键环节和必然要求。

1.《中国药典》 第一部《中国药典》于1953年由卫生部编印发行,而后历经10年于1963年出版发行了第二部《中国药典》,也是从此版起,中药炮制通则收载在凡例中,中药材和中药成方制剂单列收载于《中国药典》(一部)中,并在一些中药项下列出它们的炮制品。随着版本的持续更新,中药的炮制品种和质量标准在不断更新和完善。至《中国药典》(2010年版)出版,国家以法典的形式首次明确中医临床入药的药物均为饮片,并从标准体例上规定"性味与归经、功能与主治、用法与用量"为饮片属性。《中国药典》(2020年版)相较于前版,其基本的框架没有改变,在炮制品种上增加了裸花紫珠,删减了马兜铃、天仙藤、穿山甲;其他炮制方面的修订主要在于一些标准的修订,如酒女贞子、熟地黄、炒苦杏仁的质量控制成分标准。

2.《全国中药炮制规范》 由卫生部药政管理局编著,1988年公开出版发行。该书是在调查、研究、搜集、整理全国各省、自治区、直辖市卫生厅(局)所颁行的《中药饮片炮制规范》的基础上编撰而成。全书收载常用中药554味及其不同规格的炮制品。然而,书中力求炮制工艺的统一,导致一些特色的传统炮制工艺并未纳入其中,所载内容不够全面,且并未作为法规在全国颁行。当前新版的《全国中药饮片炮制规范》正由国家药典委员会委托中国中药协会中药饮片专委会组织开展编撰。

3. 地方中药炮制规范 各省饮片炮制规范的编制工作始于20世纪50年代。随着我国中药饮片生产企业的陆续建立,饮片的生产规模不断扩张,各省为统一饮片炮制工艺,保障中药饮片质量,陆续开展了中药饮片炮制规范的编制工作。各地将本地区具有悠久历史意义的炮制方法及工艺进行了整理,并在此基础上制定出版了各省市的中药饮片炮制规范。迄今,除海南省一直未制定中药饮片炮制规范外,全国(除香港、澳门、台湾地区)已有30个省、自治区、直辖市先后颁布了本地区的中药饮片炮制规范。随着中药饮片生产规模的持续扩大及中药炮制研究的深入,各地均在持续对所属地方炮制规范进行修订,中药饮片的质量管理也在不断提高。

4.《现代中药炮制与质量控制技术》 由王琦、王龙虎主编,化学工业出版社2005年出版。该书分总论、各论两部分。总论介绍了中药饮片的生产技术,包括净制、切制、炮制(炒法、烫法、炙法、煅法、蒸法、煮法、复制法、发酵法、发芽法、煨法、制霜法、提净法、水飞法、拌制法)、包装及贮藏等内容。各论收载223种中药的炮制技术、炮制作用、质量控制技术(鉴别技术、检查技术、含量测定)、药理作用、性味与归经、功能与主治、注意事项与贮藏等。该书在保持传统经验和特色的基础上,为实现中药饮片炮制工艺规范化、饮片质量标准化、中药饮片产业化和现代化提供有益的借鉴。为此,对中国传统的中药炮制加工技术、炮制目的、炮制作用和应用、生产操作要领等作了较为完整的综合归纳,并采撷了现代中药炮制文献精华,以《中国药典》(一部)(2005年版)为依托,提出了200余种中药(近500种饮片)的炮制方法及质量控制技术,多数饮片还记述了多种炮制方法,力求充分反映当前中药炮制的水平和发展前景。

5.《中药饮片切制工艺学》 由张炳鑫主编,中国医药科技出版社1998年出版。该书首次把饮片切制工艺的理论独立分科,强调了中药饮片切制过程的重要性。该书分总论和各论两部分,总论4章重点论述了切制工艺的基本理论、工艺程序、机械设备及原理、生产管理、质量标准等;各论分9章,以片型为纲,分述214种中药饮片的切制工艺及质量标准等内容。

（五）炮制机械工程类文献

该类文献侧重于介绍中药炮制工程学的基本原理,中药饮片工业化的生产、质量过程控制,饮片厂的设计、GMP 的认证与管理,中药炮制设备的结构性能与操作方法等内容,为中药炮制设备的应用与开发提供了翔实的资料,为饮片工艺规范的制定和质量控制提供了技术保证。

1.《中药炮制工程学》　由李光甫、任玉珍主编,化学工业出版社 2007 年出版。为满足中药现代化发展的需要,实现中药饮片工艺规范化、质量标准化、检测现代化、包装规格化、生产规模化,中药炮制工程学应运而生。它是传统中药炮制理论与现代药学理论、传统生产工艺与现代工程技术相结合的科学体系。该书介绍了中药炮制工程学的基本概念、目标和任务,中药炮制的作用、炮制基本单元操作原理、炮制设备及各单元炮制工程,中药饮片的包装材料、包装技术、包装设计及饮片的储藏与养护管理,中药炮制辅料的质量控制要求及中药饮片的质量控制方法,中药饮片厂的设计原则及设计的重要环节,中药饮片厂的环境保护,工程项目的技术经济分析与工程概算,中药饮片厂 GMP 的实施和要求。该书中还列举了大量的研究应用实例。全书内容新颖,有一定深度和广度。

2.《现代中药炮制设备及制法》　由苏德民、沈烈行、王爱武主编,山东科学技术出版社 2002 年出版。全书分设备篇、制作篇两部分。设备篇叙述了中药炮制设备发展简史,介绍了中药炮制设备的结构性能和操作方法。制作篇按炮制方法分类,列举了 150 种中药的传统炮制方法、现代设备应用方法、饮片性状、性味归经、功效与主治、化学成分、炮制作用、现代研究和有关文献摘录等内容。

三、期刊类现代文献

(一) 中文期刊

目前,国内还未有专门针对中药炮制学的专业期刊,与中药学相关的学术期刊多开辟有中药炮制研究方向的专栏。国内公认的比较权威的自然科学类核心期刊遴选体系有 3 个,分别为北京大学图书馆"中文核心期刊",中国科学技术信息研究所"中国科技论文统计源期刊"(又称"中国科技核心期刊",即 CSTPC),中国科学院文献情报中心"中国科学引文数据库(CSCD)来源期刊",常被称为"国内三大核心期刊遴选体系"。下面介绍几个被国内三大核心期刊遴选体系所收录,与中药学密切相关的中文期刊。

1.《中国中药杂志》　中国药学会主办,中国中医科学院中药研究所承办的综合性中医药学术期刊,创刊于 1955 年 7 月,现为半月刊。在国际上,被《生物医学检索系统》(MEDLINE)、《文摘与引文数据库》(Scopus)、《生物学文摘(预评)》(BIOSIS Previews)、《国际药学文摘》(IPA)等数据库收录。主要设有研究论文、综述、研究报告、临床、学术探讨、文献研究等栏目,中药炮制相关论文可根据论文性质发表在各栏目项下。

2.《中草药》　由中国药学会和天津药物研究院共同主办的国家级期刊,创刊于 1970 年 1 月,现为半月刊。多年来一直入选美国《化学文摘》(CA)期刊表,并被美国《国际药学文摘》(IPA)、荷兰《医学文摘》(Embase)和《斯高帕斯数据库》(Scopus)等国际著名检索系统收录。主要刊载中草药化学成分;药剂工艺、生药炮制、产品质量、检验方法;药理实验和临床观察;药用动、植物的饲养、栽培、药材资源调查等方面的研究论文。主要设有中药现代化论坛、专论、综述、短文、新产品、企业介绍、学术动态和信息等栏目,中药炮制相关论文可根据论文性质发表在各栏目项下。

3.《中药材》　由国家药品监督管理局中药材信息中心站主办的国家级中药科技学术刊物,创刊于 1978 年,现为月刊。主要刊载中药材的种(养)技术(GAP)、资源开发和利用、药材的加工炮制与养护、鉴别、成分、药理、制剂、临床用药等方面的研究论文。主要设有栽培与育种、资源、鉴别、加工炮制与养护、化学成分、药理、制剂与质量、考证、专论、综述、临床用药、药膳、其他信息等栏目,中药炮制相关论文可重点发表在"加工炮制与养护"专栏,还可根据论文性质发表在其他各栏目项下。

4.《中成药》　由国家药品监督管理局信息中心中成药信息站主办的国家级期刊,创刊于 1978 年,现为月刊。主要报道有关中成药、中药饮片生产、科研和应用专业学术性论文,刊载中药指纹图谱、临床、药理、制剂、质量、饮片炮制、成分分析等论著，并辟有综述、信息、科研报道、医院药房等栏目。中药炮制相关论文可重点发表在“饮片炮制”专栏，还可根据论文性质发表在其他各栏目项下。

（二）外文期刊

由于中药炮制是我国独有的一项制药技术，在国际上并没有专门的外文期刊与之对应，有关中药炮制研究的文献可见于常刊登中医药论文的外文期刊，来源比较分散。

1. *Chinese Journal of Integrative Medicine*（《中国结合医学杂志》） 由中国中西医结合学会和中国中医科学院主办的外文期刊，2008 年被 SCI 收录。主要设有论著、临床研究、中西医结合、临床合理用药、护理研究、理论研究、病例报告与分析、综述与进展等栏目。

2. *Journal of Traditional Chinese Medicine*（《中医杂志》英文版） 由中华中医药学会和中国中医科学院主办的外文期刊，2010 年被 SCI 收录。主要刊载主题包括针灸和电针、草药、顺势疗法、地方疗法、心理身体治疗、姑息治疗和视觉刺激疗法等。

3. *Chinese Journal of Natural Medicines*（《中国天然药物杂志》） 由中国药科大学和中国药学会主办的外文期刊，2016 年被 SCI 收录，主要刊载有关具有独特优势的中药、草药、海洋药物、生化药物、微生物药物、民族药物、民间药物的创新研究。刊载学科领域包括来源于天然的药物资源与质量、药物化学、药理学、毒理学、药剂学、药物分析学、生物化学、微生物学、分子生物学、药物与临床、药事法规等及其相关学科。

4. *Chinese Medicine*（《中医》） 2013 年创刊，英国出版，是一本与中医药密切相关的期刊。主要刊载中医药各个方面内容的循证、研究和综述论文，包括但不限于与中医药相关的化学、生物学、药理学、药剂学、工程学、临床应用和社会经济学等主题。

5. *European Journal of Pharmaceutical Sciences*（《欧洲药物科学杂志》） 1993 年创刊，荷兰出版，是欧洲药物科学联合会的官方期刊。主要刊载药物科学所有方面的研究报道、综述及科学评论等，着重强调原创性和科学性。刊载学科领域包括药物化学、药理学、药物吸收代谢、药动学、药效学、制药学、生物医学分析，以及给药，包括基因送递、药物导向、制药学、制药生物工程、临床药物评价等。

6. *Journal of Ethnopharmacology*（《民族药理学杂志》） 1979 年创刊，爱尔兰出版，是一本专注中医药研究的期刊。主要刊载采用民族药理学、民族植物学或民族化学方法研究各国本土药物的跨学科论文。

7. *Journal of Pharmaceutical and Biomedical Analysis*（《药学和生物医学分析杂志》） 1983 年创刊，荷兰出版，是一本可刊载中药学相关研究的期刊。主要刊载药学、生物医学、临床科学等学科有关分析方面的原创研究论文和综述回顾，包括分析方法学、分析设备和分析计算等方面的发展、药物纯净和稳定方面的研究，以及药动学、治疗监测、代谢、药物相关的分析生物化学、法医毒理学、制药行业质量检测等方面的研究论文。

8. *Phytochemistry*（《植物化学》） 1961 年创刊，英国出版，是植物化学界的著名期刊之一。主要刊载有关植物的化学研究、生化、分子生物学范畴的学术成果，有化学、蛋白生化、活性提取物、新陈代谢、分子遗传、专题等栏目。

9. *Phytomedicine*（《植物医药学》） 1994 年创刊，德国出版，是一本以治疗为导向的期刊。主要刊载有关特定植物提取物、植物药物及其纯化成分的功效、安全性、质量和作用机制的创新研究，包括对具有可重复药理活性的适当标准化草药产品、草药制剂和分离化合物的临床与临床前研究。

四、现代特种文献

（一）科技报告

科技报告是指科技人员为了描述其从事的科研、设计、工程、试验和鉴定等活动的过程、进展和结果，按照规定的标准格式编写而成的特种文献。科技报告内容翔实、专深，附有图表、数据、研究方法等，能如实、完整、及时地描述科研的基本原理、方法、技术、工艺和过程等，科研工作者依据科技报告中的描述能重复实验过程或了解科研结果，但其发行范围控制严格，不易获取原文。科技报告可以交流、启发中药炮制的各种科研思路，经常查阅科技报告可以少走弯路、避免重复研究，提高科研水平的起点，起到事半功倍的效果。

中药炮制相关的科技报告数据库有国家科技报告服务系统（https：//www. nstrs. cn）、中国知网国家科技成果数据库、万方科技成果数据库等。

（二）学位论文

学位论文是为取得学位而撰写的论文，我国采用学士、硕士和博士三级制。中药炮制经常参考使用的该类特种文献主要是指硕士和博士学位论文，因为这些论文质量较高，阐述问题比较系统详细，具有一定的独创性，所附参考文献多有追踪检索的价值。

学位论文一般以印刷本保存在学位授予单位，不像其他公开出版物传播广泛。随着网络的发展和普及，各数据库商纷纷推出网络版学位论文数据库，部分学位授予单位也把学位论文提供在自己的网站上，供检索和利用。检索国内学位论文的数据库有：中国知网的中国博士学位论文全文数据库和中国优秀硕士学位论文全文数据库（http：//www. cnki. net）、万方知识服务平台的中国学位论文全文数据库（https：//c. wanfangdata. com. cn/thesis）、CALIS 学位论文中心服务系统（http：//etd. calis. edu. cn）、国家科技图书文献中心学位论文数据库（http：//www. nstl. gov. cn）等。

（三）专利文献

专利文献是实行专利制度的国家及国际组织在审批专利过程中产生的官方文件及其出版物的总称，通过了解专利信息，可以准确预测最活跃的技术领域的发展趋势，并能获得各种先进技术所遵循的规则，从而准确把握技术发展的方向与动态。专利有发明专利、实用新型专利和外观设计专利三类。近年来，中药炮制领域的专利申请量总体呈上升趋势，大多数专利主张保护的技术与炮制方法有关，所涉方法可概括为净制、切制、加热炮制和辅料制，技术效果除了减毒、增效、改变药性等炮制目的外，还涉及提高饮片片型质量、改善口感、增加生产效率等。此外，还涉及饮片生产中其他相关技术，如饮片的贮藏方法、饮片的包装及方法、炮制的装置、饮片生产用的数字化管控系统及方法、农残限量的测定方法、图谱分析方法等。

炮制专利文献可通过国内多个数据库检索，如中华人民共和国国家知识产权局提供的专利之星检索平台 CPRS（https：//cprs. patentstar. com. cn）、国家科技图书文献中心专利文献数据库、中国知网专利全文数据库、万方数据中外专利数据库等。

（四）标准规范

中药炮制的标准规范主要是指中国药典、全国中药炮制规范和省级中药炮制规范，是中药饮片生产、经营、使用、质量检验及监督管理的法律规定，也是中药炮制教学、科研工作必备的参考工具书。在现代炮制文献的梳理中就经常用到历版《中国药典》和各省级炮制规范，可使用印刷型标准规范，但需要对纸质版进行全面搜集，也可借助相关网络数据库查询，如药智数据（https：//db. yaozh. com）。药智数据是药智网旗下全国最大的医药数据库，可在线查询《中国药典》、饮片炮制规范、药材标准、药品标准、中药辞典类参考工具书等。

（五）未正式出版的内部资料

1972 年，《历代中药炮制资料辑要》作为单位内部资料出版的，该书选辑汉代到清代 160 多种主要医药典籍中有关炮制部分的资料，较为系统地整理了中药炮制的历史技术资料。此外，各高校或科研院所用于本科生、研究生教学的中药炮制类自编讲义等亦属该范畴。

五、现代中药炮制文献的研究思路

(一)现代中药炮制文献研究要与文献检索相结合

当前的中药炮制文献资源数量增长和新陈代谢越来越快,文献资源的时效性越来越强。这就需要借助现代情报学的手段,加快中药炮制文献整理研究的速度,提高研究质量,为中药炮制的科研决策提供重要依据。工欲善其事,必先利其器。若要在浩瀚的文献海洋中获取数量可控、内容相关、质量上乘的炮制文献,就需要掌握文献检索的工具及其使用技巧,在实际工作中获得事半功倍的效果。在现代炮制文献检索和搜集过程中,应遵循全面性、准确性、时效性3个原则。

1. *全面性* 从文献的出版类型来看,不能拘泥于图书、期刊,还应兼顾科技报告、学位论文、专利等特种文献;从文献的时效性来看,必须要做到时间上的连续,保证相关专题文献的连续性、完整性和新颖性;从学科交叉角度来看,除了重点关注炮制学科前沿、研究动态及发展趋向外,还应兼顾边缘学科、交叉学科的文献。在现代炮制文献的检索和搜集过程中,漏检则会影响对选题新颖性的判断,造成低水平、重复性研究;漏检还会影响科研方案的实施,若能全面搜集到文献中相关实验方法和技术的支持,可避免走很多弯路。

2. *准确性* 所搜集到的文献真实可靠且内容符合自己的研究方向和研究思路,实现文献与用户之间的最佳配对。在现代炮制文献的检索和搜集过程中,要不断总结和积累经验,提高准确获取目标文献的能力及对虚假信息的鉴别能力和判断能力。一般来说,文献报道来自大型科研院校、知名专家或是高水平科研项目资助的科研成果,其可信度较高,是现代炮制文献的重要来源。

3. *时效性* 利用现代化的计算机技术和多元化的信息来源,搜集、整理最新的文献信息。知识更新频率的加速,导致其使用价值也随着时间的推移而迅速弱化,超过了有效期,文献信息的使用价值将大打折扣。这种时效性与信息处理能力高低、信息渠道是否畅通和信息获取手段是否先进密切相关。为了积累时效性强的文献信息,要求具有高度的责任感与紧迫感,保持敏锐的信息意识,时时洞察本研究领域的发展动态。跟上快速增长和不断变化的文献,是保障中药炮制科研工作的必要条件,有助于科研人员保持在炮制领域的前沿。

(二)现代炮制文献研究要与多元化中医思维相结合

中医思维包括系统思维、逻辑思维、辩证思维、求异思维等。现代炮制文献研究决不单纯是对文献信息的直观反应,而是一种创造性的思维活动。若将中医思维融入其中,既可体现文献研究的严谨性和科学性,又能进一步丰富研究成果,不断产生新的知识,实现质的飞跃。

1. *系统思维* 将一系列分散问题进行有序整合,并以整体、全面的视角分析问题的思维方法。在现代炮制文献研究中,通过系统思维对围绕某一问题获取的文献,建立"从无到有,从简单到复杂,从局部到整体,从现象到本质"等的联系,将有助于揭示该炮制问题的产生及演化规律,从整体把握问题的实质。因此,从系统论的角度,用事物之间相互联系的观点去分析和整理现代炮制文献,是一个重要的研究思路。

2. *逻辑思维* 借助概念、判断、命题及推理等形式能动反映现实的思维过程,其主要特征:以分析方法为主,以事物相对稳定的质性规定为依据,通过分析研究对象逻辑关系为突破口,来把握对象固有特征。针对中药炮制某一课题发展的历史和现状,用分析、综合、判断、推理等一系列思维方法进行评估和预测,产生新的知识,这是中药炮制文献研究常用的逻辑思维思路。

3. *辩证思维* 对客观事物的辩证法及辩证规律性的认识及应用,通过归纳与演绎、分析与综合、抽象与具体、逻辑与理性等思维方法的矛盾变化,达到揭示客观事物对立统一本质的目的。中药炮制中的毒效转化、火候过犹不及、根据辨证施治选择不同的炮制品等范畴,均在一定程度上体现出辩证思维意涵。在现代炮制文献研究中,除了关注中药炮制的对立性、差异性、多样性、复杂性外,还应注重其统一性及和谐性,从更高层次上研究现代炮制文献。

4. *求异思维*　打破固有思维惯性,以多向思维、侧向思维、逆向思维为表现形式,从不同角度分析考虑问题的发散式思维方法。求异思维必须建立在大量文献资料的基础上,否则就是无源之水,无本之木。在现代炮制文献研究中,应敢于突破固有文献信息的束缚,提出不同的观点,继而寻找论据甚至依靠实验加以论证。借助求异思维开展现代炮制文献研究,可促使科研人员有所创新、有所突破,促进创造性思维形成。

六、现代中药炮制文献的研究方法

(一) 利用文献综述研究现代炮制文献

文献综述是在确定了选题后,在对选题所涉及的研究领域或专题中的文献资料进行广泛阅读和理解的基础上,对该研究领域的研究现状(包括主要学术观点、前人研究成果和研究水平、争论焦点、存在的问题及可能的原因等)进行分析鉴别、归纳整理,并提出自己的见解和研究思路,是对一定时期内该学科领域或专题的研究成果和进展进行系统、全面叙述和评论的一种文体。文献综述可作为论文发表,是炮制文献研究成果的主要形式。

文献综述不是文献检索的简单堆砌,而是"综""述"结合。"综"是对文献资料的整理、综合分析,把许多文献资料的共同观点、实验结果和方法提炼出来,按一定思维程序加以综合概括的科学思维过程,所以"综"是精华与核心。"述"是指在"综"的基础上,专门地、深入地、系统地论述某方面的问题,按文章的写作程序把它表达出来展示给读者的过程,是一种手段和方法。

1. *文献综述的类型*　中药炮制文献综述的内容一般包括历史回顾、成就概述、未来展望和学术争鸣等多个方面,根据各方面在综述中所占的比重不同,可分为:

(1) 动态性综述:以历史回顾为主。针对某一专题或某一中药的发展动态,按照其自身的发展阶段,由远及近地综合分析和介绍。旨在从历史的角度分析某一课题的发展概况,文章的写法强调时间上的顺序性,如某中药炮制历史沿革分析与研究等。该类型最适宜介绍中药炮制研究领域某个专题的学术和技术进展,如某中药的炮制研究进展等。

(2) 成就性综述:以成就概述为主。该类型综述的历史回顾可以从略,时间顺序也可不连贯,重在介绍某一专题的新成就、新技术、新进展、新观点。如介绍某种新技术在炮制研究中取得的新成果,或对某种新的实验方法用于炮制原理研究进行述评。该类型综述实用价值较高,对当前工作有指导意义。

(3) 展望性综述:以未来展望为主。重在分析预测中药炮制学科或其某一专题研究的发展趋势,对学科的发展和专题研究有一定的导向作用。如预测多组学技术(基因组学、转录组学、蛋白质组学、代谢组学)可重构中药炮制原理研究,成为其新的研究方向。

(4) 争鸣性综述:以学术争鸣为主。针对炮制研究某领域或某专题学术观点上存在的分歧,广泛收集各家意见,并进行分类、归纳和总结,按不同观点分别叙述。叙述中可表述作者倾向性的意见,写作时要注意引用原文的事实和观点,如对某些中药炮制研究领域存在问题的争议与商榷等。

2. *文献综述的作用*

(1) 有利于选择科研方向:中药炮制文献综述具有内容浓缩化、集中化和系统化的特点,可以节省炮制科研人员阅读专业文献资料的时间和精力,达到迅速了解到相关专题的历史、进展、存在的问题,并做好科研定向工作的目的。

(2) 有利于推动科研工作的更新发展:对于具体科研工作而言,一个成功的中药炮制文献综述,能够以其严密的分析评价和有根据的趋势预测,为新课题的确立提供强有力的支持和论证,在某种意义上，它起着总结过去、指导提出新课题和推动理论与实践新发展的作用。

（3）有利于查阅资料：综述文后所附的参考文献可为读者提供已确定课题的相关参考文献，成为一种独特的情报检索系统。利用参考文献回溯、循环检索，可获得成千上万篇文献资料，并可满足在检索工具缺乏时的族性检索。

（4）有利于提升科研人员的能力：通过文献综述阅读，科研人员不仅可以了解有关专题的历史现状和发展趋势，还可实现相关科研资料的积累。文献综述写作是培养科研人员科学组织材料，正确表达思想的有效途径。

3. 文献综述的撰写步骤

（1）选题：是文献综述写作的关键环节，一定要新颖，才能引起读者的阅读兴趣。选题必须与文献检索配合进行，既可避免与别人的综述内容重复，又可避免“大题小做”或“小题大做”。一般综述的选题都是近年来发展较快，进展较大或切合目前实际需要研究的课题。

（2）收集文献：目前，主要通过计算机检索收集文献，可借助中国知网、万方数据、维普网等中文检索工具或 Web of Science、PubMed 等外文检索工具，应遵循全面性、准确性、时效性原则。

（3）整理文献：通过对所收集文献的阅读、分析、归纳、整理，从中选出具有典型性、科学性、可靠性的文献进行使用。所阅读和选择的文献的质量高低，直接影响文献综述的水平。在阅读文献时，可随时记录文献的精髓，获得启示、体会和想法。综述要如实反映原文的观点，不能任意改动，但对引用的资料也要有所取舍，无须囊括所有搜集和阅读过的文献。

（4）拟写提纲：炮制文献综述涉及的内容多而广，所以在写作前应拟写一个写作提纲，以便将主题与材料加以安排和组织，这是写作前的一项重要工作。这样可以使作者的逻辑思维更加趋于完善，既有利于成文，又便于修改，使文章层次清晰，前后照应。

（5）汇总成文及润色：准备工作完成后，一般应在短期内写出初稿，以免时间拖得太长，造成前后脱节、条理紊乱或文字不畅等。拟好提纲后，明确构思，材料齐全，就可以进一步组织材料。写成文章，一旦动笔，最好一气呵成，不必在写作过程中过分推敲用词，全文写毕后应逐段认真斟酌、推敲，每次修改后最好放置两三天后再修改一遍，直至满意为止，必要时也可请指导教师或同行好友阅读、提意见，力求完善。

4. 文献综述的撰写格式　文献综述主要包括题目、作者所在单位和姓名、摘要及关键词、引言、正文、总结、参考文献、致谢等部分。下面就文献综述主要组成部分的写作方法作简要说明。

（1）引言：简要介绍所综述的课题，研究目的及意义。说明有关概念，规定综述范围，介绍本课题的基本内容。内容包括研究的历史、现状、前景和争论焦点等，使读者对全文有一个概括的了解。

（2）正文：是综述的主体部分，对炮制研究领域在某阶段的发展历史和当前实际工作水平、成就和展望，以及有关的各种情况进行详细叙述，并写入不同观点和看法，以进行分析研究。

（3）总结：是文献综述的精华，要用简练的语言小结主要论点，并得出结论。一般还要提出尚待解决的问题及解决问题的可能方法，对今后进一步开展该领域或专题的研究，提出建设性的预测和展望。

（4）参考文献：参考文献必须是作者亲自阅读过的、最新的、最重要的文献。引用参考文献的意义在于：标明资料来源，提高综述的可信度；为读者提供查找原始资料的线索；表述对原文作者权益的保护与尊重。参考文献的排列次序与序号，要与正文中的引文次序和序号保持一致。

（二）利用文献计量学研究现代炮制文献

文献计量学是一门交叉科学，可以定量地把知识载体构建出可视化的网络，文献计量的对象包括但不局限于文献数量、文献类型、作者、关键词、引用量等。在强调信息化、大数据、人工智能的当今社会，如何快速准确地在大量数据中，寻找到有用的信息，并剔除掉冗余的无用信息是现在乃至一段时间后都需要急迫解决的问题。信息化的建立,必然可以用多种智能手段进行分析;大数据的丰富,在其所产生的全部数据中,必然有优劣之分;人工智能的介入,在各种计算机算力不断提高和软件算法不断创新的支撑下,再结合数据可视化,能达到去伪存真、取其精华的目的,最终筛选出优质的数据。文献计量学就是研究在大量文献中,如何快速有效地寻找出优秀的、具有代表性的、指向性明确的、参考性强的领域内文献的学科。利用文献计量学可以对中药炮制海量文献的主题、学者、期刊、学科等进行研究,找出核心学者、热点话题等,应用科学知识图谱,分析、归纳出炮制学科及其某一领域的发展现状和研究趋势。

1. 研究步骤

(1) 数据收集：根据研究主题确定检索词,选择中外文的期刊数据库如中国期刊全文数据库(CNKI)、万方数据库、Web of Science、PubMed 数据库等,确定检索途径及检索式后进行相关文献的全面检索及数据收集。

(2) 数据筛选：借助相应文献管理软件(如 Endnote)或直接使用 CiteSpace 软件对所收集文献进行筛选。文献筛选须定义其纳入标准和排除标准,如将纳入标准定义为中英文的实验研究型期刊论文或学位论文,来源为中文核心期刊和 SCI 期刊。

(3) 数据分析：目前,常用的科学知识图谱软件工具有 CiteSpace 信息可视化分析系统、VOSviewer 大规模数据处理及共引-共现关系图绘制软件、Bibexcel 科学计量学研究软件、SPSS 统计软件、Pajek 大型复杂网络分析工具、Origin 数据分析与绘图工具、UCINET 矩阵网络分析软件、HistCite 绘制学科发展及定位重要文献软件等,均可实现文献计量图谱的可视化分析,为炮制文献研究提供量化、直观、有效的参考依据。

2. 研究实例　选择 14 种中文核心期刊作为文献来源,对 2003~2012 年 10 年间的中药炮制学科文献进行计量学研究,发现这十年中药炮制学科的研究热点主要分布在炮制工艺、含量测定、炮制方法、质量控制等方向,正交试验、高效液相色谱、指纹图谱是这十年炮制研究中常用的实验方法。因此,借助文献计量学可梳理出中药炮制学科的发展脉络,揭示中药炮制学科相关研究前沿及演化发展趋势。

通过对“中药材产地加工与炮制一体化”(以下简称“一体化”)文献的可视化分析,发现 2015~2020 年中国知网数据库的相关论文数量由 3 篇/年跃升至 20 篇/年,论文总量从 12 篇跃升至 100 余篇。关键词可视化分析结果显示 2014~2016 年为“一体化”研究的起步阶段,出现了产地加工、趁鲜切制、饮片、传统切制、白附子、高效液相色谱、多糖等重要节点关键词,为“一体化”发展打下了坚实的基础;2016~2018 年为“一体化”的发展阶段,关键词数量呈现显著增加的趋势,出现学科交叉和融合,如炮制、指纹图谱、肝毒性、补血、镇痛、正交设计、尿苷、柚皮苷、新橙皮苷等,对有效成分、药理活性和“一体化”指纹图谱的研究逐渐出现并成为主流;2018~2020 年关键词主要为产地鲜切加工、Box-Behnken 设计、响应面法、“一体化”等,表明随着“一体化”成为业界共识,关于标准制定及工艺优化等研究逐渐出现,“一体化”逐渐趋于标准化、系统化和完善化。因此,借助文献计量学可分析出“一体化”发展的脉络及研究思路,研究逐渐转向具体化,针对解决实际问题的研究增多。“一体化”的研究逐步形成了以产地加工为研究中心,多维度、多角度、多指标地分析“一体化”对药材质量的影响为主线的研究策略,使“一体化”研究朝着更高层次发展。

通过查阅本草古籍、医药典籍、历版中国药典及文献资料,以 CiteSpace 为研究工具,采用词频分析及聚类分析为研究方法,对查阅资料进行可视化分析。结果发现防风炮制品应用于临床最早可追溯至唐代,历史上出现过 9 种炮制方法,现代炮制方法有 3 种;防风炮制品古时临床多用于祛风、除湿痹,治疗崩漏下血、盗汗、目疾等症;防风炮制品在现代临床应用上逐渐偏向治疗肠胃类疾病,如多用炒防风治疗泄泻、肠易激综合征、变应性鼻炎、系统性红斑狼疮等疾病,多用防风炭治疗溃疡性结肠炎、慢性肾炎、慢性便血等疾病。因此,借助文献计量学可梳理出防风古今炮制方法及其炮制品所治疾病,揭示防风炮制历史沿革及临床应用发展趋势。

思 考 题

1. 谈谈在数字化时代如何将中药炮制文献传承研究与数字化相结合。
2. 谈谈在现代炮制文献研究中如何体现多元化中医思维。

第三章
中药炮制理论传承

第一节　中药炮制传统理论

通过开展中药炮制理论的传承研究，探讨其规律性的本质，不仅有利于炮制原理的阐述，还能够指导炮制方法的改革与创新，使中药炮制更加符合现代医学的需求，更好地发挥中药的治疗功效。

一、中药炮制传统理论的形成

在中医药理论的指导下，中药炮制技术在制药原则、制药方法中融入药性理论、配伍理论，形成了自身独特的理论体系。中药炮制的基础理论主要包括生熟异用理论、炮制适度理论、炮制药性理论、炮制解毒理论、炭药止血理论、辅料作用理论等。

中药炮制基础理论属于中医药理论体系范畴，是对所炮制中药的自然属性、炮制辅料的作用、方药疗效及炮制品在处方配伍、辨证用药中的作用特点进行总结，并将中药的药性、配伍、五行学说等中医药理论融入中药炮制，经过中医临床的不断实践和发展，总结出炮制技术、炮制品的炮制作用与临床用药功效变化的内在规律，经过凝练、提升而形成的独特的中药炮制学理论体系。中药炮制学是中医药学科体系中不可缺失的重要组成部分，中药炮制基础理论的形成和丰富为中药炮制技术的传承发展和守正创新奠定了扎实的理论基础。

（一）中药炮制传统理论形成的基础

中药炮制传统理论形成的基础来源于炮制技术的不断发展和医药学家对炮制品炮制作用认识的不断深入。中国最早的历史文献《尚书》（战国时期），其中有"若药弗瞑眩，厥疾弗瘳"这句话，意思是药都有毒，如果吃药没有到头昏眼花的地步，疾病是不会好的。汉代《五十二病方》中"取庆（蛲）良（螂）一斗，去其甲足……取商牢（陆）渍醯中……"记载了蛲螂去甲足、商陆酒浸渍的炮制。《神农本草经》中"若有毒宜制，可用相畏相杀者，不尔勿合用也"明确了毒性中药必须炮制。到了《黄帝内经》时，对药物的毒性大小有了更深入的认识，分为大毒、常毒、小毒、无毒四类，指出治病需遵循安全第一原则。《黄帝内经》在《灵枢·邪客》篇中有"秫米治半夏"的记载，用秫米"治"的意义在于降低半夏的毒性。《黄帝内经》中"凡㕮咀药，欲如豆大，粗则药力不尽"，则说明分剂量调剂的需要。《素问·至真要大论》和《素问·三部九候论》，确立了"寒者热之、热者寒之"和"虚则补之、实则泻之"的治疗原则，即用制其太过与扶其不足的方法治疗，使患者恢复生理平衡。在炮制中药方面，照此原则，主要目的是减毒增效。汉代之前这些文献记载中的中药炮制技术从现代炮制发展来说，中药炮制技术比较简单，只有净制、切制、加热炮制等步骤，临床可用的炮制品种较少，是净制、切制、加热炮制、辅料炮制的开端，炮制的目的在于便于服用、调配制剂、降低毒性。这个时期医药文献的记载已经体现了中药炮制加工的意义，治半夏代表了炮制减毒理论的雏形。

在汉代之前，《神农本草经·序录》提出了"有毒宜制，可用相畏、相杀"的配伍减毒法，以及"若毒药治病，先起如黍粟，病去即止。不去倍之，不去什之"的逐渐增大剂量使用原则。唐代期间出现的第一本中药炮制专著《雷公炮炙论》则对每种药物的炮制工艺作详细描述，并开始注重炮制技术（包括辅料）本身对药物作用的影响。总之，中药炮制基础理论形成的过程是不断探索和发展的历程。

（二）中药炮制传统理论形成的条件

历代医药家在医疗实践的同时，通过著书立说，结合临床用药经验和制药经验阐述炮制作用和炮制意义，是中药炮制基础理论总结、凝练的形成条件。唐宋时期的医药学家将炮制技术进行总结归类，形成通用的炮制规则，并将如药性、配伍、制药等中医药理论融合到中药炮制中。这种方法改变了药物的药性，在药物中加入辅料影响其作用，使得一种药物可以产生多种炮制品。这促进了炮制技术的发展和临床应用范围的扩大。例如，桂枝原本是生用，但采用炒制的方法制成炒桂枝可以缓和其药性；大黄的炮制品也有生大黄、熟大黄及煨大黄等。这些通用的炮制技术规则为临床医生指导药物的炮制提供了便利，而中医药理论与炮制技术的相互融合，则推动了中药炮制基础理论的形成。

（三）中药炮制传统理论体系的形成

在中药发展历史上，中药炮制基础理论体系的形成是一个不断积累完善的过程。金元时期及明代的医药学家在唐宋时期中药炮制技术的基础上，开始将炮制品的作用、临床应用经验和使用的炮制技术等进行归类总结，形成规律性的认识，并将这些认识提升为精炼的理论文字。在论著中将这些规律性的认识提升、凝练为炮制理论，并从药性、工艺、功效作用等不同角度形成了炮制理论的体系。例如，“酒制升提”理论是将药物的药性、加热炮制的技术、疾病所在的部位、辅料的固有属性和对机体的作用相结合而形成的。另外，“蜜制益气、醋制入肝、盐制入肾”等辅料作用理论，则是将中医五行学说与炮制药物的性味归经和临床疾病的治疗相结合而形成的。这些基础理论是历代医药学家在临床实践中不断总结炮制品应用的经验，并将中医药理论应用于炮制技术和炮制药物而形成的。在此基础上，采用宏观的、系统的、类比的方式概括、凝练、升华而形成了中药炮制基础理论。

二、中药炮制传统理论的内容

中药炮制的应用主要通过君、臣、佐等配伍成复方入药，达到独特的医疗效果。历代医家对中药炮制进行了理论总结和归纳。例如，明代张仲岩的《修事指南》概括了中药炮制的重要性和基本制法。他认为“药有生熟，制有修事”，必须遵循炮制规则和程序，使得药物精良、药性准确。而一些后人不了解炮制规则，或误传汤头药性，托名雷公炮制，导致药性不准确，临床效果不显著。从本草经验中，可以总结出雷敩、李时珍等医家的修治制度，其中包括以物制药、以药制药、热制冷药、润制燥药等多种方法。因此，中药炮制传统理论必须遵循科学的炮制规则，根据药物的特点和实际需要进行炮制，并就炮制后的药物性质和临床应用效果进行总结和分析。

（一）中药净制理论

汉代张仲景在《金匮玉函经》中提出：“或须皮去肉，或去皮须肉，或须根去茎，又须花须实，依方拣采，治削，极令净洁”等观点，强调了药用部位的纯正和制作工艺。中药来源于大自然，往往包含一些无药效的杂质或非药用部位，这影响了用药剂量的准确性。因此，通过净制工序可以除去这些杂质和非药用部分，提高药物的净度和纯度。如果中药材不注意净选加工，中药饮片中的非药用部位或杂质就会使配方中药物的实际用量减少，达不到治疗所需剂量。

例如，山茱萸的核、金樱子的毛核、巴戟天的木心、关黄柏的粗皮（栓皮）、乳香和没药黏附的树皮等均为非药用部分，占比较大，若不除去，则该药在方中的实际比例大为减小，不能达到预期的治疗效果。如二妙散，具有清热燥湿的功效，是治疗湿热下注的基础方。方中黄柏苦寒，清热燥湿，是其主药；苍术苦温，燥湿健脾，既祛已成之湿，又杜湿邪之源。方中苍术要求制用，黄柏原方要求炒，现多生用。若方中苍术生用，则过于辛温而燥；黄柏若为关黄柏，不除去粗皮，就等于减少了黄柏的实际用量。这样全方燥湿之力虽然甚强，但清热之力不足，不仅达不到预期效果，还恐有湿热未去，热邪反增，有化燥伤阴之虞。

提高药物净度可以保证中药实际用量，从而提高临床疗效。在方剂中，药物的不同剂量可以改变方剂的适应证和治疗效果。如《伤寒论》的小承气汤、《金匮要略》的厚朴三物汤和厚朴大黄汤，3个方剂中的药物均由厚朴、枳实、大黄组成。小承气汤由大黄四两，枳实三枚，厚朴二两组成，主治实热便秘，法当苦寒泻下，故重用大黄，泻热荡积，重点在大便不通；厚朴三物汤以厚朴八两，枳实五枚，大黄四两，主治痛而闭者，用于胀满而痛，故以厚朴行气消胀为主；厚朴大黄汤以厚朴八两（原方一尺），大黄六两，枳实四枚，主治支饮胸满，以胸满为主证，因此小承气汤证侧重于津伤而呈肠燥，厚朴大黄汤证侧重于津凝而呈水饮，厚朴三物汤侧重于气滞而生胀痛，津气盈虚等证。因此，药物的剂量不同，方名和适应证都会发生很大改变。

因此，药物的剂量对于中医方剂的疗效有直接影响，通过炮制可除去非药用部位或分离不同药用部位，提高纯度，保证处方中药物的实际用量，从而提高相对含量以增强疗效。

（二）中药切制理论

明代陈嘉谟在《本草蒙筌》中提出了切制理论，提出了㕮咀和咀片的来历，并介绍了软化切制的方法和注意事项。

在制作饮片时，植物药经切制饮片后，与溶媒接触面增大，有效成分易于提取。若方中饮片厚度相差太大，在煎煮过程中会出现易溶、难溶、先溶、后溶等问题，导致浸出物得气失味或得味失气，达不到气味相得的要求。例如，对于调和营卫的桂枝汤，其中桂枝以气胜，白芍以味胜，若白芍切厚片，则煎煮时间不好控制，煎煮时间短，虽能全桂枝之气（性），却失白芍之味；若煎煮时间长，则取白芍之味，但失去桂枝之气。为保证药效，方中桂枝和白芍均应切成薄片并掌握适当的煎煮时间，这样可以使桂枝和白芍的气味共存，达到最佳疗效。

因此，通过切制可以掌握饮片的具体规格要求，并确保药物在煎煮过程中能够充分溶解和释放有效成分，提高中药的药效。

（三）中药炮制解毒理论

在西汉以前，“毒药”是一切药物的总称。《周礼·天官》《素问·脏气法时论》《药治通义》等都提到“毒药”的概念。虽然古代对中药的性能认识还比较局限，但已有文献记载使用毒性中药的饮片，如“治半夏”等。

中药炮制解毒理论是将中医理论中的十九畏、十八反、药性理论等与炮制技术和中药的属性相结合总结而成的。在《神农本草经》中就提出了按七情合和理论进行炮制，用相畏相杀配伍制约中药的毒性，初步保证了用药安全。例如，半夏畏生姜，可以用生姜解半夏的毒性。其他文献也有相关记载，如刘涓子《刘涓子鬼遗方》所述“半夏性畏生姜，用之以制其毒，功益彰”、李梴《医学入门》所述“凡药用火炮，汤泡煨炒者制其毒也”、龚廷贤《寿世保元》所述“炒以缓其性，泡以剖其毒，浸能滋阴，炼可助阳，但制有太过不及之弊”、徐彦纯《本草发挥》所述“用附子、乌头者当以童便浸之，以杀其毒，且可助下行之力，入盐尤捷也”等。由上可见，中药炮制减毒可通过多种炮制方法实现，不同中药的毒性成分、致毒机制不一样，因此需采用不同的炮制方法减毒。目前炮制减毒主要通过除去毒性部位减毒、加热减毒及辅料减毒。中药炮制解毒理论的出现，使得中药的使用更加安全可靠，同时充分利用中药的药性和炮制技术，提高中药饮片的疗效。

（四）炭药止血理论

炭药的应用历程从经验积累上升为医药学理论经过了漫长的时期。最初的炭药记载可以追溯至战国时期的《五十二病方》“止出血者，燔发，以安其痏”，到南北朝的《名医别录》首次提出炭药可用于止血，炒炭止血理论随之逐渐形成。到了唐代，已明确将炭药应用于临床止血，如孙思邈的《千金方》中所载，爪甲烧炭治疗尿血，大黄炒炭治疗带下，烧乱发、槐角子治崩中漏下，赤白不止，羚羊角制炭后可用于产后下血等。在此基础上，炭药的应用不断得到继承与发展。

金元时期，医家对中药制炭的功效意义多有总结。元代医家葛可久，以大蓟、小蓟、荷叶、柏叶、白茅根、茜草、山栀、大黄、牡丹皮、棕榈10味制成炭药配伍组方，名为“十灰散”，功效凉血止血，用于火热灼伤血络，血热妄行而离经外溢之诊治。葛可久又以此方功效意义撰成《十药神书》加以论述：“大抵血热则行，血冷则凝……见黑则止”，又曰“夫血者，心之色也，血见黑则止者，由肾水能止心火，故也”。

根据五行学说的生克规律，中医认为黑能胜红，有“红见黑止”的观点。根据五行对应五色之规律，有“木、火、土、金、水”分别对应“青、赤(红)、黄、白、黑”之说，而五行中的各行又有生克之规律，水能克火，故黑能胜红，“血见黑止”对应了五行的生克规律。黑即是炭药，葛可久以血证用炭药则止的见解，提出了炭药止血的理论。在十灰散制炭止血理论的影响下，明、清制炭止血的品种应用大为增加，李时珍在《本草纲目》中有“烧灰诸黑药皆能止血”之说，对炭药的收载有近200个品种。

此外，关于炒炭存性，清代名医陈修园指出：“今药肆中只知烧灰则变为黑色，而不知存性二字大有深意。”他认为每种药物都有其性质特点，若炒炭过度，则会使药性丧失，变成无用之物。因此，在炮制炭药时，需要掌握好时间和火候，以确保药效的发挥。

总之，炭药止血理论是古代医学理论经验的总结和推广，其应用历程表明，在长期的实践中，人们逐渐对中药的属性和治疗作用有了更深入的认识，这促进了中药的炮制技术和应用发展。

（五）中药制药理论

在清代，徐灵胎在《医学源流论》中明确提出中药制药理论，强调要“取其利而避其害”，并将炮制原则归纳为配伍的七情理论。他在书中写道“凡物气厚力大者，无有不偏，偏则有利必有害。欲取其利，而去其害，则用法以制之，则药性之偏者醇矣。其制之义又各不同，或以相反为制，或以相资为制，或以相恶为制，或以相畏为制，或以相喜为制。而制法又复不同，或制其形，或制其性，或制其味，或制其质……”。这些原则被称为传统的制药原则。

徐灵胎的制药论对中药炮制的发展起到了重要的指导作用。他所提出的“取其利而避其害”的原则是中药炮制的根本目的，即要针对中药药性及毒性等特点进行炮制，以达到最佳的治疗效果。同时，他将炮制原则归纳为配伍的七情理论，使中药炮制变得更加科学化、规范化。至今，徐灵胎的制药论仍在中药炮制学的研究中起着重要作用。这些原则不仅指导了中药炮制的技术和方法，还对中药的临床应用与发展产生了深远的影响。因此，在实际的中药炮制过程中，需要根据中药本身的特点，并遵循徐灵胎所提出的原则，以取得更佳的治疗效果。

（六）药性变化理论

中药药性是指不同中草药自身所具备的作用及性质，包括四气五味、升降浮沉、归经、毒性等，这些理论是历代医家在长期医疗实践中对中药的性质和功能所进行的高度概括和总结。《神农本草经》载有：“药有酸咸甘苦辛五味，又有寒热温凉四气，及有毒无毒，阴干暴干，采造时月，生熟，土地所出，真伪新陈，并各有法。药有阴阳配合，子母兄弟，根茎花实，草石骨肉，有单行者，有相须者，有相使者，有相畏者，有相恶者，有相反者，有相杀者，凡此七情合和时之当用相须相使者良，勿用相恶相反者，若有毒宜制，可用相畏相杀者，不尔，勿合用”。炮制各法对中药四气五味、升降浮沉、归经、毒性等药性产生影响的规律性内容构成了炮制的药性理论。

1. 中药炮制对四气五味的影响　四气五味是中药的基本特性，性和味是每个中药所固有的，且各有所偏。中药的性和味是一个不可分割的整体，不同的性和味相配合，就造成了药物作用的差异，既能反映某些药物的共性，又能反映各药的个性。过酸损齿伤筋，过苦伤胃耗液，过甘生湿助满，过辛损津耗气，过咸助痰湿，中药的过偏之性需要通过炮制加以纠正。炮制对四气五味的影响主要通过相资为制、相反为制，借助辅料或药物配伍的作用关系，一是纠正药物过偏之性味，二是增强药物不足之性味，三是改变药性，扩大药物用途，更好地针对主证，发挥药效。

寒者热之、以热制寒，热者寒之、以寒制热，在相反为制的原则下，用与中药相反性能的辅料去炮制中药，纠正药物过偏之性，以制其太过，也称“反制”。栀子苦寒之性甚强，经过辛温的姜汁制后，能降低苦寒之性，以免苦寒伤中。辛温的巴戟天、茴香用咸寒的盐水蒸制或炙制，可以缓和辛温之性。黄连大苦大寒之品，可用辛热的吴茱萸炮制，缓其苦寒之性，使其寒而不滞。补骨脂辛热而燥，易于伤阴，以咸寒之盐水炮制，可缓其辛燥之性。

寒者愈寒、热者愈热，在相资为制的原则下，用与中药相似性能的辅料去炮制中药，以协同增强中药的一些药性，也称“从制”。黄连寒性偏盛，然遇一些大热之症，寒性仍有不足，须以苦寒之胆汁炮制，更益黄连苦寒之性，增强其清肝胆实火之力。仙茅以辛热的酒制，仙茅温肾助阳作用得以增强，常用于命门火衰，阴寒偏盛的阴痿精冷，宫寒不孕或寒湿痹痛。酒炙当归使当归辛散温通作用增强，常用于血瘀痛经或血瘀经闭及跌打损伤所致的瘀滞肿痛。性寒味甘之泽泻，其功用为利水泄热，以咸寒之盐水炮制，增其泄热利尿之效。

中药经过炮制，还能改变药性，扩大药物用途。一些中药经过加热炮制或辅料共制，其性味发生改变而产生新的功效，扩大了药物用途。一味地黄，除生用外，酒蒸为熟地黄，并用生地炭、熟地炭的不同炮制。天南星药性辛温，具有燥湿化痰、祛风止痉的功效，制天南星是以生姜、白矾炮制降其毒性；若对制南星再以苦寒的胆汁加以炮制，胆南星的性味则转为苦凉，具有清化热痰，息风定惊的功效。大部分中药除生品外，同一种中药经过不同的炮制工艺或不同的辅料炮制，功效也随之发生变化，一药多用，满足复杂的疾病变化，丰富了炮制品和配伍用药。

2. *中药炮制对升降浮沉的影响*　中药的升降浮沉与其性味厚薄有密切的关系。性味辛甘而温热的中药，属阳，作用升浮；性味酸苦咸而寒凉的中药，属阴，作用沉降。然而，中药的升降浮沉并非一成不变，中药经炮制后，由于性味的变化，可以改变其作用趋向，尤其对具有双向性能的中药更明显。根据中药的功效特性选择相应的辅料，可以加强或调整中药的作用趋向，直达病所。

生升熟降：中药炮制多为由生转熟，而生熟有别。生升熟降是指中药生用性升浮，炮制为熟用则性沉降。例如，莱菔子生用性升，涌吐风痰，炒熟则为降逆平喘，消食除胀。又如，香附生用可上行胸膈，外达肌肤，熟则下走肝肾，外彻腰足。再如，砂仁生用，偏于调理中焦，而经盐制，走下焦入肾经而温肾。

生降熟升：中药有性沉降者，炮熟为升。李时珍有云：“沉降引之以酒，则浮而上至巅顶。”黄连生用主入中焦，长于泻火解毒，清热燥湿，酒制引药上行，缓寒性而善清头目之火。又有大黄生用苦寒沉降，气味重浊，走而不守，直达下焦，酒制升提而引药直达上焦，善清上焦血分热毒。

升者益升：中药具升浮之性者，若临床应用恐其升浮之力不足，常炮制增其升浮之力，是谓升者益升。黄芩作用于上焦，以清肺热助长，酒制后增强其清肺热作用。又有川芎可上行头目而治疗头痛，酒制增强活血止痛行气之效。

降者益降：中药性沉降而下行、内行，炮制可致降者益降，增强其下行、内行之力，从而增强药效。例如，知母生品苦寒，作用趋下，善清热泻火，滋阴润燥，盐制引药下行，专入肾经，增强滋阴降相火的功效。

3. *中药炮制对归经的影响*　中药的归经是以脏腑经络理论为基础的，中药有选择性地对某些脏腑或经络表现出明显的作用，而对其他脏腑或经络的作用不明显或无作用，体现了中药归经的药性特点。一方面通过净制分离不同药用部位，不同的药用部位具有不同的归经，如莲子心入心经，清心经之热，莲子肉入脾、肾、心经，以补脾胃，养心益肾为主；另一方面通过炮制使中药入新的经，如生姜能发汗解表，故入肺经,又能和胃止呕,故入胃经。青皮、陈皮、香附、柴胡、元胡等中药,醋制能引药入肝,以增强疏肝理气、解郁止痛的功效。一些补肾助阳、疗疝止痛、利水通淋、滋阴降火退虚热的中药,大多以盐制引药入肾、以引导中药药性下行,增强功效。

姜制入肺、胃二经,醋制入肝经,盐制入肾经,蜜制入脾、肺二经,麦麸皮制、灶心土制入脾经。炮制以归经理论作指导,根据中药的功效特性,选择相应的辅料与中药共制,使中药的功效作用于主脏,更加针对主证,起到引药归经的作用。在引药归经的炮制理论中也融入了“五行”与“五脏”相对应的原则。

近年来,学者们就中药炮制对药性的影响开展了多方位的研究,力图从不同角度和维度探讨炮制对药性的影响,从而揭示中药炮制的本质内涵,如贾天柱提出的“增性、缓性、改性”理论,这些研究不仅有助于揭示中药炮制的本质内涵,也可以指导实际的中药炮制过程,提高中药的临床疗效。

(七)中药生熟理论

中药生熟理论是对中药在炮制过程中性能变化、功效异同的总结,并用于指导炮制生产和临床应用的理论。中药生熟概念的提出最早出现在《神农本草经》“序例”中,“药有酸、咸、甘、苦、辛五味,又有寒、热、温、凉四气,及有毒、无毒。阴干、暴干,采造时月,生熟,土地所出,真伪陈新,并各有法”。此处的“生熟”即指中药炮制之生熟,暗含炮制之意,但还不是中药的生品与炮制品。汉代医圣张仲景在《金匮玉函经》中根据中药植物药、矿物药、动物药的不同来源,提出药“有须烧炼炮炙、生熟有定”,张仲景开创了中药生熟异用的先河,并强调了炮制在中药用法中的重要性。明代傅仁宇进一步完善了中药生熟论,形成了包括生泻熟补、生峻熟缓、生毒熟减、生行熟止、生升熟降、生降熟升等多种不同分类的理论。

1. 生泻熟补　一些中药生品药性苦寒清泻,其中药物的清泻作用有泻下通便、泻火泄热的不同。通过加热炒炙、蒸煮,或加酒等辅料炮制以后,使苦寒之性得以变化,药性偏于甘温,作用趋于补益。何首乌、甘草、地黄是中药经过炮制体现生泻熟补变化的代表。何首乌性平味苦,具有解毒、消痈、润肠通便的功效,经过蒸制成为制何首乌,药性由平转温,味由苦涩转甘厚,功能由清泻转为温补,具有补肝肾、益精血、乌须发的作用。生甘草泻火解毒,蜜炙甘草作用补益,配伍组方能调和药性;生地黄药性甘、苦、寒,清热凉血泄热,加酒蒸制使生地苦凉的药性转为甘温,滋补阴血。

2. 生峻熟缓　酷性、悍烈之性等是中药生品药性峻烈的表现,峻烈之性的程度因药而异。泻下药有峻下逐水、攻下、润下的不同,往往需要通过炮制缓和其泻下作用。如大黄生品苦寒沉降,泻下作用峻烈,炮制成熟大黄可明显缓和泄泻作用,泻下作用、腹痛之副作用消失,其中加酒蒸制的熟大黄缓和了泻下腹痛的副作用,可作用于中焦,活血祛瘀,清肝胆湿热。

3. 生毒熟减　中药的毒性从广义来说是指中药所具有的偏性,是中药区别于食物的主要特性;从狭义的来说,存在毒性和副作用的中药生品不能直接入药,应通过各法炮制或加辅料制使毒性或副作用消除或缓和。甘遂、芫花、商陆、大戟峻下逐水,有大毒,不宜生用,须醋制后入药。川乌、草乌、附子、天南星、半夏、巴豆、马钱子、苍耳子等毒性中药,均应炮制后制品入药。黄精、远志生品戟人咽喉,黄精加酒蒸制、远志用甘草水煮制,以消除刺激性副作用,以制品入药。

4. 生行熟止　中药的行散之性对于药性是否针对主证有不确定性,如川芎为血中气药,生品下行血海、旁达四肢,药性走窜,常以酒炙。一些中药生品行气散结,活血化瘀作用强,制后偏于收敛,止血、止泻。如木香生品行气,煨后行气作用大减,止泻作用增强,煨熟又能实大肠止泻痢,长于实肠止泻。

5. 生升熟降　升降浮沉是中药作用趋向的药性表现,一些生用药性升举、有涌吐作用的中药加热炮制或与辅料共制而发生药性变化,辅料制尤以盐炙引药下行对中药的作用趋向起到针对主证或发生改变的作用。砂仁为行气开胃、化湿醒脾之品,主要作用于中焦,经咸寒的盐炙后,以下行温肾为主,治小便频数。莱菔子辛甘平(偏温),从性味看主升浮,但因是种子类药物,质重沉,故应沉降,综合来看,能升能降。张锡纯认为莱菔子“其力能升能降，生用则升多于降，炒用则降多于升”。这种认识与实际情况基本一致。莱菔子生品以升为主，长于涌吐风痰，炒后以降为主，善于降气化痰、消食除胀，这与“生升熟降”的观点相吻合。

6. 生降熟升　性味苦寒的中药药性多为沉降，常以辛温的辅料或佐使之药加以炮制，缓和苦寒沉降之性。大黄生用攻积导滞泻下，作用于下焦，酒炙后引药上行，清上焦之热，酒蒸后缓和苦寒泻下之性，作用于中焦，活血化瘀、清肝胆湿热。黄柏清热燥湿，作用于下焦，黄柏可以酒炙、盐炙，使其作用趋向因辅料的协同作用而发生改变或增强。经辛热升散的酒制后，黄芩、黄连、黄柏、大黄的苦寒之性大减，借酒升腾之力，引药上行，作用于上焦。明代《医学入门》云：“凡病在头面及手梢皮肤者，须用酒炒，欲其上腾也。病在咽下脐上，须用酒浸洗。病在下者生用。欲升降皆行者，半生半熟。”

清代汪昂所著《本草备要》云：“气厚味薄者浮而升，味厚气薄者沉而降，气味俱厚者能浮能沉，气味俱薄者可升可降。”一般来说，气厚味薄者，如砂仁、莱菔子是生升熟降；而味厚气薄者，如大黄、黄连、黄芩是生降熟升。生降熟升或生升熟降的变化，因药性和辅料而异，不能一概而论。

中药的生熟变化涉及其中化学成分发生了的变化，从而导致其药理作用的不同。因此，在中药的炮制过程中需要根据每种中草药的特点进行相应的处理，以达到更好的治疗效果。对于中药炮制的研究可以揭示这种变化的机制，指导中药生产和临床应用，提高中药疗效。

（八）辅料作用理论

中药炮制不仅包括中草药的处理，还涉及辅料的使用。辅料作用理论是传统中药炮制理论的重要组成部分，起源于金元时期并发展成熟于明清时期。历代医药学家对辅料的使用和作用进行了探讨和总结，并创造了各种新的炮制方法和理论，用以指导中药生产和临床应用。

明代陈嘉谟在《本草蒙筌》中系统地总结了辅料作用理论，提出了酒制升提、姜制发散、入盐走肾脏、入醋资肝经、童便制除劣性降下等主要作用。他的思想影响了后世的医家，包括《寿世保元》《本草纲目》《炮炙大法》等著作都源于他的理论。

清代张仲岩在《修事指南》中对辅料作用理论作了全面的整理，新增了 18 种辅料，并详细阐述了 33 种辅料制的炮制作用，同时，在辅料炮制作用中也融入了“五味”与“五行”相对应的原则。这些都为中药炮制提供了更多的理论支持和实践指导。

辅料的来源有酒、醋、蜜等液体辅料，生姜、甘草、黑豆、吴茱萸、黄连等煎汤取汁所形成的药汁制，丰富了液体辅料的内容。米、面粉、麦麸等固体辅料发挥谷物的甘而平和之性，灶心土、盐、蛤粉、滑石粉、河砂等材料颗粒细、流动性好、耐受温度高，与药物共制能起到中间传热体的作用，使炮制方法极为丰富，满足了各种来源特性药材的炮制目的。

其中液体辅料自身所具有的性味、归经、作用趋向在与药物共制中发挥了从制或反制的作用，寒者热之、热者寒之、寒者愈寒、热者愈热、酒制升提、盐制下行、引药归经，这些辅料作用的理论均可在中医药理论中的寒热相治、归经、作用趋向中找到理论依据；药汁制药则充分体现了君臣佐使、七情配伍理论的应用。固体辅料的炮制，一方面以米麦类辅料与药物共同炒制可增强健脾益脾功效，体现了焦香之气可以醒脾的炮制意义；另一方面更多的细粉类固体辅料发挥了中间传热体的作用，通过与中药拌炒，使中药的形态、色泽、气味、质地发生一系列的变化，或质地酥脆，或矫味矫臭，以利于性质特殊的中药易于煎煮、改善药性，呈现功效。

（九）贮藏理论

明代陈嘉谟在《本草蒙筌》中提出了关于中药贮藏的理论：“凡药贮藏，宜常提防，阴干，曝干，烘干，未尽去湿，则蛀蚀霉垢朽烂不免为殃，…… 见雨久者火频烘，遇晴明向日旋曝。粗糙旋架上，细腻贮坛中。”

这些理论的提出源于古代先哲们在长期临床实践中发现了药物在治疗过程中的诸多弊端，通过炮制方法改变药性，突出治疗作用，消除不良反应。然而，这些理论都较为原始和粗糙，缺乏科学解释和证明。在当时历史和科学水平的限制下，这些理论仅停留在宏观的中医药理论解释的基准上，如“生泻熟补”“相反为制”“醋制入肝”“蜜炙甘缓益元”等。

中药炮制的基础理论都是历代中医药学家在长期的中医临床实践过程中归纳凝练形成，将中医药理论应用于炮制技术，总结形成中药炮制目的和炮制作用的变化规律，充分体现了依法炮制和使用炮制品配伍组方的中医辨证施治的用药特点，对合理炮制和提高中医临床用药疗效起到了很好的指导作用。丰富的炮制理论内容使中药炮制学理论体系不断完善，也为中药炮制学科的进一步发展奠定了理论基础。因此，现代科学技术和手段的应用对于发展中药炮制理论至关重要。需要进行系统研究，以阐明中药炮制理论的科学内涵，完善和推进中药炮制技术，以更好地发挥中药的疗效。

第二节　中药炮制理论传承的思路与方法

一、中药炮制理论传承的重要性

中药炮制的传统理论指导着中药炮制的生产和临床应用。《修事指南》的炮制论概括了其重要性和基本制法：“药有生熟，制有修事，乌得卤莽决裂，概言咀片可用也。近世用药，畴无修治，惜不得其传。曷不思药草创于神农，炮制始于雷敩，若不宗神农本经，安知药草之精良，不遵雷敩修事，安知炮制之真妙也。夫药性出自本草，炮制亦出自本草，使夫本草参彻，何愁药性不灵，炮制不效耶，其不效者，皆由炮制之不的，始于后人谬撰汤头药性，托名雷公炮制，及检阅斯书并无炮制之说，以致炮制不明，药性不确，则汤方无准，而病症不验也。予因检本草，知雷公始创制度，时珍辈增补修事，有时以物制药者，有时以药制药者，有时以热药而制冷药者，有时良药而制毒药者，有时润药而制燥药者，有时缓药而制烈药者，有时霸药而制良药者，有时泻药而制补药者，有时补泻良霸而各制者。”

中药炮制在漫长的实践过程中，结合我国中医药的传统理论，目前已经形成了独特的理论体系，并且具有临床应用意义。传承至今，中药炮制学作为一门学科，已经形成了完整的理论体系，并且不断引入其他学科进行交叉渗透，极大地丰富了炮制理论内涵。因此，通过传承探讨中药炮制技术的规律性本质而形成的炮制理论体系，不仅对于炮制原理的阐述具有指导意义，而且对于炮制技术方法的改进及创新也发挥重要作用。

二、中药炮制理论传承的现状

中药炮制理论形成的基础，来源于炮制技术的不断发展和医药学家对炮制品种功效认识的不断深入。炮制理论传承工作的核心，是在系统梳理炮制文献的基础上去伪存真，并阐释传统理论的科学内涵。

（一）挖掘梳理本草医案，系统构建古籍评价模型

论著的出现是理论形成的重要标志，收集历代临床医案、本草典籍，是了解历代医家对于炮制理论阐述的主要途径。目前全国 74 家中药炮制技术传承基地已共同梳理出炮制类、综合类、地方类、药性类本草典籍 220 余部，以及内外妇儿等医方典籍 310 余部，重点关注对不同炮制品种与临床应用的对应情况，以临床价值、科学价值、市场价值 3 个价值指标，独特原创性、典型代表性、濒临失传性、品种适应性 4 个特征指标作为变量因素，提升古籍文献应用价值，凝练传统典籍挖掘成果。

（二）丰富创新中药炮制理论，不断完善中医药理论体系

近年来，各地在对本草与医方典籍系统梳理的基础上，重点挖掘其中蕴含的炮制理论，重塑了炮制

辅料论、三适理论、药汁制理论、炮制药性理论、二味同炒和二味同打理论等传统炮制理论，以及藏药佐太、金灰银灰的矿物炮制理论，彝酒泡、洗、兑、煮理论等，提炼了炮制技术、炮制品的炮制作用与临床治疗疾病之间的内在规律，极大丰富了已有炮制理论内容。如江西中医药大学提出的三适理论，强调了中药炮制技术的适度、适应和适宜概念。通过将文献典籍中散在的具体实例进行系统总结，凝练升华成为系统理论，丰富发展了中药炮制理论体系。

（三）阐释中药炮制理论内涵，助推基础理论深入研究

当前炮制理论的研究更加注重多学科交叉配合，聚焦炮制前后药效物质基础、作用机制、药性等方面的变化。近年来已全面开展了盐制入肾、醋制入肝、炭药止血、相资为制、相反为制、相畏为制、相杀为制等传统中药炮制基础理论的研究；同时，对于有毒中药的炮制减毒理论、传统认为炮制前后作用差异较大的生熟异治理论、炭药存性理论、焦香健脾等也开展了大量研究。如关于“焦香健脾”理论的研究认为，炒焦时的温度可使药物中的糖和氨基酸等产生美拉德反应，反应产物经过缩合形成的产物具有焦香味，并可使脾虚大鼠 D-木糖的排泄率下降、唾液淀粉酶的活性增强及离体回肠的运动增加，具有较好的健脾作用。

三、中药炮制理论传承与创新的思路和方法

（一）从提高临床疗效的角度解析传统中药炮制理论的科学性与可靠性

古代传统炮制理论多论述的是各种炮制方法的作用，重点是阐明中药炮制前后临床疗效的变化。传统炮制方法和理论都是历代医家从临床实践中总结起来的；同时，这些炮制理论又用来指导临床用药。因此，临床研究是验证传统炮制理论可靠性的重要手段。

1. *传统中药炮制理论的科学性探究*　《雷公炮炙论》《炮炙大法》《修事指南》三部专著记述的多为炮制方法，而炮制理论的记载分散在一些医方书中。即怎样炮制的较多，而为什么要炮制的记述较少。因此，必须对历代医药著作或医案中论述各个药物炮制前后药性、功效变化的资料进行搜集、整理，然后对这些资料进行研究，去粗取精。一般来说，资料来自众家之言，而且这些医药著作影响较大，其论述又合乎中医理论，并有较多应用实例者，则可靠性较大；反之，则可靠性较小。但也不能一概而论，有些资料虽系少数医家之言，但来自临床实践并沿用至今，所以这类资料可靠性仍然较大。例如，马钱子、川乌有毒，是医药学家均认可的，历代对马钱子、川乌解毒的炮制方法多达几十种，但某种炮制方法是怎样解毒的涉及较少，目前马钱子、川乌炮制解毒的原理已基本阐明。又如，白术，古代炮制方法亦很多，有生用、炒黄、炒焦、土炒、米泔水制、乳制、蜜炙等 20 多种方法。历代医家对白术不同炮制品的用途都做了论述。如提出治泻用土炒，米泔水制和脾，入清燥药用蜜水炒，入血润燥用人乳拌炒，入消胀药用麸炒等。这些理论，对于不同用途的方剂在选用白术炮制品时有一定的意义。土炒白术在古方中应用较广，如清代《成方切用》一书，凡是方中白术用于补脾者，多用土炒。古人谓“泻用陈壁土炒”“补胃虚土炒”，既合乎中医理论，也符合实际情况。这些理论都来源于医疗实践，由于现代医药严重分家，没有临床体会，是很难接受这一套理论的，如土炒止泻，只能用“脾为土脏，以土补土”的理论解释，这需要脾虚腹泻的患者进行验证；如前所述，麸炒可以缓和（或）消除腹胀之弊，麸炒后为什么消除也缺乏科学的解释，也应对脾虚腹胀的患者进行临床研究，验证古人的用药经验，进一步指导临床的正确应用。再如，生白术虽能补脾益气，但其性壅滞，服后易产生腹胀。如临床治疗一位 68 岁的男性患者，面色萎白，望之而知其气虚；语言轻微，则闻而知其气虚；四肢无力，则问而知其气虚；脉象细弱，则切而知其气虚，望闻问切均说明属典型气虚症状，投四君子汤加味，嘱其服三剂再诊，再诊时症状稍缓而反生胀满，知其虚不受补，确信辨证无误，将原方中白术麸炒，嘱其再服三剂，腹胀满消除，气虚症状明显改善。所以古人提出入消胀药用麸炒是有道理的。

2. 传统中药炮制理论的可靠性验证 中药炮制理论虽然来自历代医家的临床实践，但也有少数方法失之偏颇，而且历代医家对有的炮制方法还有争议。例如，明代《本草通玄》云："豨莶草，苦寒之品，且有毒，令人吐。以为生寒熟温，理或有之，以为生泻熟补，未敢尽信，岂有苦寒搜风之品，一经蒸煮，便有补益之功耶"，即是对豨莶草生泻熟补提出异议。一般来说，既有直接论述炮制作用的资料，又有间接论述炮制作用的资料，通常都比较可靠，符合客观实际。又如，甘草是生泻熟补的典型药物，既有很多论述生甘草和炙甘草性味、功效的直接资料，又有大量体现生、炙甘草不同用途的间接资料。宋代《本草衍义》有"入药须微炙，不尔亦微凉"的记载。元代《汤液本草》有"生用大泻热火，炙之则温能补上焦中焦下焦元气"的论述。明代《医学入门》谓"生用，消肿导毒，治咽痛；炙则性温，能健胃和中"。明代《本草纲目》亦有"大抵补中宜炙用，泻火宜生用"的记载。这些论述甘草炮制作用的资料表明了生凉炙温：即生甘草长于泻火解毒，炙甘草长于补脾益气。再从方剂对甘草的应用情况来看，清泻剂多用于生甘草，如银翘散、桔梗甘草汤等，取其性凉，泻火解毒力强。四君子汤、补中益气汤方中用炙甘草，取其性温，补中益气力强。又如，炙甘草汤，主治心经气血阴阳俱虚，而致脉结代，心动悸。出现这种脉象是因心病日久不治，气血虚衰，脉气不能相续，脉管而时有痉挛的结果。用大量味甘的炙甘草以缓其急，使心功能恢复正常，运行的气血自然无阻，故为恢复脉律的关键药物。根据研究表明，炙甘草在对抗氯化钡诱发大鼠心律失常方面优于生甘草。蜜炙甘草注射液对氯仿、肾上腺素、乌头碱、毒毛花甘 K 和氯化钡诱发的动物心律失常均有对抗作用，并能减慢心率、延长 P－R 和 Q－T 间期，对抗异丙肾上腺素有正性心率作用。炭粒廓清实验表明，在提高小鼠巨噬细胞吞噬能力方面，蜜炙甘草显著强于生甘草，故认为临床补气时应用蜜炙甘草。但还应将生甘草、炙甘草分别组成炙甘草汤对心律失常方面进行临床研究。因中药绝大多数都以复方入药，只有这样才能更好地进行可靠性的综合评价。从以上资料表明，近代对生甘草性偏凉、长于泻火解毒，炙甘草性偏温、长于益气补脾的认识基本可以确定，这对临床正确选用生甘草和炙甘草有一定指导意义。

(二) 基于中药炮制前后"质—性—效"关联探索炮制理论效应机制

中药炮制对中医的治疗效果具有较大影响，它源自我国古代人民长期的临床探索，融合了历代先哲众多的心血和厚重的文化背景。经过千百年的积累呈现在中医体系之中。中药炮制学具有博大精深、独特的理论和工艺体系，而这一工艺和理论体系对其临床治疗的有效性被历代医学家认可。中药通过炮制调整药性，引导药物直达病所，能使药物升降有序，补泻调畅，解毒纠偏，发挥药物综合疗效，对提高临床疗效具有重要作用。然而，就其炮制前后药性改变的物质基础，炮制方法的科学性，缺乏足够的现代科学研究证据支持，必须用现代科技手段进行系统研究，从不同角度、不同途径进行分析整理，探索其科学内涵，最终达到传承创新中药炮制理论的目标。目前，有关中药炮制机制的研究方法主要集中在两个方面。

1. 通过研究中药炮制后体内外物质基础的改变，探讨其性效变化

(1) 中药炮制前后成分溶出的变化研究：中药炮制过程中成分的变化是探究中药炮制机制的物质基础条件。传统炮制理论认为，种子类中药炒制后可以使种皮开裂，从而促进有效成分溶出，增加有效成分的煎出率。为了证实种子类中药炒制前后成分溶出的变化情况，近年来，有学者针对种子类中药炒制前后成分溶出变化开展了相关研究。如王不留行常炒制后使用，炒制后刺桐碱、王不留行黄酮苷、肥皂草苷、异牡荆素-2″-*O*-阿拉伯糖苷和王不留行黄酮苷 H 5 个成分的水煎溶出率分别升高了 7.7%、10.2%、10.8%、11.4%、17.8%。说明炮制对王不留行中刺桐碱类成分含量的影响存在一定差异，但炮制后这些成分的水煎溶出率均明显上升。

(2) 中药炮制过程中成分结构变化研究：中药炮制具有增效、减毒及缓和药性等作用，常与其物质基础相关，在炮制过程中，多种与药效或毒性相关的成分发生了结构改变，导致部分成分含量降低，部分

成分含量升高，或者产生了新的成分，这些复杂的化学成分变化，导致中药炮制前后药效或毒性改变。牛蒡子生品具有疏散风热、宣肺透疹、利咽散结、解毒消肿的功效，经过炒制后，可缓和其寒滑之性，宣散作用更强。研究发现，牛蒡子炮制后牛蒡苷含量下降，咖啡酸和牛蒡苷元含量上升，推测牛蒡子在炒制过程中，高温使绿原酸酯键断裂分解为咖啡酸，牛蒡苷的糖苷键断裂分解产生牛蒡苷元。牛蒡苷元具有抗炎、抗病毒、抗肿瘤等活性，是牛蒡子清热解毒、消肿散结的重要物质基础。牛蒡子炒制过程中主要成分发生分解反应，可能是牛蒡子炒制后增效及缓和药性的重要机制。

2. *利用分子生物学，进行中药炮制前后的药性、药效评价*　从动物、器官、组织的评价过渡到细胞、分子、通路等的评价，基本上能够较为明确地阐明部分中药饮片的炮制机制，使中药炮制机制研究取得了较大突破和发展。如研究人员采取巴豆油建立小鼠耳肿胀炎症模型，考察热性吴茱萸汁炮制苦寒的黄连后对其抗炎药效的影响，结果发现，黄连炮制前后均可缓解小鼠耳肿胀程度，吴茱萸汁炮制对黄连抗炎药效并无明显影响，但可以减轻黄连寒性。此外，有学者采用血清生物化学、病理切片技术研究柴胡醋制前后对四氯化碳造成的小鼠肝损伤的保护作用，探讨柴胡醋制入肝的机制，结果表明，相比生柴胡，醋柴胡有着更好的保肝作用。另外，研究人员采用实时荧光定量聚合酶链反应（quantitative real-time PCR）、酶联免疫吸附测定（enzyme linked immunosorbent assay，ELISA）技术研究诃子制草乌通过瞬时受体电位香草酸亚型 1（transient receptor potential vaniuoed 1，TRPV1）通道减轻 H9C2 心肌细胞毒性的作用机制。

需要注意的是，在中药炮制机制的药性、功效评价研究当中，运用现代药理学及物质基础评价方法多层次的技术方法，的确很深入地解读了炮制过程中引起的一系列变化，取得了一定的进展。但是中药炮制是在中医药理论指导下经过长期临床实践积累起来的传统药学，中医药理论的一个显著特点是辨证论治，而炮制药理研究中，多数以“症”为基础，而不是中医的“证”，所以，单纯运用现代药理学的实验指标分析炮制原理是否准确也值得研究。另外，在炮制对机体的影响方面，未能真正阐明其机制，一方面来源于炮制方法的多元化，另一方面归因于中药本身物质基础的复杂变化，致使中药具有“一物多效”的特点。如果仅仅从物质基础和药理效应出发来研究炮制机制，并不能阐明其本质。因此，基于中医药的“整体观”思想，采用现代的系统生物学技术平台来研究中药炮制的机制势在必行。

（三）从组分配伍角度提升和丰富传统中药炮制理论

复方是中药临床运用的主要形式，复方中药的“系统质”具有“非加和性”。不同配伍环境中药物之间的交互作用不同，既反映在不同作用靶点、通路之间的关联串扰、协同与拮抗，又涉及吸收、代谢等体内过程的交互多用。

目前炮制品的研究中多以单味药的化学或药理作用研究为主，且研究内容也多集中于单味中药炮制本身，较少研究中药炮制品在整体复方中的作用，脱离了中医药临床复方配伍用药的特点。所以临床研究需组成复方观察，但它与一般方剂的临床观察不同。方剂的临床观察是为了观察全方的综合疗效，炮制品的临床观察是为了比较各炮制品在药效上的差异，其观察方法也有同有异。首先应根据各炮制品的药效特点，选用适宜的方剂，分别用各炮制品组方，方剂的适应证与炮制品的主要药效一致。例如，宋代《妇人良方》缩泉丸，由盐益智仁、山药和乌药组成。其中，盐益智仁温补脾肾、涩精缩尿，为君药；乌药温膀胱助气化，止小便频数，为臣药；山药健脾补肾，肾气健，寒邪去，膀胱功能复常，为使药。三药合用，温肾祛寒，健脾运湿，使全方作用侧重于肾，兼能顾脾。肾气足，则膀胱固，同时健后天之脾又可益先天之肾。故该方的主要功效是温肾缩尿，常用于下元虚冷，小便频数及小儿遗尿。益智仁生品治脾虚不能统摄涎唾，以致口涎自流者，可加党参、山药等同用，其作用在中焦而不在下焦，以温脾为主。如果益智仁不盐炙，缩泉丸治疗的针对性、选择性就大受影响。经过数百年临床应用，缩泉丸主要用于小儿肾气虚寒所致遗尿、尿频的治疗是有效的。如临症治疗 6 岁杜姓男孩遗尿症，望其面尚红润，每晚尿床

1～2次，饮食尚可，稍畏寒，诊其脉右手迟脉软弱，当属肾气不充，膀胱虚冷而失约，而致遗尿。处以桂附地黄丸去牡丹皮、泽泻，加缩泉丸方，嘱服三剂再诊，其母曰稍有好转。效不更方，原方再加鸡内金，嘱服五剂后再诊，隔夜仍尿床一次，其母甚急。自认辨证、遣方无误，应该从药上找原因，视其药物益智仁为生品，仍处以原方，当时药房无盐炙益智仁，嘱其母将益智仁加少量盐水浸润，再炒至颜色加深，再进三剂，诸症悉除。究其原因，益智仁生品主入脾经，以温脾止泻、摄涎唾力胜；盐炙后专行下焦，长于温肾，固精，缩尿。若不盐炙，药力不专所致。这也只是炮制理论"盐炙入肾"可靠性的临床验证，还要进行盐炙入肾科学内涵的研究。如以缩泉丸中君药盐益智仁为主轴，建立量-效曲线，再分别以臣药乌药，佐药山药相配伍，观察对主症尿多或遗尿的疗效，可以阐明方剂配伍君、臣、佐、使的协调或增效关系，证实前人配伍的科学内涵。再选择适宜的尿频、尿多动物模型，对缩泉丸全方及处方中单味药物的疗效进行评价。临床着重比较与炮制品作用特点有关的指标治疗前后的变化，以了解各炮制品药效的差异。

又如，研究醋制入肝效应不只落脚于单味醋制中药饮片，同时关注醋制中药在组方配伍中的整体研究，关注醋制中药在临床运用的最终效应成分及其功效的临床表达形式，共同深入研究中药醋制入肝、解毒增效的科学内涵。研究表明，醋制柴胡可使抑郁症小鼠脑内 NE、DA 含量明显增加，且醋柴胡作用强于生柴胡，纳入复方逍遥散后，可增强此作用。另柴胡在柴胡疏肝散中，以醋制为宜，其升散之力减弱，而疏肝止痛之力增强。现代研究也证实了醋制柴胡入方的合理性。通过选取醋制药物所组成的复方为研究对象，系统研究其炮制前后组成复方在化学成分、药理毒理、体内过程（如药动学、代谢组学、肠道菌群影响等）等方面的变化，并采用统计学手段探讨其成分、毒性、药效、体内过程的相关性，深入揭示"醋制入肝"的炮制机制。

选方是否恰当是临床观察成功与失败的关键。通常应尽量选择以炮制品为君药的方剂组方，这样易于反映出炮制品的药效特点。用炮制品组方进行临床观察时，不宜自拟新方，宜选用疗效确定的成方。因新拟方未经临床验证，疗效尚难肯定，若新方本身组合不当，往往导致观察失败。还应尽量选择药味少、疗效高的方剂组方。因药味少的方剂，往往各药物在方中都起着重要作用，只要其中一味药稍有变化，全方作用就会发生明显变化，因此灵敏性较高。如上述缩泉丸，每个方中各观察组的观察病例除合乎诊断标准外，其他条件也应尽量一致。病例分组应随机化，避免带入主观因素。

再如，有学者对中药辅料作用进行研究，提出了"配伍炮制"新概念。辅料炮制中的姜、酒、醋、蜜、药汁等，本身就具有特定药性，称为"配伍炮制"更为确切。可在强调主药药性变化的同时，从配伍层次上重视辅药对主药的作用，提升和丰富传统炮制理论。

（四）多学科交叉、多种技术融合揭示中药炮制理论的科学内涵

揭示炮制的科学内涵及变化机理，可以为中药饮片最佳工艺的研制和最佳质量的标准制订奠定基础，提供科学技术的支撑，同时推动本学科学术理论水平向纵深发展。随着科学技术的不断发展，学科的分类越来越精细化，因此多学科的交叉融合已经变成了科学研究的一种必然趋势。注重应用多学科结合与数据统计分析中药炮制机制是多学科与高技术密集的系统工程，应开展化学、药效学、毒理学、分子生物学等学科的现代研究。多学科交叉、多科学互补、多指标分析，从而揭示中药炮制前后的作用机制与科学内涵。以信息、系统的观点切入中药炮制机制研究，充分利用现代仪器分析技术的高效信息收集能力，建立先进的数据处理系统，针对中药多成分的特点，尝试应用主成分分析（principal component analysis，PCA）、关联规则、分类分析、聚类分析等多种数据处理方法对研究结果进行不同维度的总结和统计分析，挖掘潜在的信息和规律，探索中药炮制的机制。中药炮制过程中涉及的内容众多，对其原理的阐述尤其需要综合运用多种现代研究手段，中药成分繁多，在炮制过程中还会发生复杂的成分变化，致使中药炮制机制研究艰难而复杂。目前，药效评价、化学转化、生物学效应等研究方法均已被引入中药炮制理论的内涵研究中。

随着现代科学技术不断发展，生命科学从表观描述及宏观实验发展到细胞分子水平，并逐渐向系统、整合、交叉、融合方向过渡。系统生物学围绕生物的结构、功能、发生、发展规律及其与环境间的相互关系开展系统研究，中医药始终秉持整体观、辩证观，与系统生物学研究不谋而合。炮制机制研究逐渐融合高分辨质谱辨识、高通量筛选、体内代谢过程分析、系统生物学、组学技术及计算机虚拟筛选等生物医学新技术，并在研究过程中形成了一系列新型的研究手段及策略，整体呈现出从体外到体内，从宏观效应到微观机制的探索趋势。如采用多组学技术、系统生物学与生物信息学技术等解析中药多途径、多环节、多靶点的特点；采用基因芯片、分子对接或反向虚拟筛选等技术探寻中药潜在的作用靶标，为中药炮制科学内涵的阐明提供有力支撑。

融合生物医学新技术，中药炮制学科逐渐形成了肠道菌群介导的炮制机制研究，结合代谢组学技术的炮制机制探究等中药炮制领域新型研究模式。自 2016 年中药炮制学科首次出现从肠道菌群角度探究中药的炮制机制的项目后，逐渐迎来了肠道菌群研究的热潮。目前，大量的研究提示肠道菌群与机体的生理及病理状态密切相关，且肠道菌群在碳水化合物发酵过程中产生的短链脂肪酸，对宿主产生“扶正”的有利作用。代谢组学技术可将体内成分分布与机体应答相呼应，将体内外活性物质与药理效应相结合，进而达到从机体应答的角度阐释中药炮制机制的目的。自代谢组学技术引入后，中药炮制领域逐渐形成了集成生物体血液、尿液的代谢组学特征分析和化学计量学数据挖掘及内源性代谢物谱监测等技术的中药炮制机制研究的新模式，为进一步揭示中药炮制理论的科学内涵提供了新的研究方向及策略。二神丸，由补骨脂和肉豆蔻组成，功效温肾暖脾、涩肠止泻，为观察中药炮制对其药效的影响，胡昌江研究团队将炮制前后的饮片分别组方二神丸，从中医临床入手，结合脾肾阳虚泄泻模型，采用基因组学中荧光定量 PCR 技术比较炮制前后药物对脾肾阳虚泄泻大鼠肠道菌群的影响。造模后肠道菌群与造模前相比发生明显变化，说明脾肾阳虚泄泻大鼠的肠道微生态平衡遭到破坏，菌群失调。二神丸各组对脾肾阳虚泄泻大鼠肠道菌群的失调有明显的调节和改善作用，表明二神丸对肠道菌群的调节可能为其治疗作用的机制之一。比较补骨脂、肉豆蔻炮制前后组成二神丸，炮制品组的综合疗效最好。其中补骨脂盐炙引药入肾，增强温肾助阳、纳气止泻；肉豆蔻煨制可增强固肠止泻的作用，这可能是造成炮制品组药效最佳的原因所在，可为临床正确选用炮制品提供一定理论依据。又如，研究人员采用代谢组学方法开展了苍耳子炒制后治疗过敏性鼻炎的作用机制研究，通过主成分分析和偏最小二乘判别分析，发现了 20 个潜在的生物标志物。通过代谢组学方法研究发现，炒栀子通过参与甘油磷脂代谢，从而发挥解热作用。采用肠道菌群方法研究五味子炮制前后药效变化，发现五味子炮制品有助于失调的肠道菌群恢复正常，逆转焦虑模型大鼠肠道菌群的变化，从而改善焦虑和抑郁样行为。

近年来，国内外专家已经探索采用中药质量标志物（quality marker，Q－Marker）、热分析和色度分析等新技术，开展中药炮制理论科学内涵的研究，取得了一定的进展。中药质量标志物是针对中药生物属性、制造过程及配伍理论等自身医药体系的特点，整合多学科知识，提出的核心质量概念。其建立的思维模式和研究方法着眼于全过程物质基础的特有性、差异性、动态变化和质量的传递性、溯源性。这一理念的提出，为探索中药炮制理论提供了新的思路与模式。基于质量标志物的“五原则”核心理念，通过整合与应用理论，以现代化学生物学技术为研究方法，根据炮制前后物质基础的变化、药效变化及性味归经的改变，有效识别和明确饮片质量标志物，系统解析与中药炮制前后有效性密切相关的中药内在的化学、生物的质量属性，从有效性完整表达、特有性和专属性体现及质量标志物在中药炮制前后的传递与溯源的角度剖析炮制解毒增效的科学内涵。如采用“性—效—物”的三元论研究思路和方法，着眼于中药物质基础的体外—体内的传递及变化规律，并从药性和药效两个方面，通过整体动物模型、离体器官、细胞等不同层次，以及网络药理学、代谢组学及药代动力学等不同角度研究与阐明中药的物质—效应关联规律，确定中药作用的效应物质即中药质量标志物。基于中药质量标志物思路开展中药饮片质量标准研究,通过研究阐明中药炮制过程潜在的中药质量标志物变化规律,有助于揭示中药炮制机制。

采用色度分析方法,研究焦栀子、栀子炭炮制过程中表观颜色与其主要成分含量变化的相关性,为研究炮制过程中的物质基础变化提供新方法。运用热分析技术开展种子类中药炮制过程热解特性研究,取得了一系列研究成果。由此可见,充分吸收借鉴多学科研究方法和技术,将中药炮制研究与化学、生物学、矿物学、物理学等学科结合,有助于形成新的研究思路和方法,更好地揭示中药炮制理论的科学内涵。

(五)基于中医药整体观挖掘"增效减毒"的共性规律

中药炮制后的药效趋势及其作用机制需要从机体层面及药理学角度揭示。纵观中药炮制机制研究,发现以机体为研究对象时,机体应答研究涵盖了宏观的整体生物效应及微观的细胞/分子机制,并呈现出从宏观的整体生物效应向微观的细胞/分子机制转化的阶梯型研究模式。研究中主要运用在体动物模型、离体组织模型及体外细胞模型等整体动物、组织器官、细胞、基因及分子,揭示中药炮制增效、减毒或缓性的作用机制。但随着研究的逐渐深入,研究内容逐渐脱离了中医药整体观的研究特色,过度聚焦活性成分对机体的局部调节机制,而系统生物学技术的引入再次将中药炮制机制的研究重心聚焦于整体层面,将组学技术应用于机体复杂应答系统的解析,初步建立了从整体层面阐释炮制机制的研究策略。药物变化与机体应答的关联性研究是阐明中药炮制机制的关键环节,中药炮制机制现代系统研究体系以药动学和药效学为桥梁,将化学成分变化、生物转化、体内代谢、肠吸收转运、药效机制等多环节相连接,采用药动学—药效学结合模型,深入探讨药物浓度—时间—效应三者之间的关系,初步形成了化学成分变化—生物转化—体内外代谢—肠吸收转运—药动学结合药效学—药效机制的研究模式,为中药炮制机制的研究提供了一种全方位、多层次的研究体系。

以"逢子必炒"传统理论的研究为例,"逢子必炒"始于明代,该理论的形成有长期的临床实践作为依据,是中医临床用药经验的总结。种子类中药的炮制方法多为炒法,其中又以清炒法为主。近几十年来,我国出版的各种中药炮制学专著和教材中,在描述种子类药材的炮制要求时,多数为炒至鼓起、炸裂,使质地酥脆易碎等。对于果实种子类药材的炒制目的,清代徐大椿的《制药论》做了较为全面的总结,基本涵盖了对于"逢子必炒"炮制理论的传统认识,主要包括:易于煎出有效成分,增强疗效(炒王不留行、炒酸枣仁等);降低毒性或消除副作用(炒苍耳子、炒牵牛子等);缓和或改变药性(炒牛蒡子、炒莱菔子等);除去非药用部位(炒苍耳子、炒蔓荆子等);去油(千金子霜)等。传统认识主要聚焦在理论上的阐释,其中部分观点还是推测和假设,缺乏足够的现代科学研究证据。在"逢子必炒"炮制理论的现代研究中,采用了各种新思路、新方法、新技术,对种子类中药的炮制目的进行验证研究,旨在揭示种子类中药的炒制机制,最终达到传承创新的目标。

1. *炒制前后成分溶出变化研究*　脂肪油在种子类药材中普遍存在且含量较高,其中含有的部分不饱和脂肪酸是人体需要的脂肪酸。研究发现,王不留行、决明子、酸枣仁 3 种种子类药材的生品脂肪油提取率分别为 3.34%、6.16%、20.66%,炒制品脂肪油提取率分别为 4.67%、7.40%、26.35%。说明炒制能提高脂肪油的提取率,炒制后 3 种药材脂肪油的组成出现了一些共性变化,不饱和脂肪酸总相对质量分数均略有下降,饱和脂肪酸总相对质量分数均略有上升。

2. *炒制过程成分结构变化研究*　种子类中药炒制具有增效、减毒及缓和药性的作用,常与其物质基础相关,在炒制过程中,多种与药效或毒性相关的成分发生了结构改变,导致部分成分含量降低,部分成分含量升高,或者产生了新的成分。这些复杂的化学成分变化,导致种子类中药炒制前后药效或毒性改变。

3. *炒制前后毒效作用变化研究*　部分种子类中药炒制起到增效减毒作用,但这一观点通常基于临床经验，缺乏全面系统的实验验证。为了深入揭示种子类中药炒制前后毒效作用变化，通过开展整体动物、细胞和分子水平的药效和毒理研究，有助于更加全面地阐明种子类中药“逢子必炒”的炮制机制。

4. *炒制过程“杀酶保苷”研究*　含有苷类成分的种子类中药经炒制后，可破坏分解苷类的酶，保存苷类成分，利于药物的贮存及保证药物疗效，即“杀酶保苷”。在种子类中药炮制机制研究中，“杀酶保苷”的观点已经在莱菔子、白芥子、苦杏仁等中药研究中得到证实。

5. *炒制前后药动学研究*　种子类中药炒制前后的药效作用变化，与其炒制过程中的物质基础变化有关。这种变化不仅体现在药物层面，还体现在药物炒制前后的体内过程差异。近年来，在种子类中药“逢子必炒”炮制机制研究中，有研究先后开展了苍耳子、决明子、葶苈子等炒制前后多成分体内药动学研究，发现炒制对种子类中药主要成分的体内过程具有显著影响，主要包括：促进成分的体内吸收、延长成分起效时间、延缓成分的体内消除等。但也有研究发现，有的种子类中药炒制后，主要成分体内过程变化不大，说明这些成分是否为与药效相关的关键成分，还有待进一步研究确证。此外，泽泻在盐炙过程中，三萜组分中多种成分结构发生变化。进一步研究发现，当泽泻中三萜组分 23-乙酰泽泻醇 B、泽泻醇 B、24-乙酰泽泻醇 A、泽泻醇 A、23-乙酰泽泻醇 C 的组成比例为 7.2∶0.6∶2.8∶3.0∶6.4 时，利尿作用最佳，而盐炙过程恰恰使这 5 个成分的含量接近最佳比例，从而产生更好的药效。由此可见，通过开展种子类中药炒制过程多组分配伍变化规律研究，阐明炒制过程成分动态变化与药效改变的相关性，有助于更好地揭示“逢子必炒”的共性规律。

毒性是中药药性理论的重要组成部分，大量的研究表明有毒中药的毒性主要体现在对中枢神经系统、循环系统、消化系统、肝肾功能的刺激性损伤，以及对皮肤、黏膜、肌肉等局部组织的腐蚀性作用。部分有毒中药虽临床疗效显著，但却因毒性而限制了使用，如乌头、附子、大戟、甘遂、半夏、巴豆、斑蝥等，因此有毒中药炮制的主要目的是降低毒性或减轻有毒中药的不良反应。毒性与药效是药物的两种不同表现形式，有毒中药因毒性与药效并存的特点而成为中药炮制机制研究的热点，如何在兼顾药效的前提下降低毒性，实现解毒存效，这是研究者不断探究有毒中药炮制机制的内在动力与目的。目前，在有毒中药炮制减毒机制研究中，去除毒性部位、降低毒性成分含量、破坏毒性成分结构、强毒成分转化为低毒成分等减毒机制已经逐渐得到共识，但多数有毒中药研究还仅停留在去除毒性部位、降低毒性成分含量等炮制减毒表象研究，对于毒性成分的结构类型及其炮制转化机制、毒性成分与效应成分间的相关性及其转化规律等研究仍需进一步深入推进。有毒中药炮制减毒机制研究发展至今，单味有毒中药的炮制减毒研究模式逐渐显示出局限性。由于同一科属的有毒中药多具有相同或类似的毒性成分，且多采用相同或类似的炮制技术，因而对于有毒中药减毒机制研究已经逐渐呈现出从单味中药向整个科属及整个毒性成分类型转变的趋势。其中天南星科半夏、天南星，大戟科甘遂、狼毒、大戟，毛茛科乌头、附子，昆虫类中药斑蝥、青娘子等有毒中药炮制机制的研究一直备受关注，已经逐渐形成了毛茛科、大戟科及天南星科有毒中药炮制解毒共性规律的研究体系，并初步阐明了炮制过程中成分间的共性转化规律。炮制减毒主要是通过化学成分的改变而达到降低有毒中药毒副作用的目的，大量的研究与实践提示共性毒性成分往往存在着共性的炮制方法及减毒规律。目前，有毒中药的毒性成分主要集中于生物碱、萜及内酯类、皂苷类、油脂类、毒蛋白类、毒针晶类及重金属类等成分，且对于上述毒性成分的炮制减毒机制已经有了较为明确的认识。某些毒性生物碱经蒸、煮、烫等高温处理后，双酯型生物碱转化为亲水性氨基醇类乌头原碱，毒性降低；毒性较大的萜及内酯类成分，醋制后其环氧环结构被破坏，形成双键结构，生成毒性较小的衍生物而降低毒副作用；毒性皂苷类成分，经醋制后皂苷水解为皂苷元，毒性降低；具有峻烈致泻作用的油脂类成分经制霜后，部分油脂被去除，滑肠致泻作用降低；毒蛋白类成分经加热处理后，毒蛋白受热变性而消除毒性；毒针晶类成分在矾制过程中毒针晶中草酸钙被溶解，毒针晶的针样晶形被破坏，毒性降低；重金属类成分经水飞处理后，去除易溶于水的重金属，毒性降低。上述研究提示基于同一科属或共性毒性成分的炮制解毒机制及规律研究可能是解析有毒中药炮制机制的可行策略及关键突破口。

总之,中药炮制理论的传承和创新发展,应以理性、科学的态度进行反思、比较、展望,分析传统中药炮制与现代药学的共性与差异,用科学研究结果、用事实阐明中药炮制技艺和炮制理论。通过对中药炮制前后功效物质的转化特点与机制、体现中药药性改变及其有效性和安全性的关联关系等的研究,进一步丰富和发展中药炮制理论,阐明中药饮片的炮制原理和机制,保障中药饮片的品质和产业化过程的规范化与标准化。

思考题

1. 中药炮制传统理论传承面临哪些挑战? 这些挑战对传统中药炮制理论的保护和传承造成了怎样的影响?
2. 如何利用现代学习方式和实践方法促进中药炮制传统理论的传承和发展?

第四章
中药炮制技术传承

第一节 中药炮制地方特色和民族特色炮制技术分布与特点

中药炮制随着中药的起源和应用而产生,我国中药资源丰富,幅员辽阔,地大物博,各个地区的环境、气候等均不相同,各地的药材均具有特色,加之各地的用药习惯、生活风俗、文化传统和方言语音等多方面的差异,使全国各地形成了具有地方特色和民族特色的中药炮制技术。源于中医流派和地域差异,中药炮制技术出现了帮派特色与百家争鸣的局面,其中以北京的京帮,江西的樟树帮、建昌帮,四川的川帮,称为四大药帮,最具特色,以及一些具有地区及少数民族特色的炮制技术如福州流派炮制技术、岭南炮制技术、湘派炮制技术、孟河医派炮制技术、蒙药炮制技术、傣药炮制技术、维药炮制技术、藏药炮制技术。

一、四大药帮中药炮制技术

(一) 京帮中药炮制技术

京帮发源于我国北京,始于明代,成于清代,按发展主要有两个派系: 即北派和南派,两派的中药炮制技术理论基本一致。大部分饮片加工切制采用北派加工炮制方法;南派是以同仁堂、鹤年堂、千芝堂等为代表的炮制方法。

京帮的中药炮制文化理念受到古代帝都皇城文化的影响,其主要炮制特色体现在重视炮制时节、炮制工具、炮制方法、炮制辅料及善用鲜药的特色,从而实现中药增效减毒、安全便利的目的。

京帮流派重视中药炮制时节,由于时节不同,温度与湿度差异极大,药材采收、炮制只有在合适的时节才能出精品。京帮中药炮制注意药材采收的时节,如多用春天采收的绵茵陈,少用秋季采收的花茵陈。夏日常采收白花蛇舌草。重用霜桑叶或冬桑叶,因经霜之桑叶,桑叶老化干硬,有效成分含量较高,提神、利水、去火的功效强。冬季冷,万物藏,善用冬天麻多于夏天麻。

京帮流派中药炮制工具更加高档化,素有"京刀磨刀,刃卷刀成,刀刀见边,片片形全"的说法,同时有"京刀一起,片片精华"的美誉。传统京帮的切药刀刀身大,刀背厚,用时却不失轻灵,压板前端的锯齿有大有小。切药时采用的高案刀,可以使切制的饮片大小适中,片形规整,达到"陈皮一条线,凤眼鸡血藤,乌眼胡黄连,泽泻如银元,清夏不见边,川芎蝴蝶片,槟榔一百零八片"的切制效果。铜炖罐是京帮炮制的特色工具之一,紫铜与其他金属相比具有高导热性和良好的金属稳定性,因其导热性高、导电性好,稳定性强,常被用于单味药物罐蒸、多味药物罐蒸及隔水炖(如熟地黄炮制)等。

京帮中药炮制方法自成体系,最具特色的是复制法,如甘草银花水制川草乌,黑豆汁黄酒制何首乌,胆南星、六神曲、半夏曲、沉香曲等发酵法也极具特色,而九转胆南星制备工艺更加复杂,工期冗长,需要8年才能制作完成。重视炮制去毒,如朱砂采用水飞法去毒。京帮中药饮片的姜制法除了姜煮制、姜炒制外,还有姜腌制,通过姜腌制能够较好地降低药材毒性,如半夏、天南星和白附子等;盐制法除了盐水炒,还有盐粒炒,即用大青盐粒拌炒药物,适用于质地坚实并入肾经的饮片,如怀牛膝等。

京帮在中药炮制辅料方面,善用豆腐、豆汁、米泔水、甘草水和黄连水等辅料,通过这些辅料与被炮制药物的有毒成分互相结合,达到降低或消除毒副作用的目的。如强调用乌豆制作豆腐,以乌豆腐制附子等。另外,米汤的应用方法独特,专门采用米汤煨制葛根,通过煨制更好地降低药物燥性。

京帮中药炮制敢用善用鲜药,如鲜石斛、鲜薄荷等。中华民国时期名医汪逢春在临床上十分善用鲜药,他认为盖轻宣疏解药物,暑湿及温病尤以鲜药为佳,如鲜煨姜、鲜芦根、鲜茅根、鲜枇杷叶、鲜石斛、鲜佩兰、鲜苦竹叶、鲜佛手、鲜香橼等。现今随着药材和饮片需求量不断增加、鲜药不易保存等原因,除了鲜石斛外,目前已经少有鲜药使用了。

京帮 300 余年来在中药炮制操作工艺等方面积累了丰富的宝贵经验,并且一直自觉秉承"炮制虽繁必不敢省人工,品味虽贵必不敢减物力"的古训,炮制匠人亦树立"修合无人见,存心有天知"的约束自律意识。京帮技术是现今中药炮制的主流技术,对后世饮片标准和炮制规范制定发挥了重要影响。

(二)樟帮中药炮制技术

樟帮中药炮制技术起源于江西省樟树市,始于三国时期,成于唐宋,盛于明清,发展于新中国成立后,距今约有 1 800 余年的历史,樟树药商与新余、新干、峡江、丰城 4 县药商结成我国药业界名声大噪的樟帮。药祖葛玄在樟树阁皂山洗药炼丹,守药行医,后经南宋著名药师侯逢丙来樟树设药加工,开店经营,奠定了樟帮药业的基础。目前樟树是我国南北药材的集散和炮制中心,并逐渐积淀起特有的樟帮文化,颇受海内外认同。

樟帮中药炮制技术在饮片干燥、切制工艺、火制法、辅料制法等方面均具有特色。饮片干燥方面要求保持形、色、气、味俱全,提出"黏性、芳香、粉质、油质、色泽与根须、根皮、草叶干燥法,各有千秋勿乱为"的要求。

樟刀有着"老君炉中纯火青,练就樟刀叶片轻,锋利好比鸳鸯剑,飞动如飞饮片精"的赞誉,采用面小口薄,轻便锋利的樟刀达到"白芍飞上天,木通不见边,陈皮一条线,半夏鱼鳞片,肉桂薄肚片,黄柏骨牌片,甘草柳叶片,桂枝瓜子片,枳壳凤眼片,川芎蝴蝶双飞片,一粒槟榔切 108 片,一粒马钱子切 206 片"的切制效果,切制的饮片具有"薄如纸、吹得起、断面齐、造型美"的特点,被誉为"鬼斧神工,不类凡品"。

火制中的炒制法包括了微炒、小火炒、炒黄及炒爆。

微炒:指不直接在锅内炒,以防止药物焦化或灰化而降低药效。如炒葶苈子,取净原药置垫纸的锅内炒(在纸上炒),炒至纸焦黄为度,又称为"纸上炒。"

小火炒:用较小的火,将药物炒热、炒香,其颜色性味不变,樟帮称"去味去臭,色性不变"。其目的是矫味、矫臭,清除药物表面的霉菌等。如炒五谷虫,即用小火炒至五谷虫外表约焦黄色,发香为度,略透明,质松脆易碎,断面多空泡,至无臭味,可以达到焦香入脾,增强健脾消疳积的作用。

炒黄:炒至表面微黄色鼓起,以能嗅到药物散发固有的气味为度,要求"黄而不焦,香气四溢"。如炒牵牛子,即用小火炒至鼓起、发响、表面淡黄色,有香气为度。

炒爆:多用于种子类药物,加热炒使种子爆裂、香气透出,除去闷人气味,使体积膨胀,易于煎出,达到"逢子必炒,药香溢街"的效果。

对于炒炭的药要求焦而存性,煅的药应达到酥而不坚,坚者煅淬,较坚明煅,轻者飞煅,得其酥脆,留其药性的要求。

辅料炮制也很讲究,独特的辅料炮制方法和品种是樟帮中药炮制技术流派的主要特色之一。辅料酒炮制不仅有酒炙、酒蒸,还有酒洗的方法。此外,辅料的应用很讲究,酒用糯米酒、醋用新年米醋、蜜用橙花蜜、米用糙米、土用灶心土或陈壁土,且要求炮制须考虑辅料归经和用量。还有特色的炮制辅料加工，如鳖血炒柴胡，童便浸马钱子，猪心血炒酸枣仁，甘草汁、皂角汁炮制草乌，山羊血制藤黄可以达到去毒的目的。

樟帮炮制，选用道地药材，应用独特的传统方法，精细制作，使中药饮片的医用疗效较高，被御医选为皇宫用药，为古今医家推崇。樟帮的中药炮制，提倡"制虽繁，不惜工""公平交易、远近无欺，如有瞒秤、吃价，永世不昌"的执业思想，形成的樟帮特色中药炮制文化和发展体系，享有"药不到樟树不齐""药不过樟树不灵"的美誉。

（三）建昌帮中药炮制技术

建昌帮发源于江西建昌府，即现今江西省南城县，最早要追溯到东晋时期，著名医药学家葛洪是该时期的代表人物，他在建昌地区亦医亦道的活动，是建昌药技的萌芽。宋朝时期建昌人已讲究药物质量和药效精良，能够改变药性制备药物，有目的性地使用药物以适应临床治疗的需要，从宋朝开始讲究药物质量和药业信誉的可靠，便成为建昌药业发展的方向。元代建昌药业，对炒、炮、煨、煅、炙、水飞等加工炮制方法要求非常严格，对药物的认识和应用已达到很高水平，不仅能够制备出各种药物剂型，而且每一味药的加工炮制和使用方法都非常细致规范，元代建昌人对前人用药经验的总结，对后代建昌医药的发展有深远的影响。明清时期是建昌药业发展的鼎盛时期，在饮片加工炮制和经营销售方面形成特色，并在相当长的时期保持着繁荣旺盛的状态，为了让建昌药业形成的独特炮制方法不外传，尽力扩大经营销售的规模范围，建昌药业形成药帮——建昌帮。建昌帮经历东晋、宋元、明清等几个历史阶段，历史悠久，发展至今，具有独特的炮制技艺。

建昌帮的传统中药炮制风格具有炮制工具辅料独特，工艺取法烹饪，讲究形色气味、毒性低、疗效高的特色。

建昌帮中药炮制特色工具多，刀刨齐全。切药刀把长、面大、线直、刃深，比较吃硬和省力，可一刀多用，切成的饮片斜、薄、大、光，有"见刀识帮""刀法不同，建刀更有用"之说。雷公刨沿用至今，具有刨片效力高、美观的特点。还有一些特色工具如枳壳榨、槟榔榉、茯苓刀、泽泻笼、附子筛、香附铲、麦芽篓、药坛、圆木甑、猪肝色刀石等，古朴简便，各得其所，别具特色。

在辅料应用方面，具有选料独特、遵古道地、制备考究、一物多用的特点，其中以谷糠作为辅料最具特色，区别于北方常用的辅料麦麸，形成了"南糠北麸"的地域差异，谷糠应用于炮制的各个环节，如净选、润制、吸湿、密封养护等，还采用谷糠煨、谷糠煅、蜜糠炒等操作。此外，还有一些辅料如白矾、朴硝、童便、米泔水、硫黄、砂子等运用也各具特色。

建昌帮中药炮制工艺多取于烹饪技术，注意水制的要求，把握火力、火候的应用。如水制区分四季水性，有"冬水善多夏水恶""不明水性，就不懂水制""看水头""久洗无药味，久泡无药气，少泡多润莫伤水，无气无味卖药渣"的认识。在火候、火力方面强调，长于武火急速快炒，使饮片色鲜、气香，多以文火煨制，使饮片纯真味厚。

建昌帮秉承"炮制虽繁，必不得省工夫；辅料虽贵，必不得短斤两""谨伺水火不失其度，炮炙精细逞其巧妙"的思想，享有"药不过建昌不行"之美誉。

（四）川帮中药炮制技术

川帮中药炮制技术兴起于唐末五代十国，至宋代其地位大大提升，形成于明清鼎盛时期，发源于我国四川省，包括重庆、云南、贵州等中国西南地区，其中成都地区是川帮炮制技术的核心所在。清末《成都通览》记载："成都药铺凡三百四十七家。"无论城乡，多为前店后坊的经营模式，前店配方，后坊进行饮片加工炮制。1939 年，成都有明确记载的中医达 868 人之多，他们主要通过家传师授，幼而学，壮而行；先学抓药，先知药而后行医，逐渐形成了亦医亦药的格局，川帮炮制亦医亦药的特色就此形成。

川帮中药炮制重视工艺与临床运用。川帮中药炮制工艺特色主要是采用道地药材炮制，有复制法、特色发酵法及炼丹术等,其中工艺十分烦琐的复制法享誉全国。川帮炮制十分注重临床运用,秉承"中医生命在于疗效"的原则。川帮中药炮制传承人胡昌江认为炮制工艺再先进,火候掌握再好,如果失去临床疗效,工艺的先进性就无从体现,临床疗效才是检验炮制工艺和质量的唯一标准。川帮中药炮制传人的必须要求是不仅懂药,还要懂医。川帮中药炮制要求不仅知道其炮制方法,还要知道怎么应用,治什么病,疗效好坏,还要通过临床验证来确定。

川帮中药炮制一直恪守"修合无人见,存心有天知"的千秋古训,使得川帮炮制十分兴盛。

二、地区及少数民族特色的中药炮制技术流派

(一)福州流派中药炮制技术

福州历代中医药学家在对中药药性作用认识及对临床用药经验积累的基础上,形成了福州流派炮制特色,现主要把福州、莆田、宁德三地区的炮制方法归于福州流派。福州流派中药炮制方法特色主要包括:一是吸取各地各家中药炮制的长处,吸取建昌帮中药炮制蜜谷糠炒和麦麸炒之精华,采用蜜麦麸炒法;二是本土地势气候特点积累了独特的中药炮制特色经验,如各种豆卷、炒黑炒炭等;三是炮制辅料丰富且具特色,如童便及米皮糠,认为童便具有活血化瘀、续筋接骨的功效,常作为跌打损伤类中药的炮制辅料;四是在水制方面,讲究"死水"跟"活水"的区别与疗效,"死水"为静止之水,"活水"为流动之水;五是注重临方炮制。

(二)岭南中药炮制技术

岭南属五岭之南的地区,古为百越之地。岭南之名始于唐贞观时十道之一岭南道,所辖范围相当于我国广东省、广西壮族自治区、海南省及越南北部。在宋代以后,越南北部分离出去,岭南逐渐将越南排除。现在提及岭南,特指我国广东省、广西壮族自治区、海南省、香港、澳门5个地区。岭南特色炮制技术主要指以广东省、广西壮族自治区为主的炮制技术。岭南属亚热带季风气候和热带季风气候,常年高温、多湿,为祛除体内的湿热,形成了以除湿、健脾为主的用药习惯。其中药炮制技术巧妙地与本地地理气候及用药习惯相结合,形成了具有地方用药特色的中药炮制技术,以蒸制为主。岭南属辖的广西壮族自治区,以壮族为主体、多民族聚居的自治区,其壮药、瑶药的炮制方法具有明显的民族性、地域性和传统性。广西壮族自治区大部分植物四季常青,药物以鲜用为主,新鲜药具有活性成分含量丰富、质量好和疗效快等特点。壮瑶药炮制中用到的辅料多为生活中常见的食物,如酒、蜂蜜、盐水和灶心土等,以及一些传统特色辅料如茶汁、白糖和花生油等。

(三)湘派中药炮制技术

湘派主要指湖南地区,其中药炮制技术注重传统炮制传承,重视净制、切制及炮制工艺。严把净制关,保证饮片的质量,严格按照规范使用水选、剪、切、刮等方法除去药物杂质。讲究切制工艺,对手工切药刀具、磨刀石、片型的厚薄选择,以及切制时间的选择都有要求。中药炮制工艺讲究能砂炒则不清炒,蜜炙透心,熟地黄、制何首乌、黄精、玉竹等饮片坚持采用九蒸九晒的传统炮制方法。

(四)孟河医派中药炮制技术

孟河医派源自江苏常州,是一个著名的地域性医学流派,起源于南北朝时期,形成于明代,鼎盛于清末民初。孟河医派在临床实践中不断总结改进,逐渐形成了"和法缓治"的医疗风格,用药特点轻灵平淡,临证多用轻药,如用峻药亦应炮制使其不伤正,确保毒性中药临床疗效的同时不伤正。孟河医派在临床诊疗上独到而切实的效果,其独具一格的中药临方特色炮制技术是重要原因,尤其对毒性中药材的临床特殊炮制有独到和显著的优势。

(五)蒙药炮制技术

蒙医药属于四大民族医药之一,蒙药炮制,蒙古语称为"淖莫特哈勒",意思是"驯服",旨在对有毒、

性峻猛，或功不及、效不遂、用不便之蒙药，通过“驯服”，使其顺从，满足临床需要，从而保障用药的安全和有效。蒙药的传统炮制技术的特色主要体现在特色炮制工艺及辅料，具有特色的奶制工艺，在炮制过程中常用羊、马、牛奶或奶油等辅料解除某些药物的毒性和增强滋补药物效能，具有独特的民族特色。

（六）傣药炮制技术

傣医药是我国四大民族医药之一，具有 2 000 多年的悠久历史。傣医药理论接受了古印度医学影响，以“四塔”（风、火、水、土）和“五蕴”（色、识、受、想、行）理论为核心，具有完整的理论体系。傣药炮制工艺和辅料非常特别，如磨药是傣药的一种古老而传统的药物加工方法，常用于解毒药和急诊治疗用药的加工。傣药炮制辅料很多，有大米、米汤、淘米水、蜂蜜、白酒、柠檬汁、甘蔗汁、石灰水、芝麻油等，具有鲜明的民族特色和生活气息。

（七）维药炮制技术

维药是我国的四大民族医药之一，主要分布在新疆地区，是多民族聚居的区域，在此地居住历史悠长的主要民族有 13 个，各民族在发展过程中创造了独特的中医药理论体系，形成了独特的中药炮制理论体系。因其地域性、相对先进的理论学说、特有的中草药材、与其他地区相比独特的疗效等多方面因素，从而形成特色维药文化。纵观维药炮制历史，最具特色炮制方法有艾科麦提法、烟熏法、泡牛奶法。维药炮制特殊辅料有面粉、毛料、鸡蛋清、巴旦木油等。

（八）藏药炮制技术

藏药是我国的四大民族医药之一，藏医药学是西藏本土的传统医学技术，是藏民族历代劳动人民智慧的结晶，属于中华医药学宝库一颗璀璨的明珠。藏药的传统炮制与藏医同时起源，是藏族人民 2 000 多年来同疾病做斗争的经验成果。青藏高原有着丰富的药物资源，由于特殊的自然环境和生态环境，使这些药物资源具有某些独特的有效成分，加之在采集和炮制过程中使用了独到的方法，使藏药在治疗诸多病种上显示出神奇的疗效。藏药的炮制因其特定的炮制原料、独特的炮制工艺和神奇的炮制效果显示出浓厚的民族特色和丰富的内涵。如特定的炮制原料要求所用药材不但资源必须天然、纯正且药性强劲，具有药用有效成分高、生物活性强的药理特性，而且还必须根据药理功效要求进行选材。如佐太，制作时原料选材是特定的，如铜的选择就要在红铜、黄铜和青铜中找到特定的铜；又如，一定要准备 8 岁孩子的童子尿和蓝色马的尿，因为这两种尿的 pH 与所需相符，要求非这两种尿不可。独特的炮制工艺表现在藏药药材的炮制工艺自成一体，复杂多样。如寒水石的炮制有热制、冷制、猛制、精制等多种方法。神奇的炮制效果体现在历代名藏医通过特殊炮制加工方法达到减毒增效的作用，如可以将剧毒水银制成无毒且具有奇特疗效的药品——佐太，增强其调血、清热解毒、滋补强身的功效，并可作为一味重要的矿物药参与藏成药方剂配伍。

中药炮制是确保中医药质量的根本保证，有效传承炮制流派技艺，使我国独有的制药技术及其蕴藏的文化内涵尽可能完整地还原，并为创新延续，奠定坚实基础，这将对我国中医药的发展产生积极影响。

第二节　中药炮制地方特色和民族特色主要炮制技术与品种

中药炮制技术作为入选我国首批《国家级非物质文化遗产代表性项目名录》之一，对保障中医临床安全有效具有重要作用。根据区域位置的不同，主要包括北京的京帮中药炮制技术、江西的樟帮和建昌帮中药炮制技术、四川的川帮中药炮制技术，还有一些具有地区及少数民族特色的中药炮制技术如福州流派中药炮制技术、岭南派中药炮制技术、湘派中药炮制技术、孟河医派中药炮制技术、蒙医药炮制技术、傣医药炮制技术、维医药炮制技术、藏医药炮制技术，这些特色炮制技术制备各具特色的品种。

一、四大药帮的主要中药炮制技术和品种

(一) 京帮中药炮制技术

京帮中药炮制技术因其传承发展千年京都中医药文化、采纳各家中药炮制学说的精髓，对中药炮制加工要求更高，满足中医“安全、有效、稳定、可靠”的用药习惯及中药炮制加工成精品饮片的需求等，有很鲜明的地区特色，体现了北京地区中药炮制的流派特色。北京作为都城历史悠久，受政治、经济、社会环境影响，医家众多，规格繁多，炮制品种及规格具有地区特色，京帮主要炮制技术包括复制法、蒸法及发酵法。

1. *复制法*　是京帮最具特色的中药炮制技术，该方法复杂，辅料多样，工序繁杂，耗时长久。采用复制法炮制的特色品种如九转胆星、黑豆汁黄酒制何首乌、甘草银花水制川乌。

(1) 九转胆星：京帮炮制胆南星重于传承古法，其炮制历程需要 8 年才可完成，历时虽久，但其毒性小，效果佳。其具体炮制方法：秋后将天南星轧成细粉，加适量胆汁，搅拌均匀，置于缸内，埋入地下。次年春再加胆汁，置于牛胆皮囊内，挂于阴凉的房檐下 1 年(注意不受日光直照)。春季取出内容物，轧成粗粉，加入胆汁。反复操作共 8 年，轧成细粉，加入绍兴黄酒，蒸 1 h 后切块，九转胆星即成。九转胆星的炮制工艺比较复杂，如加入的胆汁随着时间的推移各有不同。九转胆星与天南星相比其毒性降低，燥烈之性缓和，功能由温化寒痰转化为清化热痰，并且息风定惊力增强。

(2) 黑豆汁黄酒制何首乌：京帮何首乌的炮制方法有别于《中国药典》(2020 年版)何首乌黑豆汁蒸法，其炮制方法是将何首乌切块，用黑豆汁(黑豆水煎液)加黄酒拌匀，闷润 4~8 h，再蒸 18~24 h。何首乌的肝毒性物质基础主要为蒽醌类化学成分，黑豆酒炙的炮制过程中，结合蒽醌转为游离蒽醌，游离蒽醌含量增高，从而达到减毒增效的作用。另外，黄酒中含有的多酚物质、谷胱甘肽等生理活性成分，具有清除自由基、抗氧化、抗衰老等多种功效，可以增强何首乌补肝肾、益精血、乌须发、强筋骨的作用。黑豆汁黄酒制何首乌充分体现了京帮炮制的特点。

(3) 甘草银花水制川乌：甘草银花水制川乌的炮制方法与《中国药典》(2020 年版)清水煮川乌的方法完全不同。其具体炮制方法：先将川乌浸泡 10~12 天，至口尝无麻辣感为度，再加入煎好的甘草银花水武火煮 3~4 h，至内无白心为度。经过甘草银花水炮制的川乌，除了通过水煮将极毒的双酯型乌头碱转化为毒性小的乌头原碱，达到降低毒性的作用外，还利用甘草调和诸药、清热解毒的功效和金银花的寒性来减缓川乌的大热大燥之性，使药性更趋于平和，体现了京帮炮制更加注重增效减毒的特色。

2. *蒸法*　京帮中药炮制重视蒸法，最特色的中药炮制品种如铜罐酒蒸大黄、醋蒸香附。

(1) 铜罐酒蒸大黄：酒蒸大黄所用工具铜罐具有传热效果好的特点，具体制法实为酒炖，可使辅料黄酒完全并直接地渗入药材中达到充分利用的目的，且有效气味也不易散失。其具体炮制方法：铜罐装大黄，加入绍兴酒，文火转武火，换罐 1 次，蒸一定的时间，倒入木槽内晒干，即得酒蒸大黄。炮制后的酒大黄具有清上焦血分热毒之功，其借酒的升提之性引药上行，发挥作用，并可减弱其苦寒泻下作用。

(2) 醋蒸香附：京帮香附习用醋蒸法，有别于《中国药典》(2020 年版)收载的香附炙法为醋炒，其具体炮制方法：取香附加定量的醋与等量的水，共煮制辅料基本吸尽，再蒸 4~5 h。香附京帮传统炮制方法还有七炙香附，将香附用黄酒、生姜汁、盐水、米醋、童便、米泔水和牛乳汁 7 种辅料混合拌匀闷润后用文火炒干。辅料酒升提而辛散，姜温通而宣散，盐走肾而软坚，用醋入肝而止痛，童便制除劣性而降下，米泔制去燥性而和平，乳制润枯以生血。用 7 种混合辅料炮制后，既提高了其疏肝解郁、调经止痛之功，又增强了通络行经、除痞行滞之效，抑制香附燥性，降低劣性。

3. *发酵法*　是京帮的特色中药炮制技术，善用鲜药并注重时节。六神曲制备采用的辅料需为鲜品(鲜辣蓼、鲜青蒿、鲜苍耳秧)，其具体炮制方法：将赤小豆、苦杏仁碎成粗粉后与面粉混合，加入鲜辣蓼、

鲜青蒿、鲜苍耳秧的水煎液搅拌均匀制成软材，压实成块。放置发酵时采取鲜青蒿与曲块层层相间堆放的方式。制作六神曲最传统经典的时间选择是农历六月初六，因为此时辣蓼、青蒿、苍耳草生长旺盛，便于取材，而且气候温度高、湿度大，加工发酵效果好，体现了京帮炮制工艺精致的特色。

京帮的中药炮制特色在长期实践中形成独特的在中药炮制过程中观察问题、分析问题、解决问题的视角，对丰富和发展中药炮制学术技能，提高中药饮片及成药的临床疗效既科学又实用。

（二）樟帮中药炮制技术

樟帮独特的中药炮制技术闻名遐迩，不仅具有特色的切制技术，而且具有独特的发酵技术、火炮技术。

1. *切制*　樟帮独具风格的切制技术体现继承传统工艺，选料上乘，刀功精良。其切制药材要求厚薄一致、断面整齐、造型美观、容易出汁，最具特色的切制饮片如白芍片、凤眼片。

（1）白芍片：有经验的炮制师傅可将 1 寸长的白芍切成 300 多片，以"白芍飞上天"来形容白芍片薄如蝉翼。具体炮制方法：取原材料，拣去杂质，加 60℃ 水浸润 1 h，闷润时长 72 h，切制饮片厚度 0.5 mm。炮制后的白芍片具有养血调经、敛阴止汗、柔肝止痛、平抑肝阳的功能。

（2）枳壳凤眼片：为樟帮特色饮片，制备工艺独到，比药典法枳壳片的作用具有优势，燥性较为缓和，具有行气宽中，消滞化痰除胀的功能。具体炮制方法：挖去内瓤，洗净后润软，压扁，上架压 3~5 天，待稍见霉点后使其对合形成扁半圆弧形，切为 0.2 cm 厚，晒干即成。

2. *发酵*　中州枳壳：樟帮特殊的发酵工艺制备的中州枳壳具有特色，在李时珍的《本草纲目》和现代《中药大辞典》中均有记载。制备的枳壳皮青、肉厚、色白、香味浓、果囊小、呈凤眼状、质量好、疗效高，经过精细加工与包装后因其加工方法独特、疗效显著而大受欢迎，被称为"枳壳凤眼片"，为枳壳中之上品，产品畅销全国，并出口欧美等国。

3. *火炮*

（1）童便制马钱子：樟帮最具特色的炮制中药饮片，已有 1 000 多年的历史。樟帮独创童便制马钱子与通常砂炒、油煎不同，认为马钱子与童便都有活血通筋的作用，能有效降低马钱子毒性成分含量，两者相得益彰，可缓解马钱子的毒性。

（2）鳖血柴胡：樟帮独创鳖血炙柴胡，有别于常用的酒炙柴胡，具体炮制方法：取柴胡片，用鳖血加温水稀释拌匀，稍闷润至吸干水分为度，置铜锅内，用小火炒至药物表面呈黄褐色。以增柴胡上行、解表、升阳之效，不宜用于阴虚阳浮者。而鳖血柴胡既有升浮之性，又兼清热、截疟之功，对因疟疾引起的肝脾肿大，效果奇佳。

（3）猪心血炒酸枣仁：取新鲜猪心，剖开挤出血，用清水适量稀释，再与酸枣仁拌润，待吸尽，置铜锅内，用小火炒干为度。猪心血有宁心敛汗生津的功效，猪心血炒酸枣仁可增强宁心安神的作用，对虚烦不眠、惊悸多梦有奇特的疗效。

（三）建昌帮中药炮制技术

建昌帮是我国中药炮制的一个重要流派，在中药饮片的炮制与加工方面尤为擅长，有其独特的炮制技艺，如蒸法、煨法、炆法。特色的品种如煨附子、炆地黄、炆何首乌、炆黄精、四制香附。

1. *蒸法*　建昌帮擅用蒸法，如软化药材，多以蒸代替润，再切制，制得药材色泽鲜艳。在减毒方面，多采用加辅料隔水蒸代替煮法。

2. *煨法*　建昌帮煨法独具特色，是在梁代陶弘景"塘灰火炮炙"、丹家"糠火炼物"、明代李时珍"糠火中煨熟"的基础上发展演变而来，其煨法是将净饮片平铺围灶内，隔以纸、灰或生姜片等，用糠火煨熟软化，以糠火高温去毒性、油性或燥性的制法。

煨附子：取盐附子，清水浸漂，至盐分漂尽，取出，晾干；在围灶内平铺一层细糠灰烬，将附子放于灰煨中，以生姜片及草纸覆盖，纸上再铺一层细糠灰及少量稻草、干糠壳；然后，从四周引燃，煨至糠烬灰冷，取出附子，移至木甑内，蒸 8~10 h 至口尝无或微有麻舌感时，取出，晒干，再以开水泡后，夜晚装入麻袋闷润，白日摊开晾晒，干至七成，切纵薄片，晾干。

3. *炆法*　建昌帮特色中药炮制“炆法”是专门炮制滋补类中药的特色炮制方法。炆是微火慢煮，具体操作是将净饮片加水润透后，装入陶制炆药罐内，加适量清水，放入围灶，取干糠和木炭围在罐四周，点燃火炆 1~3 天，至糠尽灰冷，药熟汁干时，取出，干燥。采用炆法炮制的特色品种有炆地黄、炆何首乌、炆黄精。

（1）炆地黄：取大个生地浸漂 1~2 天，取出沥干。放入炆药坛内，加入清水，加上坛盖。置于灶内，坛底和坛间放置稻草和适量木炭，坛周围堆置定量的干糠。点燃干糠，后加入一定的砂仁、陈皮，至糠烬灰冷时起坛，取出晒制半干。加入定量黄酒搅拌均匀，取出放入甑内，待锅中水沸，隔水坐锅蒸制，之后停火焖一夜，倒出，晒制六七成干，切厚片，晒制九成干即得。生地黄性寒，炆制后转微温，加入砂仁、陈皮，增加其辛温香窜之气，去其腻膈之性，使熟地气味纯真而厚，补血而不凝滞，蒸制后色黑而光亮。

（2）炆何首乌：取何首乌片，加清水浸透，放入炆药罐内，加入黑豆，加温水适量，盖盖，放入围灶内，取干糠和木炭围在罐四周，点燃火炆 1~2 天，至药透汁干或糠烬灰冷时，取出何首乌片，干燥，筛去豆渣，加黄酒拌匀吸尽后，放入蒸药罐内蒸 4~6 h，停火密闭过夜，取出干燥即可。

（3）炆黄精：取黄精，清水漂约 1 天后，取出沥干水，加温水炆 1 天，至药透汁尽，取出，干燥；用酒喷洒均匀，蒸 4~6 h，焖一夜，至转黑色时，取出，干燥至半干，切斜厚片。

建昌帮别具风格的传统炮制法流传至今，其精湛的炮制技术、优质高效的传统中药饮片，博得了民众的高度信赖。

（四）川帮中药炮制技术

川帮的中医药发展具有悠久的传统，采用道地药材，运用特色的工艺如复制法、特色发酵及炼丹术等，炮制具有特色的炮制品如复制大黄、九转南星、仙半夏、四川临江片等。

（1）复制大黄：包括九制大黄、十五制大黄、二十四制大黄及清宁片。九制大黄（独黄丸）：取生大黄加黄酒后九蒸九晒而成，称九制大黄，又称独黄丸。十五制大黄：在九制大黄的基础上，再加入辅料绿豆、黑豆、广皮、槐、桃叶、麦芽、车前草等，反复处理十五次，为十五制大黄。二十四制大黄：在十五制大黄的基础上加牡丹皮、泽泻、薄荷、石斛、玄参、连翘、川贝、知母、薏苡仁等辅料，反复处理至二十四次，为二十四制大黄。清宁片：取净大黄片，煮烂，加入黄酒，随时搅拌，煮成泥状，再加黄酒、炼蜜，蒸透后，搓条，装入坛内，闷，称为清宁片。

（2）九转南星：取生天南星加胆汁搅匀装缸内。缸埋地下十分之九，一年后取出，谓之阴转，再以阴转天南星，兑胆汁搅匀，分装于牛胆皮内挂通风处，谓阳转。反复九年而成，经年即成九转南星。炮制工艺繁杂，耗时很长，基本灭绝，市场已找不到这些炮制品。川帮的九转南星有别于京帮的九转胆星，首先时间有差异，川帮的九转南星经过九年制成，京帮的九转胆星实际上经过 8 年时间炮制。另外，京帮的九转胆星最后要求加入辅料绍兴黄酒并进行蒸制，强调每次加入的胆汁有别，而川帮的九转南星最后没有黄酒蒸制的过程。但是经过长时间的炮制，不管是京帮的九转胆星还是川帮的九转南星，其毒性较天南星均大大降低，其功效由温化寒痰转化为清化热痰，并增强了息风定惊之效。由于炮制工艺的繁杂，现今京帮的九转胆星与川帮的九转南星基本灭绝。

（3）仙半夏（又名仙露半夏）：取净制的生半夏 40 kg 投入缸内，加清水漂浸 3 天 3 夜，每天早、晚各换水 1 次，至第 4 天捞出，去水，加明矾 10 kg，搅拌均匀，再加水浸泡，1 月后放去水；另取散石灰 20 kg，溶于适量水中搅拌后澄清，取上清液，加入皮硝 2.5 kg 后搅拌溶化，将上清液倒入半夏缸中，腌制 48 h；去除灰矾水，然后再加入清水浸泡 3~7 天，漂去咸涩味，捞出；再用生姜 10 kg，捣取汁，配适量黄栀水混合拌渗,白天在日光下晒,夜晚放屋檐下露,约1个月后,半夏呈类圆或肾形,色淡黄,质松脆即成。仙半夏是用多种药制成的,其制作过程类似于中成药的制作。现代仙半夏临床不常见,多用于蒿芩清胆汤(由青蒿、黄芩、竹茹、仙半夏、赤茯苓、枳壳、陈皮、碧玉散组成),具有清胆利湿、和胃化痰的功效,用于外感热病及胆经湿热证。

(4) 四川临江片(或称熟片):附子洗泥后,用胆水加清水混合,将附子放入浸泡后,放到锅内煮至过心,浸泡、剥皮,再用清水浸,然后横切成厚片,再浸泡至转色而后入蒸笼蒸透,火力须掌握均匀,不能中途停火,如此蒸出来的附片质量良好,有油面,有光泽,蒸好后放在烤席上用木炭火烤,火力勿过大,烘干后即成四川临江片(熟片)。

二、地区及少数民族的特色中药炮制技术和品种

(一) 福州流派中药炮制技术

福州历代中医药学家在对中药药性作用认识及对临床用药经验积累的基础上,形成了福州地方中药炮制特色。福州流派中药炮制采用特色辅料用于炮制,如蜜麸炒、盐水喷、油砂炒、四制、鳖血制、砂仁制。

1. 蜜麸炒　取麦麸入锅微火炒热,然后将蜜液(熟蜜加适量的开水制成)徐徐加入,用铁铲不断翻炒至麦麸表面黄色时,取出过筛,筛内若有连续的小团,再入锅微炒后过筛,备用。以"手捏成团,抖之即散"为准。每麦麸100 kg,用蜂蜜5~10 kg。炮制应注意麦麸不能过细,如果麦麸过细,不但容易被烧焦,黏附于饮片上,影响外观,而且传热不均匀。用时则用灰筛筛去细粉,麦麸粒径以不低于2 mm为宜。用蜜麸炮制,熏黄着色作用显著,所制的中药饮片色泽均匀。采用蜜麸炒制备的特色品种有炒白术及酒炒白炒。

(1) 炒白术:将蜜麸撒入烧热的锅内,待冒烟时,投入白术,用铲翻动拌炒至金黄色为度,取出,筛去蜜麸。

(2) 酒炒白芍:取白芍片置适宜的容器中,用黄酒拌匀,稍润片刻,另取蜜麸,撒入锅内,加热至冒烟时,投入白芍,不断拌炒至金黄色时取出,筛去蜜麸即可。

2. 盐水喷　炒黑(焦)和炒炭喷盐水,熄灭火星。具体操作方法为取净饮片,置热锅内,用武火炒至表面焦黑色、内部焦褐色或至规定程度时,喷淋不同浓度的盐水,熄灭火星,取出,晾干。通过炒黑(焦)和炒炭产生或增强止血作用,保证炒炭作用下,喷淋盐水,可引经走血,增强止血作用。盐水喷的炮制品种有焦黄芩、艾叶炭、黑荆芥。

(1) 焦黄芩:黄芩片放入锅内,文火炒至外表呈焦黑色,用食盐水喷匀,烤干,取出存性待用。

(2) 艾叶炭:取拣净艾叶放入锅内,用文火微炒,至外表呈焦黑色为度,如见火星,可洒盐水,使火星熄灭,取出置于缸内,盖紧存性。

(3) 黑荆芥:取荆芥片放入锅内用武火翻炒至外表呈黑色冒起白烟,即喷入盐水,烘干取出摊凉。

3. 油砂炒　是指用油制的粗河砂。油砂的制法即将洁净的砂炒至充分干燥后,加入少量食用油拌炒,炒至无黑烟、砂粒色泽加深且均匀一致时,取出,放凉,备用。每100 kg砂,用食用油1~2 kg。油砂可防止砂黏附于饮片上影响饮片外观。

砂炒薏苡仁:将薏苡仁洗净加水浸泡12~24 h,捞出沥去表面水分,置木蒸笼中隔水武火蒸熟至透心,取出,摊晾晒足干;取油砂置锅中,用武火加热,炒至滑利状态时,投入薏苡仁,快速不断翻动,炒至薏苡仁鼓起发泡,呈爆米花状,表面黄白色,取出,筛去热砂,即可。

4. 四制　炮制特点即应用4种辅料黄酒、醋、盐、姜汁。具体炮制方法:取药物加辅料(黄酒、醋、盐、姜汁)充分润透,拌炒或蒸制至透,取出,干燥。采用四制炮制的品种有四制香附及四制陈皮。

（1）四制香附：取香附，加辅料姜汁、醋、食盐、黄酒拌匀，吸尽润透，置锅内用文火炒干。

（2）四制陈皮：将陈皮置盆内，加辅料姜汁、醋、食盐、黄酒拌匀，闷至吸干，置蒸笼内隔水武火蒸至冒热气，熄火闷至常温取出，干燥。

5. 鳖血制　是指将药物与定量的新鲜鳖血拌炒的炮制方法。采用鳖血制的炮制品种主要有鳖血白芍及鳖血黑穞豆。此外，还有鳖血牡丹皮、鳖血柴胡、鳖血丹参、鳖血青蒿等。

（1）鳖血白芍：取白芍片放在盆内，将活杀的鳖血滴入，随即搅拌均匀，以药片染上通红血色为度，取出摊置风口处晾干。

（2）鳖血黑穞豆：取净豆放在盆内，将活杀的鳖血滴入，搅拌至染上通红血色为度，取出放在风口处阴干。

6. 砂仁制　是指将砂仁粉碎成细粉，再与药物拌匀的炮制方法。采用砂仁制的炮制品种有砂仁制熟地黄。

砂仁制熟地黄：将个大的地黄放在缸中，用清水浸 1~2 h，使外皮柔软，以竹扫帚（或扁担）搅动洗净泥沙，捞起并用清水漂净，沥干水分，摊放太阳光下晒十足干（酥脆）。然后放置于蒸笼内隔水蒸 12 h，以不断武火燃烧。使体质胖大胀透时，每百斤生地黄用上等黄酒 20 kg 与炊熟的生地黄同时倒入缸内摇动均匀后焖一宿，吸尽酒汁，再晒足干，再蒸再用酒。如此反复不断地进行九次，使其色呈黑润如漆，味甘如饴，并切开内心有菊花纹针刺孔状者为度。随后每 50 kg 制好的熟地黄用净砂仁 1 kg 研极细末拌匀，妥善存于瓷缸或瓮内密封，最好贮藏一二年后启用，随用随切片。

（二）岭南派中药炮制技术

蒸制法为岭南中药炮制技艺中最具特点、应用最为广泛的中药炮制方法之一。岭南的中药材蒸制法在工艺上有用酒、醋、黑豆汁、姜汁等作为辅料进行蒸制，也有清蒸、四制蒸、发酵后蒸制等多种蒸制工艺。岭南地区除了蒸制特色炮制方法外，还有泡法、中国香港特别行政区的压扁纵切等岭南地区的特色炮制方法。

1. 清蒸法　如陈皮、佛手、党参、枳壳、黄精、五味子、肉苁蓉、白术、巴戟天、仙茅、厚朴花、杜仲、丁公藤 13 种饮片为岭南特色品种，均采用清蒸法。陈皮通过蒸制可除去挥发油的燥性对胃的刺激性，还可加速其陈化作用；党参蒸制可增强补脾益气的作用。

2. 盐蒸法　盐制药物，有引药下行，增强补肾固精、利尿、清热、滋阴降火、凉血等作用，并能缓和药物辛燥之性。蒸制能缓和药物燥性，增强药物补益作用，盐蒸法和岭南医学的益气生津及清热养阴的治则相符合，在岭南地区应用广泛，岭南地区盐狗脊、盐山茱萸、盐桑螵蛸、盐巴戟天、盐女贞子、盐金樱子、盐桑椹、盐锁阳均为岭南特色品种。

3. 酒蒸法　酒，甘辛大热，能升能散，行药势，活血通络，祛风散寒，矫正气味。广东人体质偏湿，多患有风湿关节病，所以酒作为一种辅料在广东的炮制特色中地位显得尤为突出。同时，蒸制可降低辛燥之性，免伤阴气，缓和药性，酒蒸结合，既能祛风散寒，活血通络，又可降低辛燥之气，免伤阴气，缓和药性。酒狗脊、制仙茅、制川芎、酒玉竹为岭南地区特色品种。

4. 醋蒸法　能引药入肝，增强疗效，缓和药性，醋延胡索、醋郁金、醋白薇、醋香附、醋益母草为岭南地区特色品种。

5. 泡法　岭南地区采用泡法，包括甘草水泡、米泔水泡、沸水泡等，如甘草泡地龙、甘草泡蜂房、米泔水泡苍术、沸水泡吴茱萸、沸水泡麻黄。泡后可降低药物的毒性和副作用。

岭南特色炮制方法除了蒸法之外，还有仅在岭南使用的炮制方法，形成了其特色品种，如醋马钱子、米炒黄芪、姜石菖蒲、酒巴戟天、炒白前和蜜金银花等；红党参为中国香港特别行政区特色药物，仅在中国香港特别行政区使用。岭南炮天雄炮制工艺最后一步用砂炒，与四川的炮天雄最后用烤的工艺不同。

（三）湘派中药炮制技术

湖南湘派的炮制技术注重传统炮制传承，按照当地用药习惯和传统炮制理论，采用独特的方法和技艺，如特色品种胆南星、湘制吴茱萸。

（1）胆南星：因其独特炮制方法，需历时1年方能制得。将生天南星除去杂质异物、洗净干燥，研磨成极细粉，置涂过釉彩的瓦缸内，胆汁分3次放入。第一次将胆汁与生天南星粉充分搅拌混匀后，盖好盖子使其发酵，夏秋两季放在太阳下暴晒，春冬季室外气温低时须移入烘房内保温，发酵过程中白天晒夜晚露，每天适当搅拌，历时一个多月后，用容器盛装，放甑子内用大火蒸约12 h；取出放入前次使用过的缸内，再次加入胆汁搅拌混匀，使其再次发酵约1个月，进行第二次蒸制；然后再放入原缸内，第三次加入胆汁搅拌混匀，又发酵约10个月，进行第三次蒸制使之柔软，手用麻油涂抹后，趁热搓成小圆形药团（每个约12.5 g），放入箩筛内，小火烘干即成。

（2）湘制吴茱萸：先取甘草捶碎置锅内，分两次加适量水煎煮取汁，第一次煎煮2 h滤取甘草汁，第二次煎1 h，过滤取汁去渣，将两次甘草汁合并煮沸后，趁热倒入装有已净选过的吴茱萸容器内，不时搅动至吴茱萸吸尽甘草汁发胖时，取出晾晒至干；再用油砂加热翻炒至呈黄白色，微发泡鼓起，顶端5瓣裂开，立即筛去油砂，趁热洒盐水拌匀，放凉即得。

（四）孟河医派中药炮制技术

孟河医派注重有毒中药的炮制减毒，结合临证患者的证候和症状采用特色辅料临方炮制，更好地适用于临床。如炮制马钱子时将浸、煮、油炸、土炒制法结合起来，炮制甘遂时用"甘草煎汤浸、面裹煨、炒"等多种方法以去其毒性，存其药性。川乌、草乌采用姜汁炒、姜汁炒炭及绿豆煮制、面裹煨等炮制方法，不仅能有效去除毒性，而且结合病证促进临床疗效。

孟河医派还注重独具一格的中药临方特色炮制技术，其临方特色炮制品如猪心血丹参，药汁炒白芍。猪心血丹参是历代孟河医家经过临床反复实践总结的智慧结晶，已传承数百年，在临床上常用于治疗心神不宁、心悸怔忡及痰迷心窍等证。特色炮制品如桂枝煎汁炒制白芍，以辛温之桂枝炮制白芍，制约其酸寒收敛之性；同时，白芍亦借助桂枝辛温之特性，促进其发挥散寒活血、行气之功效，"以药炮药"之法达到温经通脉、柔筋止痛的炮制目的。

（五）蒙药炮制技术

蒙医药因为内蒙古自治区特殊而独特的气候因素，在长时间的发展过程中积累并形成其独有的蒙药特色炮制技术。蒙药炮制方法多样、风格独特、作用显著可靠，具有鲜明的民族特色。如用诃子汤来解除某些毒性药物的毒，如诃子汤浸草乌、诃子汤浸铁粉（铁面）、诃子汤煮狼毒等。还常用牛奶、马奶、酸马奶、羊骨汤等奶制品或骨头汤及羊、马、牛的油来作为辅料炮制，解除某些药物毒性的同时加强了炮制药材的滋补效能，如制水银、制硫黄。

（1）制水银：取等量水银和硫黄粉放入山羊油擦好的铁锅中加热，用铁器不停地翻动，注意火候，当变稠时，立即取下锅来搅动，待变稀后又放在火上加热，这样反复操作数次后放凉，以凝结后掰开断面呈天蓝色（无水银粒）为准，即可药用，可用于结喉、梅毒、疥癣、秃疮、淋巴腺肿大。

（2）制硫黄：将硫黄在山羊油里炒化3次，然后用兑好水的白酒煮沸即可，用于风湿性关节炎。

还有具特色的黑冰片，其炮制方法是将拣干净的野猪粪，置于铁锅内，两锅对扣，用盐水泥或黄土泥密封其缝，缝隙泥略干后，再用重物压在上面，武火焖煅，冷却后取出即可。以焦黑发亮为好，如变灰白则不可用。黑冰片为蒙医临床治疗消化系统疾病的特效药，具有健胃、助消化、抑制胃酸、治疗返酸性胃溃疡等作用。

同一药物，蒙医会根据不同病情而采纳不同的炮制方法，如寒水石，有热制、凉制、奶制等方法。热制：将寒水石捣成豆粒大小放入锅内炒至微红色，喷酒后密封，闷后取出放凉，治疗寒性疾病（呕吐、腹泻、暖气泛酸）；凉制：将寒水石碾碎炒好，喷定量的牛黄溶液，放阴凉干燥处晾干，治疗热性疾病（骨折外伤）；奶制：将寒水石煅透，研成细面，用牛奶和好，放阴凉干燥处晾干，用于温补强身。

（六）傣药炮制技术

傣药有1 000多种，其炮制工艺和辅料非常特别，具有鲜明的民族特色和生活气息。傣药炮制加工方法包括晾晒、烫淋、火烤、浸渍、酒制、揉搓、研细、水磨、炒、煮等方法。傣族人民家家户户的傣药茶，常选用烘、烤、炒、煮等炮制方法，如光冒呆（黑皮跌打）切片，置锅内炒黄，开水煎泡代茶饮，有接骨续筋、除风、活血止痛的功效。磨药是傣药的一种古老而传统的药物加工方法，按病情所需，选择相应的傣药，用质地坚硬而表面粗糙的磨石或鹅卵石蘸上冷开水或米汤、糖水、淘米水、白酒、植物油磨汁在碗内，供内服或外涂。傣药炮制辅料很多，独具特色的如茄子，取茄子1枚剖开，去一半种子，加入芝麻油少许，置火上烘热后，包敷患处，用于治疗痈疮肿毒。

（七）维药炮制技术

维药的加工技术是维吾尔族医学发挥临床治疗作用的先决条件。最为特殊的是艾科麦提法，艾科麦提土为代赭石，主要成分是三氧化二铁，具有均匀传热的特点。其炮制方法：将土状或粉末状的代赭石净选，过40~60目筛，与鸡蛋清混合，将准备的泥块擀薄，把毛料铺在上面，拳打准备好的艾科麦提泥块。再将制成丸剂的药材装在耐热的罐子或坛子，包滤纸固定在艾科麦提泥里，加热，使药材变熟。使用艾科麦提法可使药物减毒增效，由于不直接加热，不会致烧焦的状况，且药材中毒性、刺激性成分或引起呕吐的成分改变或被滤纸吸收；当药材在炮制时，其中易挥发的有效成分将被保留下来。如采用此法炮制巴豆：取巴豆仁粉碎成粗粉，用多层滤纸包裹成球状，外面用艾科麦提泥块固定，埋在暗火里大约2 h，冷却后换滤纸，重复以上操作4~5次，取出即得。

（八）藏药炮制技术

藏药炮制是指在藏医药学理论指导下，对藏药材进行祛毒、炮制、加工等方式，以减少药物毒性及提高临床疗效的方法。藏医药传统炮制内涵丰富，工艺复杂，特色显著，为藏医药疗效的提高和安全性做出了十分重要的功绩。如藏药炮制常用的方法有挑拣、筛、簸、刮、去核、洗、漂、熬膏、淬、飞、炒烫、煅、煮、炙等多种。最具特色的炮制品种如佐太、铁屑。

（1）佐太：水银洗炼法炮制后的产物，藏语称为“佐珠钦莫”。其炮制方法：将水银经过洗涤、去垢、去锈、除汞毒等炮制工艺，加入金灰、银灰、铜灰等16种灰剂与硫黄合炼而成的黑色粉末的特殊制剂，此项技能是藏药炮制中最核心的工艺技术，囊括了藏药传统加工技术的全部精华，代表了藏药炮制工艺的最高水平。佐太是藏药中的珍宝，是重要的藏药原料，其制剂不仅对脑溢血、麻风、痛风、黄水病等疑难杂症有很好的疗效，而且对正常人群具有强身健体、延年益寿的功效。

（2）铁屑：将铁屑置于诃子或水柏枝煎出液中，反复煎煮3次，再用清水洗涤数次，入瓷瓶中，略加诃子液，按气温程度，3~5天后，铁屑即化为泥，而毒性去尽。

特色炮制技术属于我国特色炮制技术流派，这与当地所用的品种、辅料、炮制方法、用药习惯及生活饮食密切相关，适应的是不同地域的不同患者，这和中医学天人合一、天人相一的观点是一致的，应将不同地域的中药特色炮制技术加以保护、继承、发展、利用。

第三节　中药炮制技术传承的思路与方法

中药炮制是一项我国独有的、具有传统特色的制药技术，中药炮制技术被列为“第一批国家级非物质文化遗产名录”，遵循“保护为主，抢救第一，合理利用，传承发展”的十六字工作方针。传，是传递、传授的意思；承，指托着、接着、继承之意。中药炮制技术传承意义重大，一是因为炮制传承具有重要的历史和文化价值，远远超越“医”和“药”的本身；二是炮制传承有巨大的经济推广价值，只有大力提高具有独立知识产权的炮制技术的地位和水平，才能在激烈的国内外医药竞争市场中脱颖而出，推动中药产业的发展，为人类健康事业发展贡献更多“中国智慧”。但是，由于长期以来受历史条件及科学技术水平的限制，或是“传男不传女、传大不传小、传内不传外”的旧习陈规束缚，大多数传统中药炮制技术陷入衰退甚至濒临失传的困境。特色的中药炮制大多由千家万户自发组成的中药饮片加工炮制“小作坊”，个体加工炮制占据了中药饮片加工炮制的半壁江山。在他们中间有身怀绝技的饮片加工炮制的刀工，有精通饮片加工炮制的工艺传人，有可利用体感测试中药饮片质量的筛拣工等。他们凭借几代人几十年来师传徒的方法，靠自身努力练就了独特的炮制技能，但是由于祖传方法的限制，相关技术难以得到广泛流传而逐渐不被采用，使精湛的炮制技术难以发挥最大的作用。现今随着一批掌握特色炮制技术的老药工的相继离世，现有的药工和技师难以支撑特色技术整体的传承工作。如何将博大精深的中药炮制技术进行全面整理、挖掘提高、传承创新，将各地炮制的文化精髓充分继承、弘扬光大显得尤为珍贵。

一、挖掘中药炮制技术理论

对特色的炮制技术进行挖掘与整理，可以使我们更好地传承炮制技术，从而推动我国中医药事业的发展。如一些特色的炮制技术大多都是由祖先世代口口相传，或者老药工们根据多年积累的经验，如建昌帮将传统的炮制技艺编成歌诀而代代相传，对其炮制技术的传播和推广起到了一定作用。

（一）整理出版书籍

利用信息技术和文献学研究手段，对历版《中国药典》、各省市炮制规范、古今炮制相关医药专著、法规文件、论文专利等进行系统调研与整理，努力挖掘、收集中药传统炮制技术，并加以整理、分析与研究，整理出版书籍。

对于特色的炮制技术，通过走访老字号名店、名厂、名商、寻访技艺传承人等方式，将散落在民间的炮制技术收集整理，查阅各类古文献书籍，整理成条理清晰的文字及声像资料，或出版成书籍，便于存储，明确各代表性炮制技术的特色及品种特点，结合新的信息技术手段，建立特色技术及品种名录，从而更好地传承中药炮制技术。

（二）制作影像视频

长期以来传统炮制文化的传播多以师传徒、手把手教学、口口相传为主，这种单一而传统的传播方式，使得炮制技术不能广泛流传，不能被大家所广为熟知，中药炮制技术的传播和推广面临停滞不前的状况。随着信息时代的到来，新技术和新媒体的出现，给炮制文化的传播提供了更为快捷、更为便捷的途径，如AR、VR技术以实时交互、虚实结合的特点，为中药炮制文化遗产的传播提供了便捷途径，给体验者带来强烈的代入感和参与感。可在公共文化空间、博物馆播放视频短片，展示中药炮制传统手工艺的文化渊源、生产工艺过程和艺术特点等难以用文字、实物来诠释的信息。一方面有利于提高平台的文化传播度，另一方面也有机会增加匠人在媒体的曝光度，树立名人品牌和活化传统手工艺。

二、搭建中药炮制技术研究平台

中药炮制作为我国传统医药的瑰宝，国家非常重视，全方位给予资助促进中药炮制的发展，使得中药炮制技术传承取得了进步。传承中药炮制技术这个瑰宝，需要搭建中药炮制技术研究平台，为传承中药炮制技术提供技术支撑和服务，不仅可以更加系统完善地深挖中药炮制地域特色，而且可为技术的传承与发展打下坚实的基础。搭建炮制技术研究平台是传承中药炮制技术的关键，主要包括中药炮制相关文献资料的数据库平台、中药炮制理论创新平台、中药饮片质量评价方法和质量标准创新平台等。

（一）中药炮制文献资料数据库平台

进行中药炮制研究时，必须首先正确理解古人的原始炮制意图及炮制品的临床作用，大型文献数据库的建立和使用非常重要。采用数字化高效率的信息检索系统，方便查阅古今数字化文献，引入基于数据挖掘技术的搜索引擎和先进的数据管理、统计分析软件，便于信息检索、分析和利用。

搭建中药炮制文献资料的数据库平台除了收录整理古文献，还要及时收录补充现今中药炮制文献研究成果，平台可以在线连接包括化学、药学、生物学、临床医学等各相关大型数据库，中药炮制文献数据库建设成包含中药饮片传统理论—炮制工艺—方剂—临床用药—有效物质—药理学、药动学研究—生物学研究—炮制机理等多参数、多节点、可链接的中药炮制平台，为中药炮制技术传承提供文献支撑。

（二）中药炮制理论创新平台

中药炮制理论源于长期临床实践的总结和完善，形成了具有中医药特色的炮制理论体系，诸如辅料作用论、生熟异用论、药性相制论、炭药止血论等。这些传统的炮制理论非常朴素，需要借助多学科的技术和理论来阐释，形成新的炮制理论，丰富和完善中药炮制理论体系。

如临江片属于樟帮的特色品种，采用米泔水浸漂，再与生姜共煮。通过研究发现米泔水作辅料炮制附子，能降低附子的辛燥之性，同时增强补脾和中的作用。附子主要有效及有毒成分均为酯型生物碱，使用米泔水浸泡附子，可使生物碱成分易于溶出，从而大大降低生物碱的含量，达到降低毒性的目的。中医临床常用附子与姜配伍，达到减毒增效的目的。现代药理学研究表明，干姜与附子共煎可减小附子毒性作用，同时，附子干姜配伍对心阳虚衰竭大鼠的血流动力学中部分指标有一定的改善作用，抑制肾素释放，达到回阳救逆的目的。采用现代的科技手段研究为各流派炮制技术的规范化和特色饮片炮制机理研究提供依据。

（三）中药饮片质量评价方法和质量标准创新平台

研究特色炮制品种的质量评价方法及质量标准，也是传承特色炮制技术的一个研究方向。中药饮片的质量要求包括：性状、鉴别、检查、毒性成分、重金属及有害元素、农药残留量、浸出物、含量测定等。由单一的评价向综合评价发展，包括感官、生物及化学评价。如现代学者对樟帮和建昌帮特色的炮制品种进行了横向比较研究，同时与《中国药典》主流炮制品种进行比较，以期发现其特色优势，更好地进行传承和发展。如采用反相高效液相色谱法，对樟帮炮制品与其他方法炮制品中芍药苷和芍药内酯的含量进行测定，以此探讨樟帮炮制方法与其他炮制方法对白芍的芍药苷和芍药内醋苷含量的影响。结果发现，樟帮炮制品与《中国药典》品种和其他炮制方法比较，其白芍所含的芍药内酯苷和芍药苷含量均高于其他法炮制品的平均值，樟帮炮制方法与炒焦法比较有统计学差异等，认为炒焦后可能使其成分被破坏或分解，导致指标成分含量降低，而樟帮则能较好地保持有效成分的含量，从而发挥药效。还有研究采用直接滴定法比较了建昌帮与樟帮、《中国药典》法炮制的熟地黄中还原糖的含量差异，结果发现，建昌帮炮制的熟地黄中还原糖含量高于樟帮及《中国药典》法，为发展建昌帮炮制方法提供一定的试验依据。有研究比较建昌帮、樟帮 2 种炮制方法与《中国药典》记载的炮制方法炮制的枳壳中柚皮苷的含量，结果发现，建昌蜜麸炒枳壳和樟帮麸炒枳壳中挥发油含量与《中国药典》法比较无显著性差异，认为麸炒后使果皮组织变得疏松，油室破裂，增加了挥发油、黄酮的溶出率，从而提高有效成分溶出率，增强枳壳行气消胀作用，为江西枳壳炮制方法工艺的规范化、质量标准的制定提供依据。

三、遴选以德为重的中药炮制传承人

“修合无人见，存心有天知”的工匠精神，一直是炮制人秉承的优良传统，更是后人要继承的美好品德。工匠精神是刻苦钻研精神，是新时代双技型人才的立身之本和发展之基，对处于经济社会转型关键期的中国，工匠精神是新时代技能型人才必备的职业素养。习近平总书记视察江西重要讲话精神，提到要发挥建昌帮特色优势。传承中药炮制技术，擦亮建昌帮金字招牌。建昌帮第十三代传人、全国中药炮制大师刘香保常说，建昌帮中药炮制不同于教科书上的中药炮制或其他流派的，要一代一代地传承下去。

对于炮制传承人的遴选，川帮传承人胡昌江提到"对于工匠来说，重要的不是技术，而是人品"的论述。中医药强调"以德载术，以术宏德"，德是中医药文化之精髓，不仅在中国，在国外同样如此，有了良好的传承平台，是否能有效传承，人品是关键。中药炮制技术的传承以德为先，其次才是术，技术差点可以再学，在传承与创新上，需要品学兼优、尊师重道的传承人。只有能潜下心来、真正热爱炮制事业且德才俱佳的青年才俊，才可作为传统炮制技术的非遗传承人，最终发扬中医治病的优势，更好地服务于人民健康事业。也只有这样，传统的炮制技艺与文化才能有效传承，才能让传承成果在纯正的文化氛围中得以体现。

四、拯救濒临灭绝的中药炮制品

独具特色的中药炮制技术制备的特色炮制品，由于工艺复杂，制作时间长久，有些使用特殊辅料如童便等，造成了传承与创新难度相对较大。如何有效继承特色的中药炮制技术，对中药炮制技术的发展都将产生积极影响。川帮中药炮制传承人胡昌江说："川派有些炮制品失传在我辈之手，是愧对先人、有罪于后人的，所以必须抢救濒临灭绝的炮制品，可采用视频、动画、录像等多种多样方式进行抢救，让其得以有效传承下去。"

如川帮特色炮制品九制大黄，可以缓和生大黄泻下作用，具有缓泻而不伤气、逐瘀而不败正的特点，备受历代医家推崇，特别适合老年人、小孩及体质虚弱患者使用，临床效果较好；但其炮制工艺烦琐，耗工耗时，不适合工业化生产，因此生产九制大黄炮制品的厂家日益减少，处于濒临灭绝的境地，故市场上该炮制品种严重匮乏。与九制大黄一样，九制黄精在市场上也严重匮乏，黄精具有极高的食疗和药疗价值，被诸家养生所推崇，但生黄精有麻舌感，且刺激咽喉。九制黄精以"豆中之王"黑豆为辅料，不仅可以增强其补脾润肺、益肾之功，而且可去除麻舌感，从而避免刺激咽喉的副作用。但其工艺繁杂，费工耗时，不适合量产。为解决传统工艺繁杂，费工耗时的弊端，采用现代技术，对九蒸九晒的工艺进行加压改革，并与传统工艺进行成品性状、化学成分、药效等的对比实验，最终确定最佳炮制工艺流程。改进的工艺可简化工艺，且质量稳定，适用于工业化生产，疗效可靠，能满足临床患者需要。该方法拯救了一种濒临灭绝的川帮炮制品。

京帮的特色炮制品如稻米炒丹参片、南沙参、北沙参、党参、仙半夏、百药煎、七制香附、朱砂炙远志、油炸马钱子、酒炙何首乌、黄连炭、枣槟榔等，因为该类品种或临床上少用，或工艺复杂，或资源不足，在市场中已经很少交易，需要特殊订制才能采购到，也急需传承。

五、重视特色中药炮制技术的传承

重视传承特色中药炮制技术，需要资金投入，否则就会制约中药饮片炮制特色的全面发展。现在国家对特色中药炮制传承的研究非常重视，给予了大力的资助，主要包括国家自然科学基金项目和产业化项目资助等。比如国家对樟帮、建昌帮的资助，江西中医药大学先后承担国家自然科学基金项目"'樟帮''建昌帮'江西特色炮制技术科学内涵研究""基于'析霜'特色的江西姜厚朴减毒增效炮制机制研究""樟帮特色鳖血柴胡炮制机制及品质研究""樟帮特色米泔水漂白术减燥机制研究"，以及与企业合作承担国家高技术产业生物医药专项项目"樟帮饮片炮制技术开发和产业化建设项目"等，这些经费资助对地方炮制特色技术予以了较好的研究扶持，对于特色炮制技术传承起到了很大的作用。

除了国家对特色中药炮制传承给予经费资助，地方政府也要给予大力扶持。如江西省对樟帮、建昌帮炮制技术的研究开展也进行了大力扶持，促进传统特色炮制技术的传承、创新与发展，并在全国炮制领域产生了较大影响，形成了独具魅力的地方炮制技术研究特色，如江西省科技厅项目“江西特色饮片炮制共性技术研究”和“江西省樟建两帮中药饮片标准化研究”，江西省教育厅产学研项目“樟帮饮片炮制技术特色与产业化关键技术研究”等，都是对樟帮、建昌帮特色中药炮制技术和饮片产业化发展的有益探索，研究成果取得了热烈的反响，也起到了弘扬江西特色品牌的炮制技术的重要作用。中药临方炮制，是中医药特色技术之一，国家相继出台了《医院中药饮片管理规范》（国中医药发〔2007〕11 号）《关于印发加强医疗机构中药制剂管理的意见的通知》（国中医药医政发〔2010〕39 号）《国家中医临床药学重点专科建设要求（2013 版）》《中华人民共和国中医药法》等政策，支持和鼓励开展中药临方炮制。

六、成立传统中药炮制技术师承工作室

中药炮制是确保中医药质量的根本保证，有效继承和发扬主流的民间传统炮制流派技艺，将对我国中医药的发展产生积极影响。随着我国社会经济和科技的发展，传统中药炮制技术流派面临新的发展机遇和挑战。为进一步加快我国传统中医药现代化的进程，有必要在传承这些传统中药炮制技术的特色、优势的同时，再努力挖掘、发展各药帮的文化精髓，有必要成立传统炮制技术师承工作室。

对于中药炮制技术师承工作室，要建立统一的传承中心，有助于特色中药炮制的系统传承，同时也有助于形成特色中药炮制。师承工作室还要建立完善的传承体系和传承制度，将有助于培养更多的接班人，有利于发扬中药炮制文化、恢复甚至扩大中药炮制的影响力与覆盖面积，保持中医药文化传承的完整性。

工作室在技术传承方面，应突出一个“深”字。可通过组建相关传承平台，深入而系统地挖掘具有传统和地域特色的中药炮制技术，为传承传统中药炮制技术并进行创新整理奠定基础。成立中药炮制技术师承工作室，组织地方药工、师傅开展研讨会，探讨地方传统中药炮制技术形成的社会、文化背景，总结中药炮制技术形成规律及技术特色，邀请具有中药加工炮制技术专长的老师傅、老药工开展师承工作，传授传统中药炮制技术和经验，培养更多的接班人。

工作室在人才传承方面，应突出一个“用”字。一方面，可通过邀请老药工担任技术顾问和客座教授，请他们将中药炮制绝技传授给学生；另一方面，对中药炮制传承继承人进行遴选，优选出来的优秀师生通过“师带徒”方式进行实训。

中药炮制特色技术是中国独有的特色文化，具有鲜明的地域性，各自形成独特中药炮制理论和技术体系，通过中药炮制不仅可以改变药性，减毒增效，还可以在一些疾病中发挥独特疗效。中药炮制技术博大精深，对各地中药传统炮制特色技术的挖掘、整理、传承工作，不仅可以为地方医学流派临方炮制研究填补空白，而且对于弘扬和传承我国中医药文化、服务人民群众健康意义重大。

思考题

1. 举例介绍 1~2 个帮派的特色中药炮制技术及品种。
2. 阐述中药炮制技术传承的措施。

中篇 中药炮制的创新研究

第五章
中药炮制创新研究的内容与意义

第一节　中药炮制创新研究的主要意义

中药材必须经过炮制成中药饮片才能用于临床，合格的饮片是确保中医临床安全、有效的根本保证。中医一向重视中药炮制，中医处方中，常见处方药是中药饮片和中成药，中药饮片的炮制质量是否合格直接关系到临床辨证论治的效果，还影响着以其为原料的中成药的疗效和用药安全，所以经过炮制的中药饮片质量是临床疗效的保证。

一、中药炮制创新研究的背景

中药炮制技术是我国古代劳动人民在长期的用药实践中总结出来的智慧结晶，属于传统制药技术，具有独特的制备方式和完善的理论体系，成了首批国家非物质文化遗产之一。中药炮制学是我国中医药传统的独特学科，与其他学科相比，其技术的自动化、智能化程度相对较低，中药炮制发展较为缓慢。

中华人民共和国成立以后，我国中医药事业取得了长足的发展，中药饮片行业也发生了一系列变革，新的饮片形式、炮制工艺与理论不断更新。进入21世纪以来，伴随着中药现代化的发展和健康产业的兴起，我国中医药工作者结合传统经验和科学研究，不断对中药炮制工艺进行改革和创新，努力实现现代化。冻干饮片、微型饮片、精准煮散饮片、定量压制饮片、小包装饮片等形式多样的中药饮片相继出现；微波、冻干、膨化、发酵、高压蒸制等技术也被用于中药饮片的炮制；业内专家学者提出“四新八化”，运用现代化科学手段和方法，通过“四新”（新工艺、新辅料、新设备、新理论）、“八化”（来源基地化、工艺规范化、标准国际化、原理清晰化、辅料多样化、设备智能化、规格一致化、调剂自动化），集中药炮制理论与原理、工艺与方法、质量标准、炮制装备四位一体开展创新研究，形成具有自主知识产权、具有市场竞争力、保持中药传统特色和优势的现代化中药产业，为医疗服务提供质优效确的饮片，中药炮制的创新研究使得中药饮片行业从理论到实践均呈现出生机勃勃的态势。

二、中药炮制创新研究的必要性

（一）中药炮制创新研究是中药规范化和标准化的保障

1996年，我国正式实施“中药现代化”战略，提出要将传统中药的优势特色与现代科学技术相结合，诠释、继承和发扬传统中药的理论和实践，改造和提升当代中药的研究、开发、生产、管理和应用，以适应社会发展对中医药的需求。要实现中药现代化发展，推动中药饮片的现代化与规范化，中药饮片的质量是关键环节。中药饮片体现中药四气五味、升降浮沉、归经、毒性等中医药基本理论，炮制是中药饮片质量的重要保障环节。所以，中药要规范化和标准化，中药炮制需展开创新性、系统性研究，通过比较中药炮制前后化学成分、性味归经、毒性、药效等，进一步探索中药炮制作用机制和中药防治疾病的原理。

同时，随着中药产业化和市场化的不断扩大和升级，中药饮片产业也呈现出持续发展的良好态势，通过不断地对饮片的规格、生产工艺、煎煮及调剂方式、方法等进行改革，各种新型饮片和炮制工艺相继出现，在提升了中药饮片的质量及科技含量的同时，也有利于促进中药的规范化与标准化。

（二）中药炮制创新研究是成方制剂规范化和标准化的保证

成方制剂是指以中药饮片、中药提取物为原料，在中医药理论指导下，经药品注册管理部门批准的处方和制法大量生产具有特有名称并标明功能主治、用法用量和规格的药品。中药炮制与中药制剂关系十分紧密，中药须依方炮制，使其药效稳定，如当归龙荟丸中的大黄，须经酒炙才能制成丸剂，否则，药力过猛，苦寒败胃，服用后易产生腹痛的副作用；又如，川乌、草乌、附子、巴豆、半夏等毒性中药，若炮制不当，不但疗效欠佳，还可能引起中毒，严重者甚至会致死。中药炮制创新研究将保证中药及其成方制剂的疗效与安全，促进成方制剂规范化和标准化发展，更好地发挥中药防病治病的作用。

（三）中药炮制创新研究是中药走向世界的前提

近年来，随着医药贸易行业和服务的不断发展，传统医药成为中亚、西亚及东南亚等国家新的经济增长点，特别是目前国家"一带一路"倡议，给沿线各国传统医药研究领域的交流与合作带来新机遇，且随着药品市场的现代化、国际化，中药走出国门已成必然趋势，但要实现这个目标，还面临着不少挑战。因此，开展中药炮制创新研究，制定和完善相关法律、法规，净化和规范中药材市场，使饮片生产规范化、质量标准化，才能保障中医药的疗效，为世界人民健康服务。

第二节　中药炮制创新研究的主要内容

一、中药炮制的理论与原理

（一）净制理论

1. *研究意义*　中药材净制是中药饮片炮制的第一步，是直接关系药物疗效的首要环节。历版《中药饮片炮制规范》和《中国药典》收载的中药材品种炮制项或来源项下，几乎都强调了除去杂质。中药净制是指对中药进行精细加工，去除其中的杂质、毒性物质或不必要的成分，从而提高中药的品质和安全性。中药材绝大部分来源于天然植物，来源复杂、品种繁多、产地较广，在采收、加工、运输、储存过程中，往往混有泥沙或枝梗等杂质，调配时和药物一起称量必然影响用药剂量。因此，中药在炮制前必须经过严格地分离和洗刷，以保证临床用药剂量的准确和药物疗效的正常发挥。

中药净制有以下几个重要意义。① 提高中药质量：净制可以去除中药中的杂质，提高中药的纯度和规范性，确保其质量符合标准，有助于保证中药的疗效和稳定性。② 增强中药的安全性：净制可以去除中药中的有毒成分或含量过高的有害物质，减少中药可能引发的毒副作用，并提高其安全性。③ 改善中药口感和使用体验：净制可以去除中药中的苦涩、泥土味等不良气味和口感，使中药更易于接受和服用，有助于提高患者的依从性和治疗效果。④ 保护中药资源：净制可以最大限度地利用中药原材料，减少浪费，提高资源利用效率，对于中药资源的可持续发展和保护具有积极意义。

净制是中医药现代化发展的一项重要举措，有助于推动中药研究和应用的健康发展。为保障临床用药安全，必须对饮片的净制加以重视，保证中药饮片质量，促进中医药事业发展。

2. *研究现状*　在净制药材过程中主要除去以下各类物质：① 来源与规定相同，其形状或部位与规定不符；② 来源与规定不同的有机质；③ 无机杂质。根据药材常选用挑选、筛选、风选、水选、剪、切、刮、削、剔除、酶法、剥离、挤压、刷、擦、火燎、烫、撞、碾串等传统方法以达到净度要求。近年来加工工艺逐渐精细化，通过提取、分离、纯化等多种技术手段，去除有害成分和杂质，采用高效液相色谱、气相色谱、超滤技术、溶剂萃取等方法，有效地富集和清除中药中的特定成分。随着科技的发展和多学科交叉融合，基于生物技术的方法如转基因工程、酵素技术等被用于中药成分的提取和转化，以提高中药净制品的产量和纯度。此外，在中药净制研究中，越来越多的关注点集中在绿色制药观念上。开发环境友好型技术、降低能源消耗等成为研究重点，秉承着推动中药净制工艺的可持续发展和环境友好型的理念，还设计出多种实用的新型装置，有能将多种中药材进行分级的变频式中药材风选装置；清洗、烘干功能分别运行或同步运行的高效中药材净制干燥一体化装置；采用翻滚浸泡物料的方式，能有效去除中药材表面附着力较强的杂物的新型中药饮片清洗装置等。

中药净制研究不仅关注中药成分的清除与保留，还与药效评价紧密相关。通过体外实验、动物模型和临床试验等手段，探索中药净制后对疾病的治疗效果，评估中药净制对药效的影响。同时针对中药净制品的质量控制和安全性评估，也建立了一系列标准和指南。这些包括对中药材的产地鉴定、质量检测、化学成分及含量分析、微生物污染监测等方面的研究，旨在确保中药净制品的质量和安全性。

总之，中药净制研究正不断深入，涉及多个方面，包括精细化加工技术、质量控制与安全性评估、新技术应用、药效评价研究及绿色制药观念的引入。这些研究为中药净制的发展和应用提供了科学依据，并为中药现代化发展做出了积极贡献。

3. 研究实例

【研究实例 1：麻黄饮片分开药用部位研究】

(1) 研究目的：同一来源的药物入药部位不同，其性质各异，疗效不同的部位应分别入药。麻黄茎和根部均可入药，茎能升血压、发汗、平喘、利尿，属于辛温解表药；根能降血压、止汗，属于收涩药。二者药效相反，合用会减弱麻黄发汗疗效，不仅不能防病治病，还可能造成严重的不良反应和安全隐患，因此临床上应严格区分，避免二者的混淆使用。

(2) 研究方法与结果：麻黄发汗解表、利水消肿、宣肺平喘；麻黄根走肺经而行周身肌表，为固表敛肺止汗之要药，临床上常用于自汗、盗汗及神经性出汗等证，因此根茎必须分离净制。有学者通过麻黄化学拆分组分实验证实，麻黄中生物碱具有发汗作用，发挥解热作用的物质基础为生物碱组分、挥发油组分及酚酸组分，但作用较缓慢且微弱。采用超临界 CO_2 流体萃取技术和 GC－MS 分析方法对麻黄根的止汗作用进行研究，发现其止汗作用机制是通过改变汗腺细胞的形成，从而减少汗液排泄而达到的。

(3) 研究结论与提示：麻黄是我国特有且闻名世界的宝贵药用植物资源，其调节血压、镇咳、平喘等多种药理作用，一直沿用至今。出于同株的麻黄草质茎与麻黄根，二者由于不同入药部位化学成分的差异，其药理作用和临床应用均有不同，甚至有麻黄草质茎升压、发汗，麻黄根降压、止汗的完全相反的药理作用。这种“同源异效”的现象并不在少数，随着现代技术手段的不断发达和人们对用药安全与疗效的愈发注重，对于这样一类药物，应更深入对其成分、作用等方面进行研究和对比，以使临床更安全合理使用。

【研究实例 2：除去非药用部位】

(1) 研究目的：中药材中常混有一些非药用部位，有些不仅起不到治疗的作用，甚至还可能出现毒副作用。因此在炮制加工前必须除去非药用部位，避免造成用药事故。

(2) 研究方法与结果：山楂果核质地坚硬，入丸散不易粉碎；山楂所含成分主要为三萜酸类及不饱和脂肪酸类成分，该类成分在水溶液中溶解度较小，入煎剂也不易煎出；加之部分脱落的果核混杂在山楂饮片中，由于质地与山楂饮片不同而沉积在药斗下部，往往会给调配处方带来一定的误差。为了保证山楂的药效，同时充分利用山楂果核的综合价值，应除去全部的核，以便充分发挥山楂果肉与果核各自的作用。

一些中药材的非药用部位还具有毒性，不及时去除就可能引起中毒。例如，斑蝥、红娘子、青娘子去头足翅，乌梢蛇、蕲蛇去头尾，蛤蚧去鳞片头爪，蜈蚣去头足。有的粗皮中有毒金属元素含量较高也应除去，如杜仲粗皮主要由颓废的死细胞组成，不仅有效成分含量较低，而且重金属铅的含量比去粗皮的高，而按标准在加工时刮去粗皮后铅元素检测值降低，表明杜仲饮片去粗皮具有合理性。

此外，有些中药材的非药用部位虽然不含毒性成分，但在治疗中会带来一定的副作用影响疗效。如枇杷叶具有清肺止咳、降逆止呕的疗效，常用于肺热咳嗽，但其叶背密被绒毛，服用后能刺激咽喉引起咳嗽，影响疗效，故净制时常刷去绒毛。

(3) 研究结论与提示：中药除去非药用部位的意义在于提高药物的纯度、安全性和药效。通过去除中药材中的非药用部位，如根茎、叶片、杂质等，可以减少潜在的有毒成分或不必要的成分含量，从而提高中药的纯度。这样可以降低中药制剂的毒副作用风险，增加其安全性。此外，除去非药用部位还有助于提高药效。在中药药材中，有些部位或组织对药效的贡献较小或无药效，甚至可能影响药物的吸收和代谢。因此，去除这些非药用部位可以使药效成分更为集中，增强药物的疗效。在进行中药处理时，也应遵循正确的操作规范，了解每种中药的药用部位和非药用部位，以确保药材的有效成分得到充分发挥。

（二）切制理论

1. 研究意义　中药切制是指将中药材按一定的规格和大小进行切割、研磨或粉碎的过程。饮片切制历史悠久，早在汉代以前《五十二病方》中就载有“细切”“削”等饮片切制用语。中药切制具有以下意义。① 增加药效成分释放：通过切制中药材，可以增加其表面积，从而提高药效成分的释放速度和使药效成分充分释放，使中药材更易于溶解和吸收。② 便于配方应用：中药切制后，能够更方便地调配与组合，以制备复方中药制剂。不同尺寸和形状的中药切片或粉末可以根据药方的需要按比例调配，达到更好的治疗效果。③ 方便服用和煎煮：对于中药材的口服剂型，切制过程可以使中药材更易于吞咽和消化吸收；对于煎煮剂型，切制后的中药材利于药物提取。④ 质量控制：中药切制可以通过统一规格和大小，减少质量变异，提高中药材的一致性和稳定性，有利于药材质量的控制和评价。⑤ 增加使用途径：通过切制中药，可以开拓中药在不同剂型和应用领域的使用途径。切制后的中药材可以制备成药丸、胶囊、口服液等多种剂型，同时也可用于外用制剂的制备。这些意义使得中药切制在中药研究、生产和应用中扮演着重要的角色。

切制在中药炮制中应用最为广泛，其规格对中药煎煮质量有关键性影响，直接影响临床疗效，中药饮片过薄易碎裂，中药饮片太厚不易煮透，如人参、防风、白芍、川白芷、丹参、葛根等多种药材采用不同的切制方法切制成不同规格时，其有效成分含量有所不同。因此研究切制对药材质量的影响，不断优化切制工艺与切制规格，制定药材切制相关标准对药材质量控制意义深远。

2. 研究现状　当前切制理论相关研究多与切制规格优化、切制工艺优化相关，多以药材有效成分含量、外观性状等为指标优化切制规格与工艺。针对不同种类的中药材，研究人员致力于革新切割技术，以提高切制效率和一致性。采用机械化设备进行自动化切割，不仅可以减少人工操作的误差，还可以控制切割大小和形状的标准化。粉碎煎煮一体设备、切片脱水一体式高效系统及高效切片打粉机等切制工具现已申请专利，以更高效便捷地操作替代传统的药刀、片刀、斧头、锉、刨等。还有一些药材的切制相关研究还未进行，切制对其质量的影响及切制工艺与规格的优化亟待进一步研究。近年来，中药切制研究逐渐与现代技术相结合。如通过图像处理技术、计算机辅助设计等手段，研究人员可以实现对中药材形态、纹理和品质的快速检测和评估。另外,利用微观技术和纳米技术,可实现对微小颗粒、纳米颗粒等特殊切制形式的制备。

此外,还关注了中药切制对药效的影响。通过对比切制前后的药物活性成分含量、释放速度和生物利用度等指标,评估切制对药效的影响,有助于确定最佳的切制方法和参数,以保证中药的疗效。探索了切制在中药配方和制剂中的应用,研究不同切割形式和尺寸对复方中药制剂的药效和治疗效果的影响。这些研究有助于制定更科学合理的中药配方和制剂设计研究实例原则。

3. 研究实例

【研究实例:黄芪饮片趁鲜切制】

(1) 研究目的:中药饮片中有效成分的含量直接决定药物对于患者疾病的治疗效果。因此,了解中药切制对于中药材及饮片的影响,分析切制所面临的现状与诸多问题,才能更好地保证中药饮片有效成分含量符合相关技术标准及其规范和用药安全有效。

(2) 研究方法与结果:中药饮片黄芪以黄芪甲苷和毛蕊异黄酮苷的含量作为整体质量评价指标。运用高效液相色谱法进行测定,比较不同切制工艺对黄芪有效成分含量的影响,以期为建立黄芪适宜的切制工艺、规范化生产及更好地发挥临床疗效提供理论依据。

通过高效液相色谱—蒸发光散射检测法测定鲜切法饮片和传统干切法饮片中黄芪甲苷的含量,结果表明,鲜切法所得饮片中黄芪甲苷含量高于传统干切法所得饮片,因此趁鲜切制可以提高黄芪甲苷含量。通过高效液相色谱法对不同切制工艺处理后的黄芪有效成分进行含量测定时,发现先晒再切,晒至六七成干,再切制成饮片,此时黄芪甲苷和毛蕊异黄酮葡萄糖苷含量不仅均符合《中国药典》标准,而且含量也最高。

(3) 研究结论与提示:切制工艺对黄芪有效成分的含量有一定影响,为更好地保证黄芪的药用价值和质量,应当区别不同部位进行质量控制,以更好地发挥药效。

(三) 中药生熟论

1. 研究意义　中药生熟论是中医药理论中的重要内容,指的是中药在经历一定加工处理或炮制过程后,其性能和药效发生变化的现象。研究中药生熟论的意义主要有以下几点。① 改变药效:通过生熟加工,中药可以发挥不同的药效。有些中药经过炮制后可以增强其药效,提高疗效;而有些中药经过炮制后可以降低其毒性,减少不良反应。② 活性物质转化:中药经过生熟加工后,其中的活性成分可能会发生转化。炮制可以降低中药中的不稳定或有害成分,同时促进药材中有效成分的释放和转化,提高其生物利用度。深入研究中药的生熟论有助于探索活性物质的转化途径及其影响因素。③ 老药新用:通过对中药生熟论的研究,可以赋予原本被认为是毒性或无效的中药新的临床应用价值,实现老药新用,有助于扩大中药的临床适应范围,提高中药在治疗疾病中的应用水平。④ 保护与开发中药资源:对不同种类中药进行生熟加工研究,可以明确加工方法对中药质量和药效的影响,指导中药的采集、炮制、贮存等环节,保护和提高中药资源的可持续利用能力。

研究中药的生熟论可以帮助明确中药加工后的药效变化规律,为临床运用提供科学依据。但目前的研究大都局限于理论部分,缺乏其物质基础相关研究,现代中医学者们正在借助先进的科学技术探究其科学内涵。

2. 研究现状　生熟饮片不仅在药性与外观性状上存在差异,其化学成分、药效作用及应用也会发生相应的变化。在中医临床实践中,医者积累了大量关于中药生熟论的经验。通过收集、整理和总结这些临床经验,将其纳入现代科学研究框架,有助于传承和发扬中医药宝贵的经验智慧。目前的研究现状主要包括以下几个方面。① 药效评价：通过临床试验和动物实验等方法，比较生药与炮制药对疾病模型的影响，评价不同生熟状态中药的药理作用和疗效，揭示中药炮制对药效的影响规律。② 活性成分变化：通过采用现代科学技术手段，如高效液相色谱、质谱和核磁共振等，研究中药在生熟过程中活性成分的变化。通过分析中药不同成分的含量、组成及其相互转化关系，揭示生熟加工对中药化学特性的影响机制。③ 加工工艺：研究不同加工工艺对中药生熟过程的影响，探索最佳的加工方法和炮制工艺。此外，还有针对具体中药材的炮制工艺进行改进和优化的研究，以提高中药的疗效和安全性。

对中药生熟论的研究一直都是中医药领域的重要课题之一，需要指出的是，尽管已经有不少研究是关于中药的生熟论，但对生熟异治炮制机理的研究相对较少。因中药种类繁多，每种药材的特点和炮制方法都各异，所以需要更多的科学研究和临床验证来深入了解中药的生熟加工过程及其影响机制。

3. 研究实例

【研究实例：莱菔子“生升熟降”研究】

（1）研究目的：莱菔子为十字花科植物萝卜 *Raphanus sativus* L. 的干燥成熟种子，多以炒制品入药，含硫苷。炒制不仅可抑制莱菔子中黑芥子酶的活性，阻止硫苷类成分萝卜硫苷的分解，且能引起其他化学成分的较大变化。基于“生熟异治”“生升熟降”炮制理论，采用高效液相色谱法建立莱菔子生品和炒制品的特征图谱，探讨莱菔子炮制前后化学成分的变化规律，为莱菔子生品和炒制品的质量控制及其炮制机理研究提供参考。

（2）研究方法与结果：莱菔子特征图谱如图 5－1 所示，生品和炒制品具有各自的共有特征

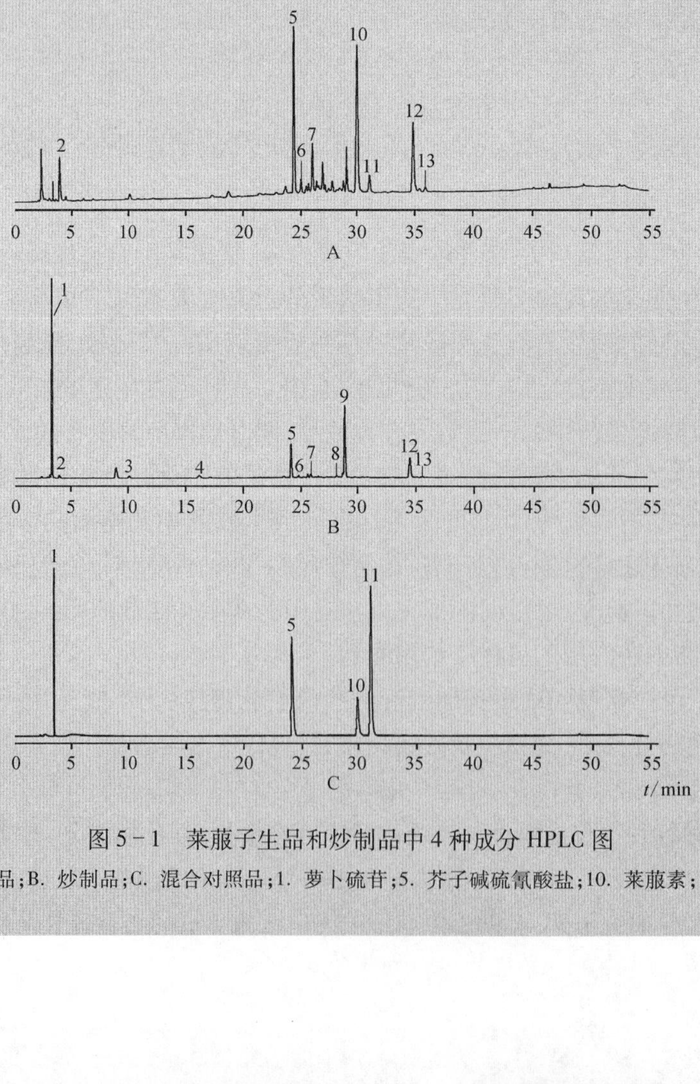

图 5－1　莱菔子生品和炒制品中 4 种成分 HPLC 图

注：A. 生品；B. 炒制品；C. 混合对照品；1. 萝卜硫苷；5. 芥子碱硫氰酸盐；10. 莱菔素；11. 芥子酸

峰，可有效评价莱菔子生品和炒制品质量的均一性和稳定性。生品和炒制品特征图谱中均匹配出峰2、5(芥子碱硫氰酸盐)、6、7、12、13，峰10(莱菔素)、11(芥子酸)为生品特有峰，峰1(萝卜硫苷)、3、4、8、9为炒制品特有峰，表明炮制前后莱菔子化学成分变化较大，峰1(萝卜硫苷)、9、10(莱菔素)是莱菔子炮制前后主要差异标志性成分。

(3) 研究结论与提示：采用同一色谱条件建立了莱菔子生品及炒制品的特征图谱，得出生品水浸回流图谱中显示萝卜苷色谱峰消失，提示萝卜苷发生酶解，生成新的色谱峰，而炒制品图谱中萝卜苷的色谱峰明显，这可能是莱菔子"生升熟降"的物质基础。

(四) 逢子必炒理论

1. 研究意义　逢子必炒理论是中药炮制领域中的经典理论之一，指凡命名中带"子"的果实、种子类中药均需炒制后才能入煎剂，且多以清炒法为主。经考证，此理论始见于明代罗周彦所著的《医宗粹言》诸药制法项下，书中言："决明子、萝卜子、芥子、苏子、韭子、青葙子，凡药中用子者，俱要炒过研碎入煎，方得味出，若不碎，如米之在谷，虽煮之终日，米岂能出哉。"研究"逢子必炒"理论的意义主要包括以下几个方面。① 毒性减轻和安全性提高：某些中药材含有潜在的毒性成分，在炮制过程中可以通过调节温度、时间等条件，降低或消除其毒性，从而提高中药的安全性。② 药效优化：理解和应用"逢子必炒"理论可以帮助中医药领域研究人员和临床医生合理选择中药材，并通过炮制加工方法调节药性，达到改善药效的目的，有助于提高中药的疗效，并促进中医药的科学化、精准化发展。③ 传统经验的科学验证：逢子必炒理论作为中医药传统理论的一部分，其研究可以将传统经验的合理性转化为科学性的认识和应用。通过科学实验验证逢子必炒理论规律，可以使中医药的治疗体系更加系统化，进一步促进中医药的现代化发展。

此理论是基于长期实践总结出的临床用药经验，经过若干历史时期的实践、传承与发展，这一理论流传至今，在果实、种子类药材的炮制与应用方面仍然具有重要指导意义，但其科学内涵尚不明晰，缺乏科学证据的支持。

2. 研究现状　传统中医药学理论对于逢子必炒理论的认知主要源于古人对实践经验的总结，推测与假设的成分较多，缺乏科学证据的支持，停滞于理论的阐释上。为揭示逢子必炒理论的内涵，现代学者们运用现代研究思路及先进科学方法与技术，对种子类药材炒制的目的进行了探究。目前的研究现状主要包括以下几个方面。① 炒制对有效成分的影响：相关研究侧重于探究种子类药材炒制前后成分溶出种类和含量、成分结构的变化、药性毒性的变化及体内外活性的变化。② 炒制对药性特点的调节：通过炒制，可以改变中药的药性特点，如由寒转温、由凉转平等。相关研究探索了炒制对中药性味、归经、功效和适应证的影响，以及与生药的对比，总结了炒制对中药药性的调节作用。③ 炒制工艺优化：研究人员通过调整炒制的温度、时间、湿度等参数，优化炒制工艺，以提高中药的药效和质量稳定性。研究结果表明，不同的炒制条件对中药的质量和功效有明显影响。

3. 研究实例

【研究实例1：炒酸枣仁易于粉碎和有效成分的煎出，提高疗效研究】

(1) 研究目的：酸枣仁临床应用以生品和炒制品居多，生枣仁性平，入清剂。经炒制后，易于粉碎和煎出，可增强其治疗虚烦不眠、养心敛汗之功。采用高效液相色谱—质谱法(high performance liquid chromatography-mass spectrometry，HPLC－MS)技术测定酸枣仁炮制前后物质含量变化，以期为酸枣仁生制品的质量评价提供参考。

（2）研究方法与结果：采用 UPLC－MS 技术测定不同来源酸枣仁在炒制前后斯皮诺素、6‴－阿魏酰斯皮诺素、酸枣仁皂苷 A、酸枣仁皂苷 B、白桦脂酸、当药黄素、柚皮苷、异槲皮苷、芦丁、槲皮素、阿魏酸、异牡荆苷 12 种成分的含量。所收集的 16 批酸枣仁样品经炒制后，大部分样品中的黄酮类、皂苷类及脂肪酸类成分的含量均有所上升，其中以斯皮诺素、6‴－阿魏酰斯皮诺素、酸枣仁皂苷 A 和白桦脂酸的含量上升最为明显。

（3）研究结论与提示：酸枣仁由生变熟的过程中其功效作用和内在质量都发生了不同程度的变化，因此其质量控制标准也产生了一定的变化。根据 UPLC－MS 结果可见，酸枣仁经炒制后一些活性成分含量增加，可为从物质基础层面解释酸枣仁"逢子必炒"的炮制作用提供参考依据，为后续筛选质量标志物提供稳定、可行的工艺条件。

【研究实例 2：降低或消除药物毒性研究】

（1）研究目的：牵牛子性味苦寒，毒性小，具有泻下通便、杀虫、化痰饮的功效。牵牛子生用偏于逐水消肿，杀虫。炒制后毒性降低，药性缓和，免伤正气，易于粉碎和煎出，以消食导滞见长。采用 HPLC－MS 技术对牵牛子生品、炒制品中化学成分进行分析，研究炮制前后牵牛子化学成分变化规律，为牵牛子饮片的炮制和质量控制及探讨炮制机理提供依据。

（2）研究方法与结果：通过 HPLC 及 HPLC－MS，共鉴别出 9 个化合物，通过对牵牛子生品、炒制品化学成分的对比分析可以看出，牵牛子炒制后甲醇提取部位化学成分种类未发现变化，但有部分成分含量发生了变化，其中咖啡酸、绿原酸、异绿原酸 A 含量较生品降低，新绿原酸、隐绿原酸、异绿原酸 B、异绿原酸 C 含量较生品升高（图 5－2）。

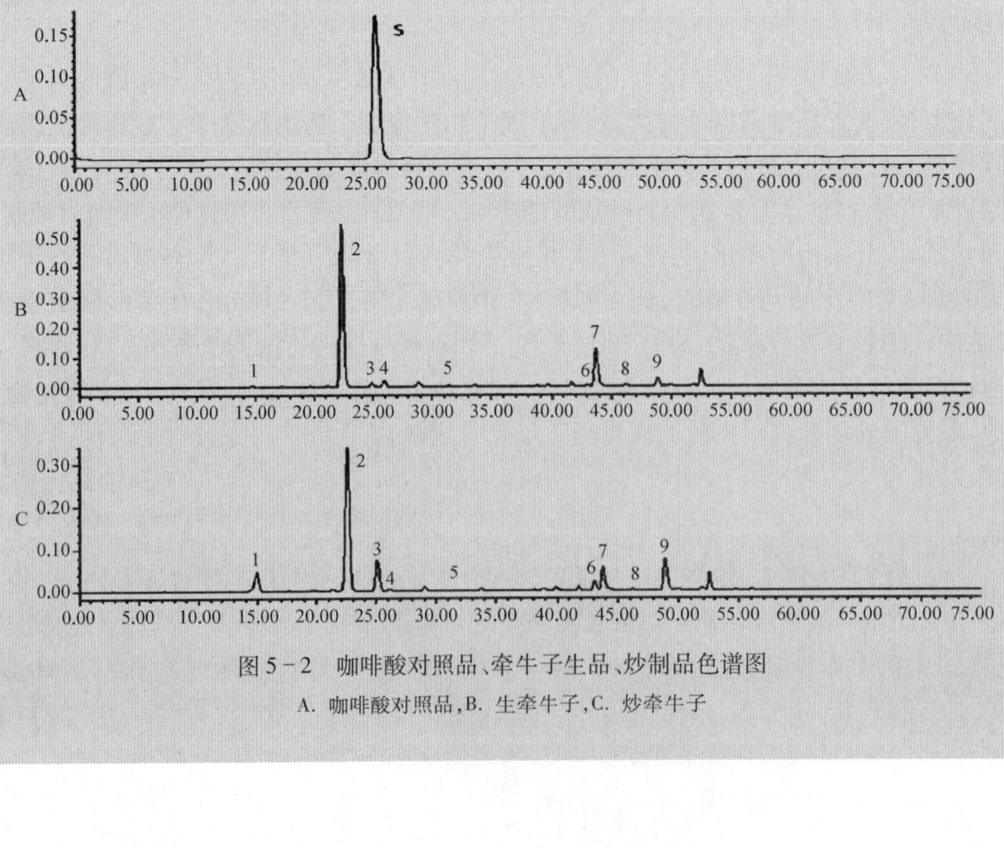

图 5－2 咖啡酸对照品、牵牛子生品、炒制品色谱图

A. 咖啡酸对照品，B. 生牵牛子，C. 炒牵牛子

(3) 研究结论与提示：牵牛子炒后脂肪油含量降低，产生香气，质地酥脆易碎，易于煎出有效成分，因此水浸出物含量升高，这与传统的逢子必炒理论吻合；其泻下作用明显减弱，毒性较小。分析原因可能是在炒制时使具有强烈泻下作用的牵牛子苷等苷类成分受热分解。

通过对牵牛子生品、炒制品化学成分的对比分析，可较为全面了解牵牛子炒制前后主要化学成分的变化规律，为牵牛子炮制机理及其饮片质量标准研究提供化学物质基础信息。

【研究实例3：杀酶保苷，保证药物疗效研究】

(1) 研究目的：白芥子味辛、性温，具有温肺化痰、利气散结的功效，可以生用和炒用。白芥子中含有白芥子苷，在芥子酶的作用下水解为白芥子油，其刺鼻的辛辣味对皮肤、黏膜及胃肠道具有刺激作用，经炒后可缓和辛温之性，以免助热伤阴，并易于煎出有效成分。实质上这只是从化学研究角度对炮制过程中化学成分变化的一种直观表述，并不能完全体现其炮制原理的科学内涵，特别是缺乏对其炮制共性原理的研究。

(2) 研究方法与结果：由图5-3可知，白芥子与炒白芥子饮片中共检出7个共有峰，白芥子炒制后1号色谱峰面积显著增加，约为生品的2.5倍，但其原有色谱峰8~10均已消失；此外，炒制后新生成了1个色谱峰a。对比白芥子炒制前后UPLC特征谱的变化，发现生品中的小极性成分(白芥子色谱峰9、10)在炒制后峰面积均显著降低，甚至消失；而大极性成分(白芥子色谱峰1)的峰面积显著增加，并有新的大极性成分生成(炒白芥子中色谱峰a)。

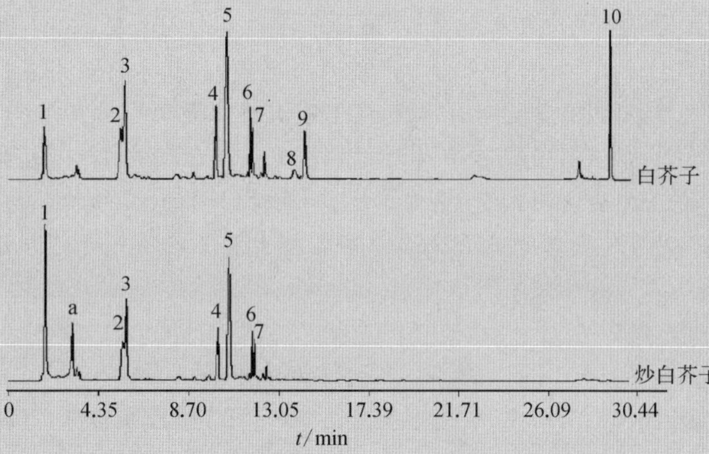

图5-3　白芥子和炒白芥子饮片的UPLC图谱比较

(3) 研究结论与提示：白芥子炒制主要是破坏芥子酶，从而起到杀酶保苷的作用，确保白芥子苷在胃肠道环境中缓慢水解，逐渐释放出芥子油而发挥治疗作用。根据UPLC结果可以推测，白芥子大、小极性这两类成分间可能存在着相互转化的关系，而且炒制后功效的改变可能主要源于这两类成分间的转化，以及芥子碱硫氰酸盐与这些成分量比关系的变化。

(五) 中药制药理论

1. 研究意义　清代徐灵胎在《医学源流论》中明确了中药制药理论："凡物气厚力大者，无有不偏，偏则有利必有害。欲取其利，而去其害，则用法以制之，则药性之偏者醇矣。其制之义又各不同，或以相反为制，或以相资为制，或以相恶为制，或以相畏为制，或以相喜为制。而制法又复不同，或制其形，或制其性，或制其味，或制其质……”，亦称为传统的制药原则。中药制药理论研究具有以下意义。① 丰富中药理论：通过研究中药制药理论，可以进一步深化对炮制辅料的认识和理解，有助于揭示中药炮制的治疗机制和作用原理。② 制剂开发与创新：中药制药理论研究可以通过对中药优化配伍和改善药物性能，开发出更加有效的中药制剂，增强其临床疗效。③ 药效评价与机制研究：中药制药理论研究可以深入探索中药的药效评价和作用机制，从分子水平到整体水平，揭示中药的多组分、多靶点、多途径的综合调控作用机制。这有助于加深对中药疗效的认识，指导合理用药和开发新药。

中药炮制关系中药的发展与应用，现代中药炮制水平依旧停留在传统之中，缺乏可以量化的标准，理论研究方面没有创造性的突破，因此用临床药理论和现代科学方法，认识炮制制药论的科学内涵和临床价值，阐明各种中药制药原理具有重要意义。

2. 研究现状　中药制药理论的研究主要包括文献、原理、工艺、质量标准等方面。研究多数是选用化学成分、药理等方面的指标，如对炮制前后进行全成分分析；对炮制前后变化的成分进行分离、纯化和结构鉴定；炮制过程中成分的动态变化规律研究；炮制前后的典型药效学比较研究。虽然在化学成分和药理方面取得了一定的研究成果，但成分研究多，而成分的协同作用报道少，在临床上的研究也不够深入，总体上并不能明确炮制的作用机理。中药炮制相关的理论研究迄今主要集中在微观方面，与中医的宏观调控理论并不相符，如此下去并不能体现中医用药的特色，不利于发展传统的民族医学。

3. 研究实例

【研究实例1：酒炙大黄研究】

不同于七情中强调两药同用产生毒性反应或副作用的“相反”，中药制药理论中的“相反为制”是指用药性相对立的辅料或中药来炮制，以制约中药的偏性或改变药性。用辅料黄酒炮制药物，可以改变药性，借酒上行之力，引药上行。大黄为泻下药，其性味大苦大寒，生用气味重浊，泻下作用峻烈，易伤胃气，经酒润炒干后可使其力稍缓并借酒升提之性引药上行，起到清上焦实热的作用，经酒炖后泻下作用缓和，活血祛瘀功效增加。现代药理研究表明，大黄泻下成分主要是结合蒽醌类成分，经酒炙后，受黄酒用量、炮制温度、加热时间影响，其结构容易被破坏，结合型蒽醌转变为游离型蒽醌，泻下作用强度明显下降，减轻了生大黄苦寒败胃的副作用。

【研究实例2：盐炙知母研究】

相资为制是指用药性相似的辅料或中药来炮制，以增强药效，相当于中药配伍中的“相须”“相使”。在炮制中用盐作为辅料可起到引药下行、增强疗效、缓和药性的作用。通过现代研究发现，药物经盐制后，盐水对中药细胞具有较强的穿透力，可增强药物成分的溶解度，起到很好的增溶作用，进而增加药物成分的煎出量，起到增强疗效的目的。有学者对不同炮制方法中知母的杧果苷含量进行测定，结果显示知母炮制后杧果苷的含量均有所增加，盐知母中杧果苷的含量最高，为3.06%，由此可见，盐制知母确实增加了知母中杧果苷的溶出率。

【研究实例3：麸炒苍术研究】

在中药制药理论中，相恶为制是指用某种辅料或中药来炮制，以减弱某些中药的副作用。实际上相恶为制是中药配伍中“相恶”内容在炮制中的延伸应用。苍术气味辛烈，其含有苍术醇、苍术酮等挥发油成分，既为有效成分，又是苍术性燥的物质基础，对脾胃的刺激性极大，且大剂量服用会抑制中枢神经，导致呼吸麻痹，不利于临床用药。在炮制中常采用米泔水制来缓和苍术这一副作用。现代研究发现米泔水作为混悬液，含有大量淀粉，淀粉可吸附苍术中过多的油分，再加上高热炮制，使苍术中的挥发油被破坏或减少，从而降低了副作用。有学者发现米泔制苍术可改善脾虚小鼠体质量，延长小鼠负重疲劳游泳时间，抑制小鼠小肠推进运动和胃排空。生苍术的燥性还可通过麸炒来降低，经麸炒之后苍术的辛散力减弱，气变芳香，健脾燥湿的作用增强。有学者对炮制前后的成分变化进行了考察，发现苍术麸炒后化学成分的种类上整体未有明显的增减，仅在部分化合物的含量上有一定的变化。

【研究实例4：姜半夏研究】

相畏为制是指用某种辅料或中药炮制以制约另一种中药的毒副作用，相当于中药配伍中的"相畏""相杀"。如半夏、天南星为有毒中药，炮制中常选用生姜降低其毒性。另外一些辅料，古代医药著作在论述配伍问题时虽未言及，但在炮制有毒中药时常用到，因此也应列为相畏为制的内容。如用白矾、石灰、皂荚、生姜制半夏、天南星；黑大豆、甘草、豆腐制川乌等。通过小鼠腹腔刺激性实验发现，单用半夏对小鼠腹腔刺激性明显，加用生姜后刺激性得以降低。由此可见，生姜可以减轻或抑制生半夏引起的小鼠的炎症反应，起到减毒的作用，天南星中的毒类成分毒芹碱经生姜炮制后，含量大大降低，进而起到了降低毒性的作用。这些都在一定程度上验证了"半夏畏生姜，南星畏生姜"的合理性。

【研究实例5：矫味矫臭研究】

相喜为制是指用某种辅料或中药炮制以改善中药的形色气味，利于服用，发挥药效。动物药的腥膻气味来自三甲胺、氨基戊醛类等成分，因此炮制中多采用酒制方法，经酒制后此类成分可随酒挥发去除；同时酒中还含有酯类等醇香物质，可以起到矫臭矫味作用。再如，酒炙乌梢蛇、醋炒五灵脂、麸炒僵蚕、滑石粉汤刺猬皮等。麦麸具有引药入脾经的作用，故凡具有补脾开胃功效的药物，经麸炒后可产生焦香气，给人以良好刺激，既增进食欲，又增强醒脾和胃的功效。中药芡实经麸炒后可产生香气，提高补脾止泻、温肾固精的作用。山药、薏苡仁、神曲等经麸炒后，亦有相同效果。再如，僵蚕药材，本身气味腥臭，不利于服用，而经麸炒后借麦麸香气矫正僵蚕不良气味，同时借助麦麸的吸附和炒制时的高温，可除去僵蚕身上的菌丝分泌物，既降低僵蚕对胃的刺激性，又利于贮存。

（六）"三适"理论

1. *研究意义*　"三适"理论即炮制的适度、适应、适时。适度是指合适的炮制程度，适度的炮制是保证饮片质量的重要环节，陈嘉谟对炮制适度理论凝练为"凡药制造，贵在适中"。适应是指如何通过炮制提高中药饮片在中医临床的适应性。适时是指合理控制不同环节的药物炮制时间，是确保饮片质量的关键要素。"三适"理论在中药制备过程中具有重要的意义。① 确保药物疗效：炮制是中药制备过程中的重要环节，通过适度的炮制可以改变中药材的性质与功效，提高药物的疗效和安全性。对于特定的中药材，研究其适度的炮制方法，能够优化药材成分的组合，增强中药的治疗效果。② 提高中药临床应用水平：研究炮制的适应方法有助于解决中药应用中的个体差异和适应性问题。不同的人体体质和疾病状态会对药物产生不同的反应，适应性的炮制可以根据个体特征进行调整，提高中药的适应性和个性化治疗效果。③ 保护中药资源：中药材的炮制涉及加工和处理的过程，通过研究适度的炮制方法，可以实现对中药资源的合理利用和保护。遵循适度的炮制原则，不仅可以发挥中药材的最佳效用，还可以减少资源浪费和环境负担。④ 推进标准化研究：炮制的适度、适应、适时是中药标准化研究的重要内容之一。通过系统研究不同中药材的炮制方法与效果，可以为中药标准化制定提供科学依据，为中药产业的发展和标准化生产提供支持。

总之，炮制的适度、适应、适时研究有助于提高中药的疗效和安全性，优化中药临床应用，保护中药资源及推进中药标准化研究。这些研究对于中医药的发展、中药临床实践和中药产业的可持续发展具有重要意义。炮制的适度、适应和适时三者密不可分，只有准确掌握炮制技术和炮制程度，合理运用炮制方法，才能使炮制的饮片发挥最大疗效。

2. 研究现状　① 适度的炮制则是保证饮片质量的重要环节，而适宜的火力与火候是保证适度炮制的必要条件。传统通常依据经验，从形、色、气味、质等方面判断是否炮制适度等。但若均以经验判断为主，容易炒焦，从而导致炮制品质量不稳定。现代建立了炮制热力学模型，借助红外测温仪来量化表达，为炮制适度理论提供了科学依据。② 适应是将“酸、苦、甘、辛、咸五味分别入肝、心、脾、肺、肾五脏”的传统中医药理论灵活运用到中药炮制过程中。在临床中若使用柴胡、香附、元胡等归肝经的药物时，多采用醋作为辅料进行炮制。③ 适时，与温度、季节等具有直接关联。不同的药物炮制时间，将会对药效和药物成分产生直接影响，甚至还会影响药物质量。现代中药炮制除了基于观察药物外观性状来判断炮制终点外，还能通过观察药物的相关指标成分在动物体内的药代动力学的变化，对炮制时间与外观指标、成分含量之间的相关规律进行分析，从而得出药物炮制的最佳时间。

3. 研究实例

【研究实例：侧柏叶“炒炭存性”研究】

（1）研究目的：炮制适度可以使药物中的有效成分达到最佳的含量和比例要求，从而达到炮制目的，满足临床需求。“炒炭存性”是炮制适度的典型体现，但目前市售炭药大部分存在炮制过重的问题，如何采用现代语言解析传统炮制理论“炒炭存性”的科学性，以及如何有效提升炭药质量，是炭药研究亟须解决的问题。

（2）研究方法与结果：以侧柏叶及其炮制品为研究对象，对侧柏叶“炒炭存性”的科学内涵进行探讨，采用 HPLC 特征图谱法比较侧柏叶和不同炒制程度侧柏炭化学成分，并通过体外止血和抑制斑马鱼脑出血实验进行止血药效比较研究。结果发现炒炭后化学成分发生明显变化，侧柏叶原有的杨梅苷、槲皮苷、异槲皮苷等黄酮类成分含量明显降低，新产生的化学成分中槲皮素和山柰酚含量较高。此外，炮制后增强了止血作用，止血作用的增强与炒炭后新产生的槲皮素和山柰酚明显相关，且两者均与炮制程度相关，为炭药传统炮制理论研究提供了一定的思路。

（3）研究结论与提示：中药“炒炭存性”在于保存药物原有的性能，同时又涉及其功能主治的改变，且与其关键成分的转化和含量变化有关。

（七）药性变化理论

1. 研究意义　中药的药性理论是中医药理论体系中的重要组成部分；是指导临床用药的依据；是

所有研究的核心和关键部分；是对中药的作用和性能的概括；是中药区别于植物药、天然药物的突出标志。药性理论包括四气五味、药物归经、升降沉浮、有毒无毒等，具有很高的概括性。早在《黄帝内经》中提出了中药有“寒、热、温、凉”四性，《神农本草经》提出“药性有宜丸者，宜散者，宜水煮者，宜酒渍者，宜煎膏者，也有物兼宜者，亦有不可入汤酒者，并随药性，不得违越”，对药物制剂种类的性质进行了说明。《本草经集注》将药性理解为一种与疗效有关的偏性，提出“药性一物，兼主十余病者，取其偏长为本”。中药炮制的目的是通过对中药药性的改变来保障炮制后的饮片在临床应用的安全有效。中药通过炮制，其性味、升浮、归经、毒性等都可能发生一定的变化，而这些变化又常常导致其功效、用途发生相应的改变，运用于临床所发生的效应也不一样。因此，炮制与中药药性相互依存、密不可分。

2. 研究现状　中药药性的研究一直是中医药界的热门。近年来为揭示炮制影响中药药性的科学内涵，开展了一系列研究工作，力图从不同角度和维度探讨炮制对药性的影响，对中药药性理论的发展具有现实意义。其研究方法也随之多样化，以文献整理、理论探讨及实验研究为主。目前，关于药性变化的研究主要集中在以下几个方面。① 中药配伍规律研究：中药在药方中的组合使用会产生相互作用，引发药性变化。通过研究不同中药组合的配伍规律，可以了解其药性变化机制，为合理的中药配方提供科学依据。② 炮制方法对药性的影响：炮制是中药制备过程中的重要环节，不同的炮制方法和条件会导致中药材的药性变化。目前的研究主要探讨了炮制对中药品质和药效的影响，如温度、时间等参数的调整对中药药性的影响。③ 药物代谢途径研究：中药在人体内经过一系列的代谢过程，产生活性代谢产物或转化成无活性物质，从而导致药性的变化。研究药物在体内的代谢途径，可以揭示药性变化的机制，为药物的临床应用和合理用药提供依据。④ 先导化合物研究：中药中的复杂化学成分使得药性变化的机制更加复杂。因此，通过筛选和鉴定中药中的先导化合物，并研究其药理作用和代谢途径，可以从分子水平上解析药性变化的机制。

以上所述仅是药性变化理论研究的一些方面，目前该领域的研究还在不断深入和发展。随着现代科学技术的进步，特别是药物组学、系统生物学等领域的应用，相信将有更多的研究成果涌现，为中药的开发和临床应用提供更加科学的支持。

3. 研究实例　中药通过炮制改变性味，扩大用药范围，故炮制对中药药性有着深刻的影响。

【研究实例 1：炮制对四气五味的影响研究】

栀子性寒味苦，具有泻火除烦、凉血解毒、清热利湿、消肿止痛的功效，但易伤脾胃，故临床上常采用炮制的方法来缓和药性。姜栀子广泛应用于临床，经过辛温的姜汁炮制后缓和苦寒之性，并在一定程度上增强了温中止呕的效果。通过分析炮制前后化学成分的变化，发现姜炙过程中药材挥发油含量上升，并产生 α－姜黄烯、姜烯、β－没药烯和 β－倍半水芹烯等新成分。

炮制过程中含量和组分的变化可能是姜炙法以热制寒的药效物质基础。现代药理研究表明，姜栀子能通过促进小鼠的胃酸分泌及胃蛋白酶的活性，降低对消化系统的刺激性。对姜栀子及生栀子的醇提取液进行研究，发现生栀子具有较强的解热能力而姜栀子的解热能力明显降低。

【研究实例 2：炮制对升降浮沉的影响研究】

莱菔子“生用能升，熟用能降”，可谓是“生升熟降”的典型。莱菔子生品入煎剂时，可使具有促进胃肠运动作用的硫苷类成分在煎煮过程中发生酶解反应，其中萝卜苷分解成莱菔子素，与莱菔子脂肪油等其他成分协同作用，进而起到缓和胃肠运动的作用，突出了其性主升散，涌吐风痰等作用。莱菔子炒品入煎剂或丸散剂内服，首先可明显改变其气味，产生特有的香气；其次是炒制破坏了莱菔子硫苷分解酶的活性，抑制了硫苷类成分在煎煮过程中产生对胃有刺激性的化合物，使其有促进胃肠道运动的硫苷类成分进入体内，在胃酸和肠道菌群的作用下，产生一系列的分解产物，与莱菔子脂肪油等其他成分协同作用，使性转沉降，发挥消食除胀、降气化痰作用。

（八）辅料作用理论

1. 研究意义　中药炮制辅料是指炮制中药饮片过程中具有辅助作用的物料。炮制辅料作用理论是传统中药炮制理论的核心内容之一，该部分总结了辅料对中药药性、功用等影响，对现代中药的炮制依然具有指导意义。早在春秋战国时期，炮制辅料就已有应用，最早记述于《五十二病方》，包括酒、醋、盐、姜、蜜、米泔、胆汁、动物油脂、灶心土、童便、米等多种辅料。在药物制剂开发和优化过程中，辅料的选择和使用对药物的质量和疗效具有重要影响。研究辅料作用论的意义包括以下几点。① 提高制剂的制备工艺和质量：辅料在药物制剂中起着载体、溶剂、稳定剂等不同的功能。深入研究辅料的作用机制，可以帮助优化药物的制剂工艺，提高制备效率和质量的稳定性。② 改善药物的生物利用度：辅料的选择和使用会对药物的生物利用度产生影响。通过研究辅料对药物的溶解度、吸收率、分布特性等方面的作用，可以提高药物的生物利用度，增强其治疗效果。③ 增加药物的稳定性和持久性：药物在制剂和储存过程中可能会受到光、氧、酸碱等因素的影响而失去活性。合理选择和使用辅料可以提高药物的稳定性，延长其保质期，确保药效在一定时期内保持稳定。

辅料作用理论的研究对于药物制剂的开发、优化和生产具有重要意义。通过深入了解辅料的作用机制，可以提高药物的制剂质量、疗效和稳定性，为临床治疗提供更好的药物选择。

2. 研究现状　辅料作用理论的研究是制药领域的一个重要方向，目前已经取得了一些进展。目前的炮制辅料的研究主要基于历代相关古籍文献，并结合现代科学与技术进行化学成分、药理、毒理等相关研究，探究炮制辅料对饮片的作用机制，总结其作用规律，验证辅料作用的科学性及和合理性，从而进一步创新与改革。以下是辅料作用理论研究的一些现状。① 作用机制的解析：利用现代分析技术和仪器，深入探究辅料与药物之间的相互作用机制，为合理选择和使用辅料提供了理论基础。② 辅料选择和优化：研究者通过对不同辅料的物理化学性质、相容性和稳定性等方面进行分析与评估，为药物制剂的开发提供了更多的选择和优化策略。③ 生物利用度的影响：辅料对药物的溶解度、吸收性和生物利用度等方面产生影响，研究者通过体内外实验和模型预测等方法，探索辅料与药物之间的相互作用关系，并提出改善药物生物利用度的策略。④ 法规和指南的发展：随着对辅料作用理论研究重要性的认识增加，药品监管机构和国际组织也发布了相关的法规和指南，规范和引导辅料的选择和使用，以确保药物质量和安全性。

辅料作用理论的研究依然是一个广阔而复杂的领域，还有许多待解决的问题和挑战。未来的研究将继续深入探索不同辅料的特性和作用机制，为药物制剂的开发和优化提供更科学、高效的支持。

3. 研究实例

【研究实例 1：酒制升提研究】

酒制升提是指药物酒制后，增加或增强其上行、行散的作用。有研究者分别灌胃给予大鼠黄芩生品和酒制品水提液，发现酒制品黄芩中多种黄酮类成分在大鼠心、肺组织中的分布显著多于生品，在肝、脾、肾中的分布显著少于生品，其与酒的升提作用有很大关系。

【研究实例 2：姜制温散研究】

姜制温散是指药物经姜制可缓和其含量、沉降、攻泻等偏性。如黄连和竹茹经姜制后挥发油含量显著升高，分析其原因发现姜汁中的主要挥发性成分 α-姜黄烯、姜烯、β-没药烯和 β-倍半水芹烯等引入到了被炮制药物中，起到以热制寒的作用。

【研究实例 3：醋注肝经且资住痛研究】

醋注肝经且资住痛是指药物经醋制后可引药入肝，具有收敛散瘀止痛之功。延胡索镇痛的有效成分为生物碱，但游离生物碱难溶于水，醋制可使生物碱生成盐，易溶于水，提高煎出率，增加疗效，证实了醋制延胡索的科学性，也与传统认为醋制增强其止痛作用吻合。刘南彤等还发现醋制后的白屈菜镇痛作用更明显。

（九）炮制解毒理论

1. *研究意义*　有毒中药是临床组方及制剂的重要组成部分，采用相应合理的炮制方法对有毒但药效显著的天然药物加工处理，使之毒性降低或消失，能规避其给安全用药带来的风险。早在《黄帝内经》中便有采用血余炭及制半夏两味炮制品的相关记述，虽未特意强调炮制的减毒作用，但在实际用药中明确表达了这一要求。炮制解毒是中医药学中的一项重要理论和实践技术，中药炮制解毒理论将炮制技术与中医理论中的药性理论、十八反、十九畏等结合起来，在这些理论的指导下，发挥减毒增效的作用。其研究具有以下意义。① 优化药物疗效：炮制解毒可以通过改变药物的性质，增强其药效或降低其毒性。炮制过程中，可以利用不同的处理方法、时间和温度等因素，调整药物的活性成分含量，提高其抗病作用并减轻不良反应。② 提高药物安全性：一些草药在生用状态下可能存在毒性或副作用，经过炮制解毒后可以去除或减轻这些不良效应，使药物更加安全可靠。这有助于减少或避免潜在的药物风险和药物相互作用。③ 探索炮制机制：炮制解毒的研究有助于探索药物炮制过程中涉及的化学和生物学变化。通过分析和比较不同炮制方法对药物组分的影响，可以揭示其中的作用机制，为炮制技术的优化和改进提供理论指导。④ 临床应用和新药开发：炮制解毒可以改变药物特性和药效，有助于扩大其临床应用范围，并为新药的研发提供思路。通过深入研究炮制解毒的原理和效应，可以开发出更有效、安全的药物剂型，满足临床需求。

然而，炮制解毒的机理尚未完全阐明，进一步揭示炮制解毒理论的科学内涵对规范相关炮制技术及工艺，这对推动有毒中药的安全使用意义重大。

2. *研究现状*　《中国药典》（2020 年版）中收录了 83 种毒性药材及饮片并对其毒性进行了分级，10 种有大毒，42 种有毒，31 种有小毒，并记载了部分毒性药材的炮制方法。电子眼、电子鼻、在线式非接触红外测温技术、机器视觉艺术、UPLC－MS/MS 及一些含量测定技术等现代先进科技被用于毒性中药炮制工艺及不同炮制品的对比研究，保证其规范性和可控性，使之走向现代化、科学化，保证了毒性中药材临床应用的安全性和有效性。毒性中药炮制减毒机制相关研究主要以毒性物质为切入点，进行药效、药理、毒理等相关研究，以探明炮制过程中毒性物质基础的变化并进一步总结共性规律。现代研究揭示了有毒中药炮制减毒是通过将有毒成分降低含量或转化为其他毒性较小的成分来实现的，其机制主要分为两种形式：一是同科属药效相同、化学成分相同的有毒中药采用同一方法炮制减毒；二是不同属但所含成分相似或相同的有毒中药采用同一种方法炮制减毒。然而，毒性中药饮片往往毒—效相关，许多毒性物质又是药效成分，过度炮制会导致饮片降低或失去疗效，因此亟待应用科学技术方法寻找毒性药材炮制的尺度，建立毒性药材饮片的质量标准，不仅要保证毒性中药临床应用的安全性，也要保证其有效性，炮制解毒的科学内涵有待进一步挖掘。

3. 研究实例

【研究实例 1：水浸泡法炮制解毒研究】

水浸泡炮制方法是指根据中药材的特性、种类，按照规定时间进行漂洗、浸泡等操作，使部分毒性成分溶解达到减毒作用。如半夏经典炮制方法为用热水将生半夏（鲜半夏）表面的有毒物质反复清洗直至干净。有学者进行了单因素试验，测定水洗前后水分、灰分、浸出物对半夏质量的影响，并根据指纹图谱进行对比，优选出半夏水洗炮制方法为加 4 倍量 80℃ 热水反复清洗 10 次，洗至水清澈，切开断面透心，口尝无麻感或者微麻，家兔眼刺激实验结果表明半夏水洗后毒性明显降低。

【研究实例 2：水飞法炮制解毒研究】

水飞法是指将一些不溶于水的矿物药，根据药材粉末在水中的悬浮性能的不同，制备出细腻的药材粉末。如朱砂中硫化汞为其主要药效成分，硫离子可作为其供体保护机体神经系统，而可溶性汞是其毒性成分。有学者探究朱砂水飞法炮制机理，采用电极法测定可溶性硫的含量，原子吸附法测定可溶性汞的含量，发现朱砂经水飞法炮制后可溶性硫离子含量明显升高，汞的含量明显降低，是其增效减毒的原因之一。

【研究实例 3：加热法炮制解毒研究】

加热法是指采用炒制、煨制、砂烫、蒸煮、燀法等方法使得药材毒性成分破坏或转化，含量降低，以起到减毒的作用。如甘遂中的毒性成分会对皮肤、黏膜、肠道产生刺激，引起剧烈腹痛、腹泻等毒性反应。有研究者发现甘遂二氯甲烷提取部位既是其药效部位又是其毒性部位，且醋制可使其具有癸二烯酰基的巨大戟烷型二萜由顺式变为反式结构，起到减毒存效的作用。雷公藤是不良反应报道最多的中草药之一，经微波煨制后减毒增效作用明显。采用高效液相色谱－二级线性阵列检测器法（high performance liquid chromatography with diode array detector，HPLC－DAD）对雷公藤生品及煨制品进行成分对比分析，根据对照品及紫外光谱特征进行鉴定，发现煨制后 22 种化学成分变化显著，其中生物碱、去甲泽拉木醛和雷公藤红素的变化可能是增效减毒的物质基础。采用 UPLC－QTOF/MS 探究马钱子砂烫前后差异，发现砂烫马钱子减毒效果尚佳，且能保留抗炎效果。乌头中的 3 种乌头碱类毒性成分经过足够时长的水煮及蒸制可降解，显著降低毒性。苦杏仁酶可使苦杏仁苷转化为野樱苷；野樱酶可继续将野樱苷水解为杏仁腈；杏仁腈在酶的作用下可生成苯甲醛和氢氰酸而导致中毒，甚至呼吸麻痹而死亡。苦杏仁临床常燀制后使用，可达到杀酶保苷，减毒存效的效果。

（十）炭药止血理论

1. 研究意义　炭类中药是不同基源中药经过类似的高温炭化后形成的一类具有特殊功效的中药

炮制品，其应用历史久远，首载于现存最早的医方《五十二病方》，沿用至今已有 2 000 多年。

炭药自形成以来在历代中医用药中就具有重要的地位，并逐渐形成了以治疗出血性疾病为主的独特的中药炭药理论。其研究具有以下意义。① 实践应用价值：炭药止血在临床上广泛应用于各种出血性疾病的治疗，如吐血、便血、崩漏、鼻衄等。研究炭药止血的理论可以帮助深入理解其临床应用原理和机制，为临床医生提供更科学、安全、有效的治疗方案。② 药物研发与改良：研究炭药止血有助于深入了解炭药的药理特性和功效。通过分析不同炭药对止血作用的影响因素，可以指导新药的研发和旧药的改良，提高疗效和减少副作用，为临床应用提供更好的药物选择。③ 促进多学科交叉合作：研究炭药止血需要结合中药学、药理学、生物化学、分子生物学等多个学科的知识。通过与其他学科的交叉合作，可以拓宽研究视野，深入探索不同学科之间的关系，推动整个中医药领域的发展。

中药炭药的止血理论是由金元时期名医葛可久提出来的，在其著作《十药神书》自序中写道"大抵血热则行，血冷则凝，见黑则止……"这种理论是在当时历史条件下以五行相克理论对炭药止血的一种朴素的解释，同时也需要用现代科学来阐明其科学内涵，系统揭示血见黑止的理论，这也是炭药进一步发展所必经的一个环节。

2. 研究现状　炭药一直备受研究者们关注，且产生了大量研究结果，涉及炭药制备方法的优化、炭药止血作用的物质基础研究、炭药止血机制研究、炭药其他药理活性研究等诸多方面，使得炭药研究得到了较大发展。

药材在经过高温炮制后化学成分结构和含量都可能会发生变化，从而导致药理作用的变化。有学者认为，炭药止血作用的物质基础是植物体中天然存在的钙离子，高温炮制后生药中的草酸钙或碳酸钙分解，钙离子含量的增加有利于可溶性钙盐的形成，它能促进血液中的蛋白质凝固，激活多种纤维蛋白和凝血因子，降低毛细血管和细胞膜的通透性，从而产生凝血效果。鞣质是一种具有聚合作用的多元酚类化合物，能在血管破裂处形成硬块从而达到止血的目的。有学者研究地榆炭烘法炮制的最佳工艺，以没食子酸鞣质含量为指标物来考察不同温度下地榆炭的止血效果，结果发现地榆炭组能够明显减少小鼠的凝血时间，说明地榆炭发挥止血作用可能与其鞣质含量相关。还有学者认为黄酮类成分的变化可以作为炭药发挥药效的指标物成分，鸡冠花炒炭后检测出了新的黄酮类成分山柰酚和异鼠李素，故推测可能为山柰酚和异鼠李素在生药中以与糖结合成苷的形式存在，经高温炭化后分解为苷元，从而发挥其止血药性。炭药经过高温改变了原有成分存在的状态，相应地产生稀疏多孔的炭素，其表面粗糙多孔，具有一定的吸附作用，在与血液接触后有助于激活凝血因子及血小板因子，从而促进血液凝固。因此，炭药发挥止血作用的机制还可能与生药高温炭化后产生的新物质炭素有关。

综上所述，众多学者试图从化学成分变化的角度来阐述中药炭化后止血作用增强的机制，然而每个化学成分变化与炭药药效关系并不存在一定的平行关系，对于阐明药材炭化后止血作用增强的特性并无规律可言。此外，中药炒炭止血作用的增强并不单单是某一种成分含量的改变，可能与钙离子、鞣质及炭素等相关因素之间的协同作用有关，这无疑增加了从化学成分角度阐明炭药止血物质基础的难度，也对寻找新的突破口提出了挑战。

3. 研究实例

【研究实例 1：荷叶炭止血研究】

(1) 研究目的：荷叶味苦、性平，具有清暑化湿、升发清阳、凉血止血的功效，荷叶炒炭后增强收涩化瘀止血功效，用于多种出血症及产后血晕。目前荷叶炭的相关研究报道极少，国内外文献中仅记载荷叶制炭后组织显微变化，而对其化学成分及止血作用的物质基础和机制则未见报道。

（2）研究方法与结果：有学者比较荷叶生品、炒炭品和煅炭品的醇水双提物对正常大鼠血浆活化部分凝血活酶时间（activated partial thromboplastin time，APTT）、凝血酶原时间（prothrombin time，PT）、凝血酶时间（thrombin time，TT）和纤维蛋白原（fibrinogen，FIB）水平的影响，初步探讨其止血作用机制。研究表明，荷叶炭可明显缩短正常大鼠血浆 APTT 和 PT，增加大鼠血浆 FIB 水平，其止血作用明显强于生荷叶。

（3）研究结论与提示：通过比较生荷叶、荷叶炭总黄酮、总生物碱及金丝桃苷、异槲皮苷、槲皮素、荷叶碱 4 种化合物对兔体外凝血功能的影响，推断了荷叶炭止血的原因：荷叶制炭后抗凝血成分荷叶碱、甲基莲心碱、莲心碱等生物碱含量显著降低，而具有止血作用的金丝桃苷、异槲皮苷转化为止血作用更强的槲皮素，因此荷叶制炭之后具有较强的止血作用。

【研究实例 2：荆芥炭止血研究】

（1）研究目的：荆芥炭确切的止血疗效已为众多医家学者所熟知，但是其止血物质基础和作用机制的研究却仍旧处于空白状态。

（2）研究方法与结果：有研究突破现有对中药物质基础的理念，采用全新的技术方法，首次发现并证实了荆芥炭的止血物质基础为荆芥炭纳米类成分，进一步优化了利用高温热解法制备荆芥炭的相关工艺条件，对荆芥炭纳米类成分的外貌特征、光学特征及表面基团分布等进行了表征。在此基础上，又初步探讨得出该纳米类成分的安全性高，在实验剂量范围内，其止血作用具有剂量依赖性且作用时效较长，其止血机制与激活外源性凝血途径和共同凝血途径、增加血小板数量、升高血小板活化因子 TXB2、降低 6 - keto - PGF1α 浓度有关。

（3）研究结论与提示：本研究从全新的角度对荆芥炭中的止血活性物质基础和止血机制进行了探索，从而为之后其他炭药的研究提供新的思路和参考。

（十一）贮藏理论

1. 研究意义　中药材在贮存过程中，因受周围环境和自然条件的影响，常会发生虫蛀、霉变、泛油、变色等现象，导致药材变质，影响或失去药效。明代陈嘉谟在《本草蒙筌》一书中，提出贮藏理论："凡药贮藏，宜常提防，阴干，曝干，烘干，未尽去湿，则蛀蚀霉垢朽烂不免为殃……见雨久者火频烘，遇晴明向日旋曝。粗糙旋架上，细腻贮坛中。"这些理论是古代先哲在长期临床实践中发现药材在贮藏过程中的诸多弊端，因而采用各种方法来保存，从而形成的。这些方法都较为原始和粗糙，加上历史和当时科学水平的限制，需要应用现代科学技术和手段开发中药材的科学贮存方式。中药的贮藏理论研究对于保护中药的品质、确保药效及推动中药产业的可持续发展都具有重要意义，主要包括以下几个方面。① 保护中药品质：中药材具有一定的挥发性和易受外界环境影响的特点。贮藏条件的合理控制可以防止中药材受潮、霉变、虫害等问题，保护中药的色、香、味、形等品质特征，确保中药材在贮藏过程中不发生质量下降。② 确保中药药效：中药的疗效与其药材的质量直接相关，贮藏过程中的损耗和质量变化都可能影响中药的药效。通过研究贮藏理论，可以探索中药材在不同贮藏条件下的药效变化规律，整合科学的贮藏方法，优化贮藏工艺，确保中药的药效稳定性和疗效有效性。③ 推动中药产业的可持续发展：中药产业是中国传统医药文化的重要组成部分，在全球也具有广泛的应用和影响力。中药贮藏理论研究可以提高中药产业的技术水平和管理水平，减少中药材的损耗和浪费，延长中药材的保鲜期，促进中药产业链的可持续发展。④ 保证临床用药质量：中药在临床上被广泛应用，对患者的疗效和安全性有直接影响。通过研究中药的贮藏理论，可以制定科学合理的贮藏方法和策略，保证中药在临床使用时的质量稳定性和有效性，确保患者获得合格、安全的中药治疗。

中药材的贮存与养护因受到内部因素与外界因素的双重影响，而中药材的贮存与养护是保证药材质量的重要环节之一，对保证中药药效、减少药材损耗、发展中药炮制理论都具有重要意义。中药贮藏理论研究需要充分考虑中药材的特性及其组成成分的多样性，同时结合实际生产和使用环境进行研究，并与传统经验相结合，确保研究结果的准确性和可靠性。此外，中药材贮藏和加工过程中还需要依法依规进行，以保证中药质量的安全性和可控性。

2. 研究现状　传统养护技术主要有清洁养护法、除湿养护法、密封（密闭）养护法、低温养护法、对抗同贮法和高温养护法。现代养护技术主要有干燥养护技术、气调养护技术、$^{60}Co-\gamma$ 射线辐射杀虫灭菌养护技术、包装防霉养护法、气幕防潮养护技术、蒸汽加热养护技术、气体灭菌养护技术和中药挥发油熏蒸防霉技术。

目前为了解决中药材传统贮藏过程中，硫黄、磷化铝等熏蒸造成二次污染的问题，利用低浓度氧、高浓度氮环境，设计绿色环保的贮藏库，对中药材进行安全绿色贮藏。通过对中药材简易组装式、可移动式、绿色养护贮藏库的搭建及密封设计，以及固定式规模化绿色养护贮藏库的内胆、支撑管道、循环通道、导流装置设计、贮藏库内绿色养护气体循环系统的抽真空系统、氮气输入系统和氮气回收系统设计，解决了充氮过程中氮气渗透慢、浓度均匀性差、散热效果差的问题，为中药材产业发展提供安全可靠、绿色环保的贮藏技术。

3. 研究实例

【研究实例 1：根及根茎类药材研究】

这类药材加工炮制成饮片后通常可采用石灰埋藏法和谷壳埋藏法。将这类药材先用纸包好，标注好名称，然后置于装有石灰的坛、缸、罐等密闭容器中，所用的填埋物恰好埋没所贮存药材为宜，置于阴凉干燥处保存。此法更多用于含糖类药材的贮藏，如黄精、麦冬、牛膝、天冬、党参、玄参、玉竹等，此类药材易吸潮而糖化发黏，且不易干燥，致使霉烂变质。利用这种方法可使药材与空气隔绝，防潮、防蛀。但因久贮易泛油、变色，故储备量不宜过大。对于含糖量高、不易干燥的药材也可采用酒精贮存法。具体方法是在存放药材的容器中放一装有酒精的瓶子，可将瓶口完全敞开或半敞开，最好将药材置于瓶口上部。

【研究实例 2：叶类与花类药材研究】

叶类药材质薄而脆、容易破碎，在贮藏中不宜重压。此类药材可经干燥加工后打捆或用筐篓盛装，放置在通风冷凉处。部分花类中药材在贮藏过程中不宜暴晒，以免影响花色，影响品质。这类中药材常采用石灰干燥的方法。如红花本身易吸潮霉变、变色，为了防止变质，可将干燥的红花放在缸内保存，缸底先放一些生石灰，上铺一层白纸，把红花摊在纸上，因生石灰能吸收水分，故能长期存放，保持色泽不变。

【研究实例3：果实及种子类药材研究】

一些果实及种子类药材因含有挥发油、脂肪油、糖等成分而气味芳香，忌烈日暴晒，晒后易泛油(走油)、气味淡薄，有损品质。在贮藏时应注意防潮、置阴凉干燥处，如大枣、桃仁、杏仁、郁李仁、薏苡仁、柏子仁、八角茴香、莲子肉等。遇高温时，其油易外渗，引起变质。因此，此类药材不宜贮藏在高温场所，而是应放在密封的坛、缸、罐等内。如大枣富含糖类、黏液质及维生素C等，故易虫蛀或霉烂，在进行干燥时，又不宜过度晒，否则内部水分蒸发得过多，会使质地变得干枯发硬，影响品质；若晒得不足，又会因含水过多，经夏易于霉烂。一般以晒至外皮皱缩、颜色变深，捏之柔软如海绵状为宜。

【研究实例4：皮类药材研究】

皮类药材一般含水较其他类药材少，通常是切制成一定规格晒干即可。对于比较贵重的品种，如肉桂为樟科植物肉桂的干燥树皮，含有挥发油(桂皮油)、少量乙酸桂皮脂及黏液质、鞣质等，贮藏时应注意防潮、防热，以免走失油分和发霉，可贮于密封的坛、缸、罐等内。

【研究实例5：茎、木及全草类药材研究】

这类药材大多数经加工炮制后贮于筐蒌内，置通风干燥处贮藏，防受潮、霉烂、变质，也有个别药材含挥发油成分，应贮于密封的坛、缸、罐等内。如沉香、白术等含大量树脂的木材，一般不易生霉和虫蛀，但因含挥发油约13%，气味浓厚而持久，贮藏不当易走失香味，降低疗效，须置阴凉干燥处，密闭保存，切忌日晒、见光和受潮。

【研究实例6：动物及矿物类药材研究】

通常动物类药材也多采用石灰干燥法和石灰埋藏法。动物药大多须经加工炮制后才可供临床药用。如蛤蚧为壁虎科动物蛤蚧除去内脏的干燥物，易蛀，霉季前可用文火复烘干燥，但不能用硫黄熏，以免影响品质。也可在贮存容器内伴放一些花椒、吴茱萸，这样可防止药材生虫，这种方法称为对抗贮存法。两种或两种以上药材同贮，利用其特殊气味能相互克制，起到防虫、防菌的作用。还有一些动物类药材可采用此方法，如蕲蛇或白花蛇与花椒、大蒜同贮，土鳖虫和大蒜同贮，鹿茸和细辛、花椒同贮等。矿物质类药材应保存于密封的坛、缸、罐内，并置于阴凉处，防止风化。

【研究实例7：贵重药材研究】

一般在低温(0~10℃)条件下贮存，即可杀灭药材的害虫，防止霉菌生长，如鹿茸、人参、蛤蟆油等。一些贵重药材常因虫蛀霉烂而变质，可采用适当加热干燥处理，待冷却后密封在塑料袋内，即可长期存放，结合真空包装则效果更佳。

【研究实例8：剧毒药材研究】

这类药物主要有马钱子、乌头类、巴豆等，在贮藏过程中，一般不变质。但因其毒性大，保存时必须严格按照剧毒药品的管理办法之规定加强管理，对所用容器每味各异，标签警示分明，定期检查校对，使账物相符。

二、中药炮制的工艺与方法

（一）中药炮制方法和工艺创新研究

中药炮制方法和工艺的改革和创新，是中药炮制研究的长期任务和重要内容之一。由于地域不同、历史演变等原因，中药炮制仍存在一药多法、各地各法等现象，各地所形成的炮制方法各有特色。因此，采用现代科学技术，对同一中药的不同炮制工艺进行比较，从物质基础、药理作用和临床疗效等多方面综合评价不同炮制方法的合理性和科学性，是十分有必要的。现代研究可为炮制工艺参数的优化提供科学依据，在根据炮制原理、炮制方法研究的基础上，采用正交设计、星点设计、均匀设计、析因设计等方法优化炮制工艺及工艺参数，通过中试验证、确定产业化炮制工艺，炮制程度的判断一直是炮制工艺研究的难题，采用现代技术对炮制进行过程化控制，较为客观、准确地判断炮制终点。

例如，中药地黄炮制方法和工艺研究。地黄传统炮制大多采用黄酒、陈皮、砂仁等，以蒸、煮、炖等为主，现代主要炮制方法有清蒸、酒蒸、炒炭、煅炭等。研究表明，地黄生品临床应用较为广泛，具有免疫调节、抗衰老、降血糖等药理作用，炮制前后药性和临床药效发生改变，熟地黄在抗炎、抵抗疲劳和抗抑郁等方面发挥作用，并能提升人体红细胞 ATP 水平，阻止红细胞聚合并激活纤溶酶，而地黄生品不具备上述活性。地黄炮制后有效成分含量发生明显变化，且炮制过程中炮制程度不同、有效成分转变有所不同，采用超高效液相色谱-线性离子阱-静电场轨道阱（ultra-high pressure liquid chromatography coupled with linear ion trap-orbitrap，UHPLC－LTQ－orbitrap）等手段分析不同炮制工艺对地黄化学成分的影响，筛选出区分地黄不同炮制品的最重要化合物，并根据化学成分判断地黄炮制时间等炮制参数。传统炮制工艺中，大多依据自身的经验和主观感觉设置炮制终点时间，故而缺乏定性和定量保证，炮制技术和方法是中药炮制研究的重点，以地黄为例，炮制技术和方法分为：① 采用紫外光谱－化学计量学的方法可增加炮制工艺的准确性和稳定性，紫外光谱－化学计量学是一种新型技术，在炮制过程中应用紫外光谱－化学计量学可以精准地定量物质变化情况，为炮制终点时间确定提供可靠标准。紫外光谱具有操作简便、测量成本低等优点，化学计量法进行数据处理，可以去掉噪声，增强分辨率。② 采用红外光谱技术，该技术目前在炮制终点判断方面的应用较为广泛，采用此技术跟踪中药如地黄的炮制过程，参照特征峰位情况，判断炮制过程中特征峰相对强度的变化，进而寻找地黄炮制终点的最佳数值。③ 采用 GC－MS 技术，建立地黄炮制过程代谢指纹图谱，通过成分分析，充分验证了地黄炮制过程中成分发生明显变化。此外，亦可将该技术与化学计量法相结合，检测炮制过程有效成分的变化，并进行有效成分的检测跟踪。

又如，黄精的炮制工艺研究，由于文化差异、临床需求、经济效益等因素存在不统一的现象。黄精炮制可达增效和减毒作用，炮制后多糖类、皂苷类等成分含量发生显著变化，导致药效增强，且可消除其刺激性及副作用。现代研究比较黄精不同炮制工艺的物质差异，以多糖、黄酮、皂苷等作为有效成分指标，采用正交实验、响应面法等，筛选其炮制工艺参数。黄精的炮制工艺研究可采用现代分析技术、血清药物化学、代谢组学等找到其质量标志物，以质量标志物、药效等评定炮制内涵；亦可在传承古法炮制的基础上，借助数字化、智能化的设备，规范黄精的现代炮制工艺，确保其安全、有效、稳定。

随着科技的发展，一些新技术如微波、远红外等也已应用在炮制工艺中。

（二）中药炮制辅料创新研究

中药炮制方法中利用辅料炮制是具有特色的一类方法，起到增强药效，降低毒性，影响主药的理化性质，从而改变药性的作用。中药炮制辅料按照形态，主要分为液体辅料和固体辅料，炮制用辅料来源广泛，多具有"药食同源"的特性，如酒、醋、姜、蜜、盐等辅料均为食品。虽然炮制辅料研究起步较晚，但是目前已陆续从炮制辅料作用机理、炮制辅料标准化建设、炮制辅料质量标准等方面，针对炮制辅料展开基础研究，探索炮制辅料在炮制过程中的作用机制，研究中药经炮制后引起的化学成分、药理作用改变，阐明发挥关键作用的主要成分，优化中药炮制过程中辅料的种类与来源、辅料的比例等，规范炮制品种、规格、制备工艺、药用质量标准等，使炮制辅料走向规范化、标准化。

例如，醋制法是中药炮制特色方法之一，醋作为炮制辅料已有近 3 000 年的应用历史，辅料醋对饮片质量有至关重要的影响，醋制可以起到以下作用：① 引药入肝，增强活血止痛之效；② 降低毒性，缓和药性；③ 改变质地，利于煎出；④ 矫臭矫味，利于服用；⑤ 促进有效成分的溶出；⑥ 杀菌、防腐等。现代研究对醋制机制不断深入，从炮制前后化学组分的变化、药效学、药动学等角度开展醋制引药入肝、增效、减毒等作用机制研究。目前市面上醋种类繁多，我国尚未针对炮制辅料用醋制定标准，各地大多参照食醋食品标准，对不同产地、品牌的醋的比较研究陆续展开，炮制辅料用醋的标准化研究仍需进一步完善，制定炮制辅料用醋整体性、专属性质量标准，明确用醋种类，控制辅料用醋质量，已成为亟待改进的关键问题。炮制辅料比例影响炮制品的质量，正交设计、星点设计等常用于筛选醋制的详细工艺参数，探索客观、数字化的直观量化标准的建立。

又如，蜜糠作为建昌帮独具特色的传统固体辅料之一，蜜糠合蜂蜜和谷糠二者之功，具有健脾、润燥、赋色、矫味的作用。现代对蜜糠的制备工艺及蜜糠制饮片的炮制进行系统研究，采用正交设计等考察双重辅料蜜糠的制备工艺参数；采用正交设计、星点设计等筛选蜜糠炮制中药的最佳炮制工艺参数。探究蜜糠制对中药药效影响的结果表明，蜜糠为中间受热体，炒制后中药大多色泽鲜艳，气味芳香，且可增强药物滋补健脾、补中益气等功效，还可缓和药物药性等；采用 GC－MS、UPLC－QTOF/MS 等检测蜜糠制前后的药物成分变化，发现中药的化学成分含量发生改变，但成分与药效活性的相关性仍待被揭示。

（三）中药炮制产地加工与炮制一体化创新研究

中药材产地加工和炮制是中药产业链中密切相连的 2 个环节，是中药饮片生产过程中的核心环节，其对中药饮片质量产生影响。但目前中药饮片加工炮制存在中药材来源不明确、加工不规范、炮制工艺不统一等问题，影响中药饮片质量，引起全社会的广泛关注。行业内专家提出了"将中药材产地加工与炮制一体化"的思路。发展"将中药材产地加工与炮制一体化"的意义在于：① 产地加工的目标产物是中药材，炮制的目标产物是中药饮片；中药材属于农副产品，而饮片属于药品。二者在行业交叉地带，监管较为薄弱，中药材产地加工与炮制一体化可将加工、炮制纳入同一监管体系，摒除中药材作伪掺假的空间。② 中药材产地加工有净制、干燥等工序，有时需要蒸煮处理；中药炮制有净制、浸润、切制、干燥等手段，同样有时也有蒸煮处理。从产地加工到炮制过程，可以减少重复处理环节，缩减成本，提高饮片质量。③ 传统产地加工大多分散进行，环境卫生很难保证，实施产地加工炮制一体化可以将药材集中加工，引入大型加工设备，提高产地加工的机械化、规模化程度，又可保证药材质量均一、可控。④ 传统中药材以药材个头、质地、颜色等外观特征进行分档定价，实现产地加工一体化的饮片产品可以通过外观、有效成分含量、药理作用等指标进行综合评价，客观体现中药材质量的优劣。目前推动中药材产地加工与炮制一体化已经逐渐成为业内共识。2015 年，国家中医药管理局批准了行业重大项目"30 种中药饮片产地加工与炮制一体化关键技术规范研究”。中药材产地加工与炮制一体化对有效成分影响的研究表明，一体化对保留中药的有效成分具有积极意义，大多可以提高有效成分含量，但也有少部分因为鲜切导致了有效成分的损失；目前中药材产地加工与炮制一体化对药效影响的研究总体表明，一体化能够确保并提高饮片的药效，对于临床治疗具有积极意义。

现代研究表明中药材产地加工与炮制一体化技术能够摒弃产地加工与炮制分段的重复环节，提高中药饮片生产效率、降低生产成本。因此，业内专家鼓励在药材种植集散地建设饮片厂，引入大型产地加工及炮制设备，提升机械化和规模化生产程度，构建中药材产地加工与炮制一体化技术体系。

1. *建立并完善中药材产地加工炮制一体化技术方法*　中药材的质量与品种、产地、采收季节、产地加工与炮制等紧密相关，目前中药中较为常见的是植物类中药，此类中药在采收之后，含水量通常较高，如不及时进行加工处理，极易霉烂变质，损失有效成分。因此，针对不同中药特性，建立及时、高效、可行的中药材产地加工及炮制方案是确保中药饮片质量的关键。不同药用部位的中药由于其质地、含水量等不同，形成各自不同的特点，应加强对饮片产地加工炮制一体化工艺的考察，针对原药用植物自身特点来确定具体的工艺过程和技术参数。例如，根茎类中药，在加工及炮制过程中需经过清洗、刮皮、切片、烫蒸等工艺过程，皮类中药，在加工及炮制中会涉及切块、剥皮等工艺过程，部分皮类中药如厚朴等还需要进行特色产地加工“发汗”处理。对于新鲜药用部位的处理应该考虑特有的加工炮制技术及其加工炮制顺序流程，必要时应遵循传统特色技术，不能盲目地进行一体化改进。因此，在中药材产地加工与炮制一体化研究过程中，应对产地加工炮制一体化方法和传统方法加工处理饮片的外观形状、有效成分含量、药效学等指标进行比较研究，综合评价产地加工炮制一体化技术的科学性及可行性，以建立并完善中药材产地加工炮制一体化技术方法。

2. *开发中药材产地加工与炮制一体化设备*　传统的中药材产地加工大多停留在手工操作阶段，通常是在田间地头进行零散加工和日晒干燥等，炮制过程自动化水平低，常常缺乏量化指标和技术指标，随意性较大。中药材产地加工与炮制一体化设备的开发与升级，可实现饮片的大批量生产和智能工艺管控，提升生产效率和饮片质量。20 世纪 90 年代，伴随着“中药现代化”理念的提出，系统加工炮制机械设备、自动系统加工炮制设备、中药振动筛设备等出现并迅速发展，使中药产业形成机械化、自动化的产业模式，提高了产业的核心竞争力。《中医药发展战略规划纲要（2016—2030 年）》提出“加快推进智能制造，注重信息化、智能化与工业化的融合”，科研工作者在原有产地加工及炮制设备的基础上进行成套设备的创制，逐渐形成智能化联动线设备，以适应中药材产业加工炮制一体化的生产需求，提高中药生产效率。近年来，智能化联动线设备逐渐发展，一些产地加工或饮片炮制企业已经有联动线设备投入使用。以一体化产业联动为核心，通过自动化生产设备、联动在线控制、智能工艺管理方案等构建，改变以往单一的中药生产模式，提高中药采收、清洗等效率，满足中药饮片质量提升需求，保障其均一稳定性，目前产地加工与炮制一体化联动线设备仍处于不断开发阶段。

3. *构建中药材产地加工与炮制一体化可行性评价体系*　中药饮片在加工处理过程中处于动态变化，其化学成分会伴随产地加工炮制工艺的变化而改变，因此中药饮片的生产由产地加工与炮制分段化模式向产地加工炮制一体化转变后，需进行质量评价以阐明产地加工与炮制一体化的可行性。目前中药材产地加工与炮制一体化可行性评价主要包括化学成分、生物效应、生产效能、饮片外观等方面。

总之，中药饮片质量的稳定可控是保证临床疗效稳定可靠的重要前提，大量研究表明，产地加工与炮制一体化可减少人力、能源的消耗，降低有效成分的损失，为中药饮片的质量提供了良好的条件。然而中药材产地加工与炮制一体化面临着监管及产品界定问题，中药材及中药原植物属于农副产品，而饮片属于药品，管理、法规有很大的区别，产地加工炮制一体化后，其行业归属及其产品界定有一定业内存疑。经过业内专家的研究和呼吁，中药材产地加工炮制一体化已经引起了广泛的关注，国家正大力推进符合标准的、规范化的加工处理车间建设，为中药材产地加工炮制一体化的发展打下扎实的基础。在产地加工炮制一体化实践中，应加强基础研究，提升产地加工炮制一体化技术、实现一体化设备升级、完善一体化评价体系，促进中药饮片行业的规范化、规模化、专业化和现代化发展。

【研究实例 1：分析比较不同炮制工艺对地黄化学成分的影响】

（1）研究目的：地黄是“生熟异用”的典型代表饮片。《中国药典》(2020 年版)一部收载生地黄和熟地黄 2 种规格，其中熟地黄由地黄清蒸或酒炖炮制而得。历代文献中还记载九蒸九晒制、蜜制、砂仁制、乳制、沉香制、红花制等炮制方法，其中九蒸九晒是地黄传统炮制方法。炆地黄作为江西省建昌帮特色炮制饮片之一，以陈皮、砂仁作为炮制辅料，根据《建昌中药帮炮制全书》记载，炆地黄具有“气味纯真而厚，补血而不凝滞，滋补力胜”的特点。

目前，炆制地黄主要展开工艺和辅料对指标性成分影响等方面的考察研究，尚不能充分地、科学地阐释建昌帮特色炮制技术——炆制的科学内涵，且传统炆制以谷糠为燃料，具有炆制温度等工艺参数不易控制，燃烧产生的大量烟雾易破坏环境等问题，均在很大程度上影响了炆地黄特色饮片的推广和应用。下述实例比较不同炮制方法对地黄化学成分的影响，探讨地黄不同炮制品物质基础的差异性，为阐明炆地黄炮制的科学内涵提供数据支撑。

（2）研究方法与结果

1）供试品溶液的制备与鉴定：取干燥生地黄、清蒸地黄、酒炖地黄、九蒸九晒地黄、传统糠炆地黄、电锅炆制地黄等不同炮制品，粉碎，过筛，加入甲醇，超声，滤过，采用 UHPLC - LTQ - Qrbitrap MS 技术识别其化学成分。

2）地黄不同炮制品化学成分比较分析：利用 SIMCA 软件建立地黄不同炮制品的主成分分析(principal component analysis，PCA)和正交偏最小二乘法判别分析(orthogonal partial least squares-discriminant analysis，OPLS - DA)。PCA 发现不同炮制方法熟地黄的成分具有明显的差异，地黄炮制前后化学种类和成分含量发生明显的变化，地黄苦苷元、地黄苷、焦地黄苯乙醇苷 D、野菰酸、橙皮苷、柚皮苷等 32 个成分是区分地黄不同炮制品的最重要化合物，辅料陈皮引入的黄酮类成分可能是炆地黄功效区别于其他炮制品的重要物质基础。

（3）研究结论与提示：传统糠炆地黄与清蒸、酒炖、九蒸九晒地黄相比，传统糠炆地黄以陈皮和砂仁作为炮制辅料，引入 9 种黄酮类化学成分，与其他炮制品的化学组分产生明显差异。同时，其苷类成分的降解程度与九蒸九晒地黄相近，但大于清蒸和酒炖，主要原因可能是辅料陈皮、砂仁和酒共同影响地黄中水解酶的活性，且传统糠炆地黄的炮制工艺为炆与蒸相结合，其加热时间明显延长，多种影响因素促进其苷类成分的降解。

【研究实例 2：白芍产地加工与炮制生产一体化工艺研究】

（1）研究目的：《中国药典》(2020 年版)规定白芍的产地加工方法为夏、秋二季采挖，洗净，除去头尾和细根，置沸水中煮后除去外皮或去皮后再煮，晒干。炮制方法为将白芍药材洗净、润透、切薄片、干燥。在白芍传统的加工炮制过程中，产地加工和炮制生产过程相互脱节，白芍需要经过 2 次完全干燥和反复润制的过程，这不仅导致白芍的生产成本增加、生产效率降低，并且长时间的润制过程易造成芍药苷、芍药内酯苷等有效成分流失。下述实例针对白芍有效成分在传统加工炮制过程中成分流失、生产工序重复等问题，利用响应面法优选白芍产地加工与炮制生产一体化工艺。

（2）研究方法与结果

1）白芍的加工炮制。① 白芍传统加工炮制：取新鲜白芍，洗净，除去头尾和细根，置于沸水中煮，用瓷质刮刀除去外皮，干燥；取白芍药材，净制，润透，切薄片，干燥。② 白芍产地加工与炮制生产一体化：取新鲜白芍，洗净，除去头尾和细根，置于沸水中煮，用瓷质刮刀除去外皮，干燥至一定程度，趁鲜切薄片，干燥。

2）产地加工一体化与传统工艺比较结果分析：以白芍 4 种指标性成分为评价指标，评价本实验优化所得一体化工艺与白芍传统加工炮制工艺对相关成分的影响，结果表明，与传统工艺相比，一体化工艺能够明显减少芍药内酯苷和芍药苷在润制过程中的流失。

（3）研究结论与提示：本实验在单因素实验的基础上，采用响应面法（Box－Behnken）对白芍一体化加工过程中的煮制时间、鲜药材干燥时间和鲜药材干燥温度 3 个关键因素进行考察，通过建立拟合方程和方差分析，最终确定一体化最佳工艺参数。并通过与传统加工炮制的白芍进行比较，验证所选工艺的合理性，为白芍饮片的一体化加工生产和技术规范的形成提供了科学的依据。

三、中药炮制的质量标准

中药材和饮片是中药产业的源头，质量优劣直接影响中药全产业及中医药大健康产业。加强中药材和饮片的监督及管理，规范种植、采收、产地加工炮制、包装、贮存、运输等系列环节，对于保障中成药、中药配方颗粒及中医临床疗效，推动中医药事业可持续发展具有重要意义。《中国药典》（2020 年版）大幅度提高了对饮片质量标准的要求，初步构建了中药饮片标准化研究体系。历版《中国药典》及局颁药品标准收载较多中药材的炮制方法，但对中药饮片质量标准多数尚未明确，难以反映中药炮制后药效和毒性变化，亟须建立客观、科学、可控的中药饮片质量标准。

（一）基于中医临床认知和传统经验，建立中药饮片质量综合评价方法

随着科技的不断进步，中药饮片的质量评价方法也从传统对于形、色、气、味等外观性状的鉴定，发展为理化鉴别、有效成分含量的测定技术。近年来，学者先后提出了指纹图谱、一测多评、DNA 生物测序、人工智能仿生等技术，为中药饮片质量评价提供新的思路。

（二）围绕质量属性确定质量指标，建立饮片个性化和整体性识别的评价方法

中药饮片质量标准缺乏专属性、系统性评价，从终端影响了饮片质量控制，《中国药典》收载的饮片质量标准多数与药材标准同质化，缺乏专属性，部分饮片还未收载。针对目前饮片评价方法的局限性，研究人员开始采用现代分析技术，全面、充分体现饮片的炮制特性，如生川乌中生物碱含量要求与制川乌中生物碱含量要求有所不同。现代研究引入反映中药临床安全性和有效性的质量标志物的概念，建立中药饮片专属性质量控制与评价体系，或者构建“性状—质量标志物—生物效应”的质量整体识别模式，为完善中药饮片整体性及专属性的质量识别体系提供新思路，提高饮片质量识别水平。

此外，中药炮制辅料的质量在一定程度上决定了中药饮片的质量，但是目前炮制辅料仍停留在对其传统功效的认识、经验鉴别等，缺乏统一的辅料质量标准，应研究炮制辅料的检测方法、限量标准和辅料的质量标准。

【研究实例：基于多成分定量分析的市售红参药材质量评价研究】

（1）研究目的：人参经蒸制为红参后，药性由微温转温，补气效果增强，具有大补元气、复脉固脱、益气摄血的功效。红参中人参皂苷的种类及含量与人参有明显区别，并且随炮制程度的不同而不同。然而，《中国药典》（2020年版）中红参与人参的含量测定限度标准相近。红参药材中人参皂苷 Rg_1 和人参皂苷 Re 的总量与人参相比低0.05%，人参皂苷 Rb_1 与人参相同，并且缺少对红参中特有的稀有人参皂苷的把控，未能通过标准体现红参炮制前后的变化，无法通过质量标准规范市售红参的炮制加工工艺，不利于市售红参的质量控制。下述实例对不同批次红参药材的质量进行评价，结合红参炮制原理及市售红参药材质量现状，为红参质量标准的完善提供参考。

（2）研究方法与结果

1）人参皂苷的含量测定：根据《中国药典》（2020年版）红参含量测定法对各批次市售红参药材中的常见人参皂苷 Rg_1、Re、Rb_1 进行含量测定。同时，测定6种稀有人参皂苷 Rk_3、Rh_4、20(*S*)-Rg_3、20(*R*)-Rg_3、Rk_1、Rg_5 含量。

2）红参药材质量进行综合评价：多元统计分析结果表明，人参皂苷 Rg_1、Rb_1 含量与稀有人参皂苷含量呈显著正相关，且人参皂苷 Rg_1、Rb_1 及稀有人参皂苷含量对评价市售红参药材质量具有重要作用。

（3）研究结论与提示：《中国药典》（2020年版）红参标准中的人参皂苷 Rb_1 含量限度标准与人参相同，均为"人参皂苷 Rb_1（$C_{54}H_{92}O_{23}$）不得少于0.20%"，未能体现红参蒸制过程中二醇型主要人参皂苷的转化规律。结合市售红参质量现状与红参炮制原理，可通过对人参皂苷 Rb_1 限度标准的提升来完善红参质量标准，把控市售红参质量。

四、中药炮制的装备

（一）中药炮制装备介绍

中药炮制以炮制设备为基础，结合饮片自身性质和特点选取适宜的炮制工艺，采用先进的科技手段，按照一定的工艺步骤将中药材炮制成临床应用所需的饮片。炮制装备是指在中药饮片炮制过程中应用的容器、工具、机器及设备的总称，其不仅在中药制药领域中占据关键地位，更关乎现代中药产业链的发展。炮制装备的发展影响着中药行业的发展。然而，传统炮制设备相关生产企业规模较小，技术力量薄弱，设备人工依赖程度高，自动化程度还不够，现代化水平较低，缺乏相关规章制度规范炮制过程，饮片的质量缺乏保障。自"十五"规划以来，国家将中药饮片炮制规范化作为中药饮片的产业发展方向之一，相关专家也提出采用自动化、智能化、联动性饮片生产设备及信息化管理系统来提高中药饮片质量。在国家对炮制机械发展政策导向及研究经费的双重支持下，中药炮制装备迎来了最好的发展时机，新的炮制装备生产企业争先涌现，中药炮制装备发展势头迅猛，逐渐走向高效、节能环保、集成化、自动化，基本适应目前中药饮片生产的需求。

1955年，中药饮片厂在全国范围内陆续开建，标志着中药炮制由传统手工业向机械化过渡。洗药机、润药机、切药机、蒸药机、炒药机、煅药机等设备的相继问世一定程度上提高了生产效率，节约了人工成本，然而恶劣的车间环境及相对落后的科技导致饮片质量问题依然没有得到解决。1970年，周口、上海、天津、长春建立的4家中药饮片机械厂标志着我国中药生产走上了工业化、专业化、规模化的发展阶段。据研究人员统计,已有超过60种炮制设备,其中20余种主要用于药材形状加工,剩下的多用于药材形状加工。

随着国家对中医药发展的大力扶持及更多专业人才的涌现,市场对中药饮片的需求日益扩大,更多的新科技被用于炮制装备的研发与改造,以满足中药饮片生产专属化、联动化、信息化、智能化的新要求。

(二)中药炮制装备发展现状

1. 设备分类　中药炮制主要分为净制、切制、炮炙和干燥等过程,其中炮炙又包括炒、炙、煅、蒸、煮、炖、煨、制炭、制霜等。

净制装备:洗药机、清洗机、风选机、筛选机、磁选机、挑选输送机、去核机等。

切制装备:往复式切药机、剁刀式切药机、旋转式切药机、万能高速截断机等。

炮炙装备:燃油式炒药机、电热式炒药机、燃气炒药机、高温煅药机、电热煅药炉、可倾式蒸煮锅、电气两用蒸煮箱、蒸药箱等。

干燥装备:热风炉翻板式烘干机、热风循环烘干箱、箱式干燥机、带式干燥机、洞道式干燥机、远红外辐射干燥机、微波干燥机、真空冷冻干燥机、高压电场干燥机、气体射流冲击干燥机等。

2. 生产线分类　为提高效率、降低成本,一些饮片生产企业根据药材自身特点及各自的炮制需求建立了不同的生产线。

种子类药材:以净制为主,主要考虑去除灰尘、泥土、皮屑、壳及不饱满的瘪子等,主要由风选机、筛选机、挑选机、磁选机、去核机等净制装备构成,辅以干燥机干燥药物,并配合输送机实现种子类药物的过程传输。

全草类、皮类、叶类:以切制和干燥为主,除净制装备风选机、筛选机、挑选机、磁选机、洗药机外,还应包含切药机、带式干燥机等切制及干燥装备,并配合输送机实现全草类、皮类、叶类药物的过程传输。

根类及长条状根茎类:以切制、炒制及蒸煮为主,采用真空润药机对其进行软化处理,运用气体的强力穿透性让水蒸气置换药材内的空气,使药材快速、均匀软化,还包括风选机、筛选机、挑选机、磁选机、洗药机等净制装备,真空润药机、切药机等切制装备,炒药机、蒸煮箱等炮炙装备,以及干燥机及输送机等装备。

第三节　中药炮制创新研究方法

一、中药炮制研究的现状

中药炮制是在中医药理论的指导下,依照辨证施治用药的需要和药物自身的性质,以及调剂、制剂的不同要求所采取的制药技术。中药炮制是我国拥有完全自主知识产权的一项传统制药技术,是连接中医与中药的桥梁,是确保临床疗效的基石,是中医药宝库的重要组成部分。中药炮制作为我国独有的传统制药技术,伴随着中药的发现和应用而产生,传承发展至今,已经形成诸多独具地域特色的炮制流派和技术。目前中药炮制的研究主要集中在整理文献、阐明炮制原理、炮制工艺变革、制定炮制质量标准、开发炮制新设备等几个方面。广大炮制工作者查阅、整理、编辑了《历代中药炮制资料辑要》《历代中药炮制法汇典》《中药炮炙经验集成》等著作。近年来,中药炮制在化学成分研究方面取得了长足的进展,对500多种常用中药炮制品进行系统的化学成分研究,发现近万余种化合物。目前,以技术创新助力装备创制已成为中药炮制技术实现转化应用的成功模式。结合现代微波技术、旋流与泡沫分离、传质传热、热力学形态与生物转化等工程原理，创制泡沫分离、微波去毒等装备和生产线，形成高效节能、生产连续、工艺稳定和质量可控的工程化体系，加速推进传统中药饮片工业转型升级。为更好地抢救、保护和传承炮制技术，通过采访求经或聘任导师等方式，学习继承药工的特色炮制技术。目前，已系统梳理了如净制、切制、炒制、复制等独特的炮制方法和技艺，已建立地方特色炮制技术资料、档案达200余种，抢救了一批具有地域特色的传统炮制技艺。

二、中药炮制研究存在的问题

随着中医药事业的发展，中药炮制传承所面临的问题也日益凸显，严重影响了中药临床应用的安全有效性，制约了中医药传承创新发展。在现代发展中，传统中药炮制存在技艺濒临失传、品种工艺混乱、炮制原理不清等现象。现代中药炮制一般沿用传统的炮制方法，但缺少科学统一的、可量化的控制系统，地区差别较大，也没有现代化的中药炮制设备。近年来为提高炮制水平，涌现了很多新技术，如微波、超声、高压、远红外线辐射等，炮制加工水平得到改进，但并未得到普及。目前中药炮制中的问题主要存在以下几个方面。① 不注重复方的研究：中药很少以单味药来运用，多以复方形式在临床配伍应用，但是由于科研难度较大，目前复方药的炮制研究还是相对比较少见的。② 中药炮制原理不明：很大一部分中药工作者只关注了炮制品有效成分的变化，甚至以发现新化合物为目的，以发现新化合物的多少来判断科研水平的高低。而中药炮制理论简略，多种药物炮制作用解释模糊，多以中药炮制前后化合物变化来衡量炮制机理。③ 药材来源、炮制工艺、质量标准不规范不统一：由于我国中药材物种丰富，存在同名异物、同物异名，导致中药材质量优劣有别；为了追求生产饮片快捷，在净选过程中去除非药用部位不彻底，炮制人员对炮制程度如颜色变化、气味变化等判断不同，直接影响中药饮片的疗效；国家没有统一的炮制规范，各地多按地方炮制规范炮制，有时对同一种药材的炮制方法都不尽相同。④ 中药炮制技术缺乏广泛延续：由于祖传的限制，中药炮制相关技术难以得到广泛流传而逐渐不被采用，使精湛的中药炮制技术难以发挥最大的作用。⑤ 中药炮制文献缺乏系统整理：由于散落在民间的资料众多，并且没有经过集中统一的整理和管理，极具地方特色的中药炮制工艺和技术逐渐式微，使中药饮片加工业不能充分凸显其优势特色。中药炮制技术是在我国古代劳动人民不断地传承下和制药实践中逐渐发展起来的，故迫切需要采取有效措施解决以上问题，把中药炮制传承好、发展好。

三、中药炮制创新研究的方法

（一）炮制理论创新挖掘方法

1. 构建古籍评价模型，梳理传统中药炮制理论　中药炮制在不断发展的过程中，不仅产生了具有特色的加工方法和加工技术，还孕育了许多经典的专著、丰富的文化。论著的出现是理论形成的重要标志，收集历代临床医案、本草典籍，是了解历代医家对于炮制理论阐述的主要途径。中药炮制创新的基础来源于炮制理论的传承，随着对炮制品种功效认识的不断深入，医药学家收集历代临床医案、本草典籍，在系统梳理炮制文献的基础上去伪存真。目前全国74家中药炮制传承基地已共同梳理出炮制类、综合类、地方类、药性类本草典籍，提升古籍文献应用价值，凝练传统典籍挖掘成果。

2. 基于中药炮制数据库，完善丰富中药炮制理论　中药炮制数据库是以中药饮片标准化与中医药科技期刊文献科学实验数据为依据搭建的可供中药炮制数据挖掘与知识发现的应用平台。目前，国内多家单位建立有不同特色的中药炮制数据库。中药炮制数据库的建立，丰富了中药文献的检索途径，活化了古今中药炮制文献的价值，打造了中药炮制理论与技术的快速检索开放平台。

（二）炮制技术创新研究方法

1. *质量检测技术的革新*　中药是在大自然的生态环境中，由多种化学成分形成的复杂体系。在时空条件下，这种独特物质结构的自然变化是客观存在的，从而带来中药部分成分因产地、时间、物候条件的不同而出现成分含量的变化，这又给该复杂体系引入了性质变异。这就是人们面对的天然药物体系，也是人们寻求建立现代分析方法的立足点。自 70 年代以来，我国的中药化学家以性状显微、宏观鉴定结果为基础，引入了各种色谱方法。应用色谱、光谱、波谱、衍射、能谱等现代仪器分析技术可以得到中药的不同结构信息，由于这些信息是以图像、数值提供的，均有一定的专属性，因而可以称为指纹图谱。对于复杂体系中药而言，面对多种化学成分聚集的存在状态，首先需要解决的问题是中药的整体结构特征。在宏观视野下它表现为中药的性状及其形态特征，传统的宏观鉴定法解决了这一问题，并建立了完整的性状显微鉴定系统，但无法给出客观、定量的信息。如何建立中药的现代化分析方法，并形成稳定、可控、通用的质量标准，是中药学家面临的挑战性课题。

（1）显微分析技术：中药显微鉴定是利用显微镜对药材及成方制剂组成药味的组织、细胞或细胞包含物等形态特征进行微观分析，对中药材的真实性和质量进行控制，以确定其品种和质量的一种方法。显微鉴定在中药质量标准中占有重要地位，已被多个国家的药典所采纳。显微鉴定适用于性状鉴定中不易识别的药材；性状相似、不易区别的多来源药材；破碎药材或粉末药材；以粉末药材制成的中药成方制剂。显微鉴定作为中药传统鉴定方法之一，具有独特的优势。与理化鉴定、分子鉴定等方法相比，显微鉴定所需仪器简单、取样量小、试剂用量少、鉴定速度快，具有准确、简便、快速、经济、实用及环保等特点。目前，显微技术已经从普通的光学显微镜，发展到了扫描电子显微镜、偏振光显微镜和荧光显微镜，其应用范围也在不断扩大。

1）扫描电子显微镜：是一种多功能的仪器，具有很多优越的性能，是用途最为广泛的一种仪器。对于植物药材，扫描电子显微镜适合观察花粉粒、种皮和果皮的表面特征。对于动物药材材料，扫描电子显微镜适用于观察超微结构，如鳞片和毛发。此外，矿物药材的特征，如晶体结构，也可以用扫描电子显微镜来鉴定。与光学显微镜及透射电子显微镜相比，具有景深长，图像立体感强，放大倍数大，分辨率高，对样品的辐射损伤和污染小，样品适应性广泛、制备简单，可结合其他仪器进行多功能分析等特点，如今已被普遍用于鉴定中药的质量。

2）偏振光显微镜：由于晶体的异质性或分子的无序排列，一些化合物会显示不同的光强度。因此，如果药材含有一些内含物，如淀粉粒、晶体和石细胞，它们在偏振光显微镜下会出现一些特定的颜色变化。除可观察到药材表面的微细结构外，也是探测中药微观世界的一种研究手段，能为药材鉴定提供新的鉴别依据，解决其他技术未能解决的一些问题。

显微技术除应用于药材的鉴定外，还在中药炮制品的鉴定方面凸显出优势。中药饮片是中医辨证施治中不可或缺的物质基础，中药饮片的质量是中医药兴盛必不可少的基石。因此，质量评估在确保中药材的安全性和有效性方面发挥着重要作用。现今市场上中药饮片质量与 20 世纪 80～90 年代相比，虽然假冒品种有所减少，但加工掺伪、炮制不当的问题仍不容乐观。目前多致力于不同炮制品所含成分的差异上，而对炮制前后显微特征的变化鲜有深入研究。经过了炒、蒸、炙等加工炮制之后，大多数药物的内部结构特征都会发生变化，显微特征往往会有本质的改变，这些变化多可以作为制定中药饮片质量标准的新参考和依据。随着中药现代化和国际化的推进，中药的质量标准在不断完善与提高。在化学分析仪器与技术飞速发展的今天，显微鉴定作为一项古老而又新颖的技术，以其独特优势成为中药质量标准的重要组成部分，为饮片的质量控制提供有益的补充。但显微鉴定中的此类研究多浅尝辄止，此外自身也存在一些不足，需要在应用的过程中发展完善，并尽快建立具体的、规范的鉴别流程，从而对炮制程度进行控制等。

（2）X射线衍射技术：X射线衍射定量分析，即用X射线衍射方法来测定样品中各种物相的相对含量，依据在于每种物相的衍射线强度随其相的含量增加而提高。准确测定样品中各相的衍射强度，由强度值可计算出确定物相的含量。当X射线照射粉末晶体样品时，相应的X射线衍射图谱是由在空间随机分布的许多小晶粒形成衍射图谱的叠加而成，各种单一化合物或由多组分形成的混合物都有其专属的X射线衍射图谱。X射线衍射分析法作为结构和成分分析的一种现代科学方法，具有分析简便快捷、样品用量少、指纹性强、分辨率高、重现性好等特点，可以快速捕获中药材整体结构信息，已被用于中药材和中成药的鉴定。

矿物药的鉴定一般利用矿物的外形、颜色、比重及物理、化学方法来鉴别其真伪与优劣。矿物药在临床上的应用多以炮制品入药，药物经过炮制后其内部的化学成分、元素组成和结构会有所变化，从而引起矿物药的药理特点的变化和毒性的变化。但对于不同产地、不同来源的同种矿物及形态比较相似的不同品种矿物，仅仅依靠性状与理化很难鉴别药材的真伪并阐明炮制机理。有学者采用X射线衍射法鉴别雄黄及其炮制品的品质，通过该技术，不仅可以明确雄黄及其炮制品的主成分，还可以控制其中杂质的含量，尤其是对三氧化二砷（As_2O_3）毒性物质的控制，保证雄黄的用药安全，快速、准确识别出雄黄炮制前后的差异，为雄黄药材的品种鉴定和质量评价提供了实验依据。还有学者对炉甘石生品及炮制品分别进行了基于X射线指纹图谱的定性和定量分析，通过对比6种不同的炮制方法的叠加图谱可知，炉甘石煅烧前后主要变化为碳酸锌（$ZnCO_3$）转变为氧化锌（ZnO），醋淬炮制品中ZnO含量稍大于其余炮制品。不仅为其质量标准的建立提供了一定的依据，而且为矿物类药材的品质鉴定和质量评价提供了新的思路和方法。

（3）拉曼光谱检测技术：是以拉曼效应为基础建立起来的分子结构表征技术，信号来源于分子的振动和转动。拉曼光谱作为一种新型的检测技术，近年来得到迅速发展和广泛应用。拉曼光谱由于谱峰尖锐、受水的影响小、样品无须前处理和可无损检测等优点，广泛应用于食品、药品、化妆品等的成分鉴别、晶型研究、成分分布、假劣药甄别等。拉曼光谱既适合于化学鉴别、结构分析和固体性质如晶型转变的快速和非破坏性检测，也能够用于假药检测和质量控制。拉曼光谱的优点在于它的快速、准确，测量时通常不破坏样品，样品制备简单甚至不需要样品制备。

中药饮片的质量在净度、色泽、水分等方面均有所要求。为了色泽好看，减少水分以便贮存。不少药材在产地炮制加工时，利用硫黄加热产生的二氧化硫进行熏蒸，最终达到杀菌、防霉、防虫及漂白的目的。由于硫熏后中药材中对人体有益成分减少、有害成分反而增加，长期服用还会导致抽筋、痉挛、腹胀、胃肠道功能紊乱等副作用，直接影响到临床疗效。目前已取消了药材的“硫黄熏蒸养护法”，但在经济利益的驱使下，硫熏中药的现象仍然普遍存在。目前现有的硫熏残留检测多以二氧化硫为标准，但由于需要复杂的样品前处理，成本较高，推广很慢。有学者将拉曼光谱应用到中药饮片表面硫黄熏蒸残留的检测上，直接将普通金纳米粒子溶液滴加在中药饮片的表面，使用便携式拉曼光谱仪对样品进行检测。采用这一方法，无须任何样品前处理过程，有效克服了传统硫黄熏蒸的残留检测方法的不足，可实现中药材流动式现场快速检测。这种方便快捷的分析方法，为以后拉曼光谱用于中药炮制检测研究的发展和应用的推广奠定了一定的基础，对于药品质量监管及人民用药安全有着至关重要的作用。

（4）仿生检测技术

1）电子鼻：由气体传感器、信号处理系统和模式识别系统等功能器件组成，可模拟人和动物的嗅觉器官，对气味进行感知、分析和判断，能全面、完整地反映中药材的整体气味特征，同时具有快捷、灵敏、准确、无损的优点，亦称人工嗅觉系统。电子鼻作为现代仿生分析技术，逐渐被引入中药研究领域，如不同药材、同药材不同品种、同品种不同产地的鉴别，不同贮藏期的中药材、中药气味成分定量检测等领域。电子鼻技术在芳香类、含挥发性成分较多中药的质量控制中应用较多。采用电子鼻技术建立的气味指纹图谱具有模糊性、整体性的特点，可鉴别中药真伪，同时也为中药气味质量控制的标准化提供了新方法。电子鼻能监测不同生长期药用植物中挥发性成分含量的变化，从而鉴别不同采收期的药材。电子鼻技术能对不同贮藏时间的含挥发性成分中药进行有效鉴别。

不同炮制品质量不同、疗效存在差异，但采用一般化学成分检测法难以区分，尤其是配方颗粒中饮片炮制规格的鉴别。有学者取3个炮制规格（生白术、土炒白术、麸炒白术）的白术粉末，以及各炮制规格制成的配方颗粒粉末，测定气味，再用主成分分析（principal component analysis, PCA）对所得结果进行数据分析。由结果可知，电子鼻不仅能很好地区分白术不同炮制品，对其所制成的配方颗粒也有较好的区分性能。通过对气味的客观评估弥补了传统性状鉴别法的模糊性、主观性和不精确性，以某一个或某一类化学成分为指标分析方法的局限性，以及指纹图谱法的繁杂性等缺点，且在整个分析过程中无须任何有机溶剂，为中药炮制品及相关中成药鉴别提供新的实验手段。

2）电子舌：是由味觉传感器阵列、信号采集器和模式识别系统组成的新型多传感器检测系统，能将味觉信息转化为客观性、可视化的数字信息，因此也称人工味觉识别技术或味觉传感器技术。与人工评价相比，电子舌具有客观性、重复性、无须进行样品前处理、不疲劳、检测速度快、数据电子化、易存储、易描述的优点。不仅为中药性状、气味客观化带来了表征工具，更为阐述中药炮制机理带来了新的研究方法，将中药炮制过程中的气、味等进行量化表达，对传统中药饮片炮制过程中的感官评价方式进行补充。中药气味变化的直接原因是中药内在化学成分的变化，中药化学成分是其临床疗效的重要物质基础，又与质量密切相关。有学者利用电子舌获取不同炒制时间山楂样品气味传感器响应值，发现5-羟甲基糠醛（5-hydroxymethylfurfural，5-HMF）含量的变化与山楂炮制过程中气味变化有关，而枸橼酸、5-HMF及A420含量与颜色变化呈显著相关。结果表明，美拉德反应和焦糖化反应可能是山楂炮制过程气味变化的机理之一，从新的角度解释了其炒制原理。

3）电子眼：是由图像采集、数字图像处理和结果反馈功能组成的新型智能色彩测量及视觉传感系统，是分析样品颜色、颜色分布等视觉参数的仪器，具有测量简便、精度高、重复性良好的优势。中药的性状鉴别主要包括形状、质地、颜色等的鉴别，而在中药的炮制过程中，颜色是评估炮制品质量的一个重要指标，准确判别中药的颜色是中药性状鉴别和炮制质量控制中非常重要而又相对困难的一环。利用精准的色彩检测分析能力及良好的重复性，电子眼技术在中药性状鉴别和炮制质量控制等方面拥有广阔的应用前景。穿心莲电子眼采集数据的PCA结果与含量测定结果具有高度相关性，说明电子眼可用于区分穿心莲药材质量的优劣。采用一测多评法结合电子眼和电子舌技术对山茱萸药材及饮片进行颜色与滋味的测定，结果发现，山茱萸最佳蒸制时间为4 h，实现了多技术在中药炮制质量控制中的联用。

（5）指纹图谱技术：中药指纹图谱中潜藏着大量反映中药及其复方制剂内在化学物质信息的数据和变量，可对样品的整体轮廓进行较直观地观察，能较全面地反映所含成分的相对关系，还能较好地体现中药成分的复杂性和相关性。因此，这能更好地鉴别炮制品种，评价、控制炮制品的质量，保证中医临床疗效，从而有利于中药的现代化和国际化。近年来，中药指纹图谱技术在中药炮制研究中也得到了广泛的应用。中药指纹图谱分为中药化学成分指纹图谱和中药生物技术指纹图谱两大类，具有整体性与模糊性的特点。

中药指纹图谱的技术可以运用到药材的净制处理中，为饮片质量提供保证。采用指纹图谱技术对原药材和水润切制后的饮片进行比较，可以建立软化切制的最佳工艺。炮制过程中辅料的质量也将影响中药饮片的临床疗效，可运用指纹图谱技术对其质量进行监控，较全面地反映不同制法之间的差异。在中药炮制工艺过程中，须讲究火候，利用指纹图谱技术，控制炮制工艺，大大提高饮片炮制的质量，可为进一步的饮片炮制方法及原理研究提供科学依据，建立炮制工艺质量控制的新方法。中药指纹图谱的建立能全面反映中药的整体化学、生物学特征，体现其内在的整体质量。该项技术在中药炮制研究中的发展与应用，不仅能够客观地评价炮制过程对药物的影响，而且能进一步提高中药饮片标准化程度，从而更好地控制炮制品的质量，保证和提高临床疗效。这必将在今后实现中药现代化及中医药走向世界的过程中发挥重要的作用。

（6）火力火候检测技术：临床用火炮制药材的方法主要是炒法，即将净选或切制后的药材，置于加热容器内连续加热，并不断搅拌或翻动至一定程度的炮制方法。中药炮制中火力火候的掌握就像一条主线，贯穿了各种炒制方法的概念、对临床疗效的影响、操作、注意事项等各个方面。《本草纲目》有“须识火候，不可太过不及”的记载。炒制时必须掌握好火候，做到“制药贵在适中”，而火候是影响炮制品质量的要素。各种炒法因炒制程度要求的不同和药物性质的差异，所需火力是有区别的，在操作时必须严格控制。掌握火候是中药炮制时防止太过和不及的关键，也是药材成品炮制质量好坏的关键。欠火、过火都达不到炮制品质量要求的标准，炮制品达不到要求的质量标准，也就达不到应有的临床疗效。所以在加快中药炮制方法的现代化和实用性研究、应用中，必须加强中药炮制火力火候的掌握技术及标准的深化研究。长期以来，有关火力的控制与判定，以及火候的把握与判定主要靠传承的经验，一般可从形、色、气味、质等方面观察判断。

现代测温技术的发明与应用，如接触式电阻温度探头，与传统判断方法相比，特点是易于使用、相对准确、可靠稳定，在一定程度上弥补了传统判断火力方法的不足。色彩色差计对中药饮片加工炮制中的应用设想进行初步应用性研究，并进一步探索中药加工炮制中中药饮片颜色和药材温度等的变化规律，以期为中药加工炮制中火候判断提供新的思路，为颜色检测新方法在中药行业的推广应用做示范性研究。在后期研究中，还引入了在线式红外测温仪，能够获取中药炮制中时间－温度的连续曲线，有助于判断中药炮制中火力的工艺参数与解决炒制中存在的共性问题，满足科研与教学、生产与实践的需要。

（7）生物毒价检测技术：中药质量评价与控制是保证中药饮片安全性、有效性和稳定可控性的重要手段，也是保障临床合理用药的重要基石。毒性中药药性峻烈，治疗剂量和中毒剂量接近，目前临床上多采用炮制品，其质量优劣对临床应用的影响更大。目前针对中药的形态和组织结构特征，采用性状鉴定、显微鉴别、X 射线衍射法等方法进行质量评价和控制，主要反映毒性中药的真伪，但主观性强，很难发挥质量控制的作用，未能摆脱“量而不准，难关毒效，难控难评”的困境。

生物毒价测定法是利用生物体包括整体动物、离体组织、器官、细胞和微生物等评估药物毒性大小的一种方法。它以药物毒性反应及机理为基础，以生物统计为工具，运用特定的实验设计在一定条件下比较供试品和标准品所产生的特定反应，通过等反应剂量间比例的运算，从而测定供试品的毒性大小，是一种基于毒理实验的质量检测方法，同时具有药理毒理试验和化学分析实验的特点。与药物的毒性反应和机制相关，可表征临床用药反应情况。作为分析方法，操作便捷，准确度高，重现性好，可用作质量评价手段。

有学者从生物毒价检测角度，建立了基于整体动物最小致死量的毒价测定法、相对校正因子的 6 种生物碱含量同时测定法及二萜类生物碱的 HPLC－MS/MS 检测法，并在此方法基础上开展附子炮制减毒科学基础、炮制方法合理性及探索构建毒性效应成分指数等方面的应用研究，并进一步提出增修附子商品规格和质量检测方法的建议，制定质量标准修订草案，为毒性中药的临床合理用药提供参考。

目前常用的化学分析方法主要针对毒性中药的指标性成分，几个有毒成分的含量往往不能代表该药的整体毒性，也无法保证临床应用安全。建立生物毒价测定方法和毒性效应成分指数模型，丰富和发展毒性中药质量评价与控制研究模式，为客观评价毒性中药的毒性大小提供研究思路和手段，为临床用药安全奠定基础。

（8）离子迁移谱检测技术：离子迁移谱是基于气相中不同离子在电场中迁移速度的差异来对各化合物进行表征的一种化学分析技术，与飞行时间质谱（time-of-flight mass spectrometer，TOF－MS）相似，但该技术无须采用质谱所需的高真空条件，具有操作简捷、响应快速、检测灵敏、可靠性高和成本低廉等优点。近年来，离子迁移谱技术的应用范围已经迅速扩展到药物分析、食品安全控制及环境污染物检测等诸多领域。随着便携式离子迁移谱仪的出现，单次分析可以在毫秒内完成，这使得离子迁移谱在现场快速筛查中表现出卓越性能。中药饮片质量安全问题频出，染色、造假、增重三大问题屡禁不止，其中染色问题最为严重。非法添加染色物质会危害患者的身体健康，不仅会引起大众对中医中药治疗的质疑，还会影响整个中医药产业的健康发展。鉴别测定中药中的非法添加染色物质非常重要，而且利用现代化检测技术在源头上保证药物的质量是目前的迫切需求。红花具有活血通经、止痛散瘀的功效，为常见的名贵中药材。一些不法商贩将劣质红花药材、提取过的红花废渣或其他物质染成红花颜色，以次充好、掺假、造假，从而牟取暴利。有学者采用固相萃取－电喷雾高效离子迁移谱技术，建立了快速定性和定量检测红花中柠檬黄、日落黄、金橙Ⅱ和诱惑红的方法。

（二）化学成分分析技术的改进

化学成分是药物药理作用的物质基础，在炮制过程中，有效成分发生改变，药理作用也因此发生相应改变。中药成分的复杂性决定了中药药理作用的多样性，也决定了中药药效机制的不明确性和应用的局限性。中医药理论中的有效成分不仅是一种或几种有效成分，还包含了同种药材不同成分的相互作用，不同药材之间的配伍作用等。中药在炮制过程中经过加热、加辅料等处理，其药性和临床功效都发生了明显变化，说明炮制可以引起中药中的化学成分发生变化。只有探明炮制过程中化学物质之间的相互转化规律，通晓其机理，才能更好地了解中药炮制目的，进而探究中药炮制原理。中药具有多成分、多指标、多靶点的特点，体系复杂，随着分析化学的迅速发展及各种分析技术的不断涌现，目前多采用以仪器分析为主的现代分析技术及数据信息融合辨识技术，来全面分析中药炮制过程中化学变化机制，对阐明中药炮制的机理，提高中药饮片的质量控制水平起了很大的推动作用。

1. 仪器分析技术　大量先进的现代仪器分析技术已经较广泛地应用于中药炮制机理研究领域，对阐明中药炮制前后化学成分变化，提高中药饮片的质量控制水平起了很大的推动作用。紫外光谱主要用于化合物的结构鉴定和含量测定，根据中药所含组分的不饱和程度，可以利用紫外光谱进行鉴别，但此方法提供的信息量少，且易受溶剂和杂质的影响，准确度和重现性不高。红外光谱可提供分子中有关官能团的内在信息，能够提供样品的综合信息，灵敏度高，操作简便，谱带专属性强，可对中药炮制前后的成分变化进行分析和预测。由于微量元素与中药药效有一定的相关性，探索炮制前后微量元素的含量成为研究中药炮制机理的重要方向之一，原子光谱分析法非常适合微量元素的定量分析。通过紫外光谱、红外光谱、原子光谱等光谱技术对中药中不同结构类型的化合物的数据信息进行分析，实现对化学微量成分结构与含量信息的鉴别与确证，从而在宏观上明确炮制后发生改变的化学成分，为进一步解析炮制机理提供依据。

色谱检测分析技术在中药炮制领域的应用越来越多，为炮制品的质量及药性研究提供了新型技术支持。常见的色谱技术包括薄层色谱法（thin-layer chromatography，TLC）、GC 及 HPLC 等，其中 HPLC 较为常用。HPLC 是以高压下的液体为流动相，采用颗粒极细的高效固定相的柱色谱分离技术。通过 HPLC 对成分进行研究，以此发现炮制前后药性的变化。色谱技术分离能力强，波谱可对未知化合物进行定性分析，两种技术结合更有利于对成分的分析，因此色谱与光谱或波谱联用已成为中药炮制成分研究的有效手段，如 GC－MS、液相色谱－质谱法（liquid chromatograph-mass spectrometer，LC－MS）等。GC－MS 技术一般用于具有挥发油成分的药物的定性定量分析。有学者对比吴茱萸用不同辅料炮制后挥发油的变化情况，结果发现生品含量最高，生姜炙、黄连炙次之，甘草炙最低，炮制后毒性成分挥发油的含量及组成均较生品发生变化。LC－MS 技术在中药炮制前后的成分差异比较、质量控制等方面发挥着重要的作用。有学者基于 LC－MS 技术比较加热炮制后鹿茸化学成分的差异，通过 PCA 将生品和热炸炮制品明显区分，且热炸后样品较分散，可能是由于热炸过程中温度不同而造成成分变化较大。

2. *基于生物药剂学过程的化学物质变化辨识技术*　炮制不仅影响了中药的化学物质构成，也影响了其化学物质在生物药剂学过程中的变化形式。生物药剂学是筛选与评价中药起效物质的重要手段，通过探究炮制前后化学成分在生物体内的吸收和代谢过程，可以明确吸收入血或代谢转化的化学物质，揭示机体对中药炮制前后化学物质的处置及化学物质的生物药剂学性质。

（1）基于ADME* 多途径的辨识技术：炮制后化学成分吸收入血后原型成分及代谢产物的暴露量直接影响到炮制品的功效和毒性，这对于揭示中药炮制在生物体内的机制具有重要意义。ADME多途径辨识技术既包括机体对化学成分的处置，也包括化学成分与机体的相互作用，以此探讨炮制对化学物质ADME的影响。有学者利用现代分析仪（HPLC、LC-MS等）测定给药后不同时间点活性成分在体液（常用血液或尿液）中的浓度，利用Phoenix WinNonlin、DAS等药代动力学软件分析得到药时曲线，然后拟合分析得到相关药动学参数等，比较研究中药生品与炮制品中代表性成分的药动学行为差异，对中药炮制机制的研究有重要的意义。

（2）基于体外生物转化模型的辨识技术：中药活性成分进入胃肠道后，其中极性较大的分子难以被吸收入血，会被肠道微生物分解为脂溶性强的小分子物质，再次吸收入血，发挥作用。为了探讨炮制后药物在体内的过程，研究者常常采用体外生物转化模型对活性成分转化进行辨识，为中药的药效物质提供有用的证据。模型中常采用消化道内容物、生物酶、肠道微生物与药物在一定条件下进行孵育，辨识转化后的成分及代谢产物，从而判断活性成分在体内的作用形式和代谢路径。有学者采用肠道菌与肠道酶对炙淫羊藿主要活性成分黄酮及其代谢产物进行辨识，初步阐明了淫羊藿炮制后的药效物质基础。

（3）中药炮制机制创新分析技术：解读中药炮制的机制是中药炮制引领中药实现现代化的关键。中药炮制研究的核心是探讨中药炮制增效、减毒、改变用药目的的机制。研究者们在现代系统生物学体系下对中药炮制的机制进行了深入的探讨，主要集中在炮制引起的药性、药效的变化，常常用到现代药理学与分子生物学技术、谱效相关技术、生物光子辐射技术。通过网络药理学挖掘药物与疾病的共有靶点信息，组学技术结合LC-MS对血液、尿液等样品进行处理分析，全方位把控药物在生物体中的代谢过程，同时采用分子生物学技术对蛋白质等进行研究。

1）胃肠道吸收与转化在中药炮制研究中的应用：药物经过口服后，活性化合物会受到胃肠道环境的代谢转化，吸收入血，发挥疗效。据此，明确中药炮制后活性成分在胃肠道内环境的转化过程及生物药剂学性质，对解读中药炮制机制极其重要。研究者们常常利用人工胃液、人工肠液等体外模型辨识炮制后活性成分在pH、消化酶影响下的转化、降解，以及溶出规律。有学者通过模拟人体胃肠道内环境，辨识羊脂油与淫羊藿代表性黄酮组分形成的自组装胶束，结果提示，这种胶束能够包封淫羊藿黄酮组分，增加黄酮组分的溶解度与生物利用度，这为辅料羊脂油炮制淫羊藿的作用机制提供了实验证据。

口服是中医药治疗的主要手段，而口服后的中药需克服肠吸收屏障网络（化学屏障、物理屏障和生化屏障），才能吸收入血，发挥疗效。中药活性成分的渗透性决定了其在吸收屏障网络被吸收的速度和程度，而中药炮制后活性成分的量变，改变了中药活性成分肠道吸收动力学特征，进而影响炮制后的药效。肠吸收动力学辨识技术主要从体外细胞、离体组织及在体动物模型上辨识中药炮制前后化学成分的肠吸收特性与转运机制，阐明炮制对药物渗透性及其生物利用度的改变，为中药炮制的研究提供更加全面的技术支撑。

2）靶器官与组织分布在中药炮制研究中的应用：药物在组织中的浓度与药理效应直接相关，药理

*，ADME：吸收（Absorption，A），分布（Distribution，D），代谢（Metabolism，M），外排（Excretion，E）。

效应取决于靶器官的浓度,药物的组织分布与药理效应的产生更加密切。药物在血液的浓度与药理效应间接相关。一般认为,当药物在体内达到稳定状态时,血浆中药物浓度与药物在作用点的浓度紧密相关,即血浆中的药物浓度反映了药物在体内(靶器官)的状况,因而血浆浓度可作为作用部位药物浓度的可靠指标。一般而言,检测药物在血液中的浓度比检测药物在组织中的浓度要简单,所以一般采用血药浓度代替组织浓度。当药物在组织中的分布极不均匀时,检测药物在组织中的浓度更加合理、科学。组织分布研究可使药物提高疗效、降低毒性、指导制剂设计。

目前对于中药的研究主要集中在其化学成分、临床应用和药理作用等方面。近年对中药化学成分及炮制后有机成分的含量变化有一些研究,但对其炮制前后主要化学成分在动物主要器官组织中分布情况比较分析的研究少见报道。有学者将龙胆生品及龙胆酒制品对大鼠进行灌胃给药后,在心、肝、脾、肺、肾和脑等组织中均检测出龙胆苦苷,说明龙胆苦苷可以透过血脑屏障。龙胆苦苷在肝和肾组织中分布明显多于其他器官组织,这与《雷公炮制药性解》中龙胆归肝经和肾经的结论相一致。其中,龙胆苦苷含量在肾脏中达到最高,推测龙胆苦苷可能主要从肾脏排泄。酒制能明显改变龙胆苦苷在大鼠主要器官组织中的浓度分布情况,酒制后,龙胆苦苷在大鼠主要器官组织的质量浓度分布整体呈增加趋势,这些结果表明酒制能够增加龙胆苦苷的溶出度。

3）药物代谢动力学在中药炮制研究中的应用：中药药代动力学是研究中药活性成分或指标成分在体内 ADME 的动态变化规律,与药效学结合共同诠释中药的安全性和有效性,为中药发挥药效的物质基础、作用机制、复方组方原理及中药传统理论的科学阐释提供依据,是诠释中药理论和机理的桥梁学科。由于中药成分的复杂性及对药效物质认识尚不充分,其药代动力学研究存在诸多困难,如中药化学组成复杂、体内代谢途径多样,以及体内成分结构鉴定和代谢途径诠释困难。中药药效成分不明使中药药代动力学研究的目标成分不明确,加之目标成分在生物样本中浓度低、内源性基质和目标成分之间干扰大、中药成分及其代谢产物对照品有限,使中药多成分检测和定量分析方法的建立存在困难。有学者从中药多成分药代动力学的角度出发,探讨沙苑子中黄酮类成分在大鼠体内的代谢规律,采用 LC-MS/MS 测定沙苑子中入血成分在大鼠血浆中的血药浓度,比较沙苑子生品和炮制品入血成分药代动力学特征,为阐释沙苑子的炮制机理提供科学依据。

4）分子生物学在中药炮制研究中的应用：近年来,学者们利用现代药理学与分子生物学技术对中药炮制的机制进行深入探讨,能够从整体动物、组织、器官、细胞分子等多个水平对中药炮制后增效、减毒的相关规律进行解读。分子生物学是炮制研究的重要技术之一,在一定程度上能反映检测样本生物体内的蛋白质生成、基因活性、表达等过程,可以用作阐明致病及治病机制的重要依据。

A. 酶联免疫吸附测定法(enzyme linked immunosorbent assay,ELISA)：是利用抗体与抗原分子结合的特点,将游离杂蛋白和固相载体的目的蛋白结合,利用特殊的标记物对其进行定性或定量的一种检测方法。在炮制药效研究方面,通过 ELISA 测定机体血清或脏器匀浆中不同蛋白的含量,用以说明药物在机体的治疗效果。有学者对比蜜麸和麸炒枳壳对大鼠胃肠功能的燥性,用 ELISA 测定水通道蛋白 3(aquaporin 3,AQP3)含量及血清环磷酸腺苷(cyclic adenosine monophosphate,cAMP)/环磷酸鸟苷(cyclic guanosine monophosphate,cGMP)水平,结果发现蜜麸品对水液代谢及津液损伤最小,分析可能与蜜麸所含蜂蜜炒后补中、调和药性有关。

B. 免疫印迹法(Western blotting)：是将混合抗原样本在凝胶板上进行电泳分离,然后取固定化基质膜与凝胶相贴。在印迹纸的外力作用下,使凝胶中的单一抗原组分转移到印迹纸上,并且固相化。最后应用免疫覆盖液技术如免疫同位素探针或免疫酶探针等,对抗原固定化基质膜进行检测和分析。有研究对桑螵蛸生品及炮制品的抗氧化作用进行研究,结果发现桑螵蛸各组超氧化物歧化酶(superoxide dismutase,SOD)蛋白表达水平均较模型组有显著性差异,其中生品效果更优,这可能与其所含抗氧化成分为酚类物质，经过加热处理后含量降低有关。

C. 荧光定量聚合酶链反应（fluorescent quantitative polymerase chain reaction，荧光定量 PCR）技术：是指在 PCR 反应体系中加入荧光基团，利用荧光信号累积实时监测整个 PCR 进程，最后通过统计学对未知模板进行定量分析。有学者通过实时荧光定量 PCR（real time fluorogenic quantitative PCR）技术对湿阻中焦证模型空肠组织血管活性肠肽受体 2（vasoactive intestinal peptide receptor 2，*VIPR2*）和胃窦部 *MTLR* 基因进行分析，结果发现苍术麸炒后苍术素含量增加，能明显纠正 *VIPR2*、*MTLR* 基因的表达水平。

5）网络药理学在中药炮制研究中的应用：网络药理学是融合系统生物学、信息学、计算机科学和药理学的综合学科，基于"药物—靶点—疾病"的思路探索网络各药物节点及疾病的相互关系。有研究通过网络药理学探索酒蒸黄连-石菖蒲药对的潜在靶点，揭示该药对在糖尿病中的作用机制。通过网络药理学结果，选定胆碱能通路中关键靶点乙酰胆碱酯酶（acetylcholinesterase，AChE）建立糖尿病认知功能障碍动物模型，结果发现造模后，在处于高糖高脂状态下，两个关键酶受到显著影响，用药后活性显著降低，进一步说明酒蒸黄连-石菖蒲对糖尿病基因靶点乙酰胆碱（acetylcholine，ACh）的合成有一定的促进作用，后续可通过增强胆碱能信号通路改善认知功能障碍。

6）组学技术在中药炮制研究中的应用：在组学技术研究中，大多是单一组学技术的运用，应多组学结合，更全面地阐明药物对生物体的影响过程。组学技术常用的有蛋白质组学、转录组学、代谢组学、糖组学等，是在现代生物学研究体系中运用高通量分析检测技术的研究方法。通过组学技术，可以从多角度、多方面深入挖掘炮制的作用机理，阐明炮制内涵。

A. 蛋白质组学：在中药炮制研究中蛋白质组学的应用逐渐成为系统生物学研究的关键部分，一般是指一个基因组所表达的全部蛋白质。通过运用多种手段对生物体内蛋白质的表达进行评估，从而了解复杂的病理过程。中药炮制结合蛋白质组学技术在药物炮制品筛选、药效机制阐释等方面应用广泛，通过比较不同蛋白质的表达差异，以期找到有效的药物成分靶点。

B. 代谢组学：在中药炮制研究中代谢组学的应用是运用 LC－MS、MS 等现代技术手段对血液、尿液、粪便等内源性代谢物通过数据处理对生物体内分子量小于 1 000 Da 的物质进行定性定量分析的研究技术，能够全方位把控生物体内代谢物质群的变化，从而更好地解释中药炮制的机理。

四、小结与展望

中药炮制技术传承和发展的核心在于以满足临床用药需求为导向，以促进产业转化升级为驱动。目前需要建立一个交流的平台，开设一种专业的期刊，把中药炮制技术保护好、发掘好、传承好、发展好。此外，要以炮制原理研究为基础，只有清楚原理，炮制工艺才可以改进，进而建立起统一的标准。所以要打破陈规，一方面，对炮制中合理的地方加以改造，使其更加便于操作和质量控制；另一方面，对中药炮制过程中一些不太满意的程序和方法进行改进，取其精华，去其糟粕。目前的炮制方法有限，经过相同的炮制方法的药材很多具有产生或增强某一方面的作用，仅从一个药入手很难出成果。而作为研究核心的炮制机理难度大，少有人做，研究多采用化学成分、药理等方面的指标，虽然提供了一些依据，但总体上能阐明炮制机理的太少，后续需要大量临床研究进行验证。此外，还需注重多学科交叉配合，结合现代科技对炮制前后药效物质基础、作用机制等方面的变化加以分析与整合，并全面开展炮制理论的研究。

中医药是中华民族的宝贵财产，是先人前辈积累几千年的宝贵财富。中药炮制历史悠久，是我国制药技术的瑰宝。历代医药学家积累了丰富的中药炮制经验，这是人们进行中药炮制机理研究的重要基础。作为新一代的药学工作者，有权利和义务发扬中医药的博大精深，并造福于后代。中药炮制学要与时俱进，运用新的现代分析技术对炮制的成分及炮制机制进行更深入的挖掘，充分借鉴其他学科的新理论、新方法，将对中药炮制的研究提升到更高的水平。现代分析技术的发展日新月异，不断涌现的新理论、新方法、新技术将为探索中药炮制前后的变化，以及阐明中药炮制机理提供重要手段。中药炮制机理研究是揭示中药神秘面纱的重要环节，应该在继承的基础上进行创新，充分借鉴现代科学技术，特别是现代仪器分析技术，进行中药炮制机理的分析和探索。相信经过长时间的努力，中药炮制这一项最具我国自主知识产权、最具原创性的理论和制药技术一定会走向全世界，为护佑人类健康做出新的贡献。

思考题

1. 请论述中药炮制传承与创新发展的关系。
2. 请论述中药炮制创新发展的必要性。
3. 请论述中药炮制创新发展的思路。

第六章
中药炮制理论与原理创新研究

第一节 中药炮制理论与原理创新研究概况

一、中药炮制基础理论创新研究

饮片入药、生熟异治是中药的特色和优势。生熟异用理论、炮制适度理论、炮制药性理论、炮制解毒理论、辅料作用理论、炭药止血理论等构成了中药炮制基础理论体系。从中药炮制基础理论的内容来看,这些理论既有其独立性,又相互之间密不可分。这些理论的形成涵盖了中医基础理论、中药药性理论、方药配伍理论,在炮制元素上既有炮制工艺的影响,又有辅料的影响;在炮制程度上既有毒性类、炭药类中药的特性规律,又有生熟异用、炮制适度的总体规则性规律。因此,中国中医科学院中药研究所炮制研究首席科学家肖永庆提出,炮制理论的创新是一项十分复杂的系统工程。

1. *以中医药理论为先导,加强基础理论研究* 虽然中药的现代研究取得了瞩目进展,但对传统中医药理论的继承和研究没有实质性突破的成果。现代中药研究仍要保存中药的原貌,否则会使中国丧失在世界药物学研究领域中的优势。以中药研究为目的,遵守中药研究的自身规律,并在此基础上广泛引入现代科学思想、技术和方法,并借鉴日本对中国中药制剂和其他国家天然药物的研究模式,鼓励学术多思维、多方位的研究,形成既有继承又有发展创新的中药特色。

在系统整理和挖掘古今文献的基础上,以传统中医药理论为指导,通过多学科交叉与相互渗透的研究方法,开展基于药性理论特点的中药炮制前后科学内涵变化规律研究。建立适于药性理论研究的专属性技术和方法,为饮片药性理论科学内涵的全面阐释奠定基础。

2. *"三适"理论是对中药炮制适度理论的创新拓展* 江西中医药大学炮制研究团队在炮制适度理论的基础上进行了系统的研究梳理,创新提出了"三适"理论(适度、适宜、适时)。中药炮制最讲究"度",正如火力火候的表述,有文火、中火、武火的不同。其中,文火适宜于炒黄药材,也适宜于酒炙、醋炙等药材炮制方法;中火则适宜于将药材炒焦,取其焦香健脾之效;武火则对炒炭类药物炮制适用。不同火力火候可以达到炮制适度的要求。适时是指在中药炮制的各个环节中,合适的炮制时间是确保饮片质量的关键要素,且与季节、温度等具有一定相关性。在传统炮制流派樟帮饮片切制前的软化处理,就有"四季水"的说法,夏季和秋季气温高,入水洗的时间宜短;春季和冬季气温低,水洗时间可长;在炮制过程中,如在夏季,用辅料浸泡药材或加工炮制药材的时间宜短,反之则可适当延长炮制时间等。炮制的适度、适应和适时密不可分,适度是在整体、客观、动态、平衡等哲学思想指导下的中药炮制基本原则,用于中药炮制过程的质量控制和炮制终点的准确判断;适应是通过适度的炮制获得最优的炮制品种,最终应用于中医临床以达到最好的治疗效果;适时是获得中药炮制适度和适应的充分必要条件,是确保饮片炮制质量,提高中医临床疗效的重要保证。

"炒炭存性"是炮制适度的典型体现。所谓"炒炭存性",是传统炮制方法对炒炭药物的质量要求,一般指的是药物在炒炭时,外部虽然炭化,但内部不应炭化,以保存其固有药性。众多学者从不同角度对“炒炭存性”开展研究,从较早的通过炭药薄层色谱图的建立为“炒炭存性”标准提供依据,到目前开展了炒炭技术参数、显微鉴定、炭药活性成分、炭药吸附力、炭药止血药效、炭药电导值和 pH 的确定等方面研究。如结合饮片的净选、炒炭火候、炒制速度、烟色变化及饮片色泽变化等,对“炒炭存性”质量标准开展研究。

对于毒性中药的适度炮制,是保证饮片质量的重要环节,需要把握好降低药物毒性或副作用的度;对于毒性中药的炮制,往往有宁过之而毋不及,忽视了炮制适度才能确保毒性中药既毒性可控,又临床安全有效。只有准确掌握炮制技术和炮制程度,合理运用炮制方法,才能使炮制的饮片发挥最大疗效。

目前开展的中药炮制现代研究,大多在中药炮制独特的理论体系指导下进行,系统的传统炮制理论蕴含了中药炮制的精髓,其包括的炮制适度、适应和适时均得到了充分体现。例如,围绕炮制适度,既有对火力火候的研究探讨,也有对适度与成分变化的关联研究,尤其是对适度代表性理论“炒炭存性”开展了如成分、电导值、吸附力等质控指标的研究。围绕炮制适应,主要是为了提高临床适应需求,开展了对不同炮制方法制备的中药饮片临床作用的比较研究,同时由于民族药的特殊性,对其炮制适应性也有其自身的特殊要求。围绕炮制适时,则主要是考察不同炮制时间对成分、药效和药性产生的影响,这些影响最终会在饮片质量和临床应用中得以体现。

炮制品的炮制作用与临床治疗疾病之间的内在规律,经过凝练、提升而形成了中药炮制独特的理论体系,这些理论也蕴含了中药炮制技术的精髓所在,其中就包括了“三适”理论。对于中药炮制理论的研究,既需要开展对传统炮制理论的系统梳理与总结,并应用现代科学技术对传统理论展开本质内涵的科学研究,同时也需要在挖掘整理传统炮制理论的基础上,进一步提炼和发展创新现代炮制理论,并围绕传统与现代炮制理论开展系统而深入的研究,为推动炮制学科发展、促进炮制行业进步奠定基础。

3. *机制研究已成为中药炮制理论研究的主要切入点*　对传统中药炮制理论进行系统整理、深入挖掘,已得到学者开展中药炮制研究的广泛重视。研究人员充分认识到中药炮制学是一门综合性的应用学科,与其他学科有着密切的联系。由于中药经炮制后往往引起成分质和量的变化,需要应用中药化学和分析化学的知识和技能进行解释和测定;中药经炮制后也会引起药理作用的改变,需要应用药理学的有关知识和技能。此外,分子生物学、药代谢动力学、遗传工程学、免疫学、数理统计、生物药剂学、网络药理学及各种新技术正在不断应用到中药炮制的生产和科研中来。

因此,很多炮制理论也是通过对代表性中药的化学成分变化和药效学研究对其炮制原理进行诠释。何首乌与生泻熟补理论,大黄与生峻熟缓理论,柴胡、莱菔子与生升熟降理论,白术、山药、薏苡仁、苍术、山楂与焦香健脾理论,大黄、黄柏与酒制升提理论,杜仲、韭菜子与盐制入肾理论,五味子、香附与醋制入肝理论,荷叶炭、栀子炭与炭药止血理论。

中药炮制以满足中医临床用药和用药安全、有效为目的,炮制机制研究成为大多数学者开展中药炮制理论研究的切入点:一是运用化学及药理学的思路和方法从体外药效物质变化尝试揭示炮制原理的科学内涵;二是运用药效学、代谢组学等方法分析炮制前后药效物质在体内过程的变化;三是一些学者综合运用各学科新技术、新方法开展中药饮片体内过程变化规律研究。

4. *中药炮制理论在不断探索中尝试创新*　中药饮片药用历史悠久,经过数千年的临床实践,已积累了丰富的炮制经验,形成了独特的中药炮制理论体系和丰富的炮制方法与技术,其中蕴含着丰富的科学内涵。中药炮制理论的传承要求传授者既具有丰富的中医药临床实践经验,又具有由临床实践经验而升华的中医药用药理论知识,还必须熟练掌握各类炮制工艺技术,精通各类炮制技术发展演变的历史沿革。致力于炮制理论的创新研究,要求研究人员和团队必须具有扎实的中医药基本理论知识,必须对中医药事业具有满腔的热情,需要长期从事中医药临床实践而获得丰富的临床经验,深刻理解中医药用药理论,并将这一理论运用于中医临床的防病、治病。

中药化学在中医药现代化研究中起着非常重要的作用，几乎所有中医药研究领域都不同程度依赖于中药化学的研究基础。为验证中药炮制前后的药性和功效变化，已有的炮制原理研究的路径主要是采用单一或联合开展化学和药效学研究的技术路线。

虽然中药来源于天然药物，但中药与天然药物有着本质的不同，中药的应用依据中医药理论体系，而天然药物的应用却依据现代科学理论。因此，中药化学必须在中医药用药理论的指导下进行研究，其研究成果才能在中医药用药理论的原则下用于中医临床。另外，中医药具有数千年的临床经验，为中药研究提供了坚实的研究基础；中医药的复方配伍、灵活多变的应用方法也给中医药研究提供了丰富的研究内容。与天然药物研究相比，中医药研究有“捷径”可走，但这种“捷径”不能仅仅通过单味中药炮制前后化学和药效学的研究来论定炮制原理，必须依赖于中医药理论和用药经验为指导原则。

因此，中药炮制理论的创新需要在不断尝试中探索，近年来有学者提出了炮制化学、化学炮制等理念，尝试从不同的角度对中药炮制原理进行新的阐释，这些研究的推进需要与中医药理论相结合。也有学者提出了炮制配伍、配伍炮制的概念，尝试通过研究对中药配伍理论及辅料炮制作用进行论证和诠释。

中药炮制理论的创新是利用现代科学知识对传统炮制理论逐步认识的创新，越来越多的学者以现代多学科手段和方法，对中药饮片炮制前后药性改变、科学内涵变化规律等多方面开展了深入的研究，在对传统炮制技术和理论做出科学的评价和阐述的同时，尝试为发展炮制理论、改进炮制工艺、制定科学化质量评价方法提供科学依据，这对于促进现代炮制学科的发展和饮片生产，以及整个中药现代化事业具有非常重要的意义。

二、中药炮制原理研究

（一）中药炮制原理研究的意义

中药炮制原理是中药炮制的科学意义，中药炮制原理研究是运用现代科学的技术手段和方法，探讨在一定的炮制工艺条件下，中药在炮制过程中产生的物理和化学变化，以及因这些变化而产生的药理作用的改变和这些改变所产生的临床意义，从而对炮制方法做出科学评价。中药炮制原理的研究多围绕中药炮制解毒、增效、调整药性或产生新药效的机制来开展，这是中药炮制学研究的核心和关键。只有了解中药炮制前后理化性质和药理作用的变化，阐明中药炮制的原理，才能阐释炮制方法和炮制作用的科学内涵，指导炮制工艺参数的建立与优化，制定饮片外观质量要求和内在质量标准，保证临床用药的安全和有效。

中药炮制是在漫长的医疗实践中，依据中医药理论逐渐形成了其独特的理论体系。因此，中药炮制理论及炮制原理的研究是中药炮制学一项非常重要而又艰巨的任务。生熟异用理论、炮制适度理论、炮制药性理论、炮制解毒理论、辅料作用理论、炭药止血理论等是中药炮制理论体系的主要内容，这些理论对于临床用药及药物的炮制具有重要的指导意义，因而对这些炮制理论的规律性本质开展科学研究并加以诠释具有极其重要的意义，不仅有利于炮制原理的阐述，而且还能进一步指导炮制方法的改进。

中药炮制原理研究是以中药炮制前后科学内涵变化规律为纽带，以中药炮制与药性改变相关性这一关键性问题为切入点，从加热炮制、配伍炮制等方面进行炮制与药性相关性研究，为中药炮制工艺的规范化和中药饮片质量控制标准的制定提供可靠的科学依据。开展中药炮制原理研究的目的是诠释中药炮制原理的科学内涵，丰富中药炮制的科学理论，促进中药饮片生产行业科学、可持续发展。

（二）中药炮制原理研究的内容

中药炮制原理的研究是炮制科学研究的核心，中药炮制理论和原理的科学性是创新发展现代中药炮制及其产业的基础。因此，建立契合中药炮制品生产和中医临床辨证施治用药的研究思路和方法，尤为重要。

1. 中药炮制与药性改变的相关性研究　中药饮片入药、生熟异治是中药的特色和优势。生熟异治中药饮片和毒性中药饮片的炮制原理是炮制原理研究的重点。就中药炮制的理论体系而言，炮制应归属于中药药性理论学科比较合适，因为中药炮制原理的核心是中药在炮制后其药性发生了改变。其中，毒性中药炮制及安全性研究是中药炮制原理研究的重点。在中医药理论指导下，对毒性中药的物质基础、药效、毒理进行研究，探索其物质与药效、毒性之间的关系，揭示中药传统炮制的科学内涵，规范中药炮制工艺，建立客观易控的质量标准，最终达到毒性中药炮制原理明晰、工艺规范、质量易控，保证临床用药的安全和有效。

2. 中药炮制品与配伍科学性的研究　中药饮片临床配伍的科学性是中药炮制原理研究的根本意义。在以往的中药炮制原理研究中，科研人员以中药炮制与药性改变的相关性研究为关键切入点，研究方法多以单个中药炮制前后的变化为内容，受研究条件的影响，较少把饮片在复方中的作用加以联系起来考虑。中药饮片炮制的直接目的是利于中医临床的辨证施治，因此中药饮片炮制与临床配伍的用途、用法、用量最密切相关。中药炮制原理研究方法应该从炮制与配伍、炮制与用法用量等方面来进行中药炮制前后与药性变化的相关性研究。

从中药饮片的临床实际配伍应用出发，采用现代多学科技术手段，探明生熟异治饮片炮制前后药效物质基础内涵的变化，阐明与饮片用途、用法、用量改变相关的科学内涵变化规律，提出同一来源不同饮片在中医临床上用途、用法、用量差异性的科学依据，为临床科学、合理使用饮片，保证中医临床用药的安全、有效提供理论支撑，同时构建炮制配伍的新理论，为中药复方饮片的科学配伍提供理论和科学依据。

3. 中药饮片生产过程与中药炮制原理研究　中药饮片生产过程原理的研究是中药饮片生产过程研究中一项非常重要的内容。大部分开展的炮制工艺规范化研究项目，其研究思路是在实验室工艺优化的基础上，通过饮片企业的验证而实现规范化。而工艺优化主要依据一两个主成分的含量来进行，除毒性成分外，基本上是含量越高越好，与中药饮片炮制原理及其临床功效的相关性不强，优化的科学依据不足。因此，优化的结果往往与饮片企业的实际生产相差甚远，科研成果不能用于生产实践，影响了科研成果的进一步转化，造成一定的科研资源浪费。

中药炮制学是一项实用性很强的学科，炮制科研的目的是解决中药饮片生产中的实际问题，其研究内容也应该根据中药饮片产业发展中所遇到的难题而定。因此，中药炮制原理的研究必须从生产实际出发，根据生产实际而设立。对于中药炮制理论及炮制原理的研究，应利用现代科学技术去认识问题、诠释其科学内涵，并在此基础上来规范中药饮片生产工艺、制定更为科学实用的饮片质量评价标准。中药炮制学及中药饮片行业在科研方面取得更大成果的关键在于研究思路的创新。

中药炮制学是一个与中药饮片生产应用紧密相连的学科，中药炮制学只有在为中药饮片生产、创新药物研制及中医药产业服务的过程中才能得到更深入发展。因此，以科研项目为带动，全面培养中药炮制学人才，壮大中药炮制学队伍，为创新发展中药炮制学提供人才保障；以转化医学研究为引领，促使中药炮制学学术研究跨学科交流、跨领域合作，建立中药炮制学关键技术平台、科研成果转化平台、产学研研究平台等，推动基础科研创新与产业创新共同发展，促进中医药产业的现代化和国际化进程，进而推动中药炮制学的发展。

4. 融合多学科技术开展中药炮制原理研究　中药炮制学是一门古老而又年轻的学科。中药炮制学的古老体现在其起源发展的历史悠久，它是数千年来中华民族用药经验的总结和理论升华；中药炮制学的年轻体现在用现代科学的方法来探讨其深奥的理论内涵，挖掘其丰富用药经验的科学原理。但从其工艺过程而言，它应归属于中药制药学。因此，中药炮制学是一个多学科交叉的综合性学科，需要融合诸如化学、药理、工程、数学等多学科相关知识来进行研究，中药炮制技术的科学内涵才能用现代科学的方法去揭示。

就中药炮制原理研究方法而言，应基于传承传统炮制理论、炮制技术，充分开发利用现代仪器设备，采用现代科学技术进行中药炮制原理、炮制工艺及中药饮片质量评价方法展开研究。中药炮制原理的研究是集化学、生物学、临床医学等多学科的有机结合，重点是利用现代科学知识来剖析炮制原理，认识炮制目的。只有在充分认清中药炮制原理的前提下，才有可能利用这些多学科综合分析的中药炮制原理来指导炮制工艺的规范化。中药炮制学在继承传统炮制技术的同时，以继承与创新并重、科学与实用兼顾为指导，融合多学科现代技术，揭示传统中药炮制技术的科学内涵，建立中药饮片炮制工艺规范化研究及其质量评价技术平台，创造出一批具有实用价值的科研成果，服务于中药饮片行业的现代化建设。

（三）中药炮制原理研究的创新模式

中药炮制原理是对中药炮制技术科学的诠释，采用现代科学技术来诠释中药炮制理论是中药炮制学科所面临的重要任务。中药炮制科研成果要真正具有学术意义和实用价值，必须注重中药炮制学理论及科研方法的创新。中国中医研究院及全国各中医药高校、科研院所的科研人员为探索中药炮制科学原理攻坚克难，积极投入于中药炮制的科研实践。近年来，中药炮制学加强对传统炮制技术的科学性研究，中药炮制与中药药性相关性研究项目获得国家自然科学基金会以重点项目立项。中药炮制原理研究以中药饮片炮制前后的科学内涵变化规律为纽带，开展中药炮制与药性相关性研究的新思路和新模式；以中药饮片炮制前后药性改变为纽带，以加热炮制原理、配伍炮制原理、炮制配伍原理研究为示范，并通过主成分群空白饮片模拟炮制新方法，验证、分析和阐明中药饮片炮制前后物质基础内涵的变化方式和转变途径，建立中药饮片炮制原理的研究模式。

1. *探索基于中药炮制前后科学内涵变化规律的炮制原理研究模式* 中药经过炮制，不仅其外观性状发生了明显的改变，更重要的是由科学内涵（物质基础和生物活性）变化导致的药性改变，这种改变主要是指性味药性和功能药性的改变，具体表现在其临床功效发生了变化，在现代药学研究中，其生物活性的作用方向和强度发生了变化。

2. *改变中药饮片药性的主要炮制方法* 可分为两类：加热炮制（炒、蒸、燀、煨等）和配伍炮制（酒制、醋制、盐制、蜜制、药汁制等）。加热炮制主要通过改变饮片成分的结构及所含成分之间的量比关系而达到的。因此，从中医药理论角度而言，“药材—炮制—饮片—药性”之间的相关性是非常明了的。药材可经过不同炮制方法加工成多种饮片，而各种不同的饮片也就具有了不同的药性，这也正是中药饮片生熟异治的根本所在。而这正是所有炮制科研的前提和基础，只有在基本明确炮制改变药性的科学内涵变化规律的前提下，炮制工艺及饮片质量评价等研究才具有科学意义。配伍炮制是在方剂君臣佐使配伍原则、中药七情配伍理论的指导下建立的炮制关系。酒、醋、蜜、姜、盐、米、麦麸、灶心土等液体和固体辅料，有着不同的性味功效特性，与药物共制能协同增强药性或缓和调整药性，辅料之于药物发挥了佐使作用或相须、相使、相畏、相杀的作用。如酒炙大黄、酒蒸大黄是借助酒辛甘大热、行药势之性，缓和了大黄的苦寒之性，酒大黄引药上行、清头目实火，制大黄作用于中焦，活血化瘀、清肝胆湿热。例如，甘草、黄连、生姜等中药通过煎汤取汁作为液体辅料再与药物共制以协同或调整药性。又如，姜半夏即是七情中相杀的配伍关系应用到炮制加工。

肖永庆首席研究员提出了“基于中药饮片炮制前后科学内涵变化规律，揭示炮制与中药药性相关性”的中药炮制原理研究模式。对于炮制与药性相关性研究，主张以传统方法与现代方法相结合解决新问题，将经典方法与网络分析相结合解决复杂问题。李丽研究员并将此模式运用于对大黄炮制前后5种饮片物质基础及生物活性变化规律的研究，揭示了炮制与大黄药性改变的相关性。该模式的建立使中药炮制原理研究进入了一个新的阶段。

3. *探索基于中药炮制与药性相关性变化规律的炮制原理研究模式* 中药经炮制后，由于科学内涵

（物质基础和生物活性）的变化而导致药性改变。只有基本探明中药炮制前后科学内涵变化规律，才能以此为纽带剖析炮制与药性改变的相关性；只有探明中药炮制前后其主成分结构和量比关系及其生物活性整体变化的规律，才能全面、客观地反映炮制改变中药药性的科学内涵变化规律；只有在基本探明炮制改变药性的科学内涵变化规律的前提下，才有可能为炮制工艺优化和饮片质量优劣提供现代科学的评判标准。因此，中药炮制学建设和发展迫切需要建立一个"炮制改变中药药性科学内涵变化规律"的炮制原理研究模式。

中药炮制与药性相关性研究是获得国家自然科学基金委员会首项资助的中药炮制学科重点项目，肖永庆研究员主持开展炮制改变大黄药性的科学内涵变化规律研究项目。以大黄炮制前后科学内涵变化规律为纽带，探索建立了炮制与药性改变的相关性，从而揭示炮制的原理。抓住"炮制与药性改变相关性"这一关键问题，以中药炮制中最常见的加热炮制来进行"炮制与药性相关性"研究，揭示饮片炮制前后物质基础和生物活性等科学内涵变化规律，阐释中药加热炮制原理，为中药饮片炮制工艺规范化研究和质量评价标准的制定提供科学依据。探索建立了基于炮制与药性改变相关性的炮制原理研究新模式，开创了中药炮制与药性相关性研究的先河，为中药炮制原理研究提供了新的思路与方法。

4. *建立基于辨证施治原则的配伍炮制、炮制配伍新概念，阐释中药炮制原理*　中药炮制与药性的关系必须通过复方用药来体现，依据辨证施治原则，处方配伍中的同一中药因人而异，予以不同的炮制，体现一药多用。因此，炮制改变药性的科学内涵是以复方为载体进行研究才具有实用价值和科学意义。"配伍炮制""炮制配伍"是肖永庆研究员在深入挖掘中药炮制理论的基础上，从现代科研角度阐释中药炮制理论提出的新概念。

从中药炮制对药性的影响角度而言，配伍炮制实质是选择适宜的辅料与中药共制，可分为反制和从制。以热制寒（如酒炙黄连）和以寒制热（如甘草汁制附子）属于反制，以热制热（如生姜制附子）和以寒制寒（如胆汁制黄连）属于从制。姜制法即属于典型的配伍炮制，其理论基础源于《神农本草经》中"当用相须相使者良：……若有毒宜制，可用相畏相杀者；不尔，勿合用也"所表达的药物配伍七情。其中姜制温散的炮制作用体现了相畏相杀的配伍关系，姜制入脾的引经作用体现了相须相使的配伍关系。因此，配伍也是中药炮制的范畴，所不同的是方剂不以单个药物进行，而是通过配伍、煎煮起到炮制的作用。加辅料炮制是发挥了方剂君臣佐使配伍理论的佐使关系，体现辅料与所炮制药物之间的相互作用。可见，方剂中药物的配伍与单味中药的配伍炮制有异曲同工之妙。

炮制配伍是为了配伍而炮制，也就是说根据复方配伍的需要而炮制，相同的处方，根据因人而异、辨证施治的用药原则而配伍同一药材的不同饮片。炮制与药性的关系必须通过复方用药来体现，因此，炮制改变饮片药性的科学内涵也要以复方为载体进行研究才具有实用价值和科学意义。以经典方剂三黄泻心汤为范例，利用生大黄、制大黄、大黄炭之间化学成分组成及量比关系的差异，进行三黄泻心汤炮制配伍及成分配伍研究，以复方为载体揭示了大黄不同炮制品配伍三黄泻心汤的作用机制，并优化了抗炎及活血化瘀的组分配伍优势方，为中药炮制理论研究及经典复方的开发提供了借鉴。

中药炮制品配伍入药是有用法和用量要求的，中医临床辨证施治、随症加减使用炮制品配伍组方，体现了对饮片用途、用法、用量使用的精准性。中药经不同炮制方法加工所得的饮片，其药性必然存在程度的差异，因此不同的饮片在用途、用法、用量上也是存在差异的。抛开饮片的药性而谈中药的用途、用法、用量是不科学的，如"大毒中药乌头""攻下中药大黄"的表述不能确切地反映乌头和大黄在使用上的意义。饮片的用途、用法、用量，中药配伍用药的具体实施，以及研究炮制与饮片使用需求的相关性，对于正确、合理、安全、有效地发挥中药的临床疗效具有重要的科学意义和实用价值。

5. *建立基于中药炮制原理的中药饮片个性特色质量评价模式*　质量是产品的生命，标准是质量的根本。科学合理地评价中药饮片质量，就需要建立客观可行的质量评价标准。中药饮片质量评价方法的科学性和实用性已成为深受中药行业关注的难点问题。中药饮片炮制基本原理的核心是饮片炮制后其药性发生了变化，根源还是中药炮制后其内在物质基础内涵发生了变化，因此其质量评价方法和评价内容也应有所不同。

长期以来，对于同一中药饮片的生品及其多种炮制品，质量评价方法和评价内容都基本相同，尤其是质量评价指标的选择在科学性和专属性方面存在不足，中药饮片质量评价指标与炮制原理、饮片功效间的相关性缺失，影响到了中药饮片质量评价标准的科学性和客观性。基于对中药饮片质量评价现状的深入了解，以及对质量评价标准研究的长期积累，肖永庆提出了基于中药炮制原理的中药饮片质量评价新模式。具有中药饮片个性特色的质量评价标准的建立，改变了中药饮片标准依附于中药材的现状，在揭示中药饮片炮制原理的基础上，选择与中药饮片科学内涵密切相关的专属性指标，同时结合特征图谱的整体质量控制，实现对同一中药不同饮片质量的客观评价。为了使中药饮片质量评价方法更具专属性，科学合理地评价生、制中药饮片的质量，通过大黄、栀子、五味子、决明子等大宗常用中药的系统研究，在基本揭示其中药饮片炮制原理的基础上制定了具有个性特色的中药饮片质量评价新模式，实现了对同一种中药不同饮片质量的客观评价，建立了具有生、制中药饮片专属性的质量评价标准，实现了对中药饮片，特别是生、制中药饮片的专属性质量评价，建立了具有饮片个性特色的质量评价模式。量化处理，挖掘其与内在质量的相关性，建立反映中药饮片特色的科学、实用的饮片质量评价体系，该体系已成功应用于栀子、黄芩等不同饮片生产过程监控及质量评价。

在基本探明中药炮制原理的基础上，制定中药饮片个性特色的质量评价标准，可以更加科学、合理地评价中药饮片的质量，合理利用中药饮片，稳定其临床疗效。依据炮制原理，进一步规范化中药炮制前后化学成分变化清楚且具有确定的对照品可进行定性、定量标准研究的中药饮片的炮制工艺。以中试饮片为研究材料，制定中药饮片的个性特色质量评价标准。

（四）中药炮制原理研究的创新平台

中药炮制经过数千年的临床实践，积累了丰富的炮制经验，沉淀形成了独特的炮制文化，炮制经验、炮制文化在升华为中医用药理论之后再与现代科学相融合，形成了现阶段的炮制学科。与此同时，简单的炮制加工也逐步发展形成了目前的中药饮片产业。中药炮制学作为中药学科的重要组成部分，是传统中医药特色的重要体现；中药炮制技术作为我国独有的传统制药技术之一，是最具有自主知识产权的优势产业。因此，加强对中药饮片炮制工艺、饮片质量控制方法及炮制原理的研究，揭示传统炮制技术的意义，不是一蹴而就，而是一项关乎中医药传承、发展与创新的系统工程，任重而道远。

中药炮制与饮片研究平台以推动炮制学发展和服务于中医药产业化为宗旨，以传统中药炮制方法和现代科学技术相结合，就中药炮制科研与中药饮片生产行业中亟待解决的核心问题，建立由传统中药炮制原理、炮制工艺规范化和饮片质量评价方法研究组成的中药炮制与饮片研究平台。

1. 基于中药炮制原理的炮制工艺研究平台　以数种代表性中药饮片为研究对象，通过现代化学、分析、药效等综合系统的研究，开展中药饮片常用的加热炮制原理和配伍炮制原理的研究技术方法，探索建立中药炮制原理的研究模式。根据传统饮片炮制存在地区差异的现状，结合现代饮片规范化、标准化和机械化生产的实际需求，选择数种代表性饮片，开展体现传统炮制方法的特殊饮片配伍炮制工艺和具有地区特色的饮片炮制工艺规范化研究技术，同时开展以中药饮片产地加工炮制和炮制机械革新改造及饮片生产线建设的现代中药饮片生产技术研究，结合饮片炮制原理研究，探索建立中药炮制工艺的研究模式。

2. 基于中药炮制原理的质量标准研究平台　以数种代表性中药饮片为切入点，开展以传统经验与现代技术相结合的饮片质量评价技术，以及基于中药炮制原理的饮片个性特色质量评价技术研究，探索建立中药饮片质量评价的研究模式。

以上述研究技术和研究模式为基点，创建基于饮片炮制原理的炮制工艺研究平台和质量标准研究平台，开展炮制工艺研究模式、炮制原理研究模式、饮片质量标准研究模式的协同创新研究，共同构建成中药炮制与饮片研究平台。与此同时，充分利用这一平台，解决中药饮片生产过程控制和质量评价的关键技术，实现中药饮片生产、销售和应用的信息化管理，为中药饮片产业化发展、中药创新药物的研制及中医临床提供技术支撑和服务。

中药炮制和饮片研究在中药新药创制中的地位不容忽视，只有规范化、标准化的饮片炮制工艺，才能保证中医临床及新药生产工艺过程稳定；只有饮片的质量评价方法客观、科学、可控，才能保证中医临床疗效和新药产品的质量。在这一进程中，中药饮片炮制原理研究是基础和重点。中药炮制和中药饮片的研究平台应以饮片炮制原理研究技术为依托，开展规范化和有特色的炮制工艺及饮片炮制新方法技术研究，建立适合中药饮片特点的、基于药效支撑的、具有饮片个性特色的质量评价技术和模式，为推动中药饮片的产业化、现代化发展，以及中药创新药物的国际化提供技术支撑。

第二节　中药炮制理论与原理创新研究的思路和方法

中药炮制是中药在临床应用中不可缺少的一部分，是中医临床用药的特色所在。长期的医疗实践经验使我国历代医药学家逐步发展起中药炮制技术，并积累和总结了众多中药炮制理论。清代以前往往用药材的炮制方法是否符合中医学的传统理论及临床疗效来验证中药炮制理论原理。自新中国成立以来，我国对中药炮制理论原理展开大量研究并取得一批成果，开始以现代科学理论验证传统中药炮制理论原理。近年来，国家对中药炮制研究日益重视，随着科技的进步和科研经费的更多投入，更多先进设备被应用于中药炮制理论原理的研究中，更多基于中医药理论的中药炮制理论原理研究的新思路和新方法也层出不穷，中药炮制理论原理的研究取得了更大的进展。

自汉代《神农本草经》提出七情相制理论以来，相继有古代医家学者总结提出净制理论、酒制理论、炭药止血理论、升降沉浮变化论、中药生熟论、辅料作用论、中药制药论等中药炮制学理论。现有学者将中药炮制理论归纳为七情相制理论、净制理论、切制理论、贮藏理论、炭药止血理论、中药制药理论、中药炮制生熟理论、辅料作用理论 8 个方面，国内学者针对各理论原理展开研究并取得成果。本文总结古人对于中药炮制理论原理的解读及近年来中药炮制理论原理的研究现状，提出问题并总结新思路、新方法，为今后中药炮制理论原理的深入研究提供参考，为中医临床上中药炮制品的合理应用提供依据。

一、七情相制理论与中药制药理论

《神农本草经》载："有单行者……有相畏者……有相杀者。凡此七情，合和当视之……若有毒宜制，可用相畏相杀者，不尔，勿合用也。"首次提出按照七情合和的理论来炮制可降低中药毒性，并指出此理论的减毒原理是利用药物间相畏相杀的配伍关系来制约药物的毒性，以保证用药安全。后续有医家沿用此理论，如《刘涓子鬼遗方》中载有"半夏性畏生姜，用之以制其毒，功益彰"，即因有半夏畏生姜的特性，故用生姜炮制半夏可解半夏毒性。

清代徐灵胎在《医学源流论》明确提出中药制药理论："凡物气厚力大者，无有不偏，偏则有利必有害。欲取其利，而去其害，则用法以制之，则药性之偏者醇矣。其制之义又各不同，或以相反为制，或以相资为制，或以相恶为制，或以相畏为制，或以相喜为制。而制法又复不同，或制其形，或制其性，或制其味，或制其质……"并指出中药制药论的原理为七情相制理论，利用中药间的相反相资等，使炮制起到减毒增效的作用。

半夏为天南星科植物半夏的干燥块茎，味辛，性温，有毒，具有燥湿化痰、降逆止呕、消痞散结的功效。生姜为姜科植物姜的新鲜根茎，味辛，性微温，具有解表散寒、温中止呕、化痰止咳、解鱼蟹毒之功用。半夏与生姜、白矾共制后为姜半夏，具有温中化痰、降逆止呕之功用。现代研究表明，半夏的刺激性毒性是由于其中的特殊草酸钙针晶和针晶结合蛋白的综合作用，而生姜汁对半夏毒针晶所致的炎症反应具有拮抗作用，其主要作用机制为生姜所含姜辣素类成分的作用。其所用到的思路和方法为通过现代药理学实验与提取分离技术，确定所致半夏刺激性毒性的主要成分及生姜起拮抗作用的主要成分，利用现代药理学与分子生物学技术，从整体动物、组织、器官、细胞分子等多个水平对生姜制半夏后的减毒作用进行阐释。

雷公藤为卫矛科植物雷公藤的干燥根或根的木质部，味苦，性寒，有毒，具有清热解毒、祛风通络、舒筋活血等功效，可用于治疗类风湿性关节炎、系统性红斑狼疮等。金钱草为报春花科植物过路黄的干燥全草，味甘、咸，性微寒，具有利湿退黄、利尿通淋、解毒消肿之功用，可用于湿热黄疸、胆胀胁痛等。“金钱草杀雷公藤毒”属于中药相杀范畴。有学者运用药理学实验验证金钱草不同溶剂提取物干预后可显著降低雷公藤诱导的肝毒性和肾毒性，其减毒原理可能与抑制炎症反应相关。

二、净制理论

汉代张仲景在《金匮玉函经》提出：“或须皮去肉，或须去皮须肉，或须根去茎，又须花须实，依方拣采，治削，极令净洁。”指出此理论的原理是使药用部位纯正。净制为药材制成饮片或制剂前的基础工作，其内容包括分离不同的药用部位、大小分档、除去非药用部位及除去泥沙杂质及虫蛀霉变品等，以确保临床用药效果及用药安全。

大黄为蓼科植物掌叶大黄、唐古特大黄或药用大黄的干燥根和根茎，味苦，性寒，归脾、胃、大肠、肝、心包经，具有泻下攻积、清热泻火、凉血解毒、逐瘀通经、利湿退黄的作用，可用于实热积滞便秘、目赤咽肿、痈肿疔疮、肠痈腹痛、瘀血经闭等，外用可治烧烫伤。现代研究表明，蒽醌类成分是大黄发挥作用的主要药效成分，其主要活性成分具有良好的抗炎、解热镇痛、抗肿瘤等活性。有学者认为热毒瘀血证即中医所说炎症，大黄活性成分作用与传统认知功效相一致。其研究的思路与方法主要为运用细胞信号传导和蛋白质网络探究活性成分对炎症细胞因子、炎症相关蛋白及相关信号通路的影响。有学者采用现代仪器分析技术，对掌叶大黄中不同组织器官（主根、根头、支根、根皮、叶柄和叶片）的主要资源性成分进行了分析评价，发现蒽醌类成分在根中的种类和含量总体高于叶柄和叶片，验证了净制理论除去非药用部位的原理。

莲子、莲子心、莲房、莲须同源自睡莲科植物莲，分别为莲的干燥成熟种子、成熟种子中的干燥幼叶和胚芽、干燥花托、干燥雄蕊，入药时的药效并不相同。莲子味甘、涩，性平，归脾、肾、心经，具有补脾止泻、止带、益肾涩精、养心安神之功用，可用于治疗脾虚泄泻、带下、遗精、心悸失眠。莲子心味苦，性寒，归心、肾经，具有清心安神、交通心肾、涩精止血之功用，可用于治疗热入心包、心肾不交、血热吐血等。莲房味苦、涩，性温，归肝经，具有化瘀止血之功用，可用于治疗崩漏、尿血、产后瘀阻等。莲须味甘、涩，性平，归心、肾经，具有固肾涩精之功用，可用于治疗遗精滑精、带下等。有学者采用仪器分析技术对莲的药用部位（去心莲子、莲子心、莲房、莲须等）进行了全成分分析，应用植物代谢组学及信息融合辨识技术，分析不同部位成分的差异性，表明了净制分离不同药用部位的理论原理。

因可持续发展战略倡导充分利用药物资源，近年来众多医家学者对非药用部位资源的开发利用提出见解。有学者对药用菊非药用部位的资源化利用现状进行总结，并提出多层次、多途径的分级综合利用的具体思路，可以为净制理论现代研究的新思路及中药资源的充分开发利用提供参考。

三、切制理论

明代陈嘉谟在《本草蒙筌》提出切制理论，如“古人口咬碎，故称㕮咀，今以刀代之，惟凭剉用，犹曰咀片，不忘本源，诸药剉时，须要得法，或微水渗，或略火烘。湿者候干，坚者待润，才无碎末，片片薄匀，状与花瓣相侔，合成方剂起眼，仍忌剉多留久，恐走气味不灵，旋剉应人，速能求效。”提出了㕮咀和咀片的来历，亦说明了软化切制的方法和注意事项，并指出㕮咀是“旋剉应人，速能求效”。

切制是将净选加工后的药材采用适宜的方法软化后，再将其切成片、丝、块、段等一定规格的炮制方法，其软化过程和切制过程均会对药物产生影响。黄芩为唇形科植物黄芩的干燥根，《中国药典》中规定的切制方法为置沸水中煮 10 min，取出，闷透，切薄片，干燥；或蒸 0.5 h，取出，切薄片，干燥（注意避免暴晒）。有学者运用色差仪及现代仪器分析技术，分别测定不同软化方法下的黄芩切片颜色与成分含量，运用现代统计分析技术进行相关性分析，来说明软化作用的原理。天麻为兰科植物天麻的干燥块茎，切制后的饮片性状一般为薄片。有学者研究不同干燥过程与切片厚度对天麻品质的影响，指出切片厚度越大，干燥时间越长，会影响成分的含量。但在干燥条件下，切片厚度越大对天麻的成分影响越小，表明了切片厚度对于成分的影响，进一步说明了切制理论原理的意义。

四、贮藏理论

陈嘉谟在《本草蒙筌》中提出贮藏理论：“凡药贮藏，宜常提防，阴干，曝干，烘干，未尽去湿，则蛀蚀霉垢朽烂不免为殃。”指出贮藏的原理是避免药物虫蛀腐蚀等，保证药物的品质。

变色是中药贮藏过程中易发的一种变质现象，造成变色的因素有酶的作用、日光的照射、温度湿度的影响等。有学者采用模拟加速实验来模拟大黄长期贮藏中的变色过程，用色差仪测定变色过程中的色泽变化，用仪器分析方法测得蒽醌类成分等主要药效成分，用统计学分析研究变色对主要药效成分的影响以确定变色对于中药药效的影响，从而进一步说明贮藏理论的原理是为了保证中药的品质，保证药效成分在合理范围；并进一步表明大黄贮藏过程中变色的物质基础，用长期贮藏实验对模拟加速实验进行验证，确保了模拟加速实验研究中药贮藏的可行性，为之后贮藏理论的研究提供参考。

五、炭药止血理论

元代葛可久的《十药神书》中载有“大抵血热则行，血冷则凝……见黑则止”，并提出“血见黑则止”的原理为“经云，北方黑色，入通于肾，皆肾经药也。夫血者，心之色也，血见黑即止者，由肾水能制心火，故也”。这是运用五行相克理论：红属火，黑属水；水克火，即黑克红，则“以黑胜红”“红见黑则止”。

现代研究表明，炭药止血的原理为高温炭化会促进钙离子、鞣质及黄酮类成分等的溶出，通过促进血液凝固过程、抗纤维蛋白溶解过程及促进血管的收缩反应等起到止血的作用。此外，中药经炒炭处理后能够生成一定含量的炭素（活性炭），活性炭的收敛、吸附作用可促进止血。栀子为茜草科植物栀子的干燥成熟果实，味苦，性寒，有泻火除烦、清热利湿、凉血解毒的功效，外用可消肿止痛；炒焦后名为焦栀子，炒炭后名为栀子炭，具有凉血止血的功效。有学者用 pH 测定法、色素吸附法及现代仪器分析含量测定法研究栀子炒焦和炒炭后的变化，发现栀子炭、焦栀子、栀子的炭素吸附率及鞣质含量呈逐级递减的趋势。栀子炭的 pH 比焦栀子小，可能与药物中的水分含量相关。地榆为蔷薇科植物地榆或长叶地榆的干燥根，味苦、酸、涩，性微寒，具有凉血止血、解毒敛疮的功效。炒炭后名为地榆炭，止血之力增强。有学者发现地榆炭相对地榆更能减少小鼠的凝血时间和出血时间，表明地榆炭是通过纤维蛋白途径增强凝血作用，其止血作用的增强还与鞣质和钙离子等因素相关，从现代药理学角度阐述了炭药止血理论的意义。

中药炒炭炮制的关键在于“存性”。所谓“存性”，既要保存药物的本来之真性，又具有止血、止痢、止带或减缓其刺激性等方面的炮制作用。清代名医陈修园说：“今药肆中只知烧灰则变为黑色，而不知存性二字大有深意，盖各药有各药之性，若烧之太过则成死灰无用之物。”有学者通过仪器分析含量测定和体外抑菌圈实验，发现地榆炭的抑菌效果和其提取物中有效成分含量有较强的正相关性，诠释了

“炒炭存性”原理。该学者亦指出地榆炭提取物得率突然下降时饮片质地开始出现脆化、灰化现象，提出了用提取物得率控制灰化临界点的研究思路。

六、中药炮制生熟理论

中药炮制生熟理论是总结中药生熟饮片的性能变化、功效异同，并用于指导炮制生产和临床应用的理论。《神农本草经》载有“药有酸、咸、甘、苦、辛五味，又有寒、热、温、凉四气，及有毒、五毒。阴干、暴干，采治时月，生熟，土地所出，真伪陈新，并各有法”，初见“生熟”概念。汉代张仲景所著《金匮玉函经》载有“有须烧炼炮炙，生熟有定，一如后法”，明确指出“生熟”为中药的生品与炮制品，中药有生用、熟用之分。明代傅仁宇所著《审视瑶函》载有“药之生熟，补泻在焉。剂之补泻，利害存焉。盖生者性悍而味重，其攻也急，其性也刚，主乎泻。熟者性淳而味轻，其攻也缓，其性也柔，主乎补。补泻一差，毫厘千里，则药之利人害人判然明矣……殊不知补汤宜用熟，泻药不嫌生”，明确了中药生熟理论，并指出中药生熟异用的原理是生熟性味不同，生者性悍主泻，熟者性缓主补。

何首乌为蓼科植物何首乌的干燥块根，味苦、甘、涩，性微温，有解毒、消痈、截疟、润肠通便的功效。《中国药典》(2020 年版)中载的制何首乌为拌黑豆汁炖制或蒸制或清蒸制，味苦、甘、涩，性微温，具有补肝肾、益精血、乌须发、强筋骨、化浊降脂的功效。有学者总结近年来何首乌生熟异用研究发现，制何首乌相对何首乌生品来说，具有泻下作用的结合型蒽醌转化为游离型蒽醌而含量有所降低，具有抗氧化、抗疲劳等功效的黄酮类成分和磷脂类、没食子酸、多糖类、微量元素均含量增加；2 h、3 h、4 h 制何首乌相对何首乌生品均无显著泻下作用，4 h 制品基本消除了生品的致泻作用；4 h 制何首乌有显著延缓人胚肺细胞衰亡的作用，能提高人胚肺细胞中超氧化物歧化酶的活性，具有补益功效。从现代化学和药理药效学角度解释了何首乌生泻熟补的原理。

历代医家不断总结发现，中药生熟异用不仅表现在“生泻熟补”方面，还包含“生峻熟缓”“生升熟降”“生消熟补”“生行熟止”等。三七为“生消熟补”典型药物代表。三七为五加科植物三七的干燥根和根茎，味甘、微苦，性温，具有散瘀止血、消肿定痛的功效。在《中国药典》(2020 年版)中提到的炮制方法为“取三七，洗净，干燥，碾成细粉”，未有熟三七炮制方法的记载。蒸制是现代常用及通常所说的熟三七的制法。三七的“生消”作用主要表现在止血、活血方面，“熟补”作用主要表现在补血、补虚等方面。有学者总结了近十年有关三七“生消熟补”作用的研究，发现炮制会使三七中发挥活血作用的成分三七总皂苷发生水解反应而导致含量下降，止血成分三七素含量亦下降，同时产生新成分，导致三七生熟品作用不同。此外，用药理学对三七的“生消熟补”作用进行验证，可见现代研究中药生熟异用的思路和方法主要为研究中药的化学成分作用机制及药理作用机制；同时该学者提出结合活性代谢产物与药效学研究，揭示三七“生消熟补”的炮制作用机制，为中药“生消熟补”物质基础与作用机制的研究提供新思路。

七、辅料作用理论

陈嘉谟在《本草蒙筌》中首次系统概括了辅料炮制药物的主要作用，如酒制升提姜制发散等，对后世影响深远。其原理基于五味归五脏的中医传统理论，借助辅料的性味能增强或降低中药传统的性味，从而起到减毒增效作用。

“醋制入肝”是辅料作用理论中的一部分，指药物经醋炮制后，可引药入肝经，增强疏肝解郁、散瘀止痛及行气的功效。柴胡为伞形科植物柴胡或狭叶柴胡的干燥根，按性状不同，分别习称“北柴胡”和“南柴胡”。《中国药典》(2020 年版)中载柴胡饮片类型有北柴胡、南柴胡、醋北柴胡和醋南柴胡 4 种，且没有分类柴胡饮片的性味功效等，仅说明柴胡的性味及功效为疏散退热，疏肝解郁，升举阳气。《本经逢原》里记载柴胡的应用为“入解表药生用，清肝炒熟用”，现代一般认为柴胡生用解表之力较强，醋制后能增强疏肝解郁的功效。有学者研究表明,柴胡醋制后柴胡皂苷 a 转化为柴胡皂苷 b_1,柴胡皂苷 b 转化为柴胡皂苷 b_2,炮制过程中挥发油类成分明显降低,三萜皂苷类成分也发生了明显的变化,这些变化与柴胡醋制后解热作用降低,疏肝解郁作用增强有关。有学者通过建立慢性不可预知性温和应激合并肝郁症大鼠模型对生、醋柴胡有效成分(群)抗抑郁药效作用进行验证,发现生柴胡和醋柴胡可通过调节下丘脑-垂体-肾上腺轴,减少神经炎症介导神经内分泌,激活 PI3K/AKT 和 MAPK 通路,进而促进神经营养因子释放,抑制海马神经元凋亡,从而产生抗抑郁作用,且醋制后效果更佳,解释了醋柴胡增强疏肝解郁作用的药效作用原理。

中医认为"脾为土脏,与胃相表里,脾胃健运,自能消化饮食水谷""土爱暖而喜芳香""脾常为湿困""芳香化湿",故有"焦香健脾"理论,即炒制后的中药能产生焦香味,具有健脾功效,能够有效促进食欲。有学者研究发现,麸炒焦香味的物质基础为麦麸和药物中糖、氨基酸和蛋白质发生美拉德反应的产物,并利用反应产物通过木糖的排泄、唾液淀粉酶的活性及离体回肠的作用 3 个药理模型进行健脾效应验证,结果表明反应产物具有一定的健脾作用,推测药物在麸炒过程中产生的焦香味物质,是麸炒"焦香健脾"的物质基础。

八、小结与展望

以上总结各个理论原理的研究思路和方法发现,现有中药炮制理论原理研究的思路和方法主要有性、效、物、证 4 个角度。

1. *性*　即中药药性,包括四气五味、归经、升降浮沉及有无毒性,如生泻熟补为中药性味发生变化,辅料作用论与归经相关,七情相制论和中药制药论涉及中药炮制的减毒作用等。科研人员从炮制方法、化学成分、药效、生物热力学及能量代谢等多方位对中药药性开展研究,通过探究炮制理论—炮制方法—化学成分—药性—药效间的关系进一步阐述炮制对于中药药性的影响。

2. *效*　即药效作用,炮制理论指导下的炮制前后的药效差异及炮制减毒增效等的药物作用机制研究。现有的药效分析方法主要为通过研究体外化学成分物质变化或药物作用,以及体内代谢成分变化或药物作用来确定药物的物质基础和作用原理。有学者根据中医"整体观"的传统理念,总结提炼了现代系统生物体系下中药炮制机制研究内容及其关键技术:通过宏观、微观的药理药效评价,物质基础的体内体外变化,网络药理学、蛋白质组学、基因组学、代谢组学等多组学技术来探究中药炮制减毒增效的作用原理;并提出了以多模态辨识为核心的研究策略,即通过仪器分析及信息融合等技术解释炮制过程物质基础的量变和质变,通过模拟胃肠内环境变化(pH、酶等)、生物转化及肠吸收动力学探究药剂作用过程的药代动力学,为诠释中药炮制机制、促进中药炮制学科发展开拓路径。

3. *物*　即炮制导致饮片本身的变化。随着现代科学技术的进步,智能感官技术,如电子鼻、电子舌、机器视觉技术、质构仪等均可模拟人的感官实现数字化表达,可用于炮制前后中药饮片生熟差异的鉴定。非接触红外测温技术可实现动态连续非接触式温度测量,监测炮制过程中的温度参数。结合智能感官技术及在线监测技术的中药炮制装备在线检测系统,可将炮制经验进行数字化表达,实现中药炮制经验的客观化和理论演绎的数字化,可进一步规范炮制的工艺参数。

4. *证*　即炮制前后饮片应用病证作用的差异。炮制对于证的影响可通过物质基础研究,药理作用,体内血清药物化学、药动学及代谢组学等验证。现阶段多依靠化学成分及药理作用验证,采用正常或患病动物模型为研究对象,探究中药炮制前后饮片活性成分群机制效应及基于中药炮制理论原理的药效差异机制;并采用现代色谱分析、分离手段对活性成分群进行定性研究,并对活性成分进行富集,以期为炮制前后物质基础及其炮制理论作用机制提供依据。现阶段对于体内的血清药物化学、药动学及代谢组学等原理研究较少。因为中药饮片多用复方的形式作用于临床,现阶段的临床试验主要针对复方,对于中药饮片前后临床疗效变化的研究亦较少。综合运用各学科的新思路、新方法、新技术,开展中药炮制理论原理的体内作用研究,可作为中药炮制理论原理研究的新切入点。

中药炮制理论是中医药理论体系的重要组成部分。中药炮制理论原理的研究思路和方法的创新并非易事,需在中医药理论指导下,不脱离中医临床用药实际,利用现代科学技术手段,开展中药炮制理论原理的研究,探讨其规律的本质,不仅能够指导炮制方法现代化的改革与创新,更能提高中医药的用药质量,促进中医药高质量发展。

【研究实例1:莲的不同部位化学成分】

(1)研究目的:莲 *Nelumbo nucifera* Gaertn. 是睡莲科莲属植物,在亚洲和大洋洲广泛分布,主要种植在中国。我国关于莲的记载始于《诗经》。莲子、莲子心、莲房、莲须、莲叶和藕节6个部位均被列入《中国药典》(2020年版)。莲不同部位含有多种化学成分,具有多种药理活性。为了进一步阐明莲不同部位所含的化学成分,快速区分莲的不同药用部位,采用UPLC-QTOF/MS对莲6个部位的化学成分进行快速全面的分析,研究不同部位的差异性成分,为净制分离不同药用部位提供科学依据。

(2)研究方法与结果

利用UPLC-QTOF/MS对莲的6个药用部位的化学成分进行快速分析和鉴定,共鉴定了414个化合物,其中,去心莲子鉴定出164个化合物,莲房116个,莲子心187个,莲须173个,荷叶102个,藕节51个。

采用UPLC-QTOF/MS技术结合多元统计分析,从莲的6个不同部位中发现了彼此之间显著区别的31种差异性成分,分别有去心莲子中3个差异性成分;莲房中5个差异性成分;莲子心中9个差异性成分;莲须中6个差异性成分。

(3)研究结论与提示:由上述研究可看出,莲的不同部分在化学成分上有差异性,为莲的不同部位的进一步开发和利用提供了理论基础,同时说明了净制时分离不同药用部位的必要性。

【研究实例2:黄芩饮片软化的理论原理】

(1)研究目的:黄芩为唇形科植物黄芩 *Scutellaria baicalensis* Georgi 的干燥根。黄芩质地坚硬,难以切制,同时水处理过程中黄芩苷等成分会发生酶解从而影响药效,为达到易于切片,杀酶保苷的目的,黄芩需加热软化后再进行切制。在实际生产中,不同企业采用的软化工艺条件有所不同,可能对饮片质量有所影响。因此,采用常压蒸、加压、蒸煮3种软化方法的不同工艺条件制备黄芩饮片,观察并采用色差仪对颜色量化检测,同时采用HPLC检测5种黄酮类成分含量,分析其相关性,探讨软化工艺对黄芩外观性状及内在质量的影响。

(2)研究方法与结果

1)色度测量条件的确定:起止波长350~750 nm;色彩空间CIE,L^*,a^*,b^*;仪器测量口径8 mm;视场选择为10°视角;测量光源为D65;标准偏差$\Delta E_{ab}^* \leqslant 0.04$;数据处理软件为SpectraMagic NX。其中明度L^*代表亮度,L^*越大,亮度越大;a^*代表红绿相,负值代表绿色,正值代表红色;b^*代表黄蓝相,负值代表蓝色,正值代表黄色;E^*为颜色的总色差,可通过色差公式:$E^* = (L^{*2}+a^{*2}+b^{*2})1/2$ 计算得出。

2）黄酮类成分含量测定色谱条件的确定：色谱柱为 Ex－tend－C_{18} 柱（4. 6 mm×250 mm，5 μm）；流动相为乙腈（A）－0. 1%甲酸水溶液（B），梯度洗脱（0～20 min，10%～20% A；20～30 min，20%～25% A；30～60 min，25%～45% A；60～70 min，45%～60% A）；检测波长 274 nm，柱温 30℃，流速 1. 0 mL/min，进样量 10 μL。在该色谱条件下，理论塔板数以黄芩苷计，不低于 35 000，分离度>1. 5，见图 6－1。

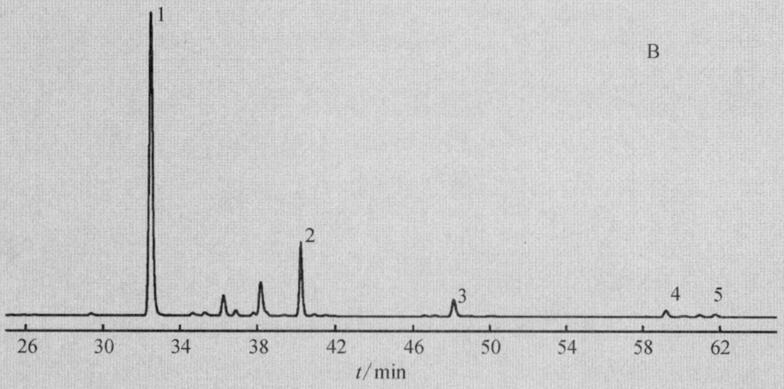

图 6－1　黄芩饮片中黄酮类成分 HPLC 色谱图

注：1. 黄芩苷；2. 汉黄芩苷；3. 黄芩素；4. 汉黄芩素；5. 千层纸素 A。

3）色度测量与黄酮类成分含量测定结果分析：黄芩饮片的色度值与 5 种黄酮类成分含量具有相关性。3 种软化工艺均能达到软化药材，易于切制的目的。同时杀酶保苷效果较好，质量较好且相对稳定。

（3）研究结论与提示：证明了外观性状与内在质量的关系，即外观性状是内在质量的具体体现，证实了依照传统经验判断中药饮片质量好坏具有一定的科学性，表明色差仪检测的色度值可在一定程度上作为快速判断黄芩的炮制程度及评价黄芩饮片质量的手段。黄酮类成分之间也具有显著的相关性，黄酮苷类成分受黄芩中酶的影响会部分转化为黄酮苷元，验证了黄芩需炮制以达到杀酶保苷，减少有效成分流失的目的。

【研究实例 3：大黄饮片炮制前后物质基础变化规律】

（1）研究目的：通过对大黄生、熟、炭等 3 种常用饮片化学成分及生物活性的比较研究，揭示饮片炮制前后物质基础的变化规律。采用有机溶剂提取及多种柱色谱分离技术，对掌叶大黄进行系统的化学成分研究，在此基础上对大黄 3 种饮片进行 HPLC 指纹图谱定性和主要化学成分的定量分析，并以空白饮片为载体的组分填充模拟炮制方法，进行大黄饮片炮制前后物质基础变化规律的验证。

（2）研究方法与结果

1）大黄化学成分研究

提取分离：大黄粗粉 10 kg，以 15 倍量 70%乙醇渗漉提取，渗滤液减压浓缩得浸膏 1. 8 kg，进行硅胶柱层析，依次以氯仿－甲醇（20∶1 → 10∶1 → 6∶1 → 3∶1）梯度洗脱，得到 A～E 共 5 个部位，各部位分别经硅胶、聚酰胺、Sephadex LH－20、ODS 反复柱层析，共分离鉴定了 34 个化合物，其中 29、30、31、34 号为 4 个新化合物。

大黄炮制前后主要化学成分的含量比较：2 个检测波长 HPLC 指纹图谱及 17 个主要化学成

分的含量比较结果证实，熟大黄、大黄炭与生大黄相比变化显著，泻下作用代表成分蒽醌苷总量分别降低了55%和95%，相反，蒽醌苷元总量分别增加了75%和46%。另外，熟大黄和大黄炭中没食子酸的含量显著增加，分别为生大黄2.4倍和1.3倍(图6-2)。

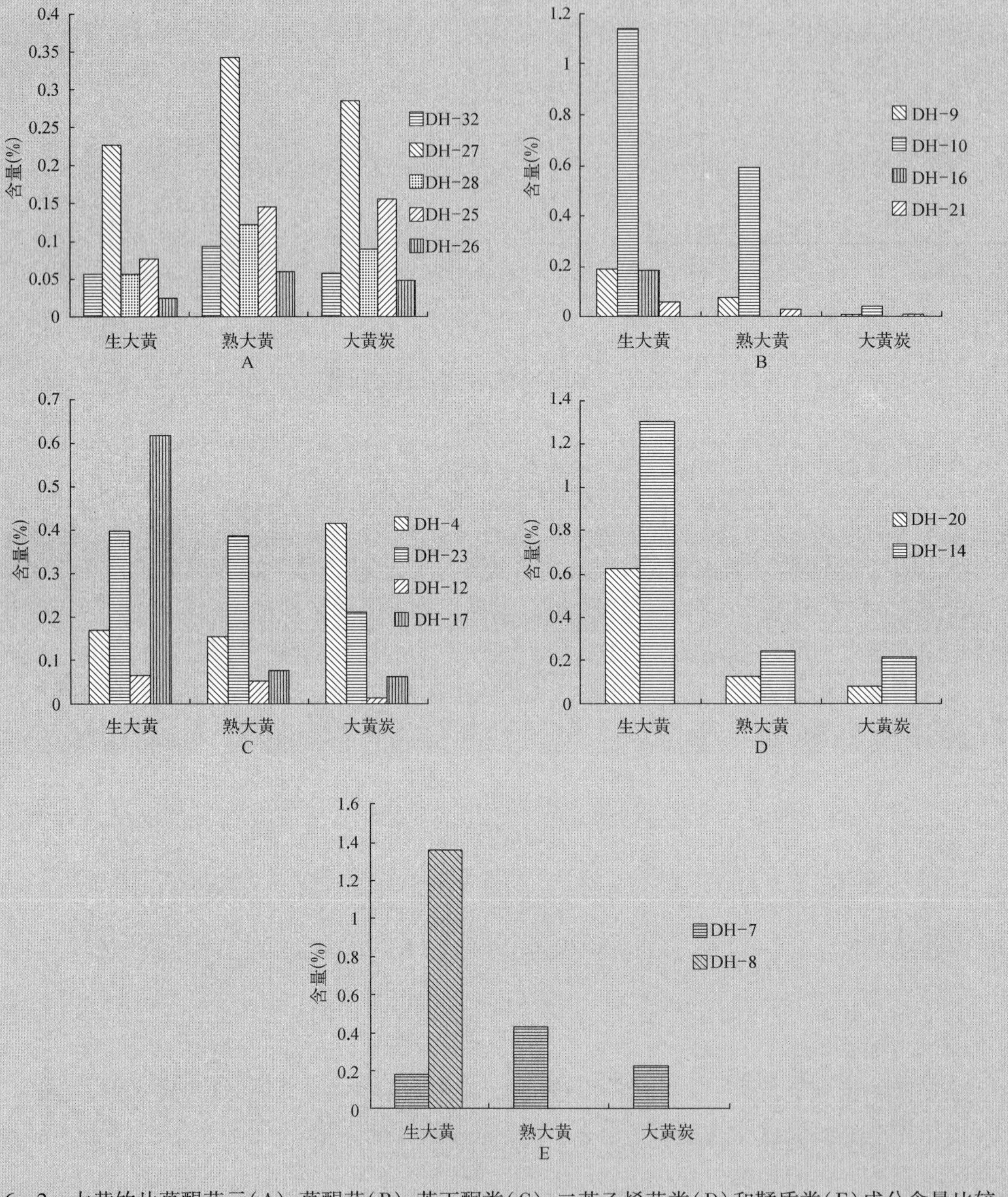

图6-2　大黄饮片蒽醌苷元(A)、蒽醌苷(B)、苯丁酮类(C)、二苯乙烯苷类(D)和鞣质类(E)成分含量比较

注：DH-4：4′-羟基苯基-2-丁酮；DH-7：没食子酸；DH-8：(+)-儿茶素；DH-9：芦荟大黄素-8-*O*-*β*-*D*-葡萄糖苷；DH-10：大黄酸-8-*O*-*β*-*D*-葡萄糖苷；DH-12：4′-羟基苯基-2-丁酮-4′-*O*-*β*-*D*-(6″-*O*-桂皮酰基)-葡萄糖苷；DH-14：反式-3,5,4′-三羟基二苯乙烯-4′-*O*-*β*-*D*-(6″-*O*-没食子酰基)-葡萄糖苷；DH-16：大黄素-8-*O*-*β*-*D*-葡萄糖苷；DH-17：4′-羟基苯基-2-丁酮-4′-*O*-*β*-*D*-(2″-O-没食子酰基-6″-*O*-(4‴-羟基)-桂皮酰基)-葡萄糖苷；DH-20：反式-3,5,4′-三羟基二苯乙烯-4′-*O*-*β*-*D*-葡萄糖苷；DH-21：芦荟大黄素-3-CH_2-*O*-*β*-*D*-葡萄糖苷 DH-23：4′-羟基苯基-2-丁酮-4′-*O*-*β*-*D*-(6″-*O*-没食子酰基)-葡萄糖苷；DH-25：大黄酚；DH-26：大黄素甲醚；DH-27：大黄酸；DH-28：大黄素；DH-32：芦荟大黄素

2）大黄饮片主要药理作用比较：通过大黄不同饮片泻下作用、解热作用比较研究，发现泻下和解热以生大黄作用最强，而熟大黄和大黄炭基本无泻下作用。

3）大黄饮片化学成分变化与药理作用改变的相关性：药理实验研究证实，生大黄具有显著的泻下和解热作用，这与其苦寒之性相符。尤其是组分药理实验结果，进一步明确了生大黄的泻下物质基础为缩合鞣质和多种苷类成分。熟大黄和大黄炭以没食子酸、蒽醌苷元为主，苷类成分显著降低，导致其泻下作用基本消失、解热作用减弱，而增加了活血化瘀的作用，说明泻下和解热作用与蒽醌苷、苯丁酮苷等苷类成分的含量密切相关。传统中医药理论认为，生大黄苦寒之性甚强，炮制为熟大黄后苦寒之性得以缓和，而炮制为大黄炭则苦寒之性甚微。苦寒之性与泻下、解热作用强度相一致，同时，泻下、解热作用又与苷类成分及缩合鞣质的含量变化趋势相符，由此可见，上述两类成分应为大黄苦寒之性的物质基础，其含量变化与大黄饮片的药性改变密切相关。

（3）研究结论与提示：通过大黄饮片炮制前后化学成分变化规律的分析，结合饮片主要药理作用的比较，证实基于传统药性理论的苦寒药性是按照生大黄、熟大黄、大黄炭的顺序逐步减弱，基于现代药效学研究的泻下作用强度也按同样的顺序逐步降低。其变化规律与其缩合鞣质、蒽醌苷、苯丁酮苷类化合物含量的递减，以及没食子酸、蒽醌苷元类化合物含量的变化紧密相关，基本揭示了其药性变化与化学成分变化的相关性。

本项目紧密结合中药炮制学科的研究重点和发展趋势，以大黄为范例，探索建立了"以科学内涵变化规律为纽带分析炮制与药性改变相关性"的炮制原理研究模式；建立了"基于炮制原理的多有效成分定量、指纹图谱定性"的质量评价模式；建立了"以模拟炮制方法揭示中药炮制前后物质基础变化规律"的炮制原理研究模式，在丰富中药饮片炮制原理研究方法的同时，为同类中药的炮制研究提供了借鉴，拓宽了炮制学科的研究思路，提升了炮制学科的科研水平，具有较好的理论意义和实用价值。

思考题

1. 中药炮制理论体系的内涵是什么？阐述中药炮制理论体系与中医理论体系的内在联系。

2. 基于中药炮制理论体系的中药饮片质量评价新模式，选择一味中药，建立不同炮制品炮制前后物质基础变化规律的研究方案。

第七章
中药炮制方法和工艺创新研究

第一节 中药炮制工艺创新研究

中药炮制工艺是将中药材按照一定的炮制方法制备成饮片的具体操作流程及其因素水平。历代医药学家都非常重视炮制工艺的传承和创新，以便保证和提高饮片的质量，从而更好地为临床服务。但受历史条件的限制，传统中药炮制工艺多为感官经验的主观指标，工艺不够清晰、客观，不利于传播和学习，且主观性强的感官经验判断炮制程度会带来较大误差，导致生产不稳定，直接影响饮片的质量。例如，切制法中，水处理时用水量、水温、浸泡时间等没有具体、规范的技术参数，操作时多凭经验，造成生产的饮片质量不同，批间差异大。再如，火制法、水火共制法中，温度、加热时间、加热方式没有具体的量化数据，如温度低、时间短导致火候不足；如温度过高、时间太长导致火候太过，这都会影响饮片的质量。因此，中药炮制工艺流程应该清晰、科学、实用、方便、可行，其工艺参数既应该有传统经验的主观指标，更应该有可量化的客观指标来刻画其工艺参数。只有这样，其工艺才更科学，饮片质量才有保障，饮片的批间差异才会减小。近年来，在中医药科研工作者的不懈努力下，中药传统炮制工艺的原理日渐清晰，越来越多的新技术、新方法也被应用于中药炮制工艺领域。

一、中药炮制工艺创新研究的现状

（一）基于炮制原理研究的中药炮制工艺创新

传统的饮片炮制以降低药材的毒副作用、增强疗效为主要目的。目前，对于部分炮制原理相对清楚的炮制品种，多有报道基于炮制原理而设计的炮制新工艺。如白术中苍术酮是其燥性成分，白术内酯类为健脾、抗炎、抗肿瘤的有效成分。传统的麸炒、土炒等工艺增效缓燥正是通过促进苍术酮转化为白术内酯类成分实现的。正是基于以上认识，有学者采用可食用级别的双氧水炮制白术，促进苍术酮转化为白术内酯，达到降燥增效作用。另外，斑蝥中具有内酯结构的斑蝥素是其毒性成分又是有效成分，但由于其治疗剂量与中毒剂量接近，易引起中毒反应，限制了其临床应用。有学者采用稀碱液炮制斑蝥，使斑蝥素转化为斑蝥素钠，既降低了斑蝥毒性又保留了疗效。

（二）基于新设备的中药炮制工艺创新

在科技飞速发展的当下，中药炮制工艺也在不断进步，大量实用的新型炮制设备被应用于传统中药饮片的炮制，并取得了满意的效果。如采用微波加热设备炮制栀子炭，生产效率高，且产品质量稳定可控；采用膨化设备炮制马钱子，其镇痛效果与传统工艺的砂炒品相同；采用高压蒸制设备炮制地黄、黄精等，则可以缩短传统蒸制时间，显著提高效率；采用常压蒸晒一体化炮制设备炮制地黄，既与传统方法一致，又缩短炮制时间；采用可准确控制温湿度的发酵设备发酵曲类中药饮片等，产品质量稳定可控。

随着电子信息技术、生物技术、计算机技术等相关学科的不断发展及其与中药饮片质量控制的交叉结合，在线检测新方法也被尝试用于中药炮制的火候判断，如电子鼻、电子舌、组织化学定位、荧光显微技术、计算机图像分析技术等。相信随着中药饮片质量智能化检测技术的发展，构建中药饮片生产质量智能管控系统将成为可能，这也将为创新中药炮制工艺、全面提升中药饮片生产质量、提高饮片企业生产效率、增强企业市场竞争力提供强有力的技术支持。

二、中药炮制工艺的主要影响因素

中药在炮制过程中会受到诸多因素的影响，必须厘清哪些因素是影响炮制品质量的关键，从而排除干扰，使炮制出来的饮片符合要求、质量上乘。一般认为影响炮制品质量的主要因素有火力、火候、辅料种类与用量、闷润时间、加热时间、控温、压力、设备的种类与型号、药材大小粗细、质地、商品等级及投药量等。

1. *火力* 是指火的大小(强弱)或温度的高低。传统将火力分为文火、中火和武火，这仅仅是一种粗略的表示方法。目前，炮制药物的火力可以用温度的高低来表示，使火力的表示更加具体、科学、准确，如用红外测温仪来测定药物表面温度并控制温度。在中药炮制过程中，炮制温度的高低对饮片的质量影响较大，如炒黄、炙法多用文火，若用武火则易炮制太过；如煅制需用武火，若用文火则不易煅透；火力大小也直接影响药物的酥脆程度、有效成分的转化和有毒成分的分解等，故在研究炮制工艺时一般首先考虑火力因素，并用温度来准确刻画火力大小。

2. *火候* 是指药物炮制的程度，它与火力大小及炮制时间长短有关，可以根据药物内外特征的变化和附加的判别方法进行判断。工艺研究时应以有效成分含量、药效作用和毒性来进行综合评价，通过不同工艺条件的技术参数研究后，得到有效成分含量高、药效强、毒性低的中药饮片，然后对其进行形态、质地、色泽、气味的描述，并以此作为判断火候的标准。目前已有采用电子舌(味觉分析仪)、电子眼(视觉分析仪)、电子鼻(气味分析仪)、质构仪(物性分析仪)等设备对相关指标进行表征，能较为准确客观地判断火候。也有用药物表面温度及炮制时间来刻画火候的相关报道。

3. *辅料种类与用量* 辅料是指中药炮制生产过程中除原料成分(药材)外，加入对中药饮片具有辅助作用的物料。除少数仅起到导热介质的作用如固体辅料河砂、蛤粉等外，大多数炮制辅料在饮片生产过程中均与药物发生相互作用，它在增强疗效、降低毒性、改变药性、引药入经、扩大药用范围、满足特殊用药需求等方面起到不可或缺的特殊作用，对中药饮片的有效性、安全性、稳定性、可控性和依从性发挥重要作用。由于辅料大多没有国家标准，目前的实际工作中，对炮制时加何种规格辅料及用量多少的监管不够，尤其是在利益的驱动下，个别企业较为随意。如当辅料比中药便宜，且辅料可明显增加中药重量时，就多加辅料；若辅料比中药贵，且炮制后又不明显增加中药重量时，就不加或少加辅料，或加便宜的、质量低劣的辅料，这样都达不到辅料炮制目的。

4. *工艺程序——时间、闷润、加辅料的顺序等* 在中药炮制过程中，时间也是影响饮片质量的重要因素，它又与温度相关，两者有交互作用，即温度高，炮制时间短；温度低，炮制时间则长，但也只能在一定范围内变化。闷润对炮制工艺、饮片质量也有影响，如水处理，浸泡时间和润的时间长短都会影响药物中有效成分的含量、切制的难易程度和片形的好坏。另外，炙法与加辅料蒸等，闷润时间的长短对饮片质量也有很大影响，闷润时间太短，辅料不足以渗入组织内部，不易润透，尤其是蜜炙，闷润时间太短，熟蜜附着在药物表面，炒制时容易黏锅烧煳；时间太长，工艺周期延长。有些药物的炮制，加辅料的先后顺序不同，也会影响饮片的质量，如酒炙五灵脂、醋炙乳香或没药、盐炙车前子、蜜炙百合等，在炮制研究时应考虑辅料加入顺序。

5. *设备——压力、控温、转动速度等* 目前炮制药物时会使用高压、常压、负压等不同压力，这些因素会影响药物质量。如软化药材时，可用真空加温润药、减压冷浸润药等，其真空度应予以考察；蒸制药物，如制何首乌、熟地黄等，实际生产时有常压蒸、高压蒸之分，其压力大小应该通过考察而优选。在中药炮制工艺研究或饮片生产中，其设备的真空度和压力能否达到设计要求，也是保证中药饮片质量的关键。

设备控温能力也会影响中药饮片质量，若设备控温能力差，则温度高低不稳定，或仪表显示与实际不符，设备种类型号不同，设备的加热方式不同，即使温度相同，效果也不一样，应进行不同型号设备的比较研究。

设备的转动速度快慢等也会影响饮片的质量，转动速度太慢，没有足够的力量将药物翻动；若转动速度太快，产生较大离心力，使药物贴着设备内壁旋转，也达不到均匀翻动药物的目的。

6. 药材（饮片）——大小、粗细、质地及投药量等　药材或饮片的大小粗细不同，由于外层与内部受热不同，大的热传导较慢，内外温差较大，小的热传导较快，内外温差较小。炮制同一批中药时，其大小应该是相对均匀的，若不均匀，就应大小分档，以免生熟不匀。在炮制工艺研究中，也应设计不同中药大小的比较实验，如水处理法、炒法、炙法、煅法、蒸法、煮法等。

药材或饮片的质地对中药质量有一定影响，如质地坚硬的药，水处理时难以软化，所以浸泡和闷润的时间应适当延长，炒或煅时所需温度高、时间长。

投药量也会影响饮片的质量，通常在实验室投药量较少，所需温度低、时间短；工业化大生产投药量多，所需温度高、时间长。另外，药物太多则受热程度不一致，也容易导致饮片生熟不均。

三、中药炮制工艺研究方法

（一）单因素直接考察

一般采用简单比较法，即变化被试因素，固定其他因素，然后逐个因素进行研究。如在设计时测定点应适当多，能勾画评价指标的测定值由低到高，再降低的过程曲线，这样才可以得到最佳水平数。

在考察各单因素的最佳点（最佳参数）时，单因素直接考察结果不一定是真正的最佳组合，因为它未考虑因素水平间的交互作用。要得到真正的最佳组合，还必须做多因素综合研究，如正交试验设计等。

（二）多因素综合研究

1. 正交设计（orthogonal design）　设计严谨，科学性强，所做实验次数少而获得的科研数据多，可大量节约人力、物力与财力，广泛用于医药领域的工艺条件和技术参数优选。

（1）预试：在进行正式实验前，首先应进行预试。预试实验的主要目的是找到较全面的影响因素和较准确的水平数。如上述单因素直接考察的结果，可以作为正交试验设计前的预试实验，作为正交设计因素水平选择的依据。预试实验也可以根据文献资料的参数进行拟定，减少工作量。但需要注意的是，如果已有的参数不在最佳水平范围，则得到的最佳工艺并非最佳工艺条件的技术参数。

（2）因素水平的设计：正交设计的因素怎样确定，关系到实验设计是否完善、全面、正确的问题，一般可根据炮制目的、文献报道、理论推导、实验预试等来确定因素。总体而言，应达到增效降毒、减少副作用、提高中药饮片质量的目的。如水处理软化药材，泡法可选择浸泡时间、水温、水量、药物大小等作为因素；真空加温润药可选择真空度、进蒸汽的时间、保温时间、药材大小等作为因素；切制饮片可选择切制方式（横切、斜切、直切）、饮片厚度、饮片收率、饮片外观等因素；炒、炙、煅、蒸、煮、燀法与温度高低、炮制时间、药物大小、药物多少、辅料用量、闷润时间等因素相关；煅淬法还应考虑煅淬次数；提净法可选择加水量、辅料用量、结晶温度等；发酵发芽法可选择温度、湿度、物料含水量及比例、炮制时间等；水飞法可选择研磨时间、研磨次数、加水量、静置时间、沉淀物干燥温度等。

水平数的确定，应根据单因素考察而定，如设计三水平，则以单因素考察中最优者作为二水平，再选择比其低者作为一水平，比其高者作为三水平，水平间距要适宜，太小则各水平的实验结果间无显著差异，太大又可能导致最优参数的丢失。根据单因素考察结果确定正交设计中各因素的水平数，虽然是最全面、最准确、最好的方法，但是工作量大，在有一定理论依据和研究报道可供参考的情况下，也可直接拟定各因素的水平值。但是,有些炮制工艺的研究,既没有对各因素进行单因素多点的考察研究,又无理论依据和文献资料可供参考,很难优选出真正的最佳工艺。如砂炒马钱子的最佳温度为230~240℃,若研究者仅选择160℃、180℃、200℃这3个温度进行实验,各水平值都在最佳温度以下,其研究结果只能在其研究范围内得到的所谓最佳组合,而没有得到真正的最佳工艺参数。

(3)评价指标的选择:评价指标的选择至关重要,选择恰当即可得到正确的结论,选择不合适则得到错误的结论。指标的选择应根据炮制目的、中药性质等而定,通常有以下几种情况。

1)以传统炮制经验为评价指标:传统指标简单、方便、快捷。因此,经验性指标也是必不可少的。这些指标主要是根据中药炮制目的和饮片的质量要求而定,如中药饮片的完整性、均匀性、片面的平整光滑度等,炒后的酥脆度、香气、鼓起爆裂程度等。有的是为了去除非药用部位,如净选加工、炒苍耳子、炒蔓荆子、砂炒骨碎补、燀苦杏仁等,要考察其去除非药用部位的程度。总体而言,其形状、质地、色泽、气味等都必须考虑。

2)以化学成分为评价指标:对于有效成分已经清楚的部分药物,进行炮制工艺研究时,应首先选择有效成分作为评价指标。有毒药物炮制时主要目的是降低毒性,故炮制后毒性成分降低得越多越好,如乌头中双酯型乌头碱及巴豆、白扁豆、蓖麻子、相思子等药物中的毒性蛋白。有些药物中毒性成分也是有效成分,炮制时应注意降毒存效,不能损失殆尽,如巴豆中的巴豆油、斑蝥中的斑蝥素等。中药成分复杂,有效成分往往不是一种成分,对于不同类别的成分、不同性质和不同药理作用的有效成分,应分别选择代表性成分作为评价指标。有些药物某一类或几类成分都是发挥药效的主要成分,若全部作为评价指标则工作量太大,可以以活性部位的含量作为评价指标,如总生物碱、总黄酮、总皂苷、总蒽醌、总挥发油、总多糖、总氨基酸等。有些药物有效成分不甚清楚,但主要成分已经清楚,可以选择其作为评价指标,如清热泻火的石膏可选$CaSO_4$,清热泻火的西瓜霜可选Na_2SO_4等。目前大多数中药有效成分并不十分清晰,活性部位也较为繁杂,在评价指标的选择上,除了以上指标,往往也会增加浸出物或煎出物作为评价指标。

3)以药理毒理为评价指标:有些中药药理作用比较明显,应以主要药效为评价指标,进行工艺优选。如酒炙丹参增强活血作用、醋炙延胡索增强止痛作用、盐炙泽泻增强利尿作用、蜜炙麻黄增强润肺止咳作用。有些中药有一定的毒性或副作用,炮制的目的主要是降低毒性和减少或消除副作用。例如,制川乌、制马钱子、米炒斑蝥,可以以急性毒性为评价指标来优选降毒工艺条件的技术参数;又如,炒决明子、制何首乌、柏子仁霜都可缓和泻下的副作用,可比较炮制前后泻下作用的强弱。但在炮制过程中,除了会影响其毒性外,也可能影响其疗效。那么,炮制后的实际结果是降低了毒性并增强了疗效?还是毒性与疗效皆降低?故在进行该类药物炮制工艺优选时,其评价指标除毒性外,还应同时进行主要药效学实验,以得出正确结论,优选出降毒增效的最佳工艺。最好是以治疗指数(therapeutic index, *TI*) = LD_{50}/ED_{50}为评价指标进行优选最为确切,*TI*越大越好。但该方法工作量大,经费消耗多。

4)以综合多指标进行评价:上述各评价指标均具有一定的局限性,无法反映中药炮制前后的药性变化,为了得到更全面、更可靠的最佳工艺技术参数,也可采用上述传统经验、化学成分、药效毒理等多种指标进行全面评价,使研究成果更加可靠。

(4)正交表的选择:通过上述方法确定因素水平和评价指标后,就要进行正交表的选择,所选正交表的列数应等于或大于因素数,如醋炙延胡索的最佳炮制工艺优选加热温度、加热时间、用醋量、闷润时间4个因素,故正交表中列数至少有4列,一般情况下不考虑交互作用。其正交表的具体内容、格式详见该方面的专著。其选择原则是以实验次数较少为宜,故宜选择较小的正交表。但因素水平不能太少,否则不能得到合适的最佳工艺。

（5）正交试验与结果的处理：评价指标、因素水平和正交表确定后，即可进行正交试验。为了实验结果的可靠性，实验时中药取用量不能过少，一般每份样品 100 g 以上，按因素水平表中的参数和正交表中的组合方法进行炮制，得到样品后，再测定各项评价指标，并对数据进行统计处理。

数据处理方法正确与否，关系结果和结论的正确性。其方法可分为单评价指标、多指标综合评价、以药理实验为评价指标的数据处理等。

1）单评价指标的试验数据处理：正交试验时，其评价指标只有一个，这类试验叫作单评价指标试验。在研究中通常有因素设空白列未重复、因素未设空白列重复和因素未设空白列未重复 3 种情况。① 因素设空白列未重复的数据处理：在进行正交设计时，所选正交表中因素较多，而试验所涉及的因素又较少，这时，最后一列可设为空白。由直观分析得知各因素的主次顺序，由方差分析得知各因素水平间有无显著性差异，水平之间无显著性时，遵守最经济原则；有显著性时，选择最优水平，从而得到最优组合。若最优组合在正交表中可以找到，则可不做验证试验（为了考察工艺的稳定性，也可进行验证），否则，必须做验证试验。② 因素未设空白列重复的试验数据处理：因素未设空白列时，每个试验号的样本应该重复测定 2 次或 2 次以上，再将其数据进行统计，以保证结果准确。若试验优选的完整组合顺序不在正交表的 9 个实验号中，须做验证试验，以证明本试验优选出的最佳工艺条件的技术参数是可靠的。③ 因素未设空白列未重复的试验数据处理：可以把 4 个因素中离均差平方和最小者作为误差的离均差平方和，若有两个或多个因素的离均差平方和较小，均可以合并计算，作为误差的离均差平方和，以提高显著性。

2）多指标综合评价的试验数据处理：多指标综合评价实验结果，优选工艺条件的技术参数，是正交设计最常见的手段，它更能全面、客观、公正地反映试验结果的真实性和准确性。在多指标综合评价试验中，数据处理时若用综合平衡法，则会出现用某一指标评价时，A 因素为一水平最优，而用另一指标评价时，则 A 因素为三水平最优，一项指标好了，另一项指标却差了，出现了矛盾。怎样兼顾各项指标，找出使每个指标都尽可能好的生产条件呢？这也就是怎样分析处理多指标综合评价试验的数据问题，如果各评价指标的值比较相近，在不考虑权重时可以将其直接相加，用其和作为 Y 值，进行数据处理；如需考虑各指标的重要性不同，则将其各指标值乘以权重系数后再相加，再参照单评价指标的试验数据处理进行数据处理。如果各评价指标的值相差较大，不能直接相加，必须将原始数据转换后，再进行数据处理。

以数据规范化评分法为例。多指标综合评价时，各评价指标的数值大小相近，其测定值不必转换，可将其直接相加计算综合分。如果差异太大，如浸出物一般为百分之几十，而成分含量一般为百分之一左右，如直接相加，则浸出物对综合分的影响非常大，那么，最佳工艺也就取决于该值的大小。这时应该将数据进行转换，也可以将转换值再乘以权重系数，这样突出重要指标的重要作用，使处理后的结果更加正确。一般情况下，各评价指标的权重系数之和等于 1 为宜。各评价指标的权重系数分别为多大，应根据该指标在实验中所起作用大小决定，如有效成分：浸出物＝0.7∶0.3 或 0.6∶0.4，或有效成分 0.4、大类成分 0.3、传统指标 0.3。如有效成分仅一个，传统指标有多个，可以用权重来解决，如黄芩软化切片的评价指标有黄芩苷含量、饮片平整光滑、饮片颜色、饮片完整性 4 个，将其原始数据转换后的值乘以权重系数，其中黄芩苷为 0.5，传统指标 0.5（平整光滑 0.1、颜色 0.2、完整性 0.2）。如有效成分测定个数多，传统指标少，也可将其转换值直接相加，不需权重，如将每个评价指标的测定值进行数据转换后，再计算综合分，综合分的计算有如下几种。

A. 综合分（Y）＝各转换值之和。适合各指标均越大越好。如：熟地黄的综合分（Y）＝还原糖转换值＋5－羟甲基糠醛转换值＋传统指标（质地、色泽、气味）转换值。

B. 综合分（Y）＝各越大越好的转换值之和－越小越好的转换值。若某一评价指标越小越好时，则直接减去该转换值，如：制川乌的综合分(Y)= 乌头胺转换值 + 总生物碱转换值 - 乌头碱转换值。

C. 综合分(Y)= 各越大越好的转换值之和 +（1/越小越好的转换值）。对于越小越好的数据在数据转换时取其倒数，再与越大越好的转换值相加，如：制何首乌的综合分(Y)= 二苯乙烯苷转换值 + 游离蒽醌转换值 +（1/结合蒽醌转换值）。

如考虑权重，该指标的权重系数取负数，再将各转换值相加得综合分，如：

槐花炭的综合分(Y)= 0.5×槲皮素转换值 + 0.2×鞣质转换值 - 0.3×异槲皮素转换值；或槐花炭的综合分(Y)= 0.5×槲皮素转换值 + 0.2×鞣质转换值 + 0.3×（1/异槲皮素转换值）。

值得注意的是，在乘以权重系数时，除了应根据各评价指标的重要程度来决定其权重系数大小外，其权重系数数值的大小对统计结果影响非常大，如 3 个评价指标分别乘以 0.5、0.3、0.2 和分别乘以 0.3、0.2、0.5 是不同的，各因素的重要性、显著性、最佳组合都不一样，应该适当选择各评价指标权重系数的数值，否则得出的最优组合不准确。

3）以药理实验为评价指标的数据处理：从某一中药中优选其一种有效部位或单体成分，或优选新制剂的提取工艺，或优选某中药的炮制工艺，在有效成分不清楚或虽然成分清楚但该成分没有可靠的定量分析方法时，可采用该药的主要药效为指标进行工艺优选。

2. 均匀设计(uniform design)　是基于试验点在整个试验范围内均匀散布、从均匀性角度出发的一种试验设计方法，是数论方法中的“伪蒙特卡罗方法”的一个应用，由方开泰和王元两位数学家于 1978 年创立。

均匀设计通过均匀设计表来进行试验设计，每一个均匀设计表都有一个代号 $U_n^*(q^s)$ 或 $U_n(q^s)$，其中 U 表示均匀设计，n 表示要做 n 次试验，q 表示每个因素有 q 个水平，s 表示该表有 s 列。U 的右上角加 * 和不加 * 代表两种不同类型的均匀设计表。所有的 U_n^* 表都是由 U_{n+1} 表中划去最后一行而得到的。通常加 * 的均匀设计表有更好的均匀性，应优先选用，但一般情况下，U_n 表比 U_n^* 表能安排更多的因素，故当因素数较多且超过 U_n^* 表的使用范围时，可使用 U_n 表。如 $U_n^*(9^4)$，它表示要做 9 次试验，每个因素有 9 个水平，该表有 4 列。

（1）均匀设计表的选择原则：根据试验设计中要考察的因素选择均匀设计表。若因素数为 6，根据 $\left(\frac{m}{2}+1\right)=6$，求出 $m=10$，$n=m+1=11$，应选择 $U_{11}(11^{10})$ 表可使试验次数最少，再查配套的使用表，选择其中的 1、2、3、5、7、10 六列组成 $U_{11}(11^{10})$ 表。若因素为 5，则 $\left(\frac{m}{2}+1\right)=5$，求出 $m=8$，$n=m+1=9$，因无 $U_9(9^8)$ 表，只有 $U_9(9^6)$ 表，故仍选择 $U_{11}(11^{10})$ 表，再根据配套的使用表，选择 1、2、3、5、7 列组成 $U_{11}(11^{10})$ 表。然后根据各因素的考察范围，确定水平数，若水平数太少，可通过拟水平处理（即将水平少者循环 1 次或几次达到要求的水平数）。还可以适当地调整因素的水平，避免各因素的高档次水平（或低档次水平）相遇。

水平数与因素数应有适当的比例，水平数至少大于因素数的 2 倍以上，才能使试验结果正确进行回归计算处理。因为水平数如果设计不合理，若与因素数相等，则即使因素与水平间毫无关系也会得出相关系数很高，如 $r=1$ 的计算结果。为了使考察因素不致疏漏最佳试验条件，可以多做些试验点，如 3 因素试验，可用 $U_5(5^4)$ 表，也可用 $U_7(7^6)$ 表，甚至可用 $U_{11}(11^{10})$ 表。一般来说，实验点划分得愈细，均匀性愈好。

上面论述的皆为水平数为奇数时的均匀设计，如水平数为偶数，则无现成的均匀设计表可查，而是将其($n+1$) 奇数表去掉最后一行构成偶数表，如 $U_{11}(11^{10})$ 表中最后一行去掉，构成 $U_{10}(10^{10})$ 表，仍使用 $U_{11}(11^{10})$ 表即可。

（2）均匀设计表的应用步骤：① 在现有知识、经验或做必要预试验的基础上，确定影响考察对象的因素个数及其考察范围；② 根据实际需要和可能，划分各因素的水平数，选择合适的均匀表，根据使用表的规定挑选列数，安排各试验点（号）的工艺条件；③ 每个试验号重复做 3 次（RSD<3%），取平均值，作为测评值，对每个试验数据必须有质和量的分析；④ 将各因素的各水平对测评值进行多元回归，求得回归方程；⑤ 结合实践经验及专业知识，分析方程，设计优化条件，计算出预测的优化值及其区间估计；⑥ 按照优化条件安排重复试验，验证回归方程及最优点的可靠性。

3. *星点设计效应面优化法*　星点设计（central composite design，CCD）是一种新型的试验设计方法，适用于效应面优化法的试验设计称为效应面设计（response surface design）。效应面优化法就是通过拟合效应变量对考察因素变量的效应面，即函数可以用某一数学模型近似地模拟函数，依据该模型可以描绘效应面，从效应面上选择最优的效应域，利用厂求得自变量 $x_1, x_2, \cdots, x_n$，取值范围即最佳试验条件的优化法。当有两个考察因素时，效应面可用三维效应面图或二维等高线图表示。从效应面上可以直观地找到自变量取不同值时的效应值，反过来在效应面上选取一定效应值亦可以找出相对应的自变量取值，即在效应面上选定较佳效应值范围后可对应求出较佳试验条件。CCD 效应面法可以解决均匀设计和正交试验设计优化法操作简单的问题，既较好地保证了试验精度，又可以分析各因素之间的相互作用，同时试验次数也较少。当然 CCD 效应面法也不能完全替代传统的设计，它相对于因子分析，精度仍不够，它要求自变量必须是连续的而且能被试验者自由控制，如果先用 CCD 找到最优区，再使用因子分析在较小的范围内应用，则效应面优化法效果会更好。

（三）工艺放大试验及中试生产

通过上述正交试验或均匀设计试验，在实验室得出了最佳工艺，但实验室的设备与工业化生产不同，投药量也很少，所以，照搬实验室的工艺技术参数可能会导致失败。因此，从实验室到工业化大生产，还有一个磨合过程，还需继续摸索，这就需要进行工艺放大试验及中试生产。工艺放大试验，一般放大 10 倍左右，投药量一般达到 1～5 kg，通过放大试验证实可行后再进行中试生产，中试生产投药量一般达到 10～50 kg。一般经过 3 批中试生产，得到比较稳定的工艺条件技术参数后，才可以进行大生产。

（四）工艺各环节研究指标及考察因素

1. *切制工艺研究*　中药饮片切制的研究，一般包括软化、切制、干燥、包装等工序。

干燥的原药材在切制前须进行软化处理，目的是便于切片和片形美观。中药材的软化多采用淋法、泡法、润法、吸湿回润法、蒸法、煮法等。药材在软化处理过程中对药物的理化性质影响很大。因此，必须比较不同水处理方法对药物质量的影响，以有效成分、浸出物含量、流失率、切制难易度、饮片质量（片形完整、片面光滑）、色泽、收率或损耗率等为评价指标，应考虑用水量、浸泡时间、温度、压力、药材大小等因素，优选最佳水处理方法，再优选最佳方法的最佳工艺技术参数。近年来有学者采用吸水动力学和膨胀动力学方程模拟软化过程，采用低场核磁共振与成像技术研究中药软化过程中水的相态及分布变化，采用质构仪研究质构特性的变化，分析软化过程的吸水率、膨胀率、水分相态、硬度、压缩循环功的相关性，以证明传统经验可被客观化表征，扩展了中药软化工艺研究的思路。

2. *加热炮制工艺研究*　目前，大都以化学成分（有效成分或指标成分，抑或毒性成分）、药效作用、毒理、传统指标（外观形态、质地酥脆程度、色泽、气味、收率）等评价指标进行加热炮制工艺参数优化。

在进行工艺参数筛选时应充分考虑炮制方法的特点及影响因素。例如：① 清炒法多对炮制温度（锅温）、炮制时间、饮片大小、药物温度、投药量、翻动速度等工艺参数进行优选。② 加辅料炒法多对炮制温度、炮制时间、辅料种类、辅料用量、饮片大小、药物温度、投药量、翻动速度等工艺参数进行优选。③ 炙法常以液体辅料的用量、闷润时间、加热温度、加热时间等为主要因素，进行工艺研究。盐炙、姜炙、蜜炙、药汁炙等工艺研究时也应对所制备液体辅料的量进行考察。④ 明煅法多以药材的颗粒大小、煅的温度、时间等为主要因素进行工艺研究。煅淬常以煅红透的温度、时间、淬液的种类和用量等为主要因素进行工艺研究。⑤ 蒸、炖、煮、燀法多以加热时间、加热方式、加辅料用量、是否加压等为主要因素进行研究。⑥ 发酵法多以是否加入种曲、种曲种类及用量、是否蒸制，以及辅料用量、温度、湿度、时间等为主要因素进行研究。⑦ 复制、发芽法多以浸泡与否、浸泡时间、加辅料用量、是否加压，以及加热时间、加热方式、加辅料用量等为主要因素进行研究。此外，在工艺参数考察时，须结合炮制设备进行研究，以使工艺参数能适合工业化生产实际。

四、中药炮制工艺存在的问题及注意事项

在工艺优选和数据处理中常存在如下问题，需要引起重视。

(一) 存在问题

1. *因素选择不全面*　很少有将火力(温度)、时间、药物大小、投料量、品种、等级、设备型号、加热方式等因素进行全面考察研究，或在研究时未进行中试验证，导致新工艺无法对接生产。

2. *水平数值随意设定*　未经单因素较大范围考察，又无资料可借鉴，随意设定水平数值，这样容易导致所选水平的数值全部不在最佳水平值范围内，当然也优选不出真正的最佳工艺。

3. *评价指标单一*　有的正交设计只注重现代指标，而忽略传统指标，或仅有传统的经验指标，而无客观指标，这都是不恰当的。应根据炮制目的、中药所含成分及药效作用，从单体成分、大类成分、浸出物、形质色气味及药效、毒理等各方面综合选择评价指标。

4. *数据处理错误*　因计算复杂，计算时粗枝大叶所致，或使用的处理方法不对。各数值乘以权重系数较随意，无较充分的依据。各评价指标测定值相差较大时，直接将各评价指标简单相加作为综合分统计，如延胡素中含四氢帕马丁为 0.2%，浸出物为 15%，若将其值直接相加进行统计，则四氢帕马丁所起作用太小，而其最优工艺则主要取决于浸出物得量的多少。针对此种情况可用前述方法将数据转换后再统计。

(二) 注意事项

1. *试验的次数取因素数的 3~5 倍为好*　当所研究的因素和水平数目较多时，均匀设计试验法比其他试验设计方法所需的试验次数更少，但不可过分追求少的试验次数，除非有很好的前期工作基础和丰富的经验，否则不要企图通过做很少的试验就可达到试验目的。试验结果的处理一般需要采用回归分析方法完成，过少的试验次数很可能导致无法建立有效的模型，也就不能对问题进行深入分析和研究，最终使试验和研究停留在表面化的水平上(无法建立有效的模型，只能采用直接观察法选择最佳结果)。

2. *优先选用 U_n^* 表进行试验设计*　通常情况下 U_n^* 表的均匀性要好于 U_n 表，其试验点分布均匀，代表性强，更容易揭示出试验的规律，而且在各因素水平序号和实际水平值顺序一致的情况下，还可避免因各因素最大水平值相遇所带来的试验过于剧烈或过于缓慢而无法控制的问题。

3. *在表头设计中应避免各因素的混杂*　先将有交互作用的、重要的因素先排好，其他次要因素就任意安排在剩下各列上。如煅自然铜温度与煅制时间有交互作用且重要，因此将其分别排在第一列与第二列，第三列为交互作用 $A \times B$，在后面各列就任意安排醋用量、煅淬次数等因素。水平数一般从小到大排列，并将最优水平排在中间，应有规律。

第二节　中药炮制辅料创新研究

随着中药产业的发展升级和标准化工作的进步，国家药品监管有关部门及学术界开始重视炮制辅

料工作，科学技术部（以下简称科技部）“十五”国家科技攻关计划首次立项“关于醋和酒的规范化研究”“药食两用8种辅料的相关研究”和“10种辅料的相关研究”等。2012年国家药典委员会发布《中国药典》（2015年版）辅料品种增修订任务，立项支持食醋（包括米醋和陈醋）、食盐、黄酒、姜汁、麦麸、炼蜜和白酒（蒸馏酒）7个炮制辅料质量标准起草和复核工作，取得一些进展。炮制辅料作用机制的研究缺失，炮制辅料标准的制定只能依靠传统和经验，炮制辅料标准的科学化药用标准的制定进展较慢，其应用一直无法纳入标准化管理范畴。

一、中药炮制辅料的标准现状

目前中药炮制辅料的质量标准研究比较薄弱，下面简述不同层次标准收载的辅料情况。

（一）《中国药典》标准收载的炮制辅料

《中国药典》（2020年版）（一部、二部）中收载的滑石粉、蜂蜜、白矾、大青盐、氯化钠，以及使用饮片制备的药汁，如甘草汁、吴茱萸汁、姜汁、黑豆汁等，这些常用中药且又作为炮制辅料使用的品种被称为“药辅兼用”品种。在蜂蜜标准中，明确了基原，对产品性质进行了规定，并制定了相对密度、水分、酸度、淀粉与糊精、寡糖、5-羟甲基糠醛、蔗糖和麦芽糖等检测项目，对果糖、葡萄糖含量和比值进行了规定。在白矾的标准化中，对药材的基原进行了明确，规定了性状要求，并建立了相应的鉴别方法，制定了含水硫酸铝钾的含量限度。这些“药辅兼用”品种的药用标准相对较为完善，炮制辅料标准可借用其药品标准。但也存在药汁类炮制辅料制备工艺尚无详细规定，生产企业制备中药饮片的过程中无法统一，难以控制此类辅料的质量的问题。

此外，在《中国药典》（2020年版）（四部）收载的药用辅料中，大豆油（炮制辅料油的一种）、滑石粉、碱石灰的药用标准均是制剂辅料标准，与炮制辅料用途、用法、质量控制有较大差异，是否适合作为炮制辅料的标准，《中国药典》（2020年版）并未明确，目前仅可借用其标准。

（二）借鉴食品标准结合临床实际制定的炮制辅料标准

食盐、醋、黄酒等辅料是常用食品或调味品，目前已经建立了较为完善的食品国家标准。目前中药炮制行业一直借用其食品标准，如国标食用盐按生产加工分为精制盐、晒盐，标准方面均有要求，而炮制辅料盐只能是不加碘的大青盐，否则会影响炮制饮片的药效。国标黄酒按其生产原料可分为稻米酒和非稻米酒，对感官指标、物理指标、含量测定指标及卫生学要求等进行了规定，而炮制辅料黄酒只能是发酵的，不能勾兑，否则不但起不到增效减毒、改性引经的作用，而且会导致中药饮片失去药性药效。国标醋有米醋、陈醋、麦醋、曲醋、香醋等，有固态发酵、液态发酵、配制和勾兑方法，作为食品调味剂允许加入焦糖着色、调味剂和香料等调配，而作为炮制辅料醋，传统是不加任何矫味赋色剂，其他如白酒、蜂蜜亦然。炮制企业可以从任何地方购买任何品种、任何等级的辅料，因此使用食用标准风险较大。也就是说，这些品种虽有食品国家标准，但不能满足作为药用辅料的要求，因此需要根据中药炮制和临床的要求制定适宜药用标准。

（三）地方中药炮制规范标准收载的辅料

目前全国（港澳台地区除外）绝大多数省市自治区均制定了地方中药炮制规范。地方中药炮制规范对于炮制辅料的要求主要集中于凡例，附录炮制通则及炮制常用辅料中。由于各地的中药炮制规范修订时期不一，制定水平高低有别，对于炮制辅料的要求也各不相同。据不完全统计，目前29个省、自治区、直辖市炮制规范中，有一半以上没有针对炮制辅料的总体规定及其相关质量标准或要求。大多数地方炮制规范仅给出了常用炮制辅料的定义、来源、制法、性味、作用、功效，有部分炮制规范甚至仅规定了个别炮制辅料的定义或制法。总体而言，中药炮制规范收载的炮制辅料的标准还处于较低水平，缺乏专门的通用性技术要求。

（四）未纳入标准的炮制辅料

炮制辅料中，有相当一部分品种目前尚无任何控制其质量的标准，如砂、羊脂油、鳖血等。此类炮制辅料因无标准，饮片生产企业在选择和使用过程中随意性大，给饮片的生产造成较大的质量和安全隐患。

（五）需临用临制备的炮制辅料

有的炮制辅料属于进一步加工处理的加工品，如生姜汁、甘草汁、吴茱萸汁、黑豆汁、米泔水、炼制蜂蜜等，只在个别地方炮制规范收录有制备方法，但标准不够完善，也具有一定的地域性限制。饮片生产企业制备此类辅料过程中无法统一，不利于控制此类辅料的质量。

综上所述，中药炮制辅料仅有少数品种有药用标准，大部分品种没有完善的标准，炮制辅料标准体系的建立任重而道远。

二、中药炮制辅料药用标准的制定方法

中药炮制辅料药用标准制定是一项系统的工程，应依据各辅料的现状，结合其功效进行综合考虑，大致可从如下几方面着手。

（一）明确历史

中药炮制是一门独特的传统制药技术，从起源到发展经历了数千年的历史，历代中医药典籍中对中药炮制技术的论述颇多。在开展中药炮制辅料标准研究之前，首先应对其历史沿革进行系统整理、分析和归纳，对不同时期中药炮制辅料的应用状况进行梳理，包括辅料用量、辅料作用、辅料制备方法及饮片炮制工艺等详细信息。通过文献整理，弄清辅料在历代使用时的品种规格、基原产地、辅料生产工艺及质量评价等相关信息。

（二）了解现状

应做好炮制辅料生产企业和炮制辅料使用者（饮片企业、医院、配方颗粒生产企业、成药生产企业）的基础背景资料的调研，掌握目前辅料品种的生产情况及市场流通情况。调研的内容主要包括辅料生产企业的生产情况、标准情况、产品分类、产品规格、市场份额等具体信息。通过饮片生产企业调研，了解饮片生产实际中的辅料使用情况。

（三）开展研究

不同辅料品种的标准基础研究工作并不平衡。有的已有较完善的药用标准，如滑石粉等；有的已有食品国家标准，如酒、醋等；有的仅有其他行业标准；还有相当一部分没有标准等。在炮制辅料药用标准制定中，应充分借鉴和参考现有的各类标准，进行分析综合考虑，在中医药理论的指导下，设计适宜于中医药特点的药用标准的研究方案。

1. *已有药用标准者* 基本可以沿用同品种药材（或饮片）标准，但应结合炮制辅料作用机制，探讨完善和建立具有针对性的质量控制项目，注意标准的制定应考虑目前饮片企业的现状，可采用“深入浅出”的原则进行标准的制定。

2. *已有食品国家标准者* 原则上可借鉴大部分卫生学指标或理化分析指标，并通过研究，增加或调整炮制辅料特定的质量控制项目，如调整食醋总酸的规定量、增加薄层鉴别等。

3. *已有地方中药炮制规范标准者* 此类标准多不够完善，还处于较低水平，缺乏专门的通用性技术要求。应在应用的过程中，加强辅料基础研究，制定符合中药炮制实际的辅料标准。

4. *尚无任何标准者* 应结合产品生产实际情况和炮制辅料应用情况，对质量标准进行系统研究，特别是加强基础研究工作，以完善和建立符合药用要求的质量标准。

5. *自制辅料者* 如甘草汁、吴茱萸汁、黑豆汁、生姜汁、炼制蜜等主要是在饮片炮制前以自制的方式满足生产和临床的需要。在质量标准制定过程中，应该系统研究此类辅料的制备工艺，在明确工艺参数基础上，参照相应药材标准，制定可操作性强的质量控制标准。

（四）起草标准

在起草标准时，应结合炮制辅料应用实际情况，统筹考虑辅料药品标准项目的内容。辅料质量标准的内容一般应包括：名称、来源、制法、性状、鉴别、检查、含量测定、用途、用法用量、规格、贮藏、有效期。当然，也可以根据具体品种的特点进行适当调整或增加。原则上，对具体项目的要求应符合《中国药典》的相关要求。

中药炮制辅料标准的制定涉及辅料生产企业、饮片生产企业、管理机构等多部门，同时还可能涉及其他行业部门。因此在中药炮制辅料标准的制定过程中，既要充分考虑炮制辅料的应用历史，也要结合辅料目前生产实际和使用情况。对部分没有食品药品标准的药用辅料，应更加关注其安全性检测指标的制定。另外，应加强辅料炮制机制研究，以便在辅料标准制定过程中能够有针对性地制定质量控制项目，使辅料质量标准中的检测项目与辅料在炮制过程中的作用具有更强的相关性。

三、中药炮制辅料的规范化研究

中药炮制辅料的规范化研究基础薄弱，一些炮制辅料的监管基本依据食品、饮品及调味剂的国家标准。黄酒品种有干黄酒、半干黄酒、甜黄酒和半甜黄酒。醋的制法有固态发酵、液态发酵、配制和勾兑；醋品种有米醋、陈醋、麦醋、曲醋、香醋等；醋的等级有特级、一级、二级、三级和普通级别。在这种情况下，生产企业选用的炮制辅料中所含物质及其含量不尽相同，生产出的饮片质量自然参差不齐，这给中药炮制辅料的管理带来了极大困难。而有的辅料既不属药品管理范畴，也不在食品管理范畴，主管部门更无法可依，如河砂、土等。目前大多炮制辅料方面的研究，仍然停留在对其传统功效的认识、经验鉴别方法的建立等内容上，缺乏统一的作为辅料用品种、规格、制备工艺及药用质量标准的一系列要求。

为了系统地理解炮制辅料的研究现状，下面以常用液体辅料醋、酒、生姜汁、羊脂油及固体辅料麦麸、大米等炮制辅料的规范化研究为例，以供参考。

（一）醋

我国是世界上最早用谷物酿醋的国家，醋的使用在我国有着悠久的历史。研究表明，醋具有缓解疲劳、调节血糖、促进脂质代谢、抗氧化、促进食欲等药理作用，是重要的炮制辅料之一。

1. 分类及其生产原料　从生产方法来分，醋分为酿造醋、配制醋、再造醋三大类，其中产量最大与生活关系最为密切的是酿造醋。按生产形式可分为固态发酵、液态发酵两类。

酿造醋是以粮食等为原料，经微生物制曲、糖化、酒精发酵、醋酸发酵等阶段酿制而成。我国长江以南地区习惯以大米为酿醋主料，长江以北则以高粱、甘薯、小米、玉米为主料。东北地区以酒精、白酒为主料酿醋的较多。醋除主成分醋酸外，还含有各种人体必需的氨基酸、有机酸、糖类、维生素、醇和酯等营养成分和风味成分，具有独特的色、香、味。醋不仅是调味佳品，而且长期食用还对健康有益。炮制辅料醋是不加任何矫味赋色剂的发酵醋。配制醋，是用化学方法合成的醋酸配制而成，不能作为辅料醋的来源。

2. 生产工艺　酿醋原料的主要成分有淀粉、蛋白质、脂肪、纤维素、糖分、鞣质、水分等。1949 年以后，食醋的生产技术有了很大的提高，现代酿醋工艺在保留传统工艺的基础上，又注入了新的技术成分，如醋酸菌的人工培养、固体回流淋法、生料制醋法、液态深层发酵法、液体回流浇淋法等。

3. 质量标准　目前已经建立了对醋中乳酸及糖类的薄层鉴别方法，以及总酸、乳酸等含量测定方法，发现市售醋的质量差异较大。通过对不同产地和品牌的米醋进行指纹图谱研究，并进行了聚类分析和主成分分析，发现市售米醋中黑醋的营养成分丰富，认为更宜于用作炮制辅料，但多批次的黑醋质量差异相差较大。目前炮制辅料用醋的标准化研究有待进一步完善。

4. 药理作用　醋对肠道致病菌具有一定的抑制作用，如伤寒杆菌、痢疾杆菌在白醋、瓶装发酵醋中仅能存活 1 h,在散醋中存活 6 h。醋还具有一定的降脂和促进胃液分泌的作用。此外,醋也能发挥其他保健功效,如促进肠蠕动以通便、延长餐后血糖达峰时间和降低峰值、减肥、改善脂肪肝等。

（二）酒

酒制法是中药炮制的常用方法之一。炮制辅料用酒分黄酒和白酒两类,但以黄酒居多,因此本部分以黄酒为重点进行介绍。

1. 白酒和黄酒的异同点　白酒较黄酒出现的时期要晚,而且两者在药性上也不同。蒸馏酒发明前称吃酒而不是喝酒,也就是将醪液同饮,后来发明了将其蒸馏为蒸馏酒以满足人们对高酒精度的需求。由于同源,因此其工艺也大多相同：① 都是以富含淀粉的粮食为原料,白酒以高粱为主,兼以大米、小等为原料,黄酒主要以大米为原料;② 都是用传统制曲工艺,充分利用自然界的微生物。不同之处在于白酒一般以大曲为糖化发酵剂,混合菌种,固体发酵,边糖化边发酵;黄酒则是以酒曲为糖化剂,酒母为发酵剂,分段液态发酵。它们后处理不同,导致白酒和黄酒的成分各异,各有特色,蒸馏与否是区别两者的关键。

2. 黄酒的分类　黄酒依据总糖含量分为 4 类：干黄酒、半干黄酒、半甜黄酒和甜黄酒。黄酒的醇度、pH、苯乙醇含量、总酸(以乳酸计)、氨基态氮、非糖固形物等均有要求,这些规定将酒精配制的黄酒、通过加酸味剂调节 pH 的调制黄酒排除在酿造黄酒行列之外。

(1) 干黄酒:“干”表示酒中含糖量少,糖分已发酵变为酒精,其含量最低(15.0 g/L)。该类酒属稀醪发酵,总加水量为原料米的 3 倍左右。发酵温度控制得较低,搅拌时间间隔较短。酵母生长较为旺盛,故发酵彻底,残糖很低。

(2) 半干黄酒:“半干”表示酒中的糖分还未完全发酵成酒精。在生产上,其加水量较低,相当于在配料时增加了糯米或糯米饭,故又称为“加饭酒”,其含糖量在 15.0~40.0 g/L。在发酵过程中技术要求较高;酒质厚浓,风味优良,可长久贮藏,是黄酒之上品。

(3) 半甜黄酒：其含糖分在 40.0~100.0 g/L。采用成品黄酒代水加入发酵醪中,使糖化发酵之始的酒精浓度较高,以抑制酵母菌的生长速度,酵母菌数量少则使发酵醪中的糖分不能转化成酒精,使成品酒中的糖分较高。此类酒具有酒香浓郁、酒度适中、味甘甜、口感醇厚的特点,是黄酒中的珍品,但糖分较高,不宜久存。

(4) 甜黄酒：它一般是采用淋饭法,当糖化至一定程度时,加入 40%~50%浓度的米白酒或糟烧酒,以抑制微生物的糖化发酵作用,酒中的糖含量大于 100.0 g/L。

3. 黄酒的营养成分

(1) 氨基酸：含有约 20 种氨基酸,包括一些人体所必需的氨基酸,其总量在 0.3%~0.5%,占黄酒总氮的 2/3。

(2) 有机酸：总酸是评价黄酒质量的主要技术指标之一,其种类和数量的差异决定着黄酒的品种和保质期。黄酒中主要含有醋酸、异丁酸、异戊酸、正戊酸、己酸、庚酸、辛酸、乳酸等。

(3) 糖类：糖类成分和种类较多,其中以葡萄糖为主,还有麦芽糖、乳糖、低聚糖、多糖等,这些成分对人体具有很好的营养价值。

(4) 维生素类：含有丰富的各种维生素,如维生素 C、维生素 B_2、维生素 B_{12}、维生素 A 等,均对人体健康有益。

(5) 其他营养物质：黄酒中含有约 18 种微量元素,包括钙、钾、钠、镁、磷和微量元素铜、锌、铁、锰、钴、锗、碘等。铁含量最高且以人体易于吸收的形态存在,钙和磷的含量亦很高,对缺钙的老年人有益。

4. 黄酒标准　目前黄酒尚无药用标准,饮片企业主要以黄酒的食品国家标准来控制质量,一般要求炮制辅料用酒的乙醇含量不低于 8%,含糖量不大于 40 g/L(以葡萄糖计)。现行食品国家标准是 GB/T 13662—2018(黄酒)。

所有类型黄酒的酒精度下限均调整为不低于8.0%。明确规定在特型黄酒生产过程中,允许添加符合国家规定的既可食用又可药用的物质及黄酒中添加焦糖色必须符合1886.64—2015要求,不得添加其他任何非自身发酵产生的物质。

(三)生姜汁

姜为姜科植物姜 *Zingiber officinale* Roscoe 的新鲜根茎,全国绝大部分地区均有栽培。姜汁制法始见于张仲景所著《金匮玉函经》:"生姜一斛出汁三合半。皆薄切之,乃捣绞取汁……无生者用干者,一两当二两。"东晋的葛洪所著《肘后备急方》及南北朝的陶弘景所著《本草经集注》先后提出了生姜汁解半夏毒的经验和姜汁制半夏,"中半夏毒:以生姜汁干姜并解之""半夏:有毒,用之必须生姜,此是取其所畏,以相制耳"。

生姜汁作为炮制辅料始见于南齐的《刘涓子鬼遗方》中记载的半夏炮制,"半夏:汤洗七遍,生姜浸一宿,熬过"。继后历代都有发展,姜制饮片品种达90种之多,姜制方法也层出不穷,如生姜浸、生姜自然汁拌蒸、姜汁炙(炒)、姜汁浸焙、姜汁煮、生姜汁淬、姜汁浸、姜汁煨等。

1. 化学成分 姜的化学成分主要有挥发油类、烷基类、长链不饱和脂肪酸酯苷类等成分,其中烷基酚类成分为姜属植物中所特有的成分。其他类成分主要有萜类、长链脂肪酸苷、酚类磺酸化合物,此外,尚有β-谷甾醇、棕榈酸、环丁二酸酐、胡萝卜苷等。

干姜和生姜的差异在于生姜中的6-姜辣素是主成分,6-姜酚属微量成分,而干姜在制备过程中6-姜辣素脱水产生了6-姜酚,并根据其干燥的方法、方式之不同而差异较大。但两者的化学成分在数量上是基本一致的,6-姜辣素为榨生姜汁、煮生姜汁、煮干姜的共有峰,6-姜酚为煮生姜汁、煮干姜汁的共有峰。

2. 药用标准探讨 目前部分省市炮制规范中收载了姜汁的标准,如《河南省中药饮片炮制规范》(2022年版),包括来源、制法、性状、鉴别、性味归经、炮制作用、贮藏等。

(四)麦麸

麦麸为禾本科植物小麦 *Triticum aestivum* L. 的种子,经磨取面粉后筛出的麦粒种皮,又称麸、麸子、小麦麸、麸皮、麦皮等。

麦麸在我国的应用有着悠久的历史。《本草拾遗》:"甘,寒,无毒"。《日华子本草》:"凉"。《医林纂要探源》:"咸,寒"。《得配本草》:"入手阳明经"。《本草纲目》中曰:"麸皮乃麦皮也,与浮(小麦)同性,而止汗之功次于浮麦,盖浮麦有肉也。润皮肤,养心肺,解热毒。"《本草拾遗》谓其"和面做饼,止泄痢,调中去热,健人。以醋拌蒸热,袋盛,烫腰脚伤折处,止痛散血"。麦麸富含纤维素和维生素,主要用途有食用、入药、酿酒等。

1. 麦麸的结构、组成及综合应用 小麦麸皮包括小麦籽粒结构中的果皮、种皮、珠心层和糊粉层,占整个小麦籽粒的14%~19%。现代制粉工艺中往往采用脱麦胚处理,能获得较纯净的小麦麸皮。但在实际的制粉工艺中,由于面包、饼干等食品加工工艺的需要及人们追求精细的饮食习惯,往往剥除得较多,而将提取胚和乳后的残留物统归为麸皮,这部分约占小麦籽粒的20%。小麦麸皮的组成成分由于小麦品种、品质、制粉工艺条件、面粉出粉率的不同而有所差异。

小麦麸皮中的营养成分极为丰富。麦麸中的主要营养素包括蛋白质12%~18%,脂肪3%~5%,淀粉10%~15%,总膳食纤维40%~60%。其蛋白质、维生素、矿物质等都较小麦胚乳集中。与面粉相比,麸皮中的蛋白质含量是面粉的1.6倍,且蛋白质各组成的分布较均匀,营养价值也高;矿物质含量约为面粉的20倍。

2. 食用麦麸的质量标准 包括来源,异物,添加剂等项目。主要内容如下。

质量指标：包括感官指标(屑状、色泽新鲜一致、无霉变、结块、异物)、理化指标(水分、蛋白质相、粗纤维、粗灰分、颗粒度、异物)。

卫生指标：用小麦麸应符合 GB2715 2016 规定。

夹杂物：不得掺入小麦麸以外的物质。

添加剂：食用小麦麸不允许添加抗氧化剂、防腐剂等，其添加剂应符合国家相关规定。

保质期：食用小麦麸 5~9 月份 60 天；10 月至次年 4 月份 90 天。

3. *麦麸作为中药炮制辅料的研究*　古代文献调研及炮制规范收录情况：麸制法历史悠久，南北朝刘宋时期雷敩的《雷公炮炙论》中记载了枳壳麸炒的方法："以麸炒过，待麸焦黑，遂出"，其后历代本草皆有记载。至明代陈嘉谟所著的《本草蒙筌》进一步总结了中药麸制理论："麸制抑酷性，勿伤上膈"，并一直沿用至今。常用麸制的药物有枳壳、枳实、僵蚕、苍术、白术、山药等。麸制在各省市炮制规范中均有收载，《中国药典》《全国中药炮制规范》(1988 年版)及各省市麸制法品种有六七十种之多。炮制辅料用麦麸无国家标准，但目前部分省市炮制规范有收载。

以麦麸作为炮制辅料的炮制方法包括麸炒法及麸煨法等。麦麸味甘、淡，性平，具有和中健胃益脾的作用，与药物共制能缓和药物的燥性，增强疗效，矫味矫臭，增加药物色泽。煨制法中，由于麦麸能大量吸附某些药物所含的毒性油脂类物质，从而产生显著的去毒、减毒作用，如煨制肉豆蔻等。麸炒法中麦麸的用量为投料量的 10%~15%，而麦麸煨法中麦麸量为药物重量的 30%~40%，甚至更多。

4. *麦麸的质量标准研究*　麦麸作为炮制辅料，目前尚无国家标准，但部分省市炮制规范有所收载，如河南省中药饮片炮制规范(2022 年版)从来源、制法、性状、检查、性味、炮制作用、贮藏等方面进行了规定，但标准仍不够完善。

有学者收集不同产地麦麸样品，对其性状、薄层色谱、水分、总灰分、重金属、有害元素、总黄酮含量进行研究，建立的中药炮制辅料麦麸的质量标准为：性状为淡黄色至棕黄色的碎屑，有麦麸香味，握之松软，味淡。以丙氨酸、亮氨酸为对照品，供试品色谱中，在与对照品色谱相应的位置上，显相同颜色的斑点。麦麸水分含量不得超过 13.7%，总灰分不得超过 5.6%，铅含量不得超过 5 mg/kg，砷含量不得超过 2 mg/kg，总黄酮含量不少于 0.7%。此外，也有学者从性状、水分、总灰分、酸不溶性灰分、浸出物、阿魏酸含量等方面对蜜麦麸标准进行了研究。

(五) 羊脂油

羊脂油，来源于牛科动物绵羊 *Ovis aries* 或山羊 *Capra hircus* 的脂肪油，本品味甘、性温，具有补虚、润燥、祛风、解毒的功效，主要治疗虚劳羸瘦、久痢、口干便秘、肌肤皲裂等症。羊脂油不仅可以作为药用，还是常用炮制辅料之一，用于中药炮制的油炙法。除民间食用外，在数千年的中医药临床实践中常作为中药炮制辅料应用，其药用首载于先秦时期的《五十二病方》，"用羊脂油炙乌头，治疗皮肤病"。南北朝时期的《雷公炮炙论》："以好羊脂拌天灵盖末，涂于鹿茸上"。此外，《中药炮制学辞典》也有记载："羊脂油炙淫羊藿能增强温肾助阳作用，用于阳痿、不孕。羊脂油炙石韦，能增强药物润肺定喘、化痰止咳助阳(满族)。羊脂炙鹿茸，易于酥脆"。由此可见，羊脂油作为炮制辅料应用历史悠久，尤其作为淫羊藿的炮制辅料沿用至今，扩大了淫羊藿的用药范围，满足了特殊用药需求，具有较高的应用价值。

1. *羊脂油的化学成分研究*　羊脂油是山羊或绵羊的脂肪油，主要以甘油酯为主，由于甘油酯属于高级饱和脂肪酸且含量较高，所以质地比较坚硬。采用 GS－MS 技术对甲酯化后的羊脂油脂肪酸类成分进行了分析，并用面积归一化法测定了各成分的相对含量。结果显示羊脂油含有脂肪酸 16 种，其中不饱和脂肪酸 9 种：油酸、反式 9－十八碳烯酸、*Z*－11－十八碳烯酸甲酯、棕榈油酸、7,10－十八碳二烯酸、亚油酸、2－己基环丙烷酸、10－十九烯酸、*Z*－11－十四碳烯酸甲酯。饱和脂肪酸 7 种：棕榈酸、硬脂酸、肉豆蔻酸、十七烷酸、十五烷酸、14－甲基棕榈酸、15－甲基棕榈酸。

有学者收集了全国代表性的羊脂油8个产地共18批次样品，发现其6种脂肪酸肉豆蔻酸、棕榈酸、十七碳酸、硬脂酸、油酸、亚油酸在不同产地羊脂油中的质量分数相差较大，体现了不同产地羊脂油所含脂肪酸含量的差异。

2. 油炙工艺研究　辅料的炼制工艺会影响其质量，进而影响炮制品的临床疗效。在《历代中药炮制辑要》中对羊脂油的炼制只用“熬”字描述。《江苏省中药饮片炮制规范》简要介绍了羊脂油的制法：将新鲜购买的山羊或是绵羊的板油洗漂干净后切成2 cm左右的小块，置锅中加水炼制，待油出尽且油渣呈现老黄色，去油渣，即得。

由于羊脂油的炼制工艺全国不统一，而《中国药典》及大部分省市炮制规范也均未作出较为详细的规定，导致各省用于炼制羊脂油的油源不尽相同，熬制羊脂油的温度和时间也没有明确、统一的规定。这些均对饮片的质量有着直接的影响。

3. 羊脂油的质量标准研究　羊脂油不仅是常用炮制辅料，也是人们经常食用的动物油脂。目前尚无制定统一的药用质量标准，仅在食品标准（食用动物油脂GB 10146－2015）中对羊脂油的外观形状等制定了一些理化指标限度要求：羊脂油为黄白色或淡黄色，富滑腻感，气特异，有特殊的羊膻臭气，在40℃时融熔为澄明液体。另外，还包括水分及挥发物、皂化值、羟值、酸价、过氧化值及丙二醛检验等指标，并规定羊脂油中酸值即KOH的含量不超过2.5 mg/g，羊脂油的过氧化值应不超过0.20 g/100 g，丙二醛在羊脂油中的含量不得超过0.25 mg/100 g。

研究分析了羊脂油现行相关标准及质量控制方法，从外观性状、理化指标、限量检查或含量分析、重金属和农药残留量、卫生学检查等方面进行了阐述。这对制定羊脂油的药用质量标准具有积极意义，但是其中有些质量分析方法的专属性不强，没有针对羊脂油的特性，有些质量判定指标较模糊，有些分析指标不全面等，这都需要进一步完善其药用质量标准。

为了规范羊脂油的使用、保证中药饮片质量，进而保障人们临床用药安全，制定羊脂油的药用标准迫在眉睫。

（六）大米

大米为禾本科植物稻 *Oryza sativa* L. 的种仁，其味甘，性平，功效主要有补中益气、健脾和胃、除烦止渴、止泻痢等。大米在食品安全国家标准GB/T 1354—2018中，按品质可分为大米和优质大米，按原料稻谷类型，大米可分为粳米、籼米、粳糯米、籼糯米。大米既是人们日常生活中重要的主食原料，也是中药炮制中传统的重要辅料。目前中药饮片厂主要采用粳米或籼米。用粳型非糯性稻谷制成的大米称作粳米，米粒多呈椭圆形，产地主要集中在中国东北、华北和苏南等地。用籼型非糯性稻谷制成的大米称作籼米，米粒一般呈细长形或长椭圆形，产地主要集中在中国两广、两湖、江西和四川等地。大米作为固体辅料常用于米炒法中，中药饮片生产所用的炮制辅料米多随机采购当地市售大米，采购的大米仅依据国家食品标准，大多未根据炮制的需要进行更多的质量检测。历版《中国药典》未明确规定炮制辅料米的原料类型，辅料米更无明确的质量标准，各省、自治区、直辖市炮制规范中，有些引用食品标准对碎米率、水分、色泽、平均长度等进行了相关规定，《河南省中药饮片炮制规范》（2022年版）规定了来源、制法、性状、检查、性味归经、类别、炮制作用和贮藏。

1. 大米的理化性质　大米主要成分有淀粉、蛋白质、脂肪、微量元素、糖类等，还有少量的挥发性成分。

大米的水分与大米硬性呈负相关，大米水分越高，硬性越低，在与中药饮片炮制过程中容易破碎，对中药饮片的外观可能产生一定影响。淀粉是决定大米品质的主要因素，直链淀粉含量越高，大米硬性与膨胀率越高。大米作为中药炮制辅料，在与中药饮片炮制过程中不易破碎，受热膨胀，增加受热面积，可以更好地起到传热介质、吸附的作用。蛋白质是大米的主要成分之一，与大米黏度呈负相关，蛋白质含量越高,大米加热过程中不易糊化,较松散,大米作为中药炮制辅料,在炒制过程中不易粘连,便于炮制。

2. 大米的质量标准研究　通过对辅料大米的理化性质及含量测定指标进行考察,得到粳米与籼米在红绿色值 a* 、粒型参数纵横比、粒型参数圆形度、千粒重、碎米率、直链淀粉含量、蛋白质含量 7 个方面有统计学差异。通过判别函数进一步分析及综合考虑,最终确定红绿色值 a* 、圆形度、千粒重、直链淀粉含量、蛋白质含量 5 个因素为辅料大米质量评价指标。通过这 5 个指标来确定辅料米的质量标准,具有可操作性,为中药炮制辅料的质量控制研究提供新思路。最终研究建议粳米红绿色值 a* 应不低于 0.5,圆形度不低于 53.0,千粒重不低于 16.0 g,直链淀粉质量分数不低于 12.0%,蛋白质质量分数不低于 4.0%。籼米红绿色值 a* 应不低于-1.0,圆形度不低于 41.0,千粒重不低于 13.0 g,直链淀粉质量分数不低于 9.0%,蛋白质质量分数不低于 3.5%。

第三节　中药产地加工与炮制一体化创新研究

中药材是药用植物、动物及矿物等经过产地加工而成的中药原料,中药材经过炮制成中药饮片后用于中医临床调配处方或中成药生产。中药材产地加工和中药炮制是中药饮片生产的两个重要环节。中药材的产地加工品只是原药材不同的存在形式,并不具备药品的基本属性,不可以直接作为药品用于中医临床,只有经过必要的炮制制备成饮片后才能进入药品使用环节。

由于中药商品的出现,历史上导致中药材产地加工和炮制产生了行业分化,中药材产地加工和中药炮制在政策、法规、管理、行业划分等多方面有较大的差异。由于中药材主要作为农副产品销售,其产地加工管理多处于无序状态,导致质量难以保证。将中药产地加工与炮制一体化(简称为一体化)生产,可进行规范管理,降低生产成本,保证饮片质量。

随着中药材产地趁鲜切制技术的不断完善和发展,趁鲜切制品种不断增多,中药材产地加工和饮片炮制一体化创新研究已成为 21 世纪的研究热点之一。一体化是将中药材产地加工环节和中药炮制有机结合,以剔除或减少从新鲜药材到饮片之间的冗余环节,优化生产工艺,提高饮片质量,加强中药饮片生产过程质量控制,建立一体化生产关键技术体系,是符合中药发展趋势的中药饮片生产模式。

目前,一体化的形式主要分为 3 种:一是将新鲜的药材净制后,趁鲜切制再干燥后包装;二是将切制环节与加工环节相融合,即先采用传统的产地加工方式(如蒸、煮、发汗等)处理药材,待药材干燥至一定程度再进行切制,干燥后包装;三是将产地加工与加辅料炮制相结合加工后,再进行干燥后包装。一体化的内涵在于将产地加工和部分炮制工序进行科学合理的有机融合,构建饮片产地加工与炮制生产一体化体系,并能通过与传统方法生产饮片的等效性评价,为适宜产地加工成饮片的中药生产加工的有效监管提供科学依据和技术支撑。

一、中药产地加工与炮制一体化的历史和现行政策

(一) 中药产地加工与炮制一体化发展历史

我国中药用药历史悠久,中药材产地加工与炮制在不同的历史阶段演变过程也不同,纵观其演变历史,可知中药材产地加工与炮制呈现"由合到分"的趋势,而且产地加工与炮制在不同阶段发展状态也不平衡。

早期人类社会,人们在同自然界斗争和觅食过程中发现了药物。早在商代时期的甲骨文中有"疛,用鱼""有疟,秉枣"及用"艾"等记载,证明了药食同源,这一时期属于中药发展的萌芽时期,药物经采集后直接趁鲜使用,尚无中药材加工方法的出现。在先秦至两汉时期,用药以鲜药、食物、易采得的药物为主,中药材仅有产地加工而无专门炮制技术。魏晋南北朝时期,随着中药炮制技术的发展,用药种类增多,生熟分开使用,趁鲜加工与炮制一体化逐渐出现。最早有记载的是南北朝《雷公炮炙论》,记载了 61 种趁

鲜加工的草木类药材，如黄精、菖蒲等，只有35种草木类药材加工炮制完全分开，可见趁鲜加工是当时炮制的主流。隋唐至五代时期，随着中药用药种类、品种不断增多，一药多效增多，产地加工更多关注干制药材。炮制技术趋于多样化，趁鲜加工与炮制一体化仍有重要地位，其中唐代的《新修本草》就记载了很多中药趁鲜加工与炮制的处理方式，如大黄“作时烧石使热，横寸截著石上煿之”。宋元时期，加工炮制理论逐渐成熟，中药材的加工中趁鲜加工逐渐增多，国家开办官药局，熟药官卖，大力提倡制备成药，炮制技术也日益复杂化。中药行业也逐渐呈现规模化、商品化形式，出现了“前店后坊”的商业模式。中药一地产全国销，一季产全年销，中药经过产地加工后方便储运至全国各地，再由专业炮制人员根据临床需求炮制为饮片。明清时期，前期加工炮制并存，后期有炮制而无加工。中药材产地加工到明清后期得不到行业重视，后又从医药行业中分离出去，造成中药材产地加工与炮制差距越来越大。中药“前店后坊”的形式逐渐消失，药材供用分开，出现了销售当地特色中药的药行，后来形成著名的“十三帮”，以祁州、禹州、亳州等地为集散地经营药材，并设有切药棚。近代以来，产地加工和炮制成为独立、完整的两个阶段，产地加工处于农业和中药行业的交叉地带，相关法规和研究都较少，炮制成为中药饮片加工的重要阶段。可见产地加工和炮制都经历了起源、发展、成熟的过程，从经验发展到理论再完善，二者的分化是行业分工的结果，也将随着社会的需要，协同发展。中药产地加工和炮制一体化是必然发展趋势，符合中医药行业发展规律。

（二）中药产地加工与炮制一体化的背景和现行法规政策

1. *中药产地加工与炮制一体化的背景*　各地药商采购原药材后，就地切制加工，净货打包运输，这种情况一直延续到中华人民共和国成立前后。1956年，国家实行公私合营制度之前，各大中药店自行加工原药，自制自售。到20世纪80年代，药店仍然有代客加工的服务。1985年国家开始执行《中华人民共和国药品管理法》，饮片作为药品，按照药品管理，逐步规范化，结束了药店自制饮片、药剂的历史。但受到传统中药买卖观念的影响，该政策一直没被严格执行。在全国各地的药材经营市场，大多药商购买中药材后，委托销售市场专门的代加工饮片的人员和场所加工成饮片，再打包销售，成本较为低廉。这对专业的中药饮片生产公司造成冲击。国家食品药品监督管理局、公安部、国务院纠正行业不正之风办公室、国家工商行政管理总局于2003年7月联合下发紧急通知，要求各地全面清理整顿中药材销售市场。医疗机构从中药材市场购入中药饮片的，将一律按从无《药品经营许可证》处采购药品进行查处。中药饮片和中药材销售才彻底分开。

为加强中药饮片生产质量管理，在《关于推进中药饮片等类别药品监督实施GMP工作的通知》中规定，中药饮片生产企业自2008年1月1日起施行强制GMP认证，后又实施饮片批准文号管理，对饮片生产管理和质量控制进行全过程监管，而中药材划归为农副产品类，可在各地药材市场销售。自此，中药材产地加工与中药饮片炮制由于产品的性质不同而截然分开。

2. *中药产地加工与炮制一体化的现行政策和法规*　目前，《中国药典》（2020年版）规定有58个品种可以产地趁鲜加工，其中根及根茎类30种，全草类2种，藤茎类20种，果实种子类5种，菌核类1种。具体品种见表7-1。

表7-1　《中国药典》（2020年版）收录可产地趁鲜加工品种

药用部位	片	段	块	瓣
根及根茎类	三颗针、干姜、土茯苓、山药、山柰、片姜黄、乌药、白蔹、地榆、两面针、附子、苦参、虎杖、狗脊、狼毒、浙贝母、粉萆薢、粉葛、菝葜、黄山药、绵萆薢、商陆、葛根	大黄、木香、天花粉、防己、两面针、虎杖、高良姜	何首乌、粉葛、商陆、葛根	大黄、木香、天花粉、白蔹

续　表

药用部位	片	段	块	瓣
全草类		益母草、颠茄草		
藤茎类	丁公藤、川木通、功劳木、皂角刺、鸡血藤、桂枝、桑枝、紫苏梗、滇鸡血藤	丁公藤、小通草、广东紫珠、青风藤、首乌藤、钩藤、桃枝、铁皮石斛、桑寄生、黄藤、野木瓜、槲寄生		
果实种子类	山楂、佛手、香橼			化橘红、木瓜
菌核类	茯苓		茯苓	

省级规范中，2020 年 1 月 1 日起实行的《安徽省中药饮片炮制规范》(2019 年版)中收载了白芍、白术、何首乌、知母 4 种产地加工炮制一体化品种，将一体化纳入省级法定标准，如白芍饮片炮制方法为“趁鲜置沸水中煮后除去外皮或去皮后再煮，干燥至适宜程度，切片，干燥”。这是中药产地加工和炮制一体化纳入法定标准的良好开端。2019 年 8 月甘肃省药品监督管理局发布了当归、党参、甘草、红芪、黄芪 5 个产地片加工技术规范和质量标准，内容包括产地片的传统加工方法、工艺流程、产地加工基地、规格与等级等，其中对加工场地、加工器械、卫生学管理、操作管理、文件管理提出了明确要求。

二、中药产地加工与炮制一体化研究的可行性

(一) 中药产地加工与炮制一体化符合中药产业发展趋势

为确保中药材产量和质量，我国正在推行符合 GAP 标准的中药材规范化生产基地建设。GAP 里面规定了产地加工的步骤及对加工设备和加工场地的要求，势必会让遵守 GAP 标准的种植基地建设自己规范化的加工车间，促使我国中医药这一传统行业向标准化和中药向国际主流医药市场迈出关键一步，为中药材资源“产地效应”的进一步发挥和优势转化打下良好的基础。而中药行业推行的饮片生产规范化必然要求建立 GMP 规范化的饮片厂。这样就促使饮片厂和药品生产企业为了降低成本，保证药材来源和质量，便和当地的药材种植基地结合起来，为完成产地加工和中药炮制两个环节打下基础。一体化不仅保证了商品饮片质量的优质稳定，对保留中药的有效成分具有积极意义，也最大限度地避免了人为因素对中药临床疗效的影响，使中药临床疗效得以保证。有了优质稳定的饮片，也同时为中药制剂的高质量、高疗效提供了坚实的保障。

(二) 中药产地加工与炮制一体化可从源头控制中药饮片质量

做到中药饮片就地加工生产，结合中药材产地 GAP 种植基地建设和认证的具体实际，以优质的传统道地药材为原料，有效地把握中药材的最佳采收时节或采收期，适时加工生产中药饮片，使中药材的最佳采收期和饮片加工紧密结合起来，实行一体化，从中药种植生产抓起，才能有效地阻止劣质中药饮片进入市场。

一体化要与中药规范化种植基地相结合，要在道地药材的产地建设中药材加工基地，实施集中加工。一方面保证药材来源，一方面降低生产成本，同时减轻农民负担，提高种植积极性，稳定中药材来源。

且中药材属于农副产品，而饮片属于药品，二者的行业属性有根本的区别，管理、法规也有很大区别，中药的产地加工处于行业交叉地带，监管薄弱，中药饮片企业没能力完全确保原料中药材的质量，这就造成目前中药饮片事故屡禁不止的局面。一体化的实施从形式上将产地加工到炮制建立标准，使从中药的产地加工起便受到法规的监管，从而解决这一问题。

（三）中药产地加工与炮制一体化技术的完善与发展可保证中药饮片质量

中药材中的全草类、根茎类药材在产地加工时，通常需要把原药材干燥，在炮制时，全草类药材重新打湿、润透、切段、干燥；根茎类药材，需要闷润，透心后切薄片或厚片，干燥。加工炮制过程中再经过水处理，势必会损失中药材有效成分的含量，一体化以后就可以避免这一环节的损耗。一体化以后还会减少中间的储藏环节，避免了因为贮藏造成的中药材的质量下降和损耗。

加工炮制过程中再经过水处理，势必会损失中药材有效成分的含量。一体化以后就可以避免这一环节的损耗。如白芍的产地初加工方法主要采用水煮至透心后晒干，炮制时需要用水润湿，其中芍药苷等有效成分易溶于水，在多次且长时间的水处理过程中易造成有效成分的流失，且产地加工时药农普遍采用硫黄熏蒸，硫黄熏蒸后芍药苷与二氧化硫结合成芍药苷亚硫酸酯，使芍药苷含量大幅降低，从而达不到《中国药典》规定的标准。徐建中等在对传统方法和一体化方法进行对比研究时发现，一体化方法较其他方法更优，整体上更能保持有效成分不致流失，尤其是芍药苷含量较高。

（四）中药产地加工与炮制一体化可降低成本提高收益

我国中药材产地大多分布在经济欠发达地区和偏远山区，长期以来，由于种种原因，中药材产地药农仅出售经简单加工的中药材或原料型中药材，销售价格很低，药农种植生产中药材没有得到很多优惠，经济效益不高。如果能在中药材产地实施中药产地加工与炮制一体化，将会鼓励企业在中药材产地投资建立药材 GMP 加工厂，做到就地采收、就地加工消化中药材。鲜药材直接加工成中药饮片，省工省时，可省去非产地对药材的复加工或前期加工挑选的生产过程，减少中间的储藏环节，避免了贮藏造成的中药材质量下降和损耗。同时还减少了中间的加工环节，不需要重复建设仓库，将会省去原来必要的厂房、设备等方面的投入，减少人力资源和能源的消耗。中药材生产企业将降低中药材加工成本，减少能源消耗，增加企业效益。

另外，中药材为根、茎、叶、花、果实、种子类等植物部位，中药材就地采收时处于鲜药材状态，加工出来的中药饮片档次高，易加工，操作性强，光泽美观，能获得很高的销售价格和经济收益。

再者，中药材很多品种为药食兼用或药食多用的农副土特产品，每种中药材仅使用整株植物的某部分，其他部位不能用药，造成植物资源的巨大浪费。然而，中药材原植物的非药用部分还可以用于不同的用途。在产地就地加工，除了生产中药饮片之外，其副产品还可以用于制药、食品、饲料、日用消费品、造纸等工业原料和土特产品等。宜药则药，且食则食，一物多用，物尽其用，合理取材，科学使用，提高中药材资源的综合加工利用效率，最大限度地节省中药材投资。

一体化实施，使从产地到投资者都能够获取更大的利益，适合对中药材产地产业结构的有效调整，以加工的龙头作用带动中药材生产种植业的发展，推动整个中药饮片加工生产向健康快速的方向发展；有利于明确药材的产地来源，并对药材大小、质地等外观特征进行分档定价，促进中药材生产环节和中药饮片市场销售环节的快速接轨；有利于中药材原产地及加工生产企业的做大做强，提升中药材产地的经济总量，调整农村产业结构，增加药农收入。

（五）中药材产地集中加工生产可打造优势品牌

长期以来，中药行业遗留下来的中药饮片同名异物、同物异名、一物多名、多名一物、地方名、同药多产地、习惯用药品种、地方习用药名等问题看似非常简单，但至今仍然未得到很好的解决。同一种中药饮片加工因人、因地、因时而异的不规范现象相当严重，一些加工技术人员把自己所掌握祖传和自创的独特炮制方法视为看家绝活秘而不传，不少地方还将之视为传统遗产加以颂扬和保护，同药多种加工方法得以大行其道，中药饮片质量的稳定性无法得到根本保障，对疾病的防治效果则大打折扣。通过部分大宗药材产地集中加工生产，鼓励中药饮片加工生产企业在大宗药材产地建立中药饮片 GMP 加工生产基地，可以彻底改变目前中药材产地加工生产各行其道的混乱局面，在全国范围或较大区域内，中药材产地加工生产必须按照 GMP 要求的统一加工工艺和质量标准，使中药饮片质量得到根本保障。

中药产地加工与炮制一体化，使产销各种优质资源与饮片加工企业本身的优势进行科学合理的整合，推动中药饮片加工行业形成集中、大批量、规模化生产经营模式，适合现代社会经济发展，最大限度地优化中药饮片加工资源，正确引导中药饮片加工生产及市场逐步向全国一体化市场和大企业、大规模、大物流、大营销、国际化、标准化、集约化方向发展，根本改变中药饮片加工行业当前所处的自然经济式落后的小农经营状况。在此基础上，推动中药饮片加工生产强势企业和优势品种的快速成长。现今在中药市场出现的优质中药材饮片如天麻、黄芪、山药、茯苓、三七等均出自产地，得益于产地就地加工。这对于加快中药饮片生产经营及市场的一体化进程，使中药饮片生产企业达到 GMP 要求的目的落到实处，并使中药加工优势资源不断优化，最终形成中药饮片产品的优势大品牌和在全国范围内有影响的大企业，为中医药及市场用药提供高质量的优质中药饮片，推动我国中医行业进入国际市场，为人类健康事业做出更大贡献。

尽管如此，中药材饮片加工生产及销售也只有在统一的质量标准约束下，遵循国内外医药生产经营领域中的相关法律法规，才有可能建成全国的、统一的、一体化的中药饮片市场，促进中医药产品最大限度地进入国际主流医药市场，这也是中药饮片加工企业必须通过 GMP 验收的最终目标。饮片作为一种制成品，在企业通过 GMP 验收的基础上，也应该注重其品牌的打造，通过品牌效应扩大影响，并进一步加强研究提高饮片质量，促进优质商品药材基地的建立，培育绿色中药，造福全人类。

三、中药产地加工与炮制一体化的研究现状

中药炮制工艺研究是实现中药饮片炮制规范化和标准化过程的重要环节，产地加工与炮制一体化是目前中药炮制的发展趋势，本着"继承不泥古，发展不离宗"的宗旨，有学者对一体化工艺进行研究探讨。

（一）中药产地加工与炮制一体化生产设备开发

炮制工艺的传承与创新被列为国家战略，但我国中药炮制设备落后，整体技术水平较低，劳动强度大，同时智能化和自动化水平低，炮制设备似乎限制了中药炮制行业的传承和创新，传统炮制设备急需利用现代科学技术进行自动化、智能化的升级改造。

20 世纪 70 年代中国药材公司分别在周口、上海、天津、长春设立四家中药饮片机械厂，标志着中药生产走向工业化，推动了中药炮制设备的专业化、规模化进程。截至 2008 年底，全国专业生产炮制设备企业约 15 家，约有 60 余种类型炮制设备，其中用于药材性状加工的设备占 1/3，用于药材形态加工的设备约占 2/3。21 世纪以来，中药饮片市场不断扩大，面对日益增长的中药饮片需求量，既要满足生产效率的提升，又要保证中药饮片的质量，中药炮制生产对炮制设备的推陈出新提出更高要求，现代化实用技术也越来越多应用于中药炮制设备的更新改造。2010~2021 年在中国的中药炮制设备专利申请（发明专利、实用新型）中，蒸煮炖法设备的申请量最多，共计 4 148 件，其次是切制，申请量为 2 347 件，涉及炙法的有 719 件，炙法申请量较少可能是因为炮炙过程涉及较多关键因素，需精准控制温度、时间、火候等因素，且炮制为我国特有技术，难以借鉴其他国家，因此申请量偏低。

（二）中药产地加工与炮制一体化工艺、成分和药效研究

1. 中药产地加工与炮制一体化工艺研究　《中国药典》（2020 年版）对何首乌药材加工和饮片加工的描述分别为"秋、冬二季叶枯萎时采挖，削去两端，洗净，个大的切成块，干燥""除去杂质，洗净，稍浸，润透，切厚片或块，干燥"。这样的工艺使得药用植物到饮片需要经过两次水处理和干燥过程，还容易造成水溶性成分的流失，而一体化工艺可以缩短加工时间，减少加工环节，避免有效成分的过度流失。有学者采用正交试验和方差分析法对何首乌进行一体化加工研究，考察了切片厚度、烘干温度、烘干时间对何首乌饮片质量的影响，以何首乌中指标性成分二苯乙烯苷、结合蒽醌质量分数为考察指标，通过

综合评分法对一体化工艺进行优选，发现切片厚度越厚，化学成分含量越高，可能是因为厚片比表面积大，活性成分保留较好；同样的片型，晒干样品的二苯乙烯苷和结合蒽醌含量明显高于烘干样品，烘干样品中二苯乙烯苷在烘干温度60℃时含量高于40℃和50℃，结合蒽醌在烘干温度50℃时含量高于40℃和60℃。综合二苯乙烯苷和结合蒽醌含量，且考虑到晒干受天气因素影响较大，不利于工业化生产，得出何首乌最佳工艺结果为：新鲜何首乌切6 mm厚片，置干燥箱内50℃干燥16 h。

2. 传统饮片与一体化饮片成分对比研究　对传统工艺与一体化工艺加工的黄柏成分进行对比研究，发现一体化加工生黄柏与传统加工生黄柏相比，一体化加工生黄柏中绿原酸、盐酸黄柏碱、木兰花碱、盐酸小檗碱、柠檬苦素和黄柏酮含量均高于传统加工生黄柏，且各种成分含量总和高于传统加工生黄柏。一体化加工盐黄柏与传统加工盐黄柏相比，一体化加工盐黄柏中盐酸黄柏碱、绿原酸、盐酸药根碱、盐酸小檗碱、木兰花碱、盐酸巴马汀、柠檬苦素和黄柏酮含量均高于传统加工盐黄柏，且各种成分含量总和高于传统加工盐黄柏。因此，一体化黄柏饮片的质量较好，优于传统方法加工的黄柏饮片。

3. 传统饮片与一体化饮片药效学对比研究　为比较传统工艺饮片与一体化工艺饮片的药效学差异，李帅峰等以小肠推进率、首次排便时间及粪便含水量为指标，比较两种工艺所得饮片润肠通便的作用，以小鼠耳郭肿胀度及炎症因子为指标，比较2种工艺饮片的抗炎作用。对小鼠排便情况影响结果表明，一体化工艺与传统工艺饮片的高、中、低剂量均能增加便秘小鼠的小肠推进率，与模型组比较有显著性差异（$P<0.05$，$P<0.01$），均呈现一定的剂量依赖性，且一体化工艺的饮片对小肠推进率的作用有大于传统饮片的趋势。2种工艺所得饮片均能够有效地缩短失水燥结型便秘小鼠的首次黑便时间及显著提高粪便含水量，其中一体化工艺高、中、低剂量组有优于传统工艺组效果的趋势，并无显著性差异。采用硝酸甘油复制偏头痛大鼠模型，通过记录大鼠甩头次数、挠头次数和测定血清中NO水平、一氧化氮合酶（nitric oxide synthase，NOS）活性4个指标来比较传统工艺与一体化工艺川芎饮片治疗大鼠偏头痛的效果。与模型组比较，结果显示，2种工艺川芎饮片均能显著减少大鼠甩头和挠头次数（$P<0.01$、0.001），降低NOS活性（$P<0.01$），一体化饮片能显著降低血清NO水平（$P<0.01$），2种工艺饮片药效学作用相似，治疗偏头痛的效果相当。

四、小结与展望

一体化的研究，应该在中医药理论的指导下进行，研究的新工艺、新方法应该通过化学、药理甚至临床试验的验证和考察，不能单纯考虑节省时间、能源和操作方便，要以提高药材和饮片质量为主要目的，并重视一体化的研究与管理。一体化的生产应该和中药规范化种植基地相结合，要在道地药材的产地建设饮片生产企业，一方面保证药材来源，另一方面降低生产成本。道地药材的产地加工炮制方法研究要特别慎重，要兼顾道地药材商品规格、商品等级，生产的饮片要符合道地药材的特点和要求。进行产地加工炮制生产，有利于中药标准化、现代化。精品上市，可统一包装，贴上标签，商标。包装外应有名称、规格、等级、重量、产地、有效期或采收期、厂名等，树立中药材、中药饮片的新形象，便于运输、鉴别、标准化管理。

在一体化的研究过程中，建议有的放矢地展开药材质量与产地加工的关系研究，明确影响中药材产量、质量（包括商品质量和药效质量，商品质量包括药材的性状、生长发育情况等，药效质量指有效成分的组成及含量）的作用和规律，揭示产地加工影响药材质量的作用机制，进而提出理论与对策。进一步利用正确、有效的理论指导中药材产地加工研究，定量地揭示中药材质量与采收、加工的关系。

（一）中药产地加工与炮制一体化系统研究

从常用的大品种做起，从常用的、法定的炮制品种做起，从传统的、多数采用的炮制方法做起。以化学为基础，在传统炮制和中医临床应用的指导下，开展一体化饮片和传统加工饮片的等量性与等效性研究，结合药效学、安全性、药物分析等，进行多成分、多指标、多模型的综合评价。系统开展已经实施一体化的中药品种加工工艺与质量标准研究，确立其可行的生产工艺与现代中药质量标准评价系统。如国家中医药管理局2015年度中医药行业科研专项"30种中药饮片产地加工与炮制生产一体化关键技术规范研究"，根据其入药部位、质地、一体化生产目的、加工饮片规格、有效成分性质等特点开展研究。

1. 中药产地加工与炮制一体化技术规范研究　对所选品种中药饮片产地加工和炮制生产过程的关键技术环节进行全面系统研究，采用现代饮片生产技术与设备，优化整合生产工艺，引入趁鲜切制、减压蒸煮、微波干燥等现代加工生产技术。对净制（去皮、抽心等）→特殊加工（蒸、煮、发汗等）→切制（片、丝、段、块等）→干燥（烘干、微波干燥等）进行全生产过程优化研究，明确技术参数及应用范围，形成各类中药饮片生产一体化技术规范及标准操作规程。根据各类中药的特点，分别拟定的一体化技术如下。

（1）根与根茎类

1）根与根茎类（体积粗大、质地坚硬）：根据此类中药体积粗大、质地坚硬，不易干燥，不易软化的特点，产地加工时需经长时间晾晒干燥，或先行切制成大块再干燥，转至炮制工序，又须经长时间的润制过程来软化以便于后期的切制，导致成分在反复的干燥软化过程中流失，影响饮片的质量。拟定将产地加工和炮制进行整合，流程为洗净+切片干燥。重点研究其一体化生产切制规格、干燥方式及时间等工艺技术规范。

2）根与根茎类（含黏液汁、淀粉或糖分较多）：根据此类中药由于黏液汁、淀粉或糖分较多，导致其不易干燥，且容易腐烂变质，故其在产地加工过程中多包含蒸、煮、燀步骤，使黏液汁、淀粉变性，从而使药材便于干燥，便于储存，但经蒸煮后的药材质地变得致密坚硬，炮制过程反而需要长时间的润制软化，甚至需重新蒸制，导致成分流失的同时，还浪费大量的能源。拟定将产地加工和炮制进行融合，将前后的产地加工和炮制工序中相同的工序进行整合，流程为洗净+蒸、煮、燀、发汗→切片+干燥。重点研究其一体化生产蒸、煮、燀、发汗、切制规格、干燥方式及时间等工艺技术规范。

（2）皮类：此类中药炮制工艺需切丝，但产地加工时为了显示产品等级和规格，多加工成整块树皮。同时本类中药的有效成分多易随水流失，故在炮制的软化过程中如操作稍有不当，即会导致内在质量大幅度下降。拟定将产地加工和炮制进行整合，流程为去粗皮→洗净→发汗→切丝干燥。重点研究其一体化生产去皮、切制规格、干燥方式及时间等工艺技术规范。

（3）果实种子类：根据此类中药或汁液丰富，或有效成分易酶解的特点，故产地加工步骤多较复杂，需长时间晾晒或涉及蒸煮，而炮制过程多较简单，在炮制和产地加工过程反而容易混入杂质，通过将产地加工和炮制进行整合，流程为洗净→蒸、煮→切片+干燥，以便于保存成分、便于运输、便于控制质量。

（4）全草类：包括佩兰、香薷、藿香、益母草等。本类中药质地疏松，易于切制，但贮藏及运输不便，且有效成分易随水流失，多不耐高温。通过将产地加工和炮制进行整合，可以通过减少水处理步骤，控制干燥的温度和时间，从而保证饮片的质量，流程为净制→切段→干燥。

2. 中药产地加工与炮制一体化等量性、等效性研究　将所研究品种中药产地加工饮片、传统炮制饮片与一体化生产饮片进行等价性对比检验，以性状、成分、药效为指标，得出产地加工饮片与一体化饮片之间的等量性、等效性与差异性，便于科学、合理地指导临床应用。同时参照《中国药典》相关质量要求，对一体化饮片进行性状、鉴别、检查、浸出物、含量测定等研究，建立其质量控制标准。

应注意的是，一体化的研究品种要有所选择。新鲜药材在产地趁鲜切制成饮片，不仅可以缩短加工环节，节约能源，而且可以保持其较好的色泽、气味。对已形成规模的道地药材（指同一种药材，多数地区都产，唯有某一地区产品质量优良）或已建立规范化种植基地的品种，以及临床应用必须通过炮制的药材，能否进行一体化生产应该经过慎重的研究。

中药材品种繁多，其质量受种植地点、采收季节、加工方法等各方面的影响，因此，对于中药材是否可以一体化，不能一刀切，要针对中药材来源和药材性质分门别类研究。中药材在产地趁鲜切片仅适用于有双成分稳定的药材，对于某些含挥发性成分或有效成分容易氧化的药材则不适用产地趁鲜切片，因切碎后容易造成有效成分的流失，得不偿失。如当归、川芎、常山、槟榔等，可选不同类型或含不同成分类开展探索性研究。

进行中药材产地加工炮制一体化生产的饮片必须是在三证齐全的生产企业中进行，必须按照国家相关管理制度进行相关的报批审核，尤其是毒性中药炮制，实施饮片批准文号管理的药材、饮片，也要符合国家有关部门的管理规定和要求。

（二）开展中药产地加工与炮制一体化生产饮片包装材料和贮藏保管的研究

由于一体化的实施，在产地会直接将药材加工成饮片，由于包装材料与饮片的性质不相适应，容易造成中药饮片的二次污染，导致霉变、虫蛀，以及脂溶性饮片与塑料中的有机成分互溶和渗透等情况。因此，迫切需要找到一种经济、有效和操作简单的包装贮藏方法，防止包装材料对饮片的污染及保管中产生变质现象，从而影响饮片质量和疗效，导致大量饮片报废而浪费，甚至危害患者的健康，对于中药饮片包装的改革已经不容忽视。因而应加强传统的药材包装向其形成的饮片包装技术转变的研究，探讨聚乙烯塑料袋、双层复合袋、可食用膜等不同新型包装材料及低温冷藏包装技术、抽真空封口包装技术、除氧保鲜包装技术对所形成的产地加工的饮片质量的影响将显得尤为重要。目前，在产地积累了较多的包装材料对中药材质量影响的经验，而包装材料对一体化所形成的对饮片质量影响的研究尚属空白。

另外，一体化所形成的饮片在贮藏保管过程中，也将面临容易霉变、虫蛀、变质等诸多问题，可积极研究贮藏保管新技术，探讨中药饮片的质量变化。同时，尚需研究、探讨产地加工时大量新鲜药材不能及时加工成饮片时所面临的趁鲜保管的技术问题，保证药材及饮片的质量。

（三）加强中药材产地加工设备的研制

中药材的产地加工技术多是口耳相传，凭经验操作。而目前产地年轻人外出打工，只有老年人留守的现象日益严重，急需集中加工，采取机械化作业代替繁重的体力劳动，并且提高效率。但是目前中药制药机械设备行业多集中于中药提取分离、中药成药成型设备及中药饮片炮制设备等方面，对于中药产地加工设备的研制不多，只有为数不多的去核机、去皮机等。而一些体力劳动繁重的工作如山药搓圆、地黄翻动揉球等尚没有机械设备，需要进行设计研制。

由于中药材品种繁多，种类各异。因此，针对某中药品种设计专用的加工设备，要达到代替烦琐的手工劳动，尚须中药制药设备行业在认真调研的基础上精心设计。根据具体中药产地加工与饮片炮制一体化生产的工艺要求和特点，选用、改造或研制开发相应的生产设备。

1. *传统设备的选用、适应性改造*　根据中药前期一体化研究的结果，选用适合于饮片一体化生产的设备，在此基础上对设备进行改造，以期更适用于一体化生产。

2. *中药饮片产地加工与炮制的开发*　由于一体化简化了流程，且同一类别的中药在加工炮制过程有着极大的同质性，故为中药饮片一体化流水线提供了可能。通过开发一体化流水线，可以有效节省人力与物力，便于控制质量。通过对洗、切、蒸煮、烘干、包装等加工炮制设备进行小型化、集成化研究，将相应的设备整合成一体化生产线,并在基地和企业应用。

总之,中药产地加工是保证中药材原料药内在质量和商品价格最重要的环节。重视并加强中药材产地加工技术的研究和管理,是保证中药成品质量,降低生产成本的需要。只有从源头做起,才能药材好,饮片好,成药好,疗效好。

第四节　中药炮制方法与工艺创新研究的思路和方法

中药炮制的方法多样,过程复杂,传统的炮制火候多凭主观经验判断,缺乏客观评价指标,炮制工艺不明确,难以控制中药饮片的质量。随着科学技术的发展,通过运用化学、生物学、药理学等现代科学技术对中药炮制进行研究,可以在一定程度上找出中药在炮制前后及过程中化学成分的变化,起效的物质基础和有效成分的作用机制。深入开展中药炮制机理研究和炮制工艺创新研究,规范中药炮制的标准,对炮制方法进行规范和创新,有利于中药饮片炮制的规范化、产业化快速发展。

一、中药炮制方法和工艺创新研究的思路

(一)以中医药理论为指导

中医用药遵循“整体观念”,人体本身为一个有机的整体,同时把人体与外界环境也视为一个有机的整体。同样,中药也是一个有机的整体,化学成分复杂多样,这些成分进入复杂的人体后,协同多靶点起效,达到治疗不同病证的作用。因为中药成分的复杂性,导致其作用的多样性,中医药理论宏观上将其多样的作用归纳为几种不同的药性。中药通过不同的方法加工炮制后,其化学成分也会得到不同程度的质或量变化,最终表现出降毒、增效、矫味、缓性等炮制作用,中医药理论认为是中药经炮制后其药性产生了变化所致。

中药炮制技术起源于原始社会,经过几千年的发展,传统的炮制技术在宋代已基本形成。历代医药学家在实践的过程中,不断提出了一些中药炮制理论,大多数传统的炮制理论在明代基本形成。中药炮制理论成了中医药理论体系中一个重要的组成部分。中医药理论是指导中医药实践的根本准则,中药炮制方法和工艺的创新,不能脱离中医药理论指导,否则成为“无本之木”。中医临床用药必须用中医药理论指导,通过辨证施治配方遣药。只有在中医药理论指导下炮制所得的中药饮片,才具有一定的药性,才能分别根据具体证候和病情用于中医药临床。

例如,黄连在我国不同的历史时期和地域有炒黄、炒焦、炒炭、酒炙、酒蒸、姜炙、蜜炙、麸炒、吴茱萸制、醋炙、盐炙、童便制、乳制、胆汁制等炮制方法,不同的炮制方法,临床应用的目的不同。其中享誉世界的明代医药著作《本草纲目》记载:“黄连入手少阴心经,为治火之主药;治本脏之火,则生用之;治肝胆之火,则以猪胆汁浸炒;治下焦之火,则以干漆末调水炒;治食积之火,则以黄土研细调水和炒。”目前《中国药典》收载了黄连的生品、酒炙品、姜炙品和吴茱萸制品,生黄连味苦性寒,清热燥湿、泻火解毒力强;酒黄连、姜黄连和吴茱萸制黄连(萸黄连)的苦寒性都得以缓和,其中酒黄连还能引药上行,善清头目之火;姜黄连止呕作用增强,善治胃热呕吐;萸黄连以清气分湿热、散肝胆郁火为主。由此可知,中医药理论认为,黄连经过不同的方法炮制后,其药性产生了变化,导致其临床作用产生了相应变化。根据黄连不同炮制品临床应用的中医药理论,以临床作用为评价指标,对黄连的传统炮制方法进行甄别,再对其炮制工艺条件进行优化,在继承传统炮制方法的基础上,再进行科学创新。又如,黄连和黄柏主要成分均含小檗碱,但二者药性和功效有一定的差异,互相不能替代使用。黄连偏于清中焦实热,酒炙后能缓和苦寒之性,善于清头目之火;而黄柏偏于清下焦实热,盐炙可缓和苦燥之性,增强滋阴降火、清虚热的作用。黄连和黄柏的不同炮制品的功能主治和药性也不是小檗碱能够代表的。故在评价不同中药

饮片药性和功效时，不能以单一化学成分为指标，而是多采用多成分多靶点的评价体系，以此确定科学合理的炮制方法和工艺。

中药炮制研究如果脱离中医药理论和临床用药实践的指导，仅仅从一种或几种化学成分或药理实验数据来研究和评价炮制机理或优选炮制最佳工艺，则所得研究结论往往是不够完善的，最终很难保证中药饮片在临床上安全有效的应用。只有遵循中医药理论，传承好历史悠久的传统中药炮制理论和方法，才能正确理解中药炮制的目的，才能做到炮制生产的规范化、现代化、规模化和自动化，才能保证中药饮片的质量稳定和可靠，切实做到守正创新。

（二）以现代科学技术为手段

传统的炮制方法和工艺是我国古代医药学家的经验积累和传承，经过历代实践和发展，其中有些传统炮制方法和工艺至今仍然得到广泛传承和应用，而也有些炮制方法和工艺因不再适合工业化大生产，或不符合中药饮片现代 GMP 生产条件（如人中黄、童便制等），或难以得到安全有效的中药饮片等原因而在逐渐淘汰。对于传承至今的传统炮制方法和工艺，需要用现代科学技术加以研究，对其进行创新和发展。

从 20 世纪 80 年代开始，我国学者广泛运用化学、药理学、微生物学、生物化学、物理学、数理统计学、计算机技术及机械学等现代科学技术手段，对中药炮制的方法、工艺及原理进行研究，取得了许多研究成果。一些中药的炮制原理得以阐明，许多中药的最佳炮制工艺得到优选。

例如，川乌、草乌及附子等乌头类中药自汉代起就有加热炮制降毒后应用的记载，经过煮或蒸制后，其毒性明显降低的原理较早通过化学和药理学技术得以阐明。生品毒性最强是因含双酯型生物碱乌头碱最多，经过加水、加热炮制，乌头碱第 8 位碳原子上的乙酰基逐渐水解，失去一分子的醋酸，得到苯甲酰单酯型的乌头次碱，其毒性降低了 99.5%～99.8%；再进一步使第 14 位碳原子上的苯甲酰基水解，失去一分子苯甲酸，得到氨基醇型乌头原碱，其毒性仅为双酯型乌头碱的 1/4 000～1/2 000。

又如，马钱子历代有豆腐制、油炸、炒黑、炒焦、炙炭存性、水浸后土炒、甘草水煮后麻油炸、土炒、砂炒等炮制方法。现代研究表明，马钱子主要成分士的宁和马钱子碱既是有效成分也是有毒成分，经炮制后士的宁和马钱子碱含量均有不同程度降低，其中马钱子碱含量下降明显。炮制后的马钱子增加了异马钱子碱、2-羟基-3-甲氧基士的宁、异马钱子氮氧化物、异士的宁氮氧化物 4 种生物碱，其生物碱的种类增加了，但其总生物碱的含量仅下降 1.4%～7.9%，而 LD_{50} 较生品下降了 48.5%～52.2%。通过适当控制加热炮制火候，马钱子既降低了毒性，又保存了疗效。

通过化学、药理学、数理统计学等多学科的现代技术，研究不同炮制方法、工艺和火候对中药的化学成分和药理作用的影响，厘清中药炮制解毒增效的原理，以此研究科学合理的炮制方法和工艺。

二、中药炮制方法和工艺创新研究的方法

（一）中药传统炮制经验和历史文献研究

1963 年由王孝涛等编写了《中药炮炙经验集成》，该书共收录常用中药 501 种，是中华人民共和国成立后的第一部全国规范性中药饮片炮炙专著，真实地反映了当时全国各地通行的中药炮制经验技术和地方习用的独特的炮制技术，也是清代《修事指南》以后的第一部中药炮制专著，是我国传统中药炮制技术的总结，为当今开展中药炮制的科学研究提供了甚有价值的技术资料，为中药炮制学科的发展奠定了坚实的基础，一直得到中药炮制界的高度认可，成为中药炮制领域的经典著作。该书曾获 1978 年国家卫生部全国医药卫生科技大会成果奖，并被列为 2015 年中国中医科学院建院 60 周年最具影响力科技成果之一。在此基础上，1974 年王孝涛与张衍箴等对《中药炮炙经验集成》再版时删去了原书古代炮制资料和炮制方法简单的品种，部分品种加注了古代资料出处，最后收载常用中药 482 种。王孝涛老

先生的关门弟子曹晖与付静等人在《中药炮炙经验集成》的基础上，于2017年编写出版了《全国中药炮制学经验与规范集成》(增修本)，将《中药炮炙经验集成》与现行《中国药典》及全国相关省市最新的《中药饮片炮制规范》内容相结合，融合了480种中药全国各地的传统炮制经验和炮制规范，是查阅传统中药炮制经验和方法的现代重要文献。

炮制所得的饮片最终都是需要直接或间接用于中医临床。饮片的有效性和安全性是评价炮制方法和工艺最可靠的指标。通过查阅相关古代或现代医药文献，以及各地《中药饮片炮制规范》所记载的传统炮制方法，或者通过调查走访各地经验丰富的中医(包括民间中医)，搜集和整理他们在临床上所用饮片的炮制经验和方法，对中药饮片的生产、流通和使用等各环节认真详细地调查、研究，总结传统炮制技术的共性及特色，分析存在的问题，提出改革思路或建议，为现代炮制研究课题提供充分的依据，以便明确立项目的，确立研究中心内容，把握主攻方向和预期目标，最终将传统的炮制经验方法进行创新研究，使之规范化、标准化、现代化，甚至自动化。

(二) 中药炮制原理和炮制工艺研究

应用化学、物理学、药理学、微生物学、数理统计学、计算机技术等现代科学技术，是阐明中药炮制的原理、选出合理的炮制工艺、建立切实可行的饮片质量标准的主要研究手段。

中药产生疗效和毒副作用的物质基础是其所含的化学成分，而中药饮片的化学成分往往相当复杂，不同的炮制方法和工艺所得的中药饮片所含的化学成分一般都有不同程度的差异。为了保证中药的安全性和有效性，需要尽可能地增加其有效成分，同时要尽可能地降低其毒副作用成分。比较研究不同条件下所得炮制品的有效成分和毒副作用成分的差异性，是判断和优选炮制方法和工艺的最基本手段，所以应用化学的方法和手段研究中药炮制是目前广泛采用的研究方法。凡是中药中有效成分或有毒成分的性质比较清楚者，可以寻找到定性或定量方法，对其不同炮制条件下所得饮片的这些化学成分进行比较分析，以探讨其科学内涵，优选低毒高效的最佳炮制方法和工艺条件。

中药饮片化学成分的比较研究，由最初的测定单一成分含量，已逐步发展和推广一测多评技术。利用GS-MS或LC-MS等先进的分析技术，研究不同炮制方法和工艺条件下中药饮片不同化学成分的含量差异，同时结合药理试验研究，多指标评价不同炮制方法和工艺。

由于中医临床多用复方，一般都含多种中药饮片制成的汤剂或复方进一步制成的中成药，评价复方的安全性和有效性大小，需要先通过研究和分析其组方的单味中药饮片的有效性和安全性。与其他药物的安全性和有效性研究一样，因为存在安全性和有效性不确定结果的风险，且需要一定数量的研究对象，以便进行统计学分析和科学评价，故不能直接用人体进行试验，只能采用动物进行毒理学和药效学的药理试验。对不同炮制方法和工艺制备所得中药饮片的安全性和有效性的差异进行研究和评价，以药理试验结果评价优选出安全性和有效性综合效益最好的炮制方法和工艺，以此炮制的中药饮片应用于临床时才有可能保证安全和有效。

由于中药化学成分复杂多样，一种或少数几种化学成分的含量难以真正反映中药质量的好坏。同时，单一的药理试验结果也经常与人体临床结果不同，不足以说明中药的安全性和有效性。因此，目前研究中药炮制方法和工艺多采用正交设计法、均匀设计法、析因设计法或星点(球面)设计法等数理统计学方法，以有效成分、毒副作用成分的含量及药理试验等多指标结果，结合生产实际成本和可行性等，综合评价炮制方法，优选最佳炮制工艺。

(三) 中药饮片临床研究

中药经过炮制成中药饮片后，再制备成汤剂或中成药应用于临床，确保临床用药的安全和疗效是中药炮制的根本目的。以化学成分含量或药理试验结果为考察指标优选出的最佳炮制方法和工艺，不一定符合临床实际效果，所制备的中药饮片最终还需临床效果的检验和验证。因此，研究中药炮制绝不能脱离临床实践。

古代文献所载及经验丰富的名老中医或老药工的炮制方法一般都是经过长期实践，最终应用于临床验证的。开展中药炮制现代研究，是采用现代科学技术对传统的炮制方法进行规范化科学研究，以期优选出合理的炮制方法和最佳的炮制工艺，制定出科学合理的中药饮片质量标准，生产出质量稳定可靠的中药饮片，确保中医临床用药的安全和有效。将通过化学成分含量和药理试验结果优选出的最佳炮制工艺所制备的中药饮片，进一步开展临床试验研究，以临床实际疗效和毒性来评价中药饮片的质量，验证和优选中药炮制的工艺。

同一中药采用不同的炮制方法和工艺炮制后，所得中药饮片具有不同的药性，其功效也有一定的差异，在临床上的效果也会不同。由于中医临床需要辨证施治，需根据患者具体的临床症状配方遣药，完全相同的处方数量有限，临床结果的影响因素也比较复杂，临床研究结果难以进行统计学分析。因此，目前仍然难以开展系统的复方中药炮制研究。在化学成分和药理试验的基础上，对单味药的临床试验研究相对来说更容易开展。

（四）对现代中药炮制设备进行研究

中药加工炮制的传统方法主要靠手工操作，采用的传统炮制设备一般都比较简单，生产规模小、生产效率低。同时我国幅员辽阔，各地炮制方法和炮制加工设备工具也有较大差异，逐渐形成了不同中药炮制流派及各自特有的炮制工具。如切药刀的铡刀，就有“樟刀”“禹刀”“建昌刀”“南刀”“北刀”等之分。不同的切制工具，导致切制的方法和饮片片型也会有所差异。同时，判断炮制火候的传统方法多凭操作者的个人经验和感官，中药饮片的质量难以控制稳定。因此，为实现中药饮片炮制生产的规范化和规模化，开展炮制设备现代化研究已成为中药炮制方法和工艺现代研究的一项重要内容。

我国从20世纪60年代开始，逐步引用和研制了一些相对简单的炮制机械设备，但仍然不能实现规模化、自动化、规范化生产，生产效率还比较低，饮片质量难以控制稳定。随着信息化、自动化生产在各个行业逐步兴起和发展，中药检测技术不断发展，饮片质量标准不断提高，科学技术部及其他相关部门资助了“中药饮片炮制共性技术及相关设备开发”等项目，中药饮片相关的饮片生产企业和机器设备生产企业共同合作，先后研究发明并应用了包括洗药机、选药机、润药机、切药机、炒药机、炙药机、煅药机、蒸煮机、包装机等智能化中药饮片炮制的现代设备及信息化生产和检测控制系统，逐步实现中药饮片生产过程的规范化、自动化、智能化和信息化生产。其中中药饮片加工炮制联动线设备集成装备制造技术、自动化控制技术和在线检测技术，以及中药饮片炮制单元设备的数字化联动生产线，可实现自动解包、振动筛选、除尘、清洗、浸润、切制、干燥、粉碎和包装全过程的流水线自动化、智能化生产。改变了传统的人工和单机操作生产模式，大大提高了生产效率，同时生产工艺稳定可控，最终实现中药饮片质量稳定可控，确保了中药饮片质量。

1. 净制设备　中药饮片净制的目的包括清除杂质和非药用部位，分离不同的药用部位等。传统的净制方法多利用净选台、筛、箩、簸箕、箩筐、刀、剪、刷子、石碾、水盆等工具，使用挑选、筛选、风选、水选、剪、切、刮、削、挤压、刷、挖、火燎、烫、撞、碾等操作，使药物达到用药净度要求。目前，筛选机、风选机、磁选机、色选机、洗药机、切药机等机械设备越来越先进，逐步向自动化、智能化发展。此外，超声波技术也被应用于中药材的净制。如新型循环水超声波药材清洗机就是通过在水槽底部加装超声波发生器对水槽内部的水剂药材进行强烈震动，并由水槽中间的螺旋推进器将药材传送至出料口，在传送过程中经高压喷头反复冲洗，清洗后的废水及杂质从管道流入沉淀池进行沉淀，最后由水泵将沉淀过后的清水再次泵入高压喷头循环使用。

2. 润药设备　干燥的中药材在切制前都需要用水处理使之软化，便于切制。水处理方法主要包括洗、泡、淋、漂、润等，其中药材用润法软化不会接触过多的水，其水溶性有效成分损失少，润法处理的药材软化程度均匀，饮片平坦整齐，片型均一，饮片颜色鲜艳。传统润药多采用自然浸润或湿热软化方法，也会造成药材有效成分流失，影响切制饮片的片型，且后续饮片干燥的能耗较大，有大量废水排放等问题。近年来，中药饮片的生产在继承、改造传统炮制工艺的基础上，利用卧式真空（减压）加热润药机、减压冷浸软化机等新设备，采用加热、减压等方式进行高真空气相置换润药法，缩短了软化工艺生产周期，大大提高了药材软化效率和饮片质量。再配合可控的计算机程序操作及有效的水分监控设备，可确保软化药材达到必要的含水率，并确保润药符合“药透水尽”的软化要求，在软化药材的同时，又使药材的有效成分损失降低至最小。未来还可结合对药材的软化动力学研究，明确影响不同性质药材软化过程的关键因素，发明并应用更先进、更高效的润药新设备。

3. *切药设备*　传统的切药工具多为手工操作的切药刀，根据药材的部位、形状、质地等不同性质，以及切制目的和习惯，分别选择片刀和铡刀。手工切制劳动强度大，生产效率较低，但片型规整、美观，碎屑等损失少。目前，适合各种类型药材的切药机已广泛应用到中药饮片切制生产。如往复式（剁刀式）切药机、旋转式切药机、液压剪切机、多功能中药切药机等。机器切制效率大大提高，但片型多不规整，碎屑较多。净制、水处理等机器和切制机器联动一体化生产线也逐渐推广应用，自动化、智能化切制设备还有待于进一步研发和应用。

4. *干燥设备*　中药饮片传统的干燥方法多为晒干、阴干的自然干燥，也有利用土炕、焙筒等设施进行人工干燥。自然干燥方法易受天气和场地限制，药物也容易受外界的微生物污染和害虫侵入。传统干燥方法效率较低，自制土炕等设施还存在一定的安全隐患。目前，热风干燥烘房、干燥箱、翻板式烘干机、网带式烘干机、隧道式烘干机等干燥机械设备已广泛应用到中药饮片干燥生产。近年来，随着红外、微波、太阳能、冻干等技术日益成熟，相关干燥设备的研发、生产和运行成本逐渐降低，这些设备也逐渐在中药饮片生产中被推广应用。特别是微波技术的应用，在均匀干燥药物的同时，还可以杀灭中药附带的一些微生物和害虫，在温度可控范围内并不会影响其有效成分含量。另外，目前冲压离心空气的干燥新技术也得到应用，通过控制干燥间的空气湿度、压力及温度，使中药饮片在接近常温的条件下快速干燥，从而得到色泽鲜艳、有效成分含量更高的饮片。

5. *蒸煮设备*　中药饮片传统的蒸煮设备多为手工操作、常压下的笼屉、锅、桶等容器，费工费时，且热量损耗比较大，炮制火候多凭操作者经验和主观感受判断，中药饮片质量难以稳定和控制。目前，多利用加压不锈钢设备进行蒸煮炮制，增加了密封性和压力，降低了蒸汽损耗，提高了生产效率，保证了饮片的质量稳定性。智能热压蒸煮机可在电脑控制下对炮制过程中的蒸汽压力、温度、时间、液位等进行程序设定，实现蒸煮炮制过程中工艺稳定可控。

6. *炒制设备*　中药饮片传统的炒制多为人工操作，炒制工具多为土灶、铁锅、锅铲等，劳动强度大，生产效率低，中药受热不匀难以控制火候，灰尘、废气、噪声和热量等对操作者健康也有一定的影响。早期的炒制机器多为平锅式炒药机和滚筒式炒药机，热源多为煤火、炭火或电火，尽管较手工炒制先进，但仍然难以控制火候和饮片质量。目前，炒药机的热源多用天然气或微波加热，避免了污染、减少了安全风险。电磁滚筒式炒药机，可有效避免产热时间长、传热能耗高等缺点，使炒药时温控能力强、饮片质量稳定且更好，更适合生产线大生产。未来炒药设备结合电子鼻、电子舌、近红外光谱传感器等技术，将使炒制火候更加客观可控。

7. *煅制设备*　目前，各种型号和规格的煅药锅或煅药炉被开发和应用于中药的明煅、煅淬或暗煅，实现了对煅制准确有效的多段式自动化控制。具有装料、放料、煅烧、出锅、冷却、收料和包装等功能一体的煅制联动生产线，可实现煅制自动化生产。

8. *粉碎（或破碎）设备*　一些矿物、化石、贝壳等无机类中药，需要粉碎或适当破碎，传统的工具多为碾子、碾船、冲筒等。现在有各种磨粉机、破碎机可供选用，可用于中药不同粒度的粉碎或破碎，结合水选设备等,还可以用于水飞炮制。

9. *包装设备*　中药材经过炮制成中药饮片后,正式成为可用于中医临床调配处方或中成药生产调配处方的药物,按国家的有关规定,中药饮片必须要有保证其质量的密封包装。根据饮片形状和包装规格,可开发和应用各种包装机进行包装。同时,包装袋上需印有标签,标明名称、产地、规格、产品批号、保质期及生产企业信息等。形状越规则的饮片,越容易实现自动化包装。反之,包装外形不太规则的饮片,自动化水平一般较低。

总之,中药饮片产业从传统的作坊式生产模式,已不断实现了规模化、机械化生产,有些企业的部分生产线甚至已在探索自动化、智能化,随着进一步深入联合使用计算机技术,中药饮片智能化生产是未来发展的新趋势。

(五)中药炮制现代新技术研究

除了开发和应用新炮制机械设备外,还可以利用现代科学技术对一些传统的炮制方法进行现代化改进,以提高生产效率,规范生产工艺,提高饮片质量。

1. *微波技术*　微波指频率为 300 MHz~3 000 GHz 的电磁波,是无线电波中一个有限频带的简称,即波长在 0.1 mm~1 m(不含 1 m)之间的电磁波,是分米波、厘米波、毫米波和亚毫米波的统称。微波通常具有穿透、反射和吸收 3 个特性。当微波透入介质时,由于微波能与介质发生一定的相互作用,如:微波频率 2 450 MHz,使介质的分子每秒产生 24.5 亿次的震动,介质的分子间互相产生摩擦,引起介质温度升高,使介质材料内部和外部几乎同时加热升温,形成体热源状态,大大缩短了常规加热中的热传导时间,且物料内外加热均匀一致。水分子属于极性分子,介电常数较大,对微波具有较强的吸收能力。含水较多的中药经过微波加热时,容易被加热升温,使水分蒸发。微波技术已应用于中药的炒制、干燥等方面,通过调整不同波长、物料厚度和处理时间等微波工艺条件,可优选微波炮制工艺。

2. *冷冻干燥技术*　冷冻干燥又称升华干燥,将含水物料冷冻到冰点以下,使水转变为冰,然后在较高真空下将冰转变为蒸汽而除去的干燥方法。物料可先在冷冻装置内冷冻,再进行干燥。但也可直接在干燥室内经迅速抽成真空而冷冻。升华生成的蒸汽借冷凝器除去。利用冷冻干燥技术,可使中药饮片中的水分不经过冰的融化直接从固体升华为蒸汽而将其迅速干燥,冷冻干燥过程中避免了高温,更适合有效成分不耐热的中药饮片的干燥。干燥后的饮片保持了原来的化学组成和物理性质。冷冻干燥技术已被应用于天麻薄片和三七等中药的干燥,通过调整不同冷冻温度、冷冻时间和真空度等工艺条件,可优选冷冻干燥工艺。

3. *膨化技术*　是指利用相变与气体的热压效应原理,使物料内部的液体快速升温气化,通过外部能量供应,物料内部压力增加,并通过气体的膨胀力带动组分中高分子物质发生性质改变,从而使物料成为具有蜂窝状组织结构特点的多孔性物质。

中药膨化技术就是借助食品的膨化原理,结合中药特点,对中药进行科学处理的一种新方法。其主要特点是改变了中药的组织结构,使其质地疏松,形成空心网状结构,可明显提高中药有效成分的浸出效能和浸出速率。我国学者从 20 世纪 80 年代开始,已成功地对人参、白芍、贝母、薏苡仁、王不留行、山药、元胡等几十种中药饮片进行了膨化实验研究,结果显示,膨化后细胞壁完全破裂,平均体积增大 6~10 倍,提取时间明显缩短。与传统饮片比较后发现,白芍、人参、元胡膨化后 TLC 的斑点数目、颜色、R_f 值均相同;芍药苷及人参皂苷含量、芍药抗炎镇痛作用、人参抗疲劳作用均无显著性差异。

4. *纯种接种发酵技术*　六神曲、半夏曲、红曲、淡豆豉等饮片是经发酵炮制而成,传统的发酵炮制技术是利用自然界存在的微生物使药物自然发酵。由于自然界中的微生物多样复杂,中药在自然条件下容易滋生杂菌而影响饮片的品质。可以通过接种纯种微生物,使药物发酵纯正,可有效提高发酵饮片的品质。例如,有学者采用双向发酵炮制工艺炮制天南星,通过接种筛选确定的白僵菌株,在很好地保存了天南星抗惊厥疗效的同时,还显著降低了天南星的毒性。

5. 铜绿快生技术　铜绿又名铜锈,一般指碱式碳酸铜,是铜器与空气中的氧气、二氧化碳和水蒸气等物质反应产生的物质。具有退翳,祛腐敛疮,杀虫,吐风痰之功效。制备铜绿的传统方法为将铜器长时间置潮湿空气中,使其表面生锈的方法。传承方法生产周期特别长,短则几年,长则成百上千年,且产量较低。现代可将铜板放入高温、潮湿的环境中,喷醋液可使之快速生成铜锈。

思 考 题

1. 火力、火候如何客观化表征?
2. 在中药炮制工艺研究时,须注意哪些关键环节?为什么?
3. 如何对传统中药炮制方法和工艺进行创新?

第八章
中药饮片质量标准创新研究

第一节 中药饮片质量标准创新研究的主要内容

中药饮片作为中药产业的三大支柱之一，上承中药材，下接中成药，是中医临床用药的核心物质基础，是稳定中医临床疗效和提高全民健康素质的基本物质，其质量关乎人民群众用药的安全、有效。然而目前，中药饮片质量标准评价与药材标准同质化严重，质量良莠不齐，且缺乏反映饮片炮制特点的整体性与专属性评价技术等，无法满足中药饮片质量真伪优劣评价的要求。

当前主流的中药饮片质量评价模式借鉴化学药品质量评价模式，形成了以化学成分评价为主体的质量控制方法。化学成分是中药发挥药效作用的物质基础，与中药饮片质量密切相关，依据化学成分研究评价中药饮片质量，有助于加深对中药质量及其内在机制的认知。但存在“唯成分论”的现象，不符合中医药的整体观、系统性和多成分协同的特点。现有的质量标准评价未充分体现中药饮片的本质，片面强调通过化学成分指标和产品检验提高饮片质量，反而忽视了对中药饮片进行整体质量评价的重要性。同时，物理特征评价与日益发展的生物评价方法也应创新性地运用于中药饮片质量标准的提升完善中，为中药饮片质量标准的研究提供新思路与新策略。

提高完善中药饮片质量评价水平，既有利于促进饮片科学监管、满足临床用药需求、保障公众用药安全，又有利于中医药产业健康发展及饮片产业发展长效机制的建立。

一、中药饮片物理特征质量评价创新研究

传统的中药饮片质量评价方式主要是从饮片的色泽、形状、气味、质地、口感等入手，对中药饮片性状进行综合的感官评价。在现代分析技术出现之前，传统的人工评价发挥了重要作用。但“眼观、手摸、鼻闻、口尝”等传统模式的中药饮片质量评价方式主观性强、操作耗时、难以量化，不能满足当今大众的用药需求。且现阶段老药工经验传承出现断层，从业者水平良莠不齐，尤其是对于外观性状差异较小的中药饮片，能够依据经验、精准评价中药饮片质量的专家日渐稀缺。传统感官评价既不利于评价技术的传承，亦无法适应中药饮片需求量不断增加的社会需求。因此，如何阐明关联中药饮片有效性、安全性和炮制特点的质量特征，如何运用现代化技术实现对中药饮片质量特征进行科学的数字化表征，建立更加全面地、准确地获取反映中药饮片内在质量的评价技术，是目前产业化条件下中药饮片质量评价热点和难点问题。

随着人工智能感官技术在中药学领域的应用与发展，性状电子检测、微性状识别和显微成像数字化等创新技术的应用，结合化学计量学等统计学方法的研究模式进一步完善了中药饮片的质量识别体系，为中药饮片质量标准的创新研究提供了参考。

（一）中药饮片性状电子检测研究

性状电子检测也称为智能感官分析技术，是基于对人体感官感知过程进行模仿的新型人工智能技术，其主要包含机器视觉、电子鼻、电子舌 3 种技术，分别模拟人的眼睛、鼻子和舌，实现被测样品性状（颜色、气、味）参数的客观数字化。

1. 机器视觉技术

（1）机器视觉技术概述及特点：中药饮片均具有各自固有的外观颜色，在贮藏时间较久或贮藏不当时，就会造成饮片外观颜色的变化，同时颜色亦是中药炮制程度评价的指标之一，因此颜色是与中药饮片内在质量相关的外观重要标志之一。随着智能视觉设备和技术的发展，中药饮片性状图像结构化，色泽客观量化等技术也逐渐应用于中药饮片鉴别等领域。色泽检测技术是将传统的色泽评价与现代的客观信息化技术相结合，更客观地对中药饮片进行质量控制，目前常见的色泽检测技术包括分光测色技术和电子眼技术等。

分光测色技术强调对样品局部颜色的量化，优点是快速、准确，无须建模，适用于对中药饮片或其制备的固体、半固体及液体类试样的检测。而电子眼技术则可对样品整体的颜色进行量化，优点是还原度高，但是需要建立复杂的模型，适合对中药饮片制备的固体类试样的检测。上述两种技术可用于中药饮片颜色与内在成分分析、炮制程度判别分析、基原产地差异判别分析及饮片真伪辨别等多种角度的分析判别工作。

（2）机器视觉技术原理及方法：分光测色仪用的是 CIE $L^*a^*b^*$ 色空间系统，它是利用 L^*、a^*、b^* 3 个不同的坐标轴，指示颜色在几何坐标图中的位置及代号。a^* 和 b^* 表示不同的色调方向，a^* 表示红绿方向，$+a^*$ 表示红方向，$-a^*$ 表示绿方向，b^* 表示黄蓝方向，$+b^*$ 表示黄方向，$-b^*$ 表示蓝方向；L^* 表示明度，L^* 越大明度越大；L^* 越小明度越小。

电子眼是在仿生学基础上发展起来的一种识别样品视觉信息的检测仪器。它通过模拟人眼对样品的感知，提供稳定的图像采集环境，保证样品分析条件的一致性，利用计算机处理软件对样品的颜色、形状等视觉参数进行相关评价。

电子眼系统由两部分组成：① 电子眼机柜内装有照明摄像头，用于在受控条件下进行图片采集；② 一台计算机，用于系统监控。在中药饮片进行电子眼分析过程中，产生的信号将由仪器工作站记录并形成谱图数据，分析完成后可从工作站记录数据中导出对应图谱及相关信息，便于后续分析。在饮片分析完成后，可根据相应分析目的对数据进行相应处理。通过获取样品的原始图像并对图像通过软件进行分析处理，可以获得样品色泽方面的信息，如色彩频谱，即得到样品数字化的色泽信息。样品数据的化学计量学分析可借助 PCA、DFA、SIMCA、SQC、PLS 等模型来进行辅助分析，可用于中药饮片质量判别、不同基原与不同炮制规格的分类判别分析及差异成分的判别。

【研究实例：栀子、炒栀子、焦栀子、栀子类饮片的分光测色技术研究】

（1）研究目的：栀子始载于《神农本草经》，"栀子味苦寒，主五内邪气，胃中热气面赤，酒疱，皶鼻，白癞，赤癞，疮疡"。历代本草著作中均有记载，为中医临床常用的泻火解毒药。临床常用的炮制品有生栀子、炒栀子、焦栀子、栀子炭等，不同炮制品有不同的临床应用。随着栀子炮制程度的加深，栀子的药性和药效均发生了明显改变。目前，市场上流通的栀子饮片质量参差不齐，这主要是因为各饮片生产企业对炒制温度和炒制时间尚无统一的标准。在栀子饮片炮制过程中，表观颜色变化是判断其炮制程度的主要依据，但是目测颜色的鉴别方法极易受人为主观判断色彩差异和外界光线等客观条件的影响，难以精确测量与定量，故而对栀子及其不同炮制品的外观颜色进行客观量化显得尤为重要。本实例以栀子不同饮片的外观色泽为切入点，对不同炮制程度栀子的色泽进行客观量化，实现对不同炮制程度栀子的鉴别区分。

（2）研究方法与结果

1）测色模式对测色结果影响的考察：于全国主要代表性饮片企业收集栀子各饮片（生品、炒品、焦品、炭品）。取同一批栀子样品，固定样品颜色采集点，分别测定其镜面正反射光（specular component include, SCI)与排除镜面正反射光(specular component exclude, SCE),进行比较,结果表明两种测量模式下,包含SCI与SCE测量值相近,因此,本实验采集饮片颜色值只以SCI模式测定的结果进行分析。

2) 外界光照强度对测色结果影响的考察:取同一批栀子样品,固定样品颜色采集点,置于自然光下进行测量,分别在一天的6个不同光照时间点(7:30,10:30,13:30,16:30,19:30,22:30)进行颜色检测。结果表明不同光亮强度下各栀子外观颜色参数的RSD均小于3%,表明实验过程中外界光强度对试验结果影响较小。

3) 测色方法的方法学考察:取同一批次栀子样品6个,固定样品的颜色采集点,连续采集颜色值,每次重复测量6次。结果表明各样品的外观颜色值参数的RSD均小于3%,说明测色仪器精密度较高。

取同一批次栀子样品6个,固定的采集点,分别于0 h、2 h、4 h、6 h、8 h、10 h、12 h、18 h、24 h、36 h、48 h采用连续开机及每次测量后均关机的方法,对其进行颜色检测。结果表明各样品外观颜色参数的RSD均小于3%,表明该测色方法的稳定性良好。

4) 颜色值参考范围的建立:根据采集的各不同栀子饮片外表面和内部颜色数据,采用描述性统计分析(descriptive statistics)中的频数统计法(frenquencies过程)计算各不同规格饮片内、外部颜色参数的P5和P95百分位数指标,分别得到栀子外部(果皮)和内部(种仁)双侧90%区间的颜色值范围,并取中位数为标准颜色值,根据公式($\Delta E_{ab}^* = \sqrt{(\Delta L^*)^2 + (\Delta a^*)^2 + (\Delta b^*)^2}$),计算各饮片标准色差值$\Delta E_{ab}^*$,具体见表8-1。

表8-1 栀子不同饮片外观颜色标准范围

参数			生品	炒品	焦品	炭品
果皮颜色	90%参考范围	L^*	34.08~48.19	30.02~39.83	24.47~31.17	20.60~25.78
果皮颜色	90%参考范围	a^*	18.65~32.95	7.10~18.96	2.64~5.64	1.36~3.21
果皮颜色	90%参考范围	b^*	15.77~36.71	10.77~22.97	4.95~9.76	2.15~5.05
果皮颜色	标准色差	中位数	41.14,25.80,26.24	(34.93,13.03,16.87)	27.82,4.14,7.36	23.19,2.29,3.60
果皮颜色	标准色差	ΔE_{ab}^*	14.51	9.82	4.39	3.11
种仁颜色	90%参考范围	L^*	30.04~39.80	23.87~32.20	23.94~30.82	19.23~24.36
种仁颜色	90%参考范围	a^*	20.19~31.25	5.21~14.57	2.74~7.96	1.20~3.99
种仁颜色	90%参考范围	b^*	18.71~32.94	6.84~18.54	5.07~11.35	1.60~4.70
种仁颜色	标准色差	中位数	34.92,25.72,25.83	(28.04,9.89,12.69)	(27.38,5.35,8.21)	(21.80,2.60,3.15)
种仁颜色	标准色差	ΔE_{ab}^*	10.25	8.57	5.34	3.30

(3) 研究结论与提示:结合本研究的实验结果,建议可将色度值量化后的范围和指标成分及其含量作为栀子炮制规范的参考。在此基础上,可进一步开展将色度值用于判断饮片适宜"炮制终点"可行性的质量控制研究,以及筛选饮片炮制过程质量标志物的研究工作,为饮片在临床规范应用提供依据。

2. 电子鼻技术

(1) 电子鼻技术概述及特点:气味是饮片质量的重要外在体现,由于中药内在成分及含量的差异,其气味也有差别，气味的特征及强烈程度在一定程度上反映出中药饮片的真伪优劣。21 世纪仿生技术的飞速发展使得气味能够被客观量化，打破了传统经验鉴别的局限。电子鼻技术作为一种简单、快速、客观、准确的气味特征检测仪器，广泛用于食品、化工、环境、地质等领域，尤其适用于风味检测及“气味—品质—品级”分析评价。由于中药本身大多有特异气味，所以近年来电子鼻在中药行业的应用呈现爆发式的增长。可以说电子鼻技术已成为中药饮片真伪优劣判别的新技术，有望成为中药饮片质量的监管和提升的重要技术工具。相比于传统的嗅觉检测方法，电子鼻具有独特的优势。其检测速度快，响应迅速，评估范围广，能有效避免由人为因素产生的误差。常见的电子鼻检测技术包括传感器型电子鼻和快速气相电子鼻。两种电子鼻均可用于对中药饮片或其制备的固体、半固体及液体类试样的检测。可用于中药饮片挥发性成分、炮制前后气味变化的判别分析，基原产地差异判别分析及饮片真伪判别等多种角度的分析判别工作。

（2）电子鼻技术原理及方法：电子鼻，又被称作人工嗅觉系统，其工作原理模仿了人类对气味的识别机制。该电子仪器由 3 个部分组成：① 气味分子被人工嗅觉系统中的传感器阵列吸附，并产生信号，模拟气味分子与人嗅觉细胞表面受体蛋白结合的过程；② 生成的信号经过各种方法加工处理与传输，模拟信号被嗅觉细胞神经网络和嗅球进一步加工放大的过程；③ 将处理后的信号由模式识别系统做出判断，模拟人大脑对气味做出判断的过程。其中传感器阵列、模式判别系统是决定电子鼻工作效能的核心要素。

快速气相电子鼻分析系统是一款带有嵌入式气味捕集阱（trap）的、基于快速顶空气相原理的电子鼻，样品经孵化后经过捕集阱吸附浓缩，浓缩后的气味成分快速进样，通过在两根不同极性的毛细管色谱柱之间分离，并以氢火焰离子化检测器检测各柱中的有机化合物，信号由工作站记录并分析。其基本分析原理与顶空气相分析系统类似，但分析速度更快，一般样品可在 1～2 min 内完成检测。在方法建立后，即可对饮片样品进行分析，获得样品气味特征图谱。为进一步分析样品气味特征成分，可以与正构烷烃混合物进行比对，根据双柱各成分峰保留时间计算相对科瓦茨滞留指数（Kovats retention index），并对比数据库识别饮片可能的气味特征成分组成。

【研究实例 1：山楂饮片的传感器型电子鼻检测技术研究】

（1）研究目的：山楂具有消食健胃、行气散瘀、化浊降脂的功效，为临床上常用的中药之一。常将山楂加工成不同程度的炮制品用于临床，如生山楂、炒山楂、焦山楂和山楂炭，不同炮制程度的山楂饮片临床功效也有所区别。山楂在炮制过程中气味会发生明显的变化，故从气味信息入手实现客观量化，对不同山楂炮制品进行鉴别区分逐渐成为一种重要的方法。

（2）研究方法与结果

1）气味检测方法的建立：采用法国 Alpha MOS 有限公司的 FOX 4000 型电子鼻对全国主要代表性饮片企业的各山楂饮片（生品、炒品、焦品、炭品）的气味信息进行分析。实验过程中选取一批饮片作为实验对象，进行单因素考察。

2）山楂气味检测参数的优化：以传感器最大响应值及最大响应值的 RSD 值为指标，考察样品粉碎粒度（原饮片、过一号筛、过二号筛、过三号筛、过四号筛）、称样量（0.1 g、0.2 g、0.3 g、0.4 g、0.5 g）、进样量（500 μL、1 000 μL、1 200 μL 和 1 500 μL）、孵化温度（40℃、45℃、50℃、55℃）和孵化时间（100 s、150 s、200 s、250 s、300 s、600 s）等检测参数，在避免过载的前提下兼顾稳定性。

3）电子鼻检测方法学考察：根据优化结果确定的最佳条件，进行方法学考察。取同一批样品粉末，装入顶空进样瓶，采用最佳检测条件连续测定 6 次，结果显示 18 根传感器表征的山楂样品气味值中 RSD 值最大值为 2.556%，最小值为 0.410%，表明重复性良好。取山楂同一批样品粉末，采用最佳检测条件分别在 0 h、2 h、4 h、6 h、8 h、10 h、14 h、16 h 进行测定，结果显示 18 根传感器表征的山楂气味值中 RSD 最大值为 3.124%，最小为 0.546%，表明样品在 16 h 内稳定。

4）气味标准范围的建立：为简化传感器阵列，实现数据降维，在剔除冗余信息的同时，保证获取信息的完整性、有效性和可靠性，从而降低模式识别繁杂性，更好地实现分类判别，采用逐步判别分析法对传感器进行优化。优化得到的山楂传感器阵列为：LY2/AA，LY2/gCTl，T30/1，P10/2，PA/2，P30/1，P40/2，P30/2，T40/2，T40/1。

基于优化后的阵列，采用判别因子分析（discriminant factor analysis，DFA），对山楂饮片的电子鼻气味数据分别建立判别模型，并通过交叉验证得分（validation score）对模型进行评价。所建立的不同山楂炮制品的 DFA 判别模型和验证得分见图 8－1。可看出传感型电子鼻可基于气味信息对不同炮制方式的山楂饮片进行较为准确的区分鉴别，为山楂饮片的快速鉴别提供了新的技术与策略。

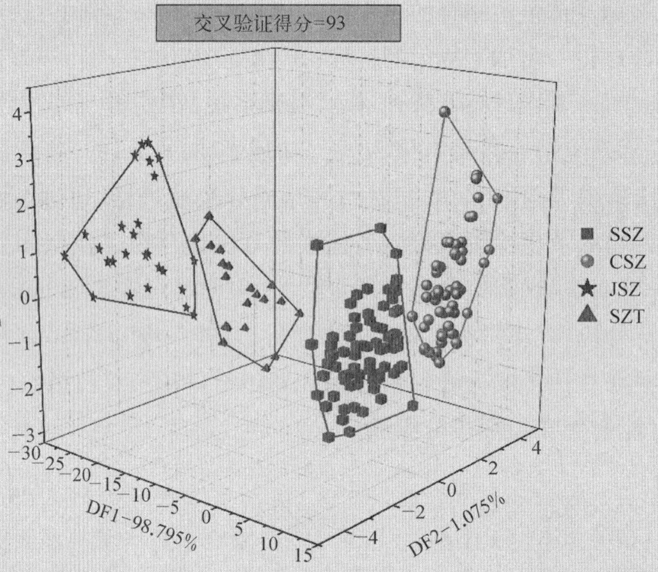

图 8－1　山楂不同炮制品 DFA 图

SSZ：生山楂；CSZ：炒山楂；JSZ：焦山楂；SZT：山楂炭

（3）研究结论与提示：中药经验鉴别是现代中药科学继承和发展的基础，“辨状论质”是中药经验鉴别的精髓。在气味上，传感器型电子鼻量化的各山楂炮制品气味变化规律与传统经验所判别的特征变化相一致。从 DFA 的三维图中可以得出，不同炮制品的山楂在气味上均有明显差异。故采用基于气味感官的传感器电子鼻能够实现不同山楂炮制品的判别区分。采用电子鼻能够实现对不同山楂炮制品性状中气味的客观数值化；在结合经验鉴别的基础上，依据量化数值能够建立模型，实现客观、准确、稳定地判别。

【研究实例 2：五味子饮片的快速气相电子鼻检测技术研究】

（1）研究目的：五味子为临床常用饮片，具有收敛固涩、益气生津、补肾宁心的功效。其炮制品种较多，目前生产及临床应用较多的炮制品种主要有生五味子、醋五味子、蜜五味子。五味子生品与炮制品在临床功效上各有侧重，生五味子常以敛肺止咳为主，用于肺虚咳喘、自汗盗汗等证；醋五味子则偏于酸涩收敛之性，长于涩精止泻；蜜五味子则偏于宁心安神、润肠养阴。因此，对不同中药饮片炮制品的准确区分对临床科学合理准确用药至关重要。

快速气相电子鼻技术作为一种基于顶空气相原理的简单、快速的气味特征检测仪器，可较为客观地反映样品挥发性气味特征。醋五味子与蜜五味子的炮制辅料均具有特殊的气味，生品与上述两种炮制品之间定然存在气味信息的差异，故下述实例利用气相电子鼻对上述3种五味子饮片进行气味成分分析，从而实现对其鉴别区分，为五味子不同饮片的鉴别区分提供参考。

(2) 研究方法与结果

1) 快速气相电子鼻检测条件的建立：为了获得最佳的样品信号响应，保证样品分析方法的稳定和可重复性，本研究通过单因素实验考察了对分析结果影响较大因素，并根据分析结果进行了条件优化，通过对孵化温度(55℃、60℃、65℃、70℃和75℃)、孵化时间(5 min、10 min、15 min、20 min和25 min)、样品用量(0.3 g、0.4 g、0.5 g、0.6 g和0.7 g)和进样体积(500 μL、1 500 μL、2 500 μL、3 500 μL和4 500 μL)4个单因素条件的考察确定了五味子样品快速气相电子鼻的最佳分析条件。

为保证建立的方法稳定可靠，对新建立的方法进行了方法学考察。方法学考察发现，精密度、稳定性、重复性实验中，各峰相对保留时间RSD均小于0.1%，相对峰面积RSD均小于5.0%，说明方法精密度、重复性均良好，样品在24 h内稳定。

2) 快速气相电子鼻检测结果分析：以已经建立的检测条件对生五味子、醋五味子、蜜五味子各批次样品进行检测分析，比较分析谱图异同，相应建立气味指纹图谱。将20 μL顶空校正混合物正构烷烃C6~C16至顶空瓶中，以与样品相同孵育和分析条件分析。科瓦茨滞留指数是将分子的保留时间与正构烷烃在相同条件下的保留时间进行比较得到的指数，通过计算各成分峰双柱相对科瓦茨滞留指数，对照AroChemBase数据库对样品中的挥发性成分进行定性分析，比较生五味子、醋五味子、蜜五味子气味成分变化。以AlphaSoft 17.0(Toulouse, France)软件对各样品气味指纹图谱进行多元统计分析，比较各样品差异，寻找差异性气味差异标志化合物。

3) 快速气相电子鼻气味指纹图谱的建立与分析：基于HeraclesNEO快速气相电子鼻分析结果，DB-5色谱柱采集信号为主建立生五味子、醋五味子、蜜五味子样品气味指纹图谱。

为进一步分析各五味子饮片气味指纹图谱间差异，建立可视化的差异判别模型，使用Alpha Soft 17.0(Toulouse, France)软件对各五味子饮片谱图进行了判别因子(DFA)分析。在DFA模型图中可以看出，醋五味子与生五味子、蜜五味子主要在DF1有明显差别，生五味子、蜜五味子在DF1区别并不明显，而三者在DF2上均具有明显差别。整体来说，DFA模型结果与指纹图谱识别结果相吻合，3种五味子饮片分布区域均集中且品种之间区分明显，可被清晰地聚为三类，说明以气味指纹图谱可对生五味子、醋五味子、蜜五味子饮片进行有效鉴别区分。

4) 气味特征成分及气味差异标志物的识别：为明确生五味子、醋五味子、蜜五味子气味特征成分组成，通过计算各组分峰的双柱相对科瓦茨滞留指数，并与AroChemBase数据库进行比较，指认了各五味子饮片可能的36个气味成分。根据识别结果，五味子饮片气味成分以烯烃为主，其次为酯类和烷类。

为进一步明确五味子各饮片气味差异成分及炮制前后含量变化，基于快速气相电子鼻分析结果，以最大峰面积为100%对样品各成分峰进行归一化处理后进行热图分析，结果可以看出，相比生五味子，醋五味子、蜜五味子的糠醛含量具有明显增加，其原因可能是五味子炮制过程中受热生成所致；而醋五味子糠醛含量的增加明显，除炮制过程原因外，也有炮制辅料醋中含较丰富的糠醛类成分的缘故。其中醋五味子相较其他两种五味子饮片来说，乙醇、丙醛和(*Z*)-3-己烯醛峰面积明显减小，且出现两个特有成分峰，分别为乙酸和2-甲基-2-丙烯酸己酯，可以作为醋五味子饮片的气味差异标志物；而蜜五味子相较其他两类五味子饮片来说，主要是短链烷烃类成分含量的上升，如3-甲基十六烷和3-乙基十六烷，可能是蜜五味子的潜在气味差异标志物。

(3) 研究结论与提示：本实验基于 Heracles NEO 快速气相电子鼻建立了生五味子、醋五味子、蜜3种五味子饮片的气味快速检测方法，对3种五味子饮片气味指纹图谱进行了测定，指认了各饮片36种气味特征成分及潜在气味差异化合物，其中乙酸和2-甲基-2-丙烯酸己酯可作为醋五味子气味差异标志物，3-甲基十六烷和3-乙基十六烷可作为蜜五味子潜在的气味差异物。需要指出的是，气味特征的快速分析和表征虽然有利于中药饮片的快速鉴别与分析，但目前尚无法单独以此技术明确评价其质量优劣，因此结合相应质量评价指标寻找气味与内在成分的确切关联性也是亟待解决的问题。

3. 电子舌技术　近年来，随着科学技术的不断进步，众多仿生模型被应用到中药的气味鉴别及质量评价中，其中电子舌技术应用较多。基于传感器阵列的电子舌技术已成为中药饮片真伪判别，炮制过程及机理研究的新技术，可为中药饮片的质量识别体系提供新的思路。电子舌技术是一种模拟人类舌头及其神经系统信息处理的智能仿生味觉系统，具有客观、快速、简便等优点，已在食品、药品等行业广泛应用。电子舌系统由味觉传感器阵列、信号采集系统、模式识别系统三部分组成。味觉传感器系统相当于人的舌头，能够对被测液体中的味道进行感应，目前以电化学传感器最为普遍，以电位型、阻抗型和伏安型传感器为主，在对饮片样品溶液测定过程中，溶液中的离子会产生电位的变化，从而产生信号。

在电子舌检测中药饮片的过程中，产生的信号将由仪器工作站记录并形成数据，分析完成后可从工作站记录数据中导出对应信息，便于后续分析。在饮片分析完成后，可根据相应分析目的对数据进行相应处理。根据来源丰富的中药饮片样本，建立中药饮片的电子舌响应数据库。通过主成分分析(PCA)、判别分析(DA)、神经网络分析等方法，可评价中药饮片试样与建立的数据库之间的关系，从而达到评价中药饮片质量的目的。该方法可以用来检测不同样品溶液“味”的一致性或差异性，从而达到区分样品真伪、产地、品种、品质优劣等目的。

【研究实例：麻黄饮片的电子舌检测技术研究】

(1) 研究目的：麻黄是麻黄科麻黄属植物的干燥草质茎，最早见于《神农本草经》，具有发表散寒、宣肺平喘、利水消肿等功效，用于风寒感冒、胸闷喘咳、风水浮肿、支气管哮喘等症。目前，已知麻黄属植物已近67种，国内常用的是草麻黄、中麻黄或木贼麻黄的干燥草质茎。麻黄主要分布于我国新疆维吾尔自治区、内蒙古自治区、青海省、甘肃省、宁夏回族自治区等地，其中以新疆维吾尔自治区蕴藏量最大，蕴藏量占全国的70%以上。本研究拟基于“尝味”电子感官手段对麻黄饮片的味道进行客观量化并实现对产地的区分。

(2) 研究方法与结果

1) 电子舌检测条件的确定：采用法国 Alpha MOS 公司的 ASTREE Ⅱ 电子舌对产自甘肃省、新疆维吾尔自治区、内蒙古自治区的麻黄饮片进行分析。首先对传感器进行活化、校正后测样。设置采集时间 120 s,采集周期 1.00 s。

2）电子舌检测结果的分析：利用 AlphaSoft 工作站将所得数据进行主成分分析，主成分累计贡献率 93.18%。不同产地、厂家、生产工艺麻黄药材滋味存在差异，但电子舌对内蒙古、新疆、甘肃 3 个产区麻黄的识别能力较差。新疆产样品和其他样品均有一定差异。甘肃产 CG1 样品与其他产地样品有区分度，新疆维吾尔自治区产样品则与内蒙古产样品 CS1 样品接近，与其他大部分样品有一定差异。电子舌可对不同产地的麻黄样品有一定的滋味识别能力，但未能全部准确识别，且需要更多样本进一步验证。

进一步借助电子舌获得同一厂家不同年份内蒙古产麻黄饮片滋味信息，探究不同年份麻黄饮片间味道差异。将所得数据进行主成分分析，结果见图 8-2。主成分方差累计贡献率为 96.49%，能反映大部分原始数据特征。2016 年产麻黄分为两类，分布在二、四象限，2017 年产麻黄聚在第一象限，说明电子舌能很好地区分 2016 年与 2017 年产麻黄的差异。以麻黄的主要味道——苦为例，除了 P7 样品外，2016 年产麻黄苦味值均大于 2017 年。鲜味值中，除了 P4 样品外，2016 年产麻黄鲜味值均小于 2017 年。说明储藏过程中，新鲜程度下降。

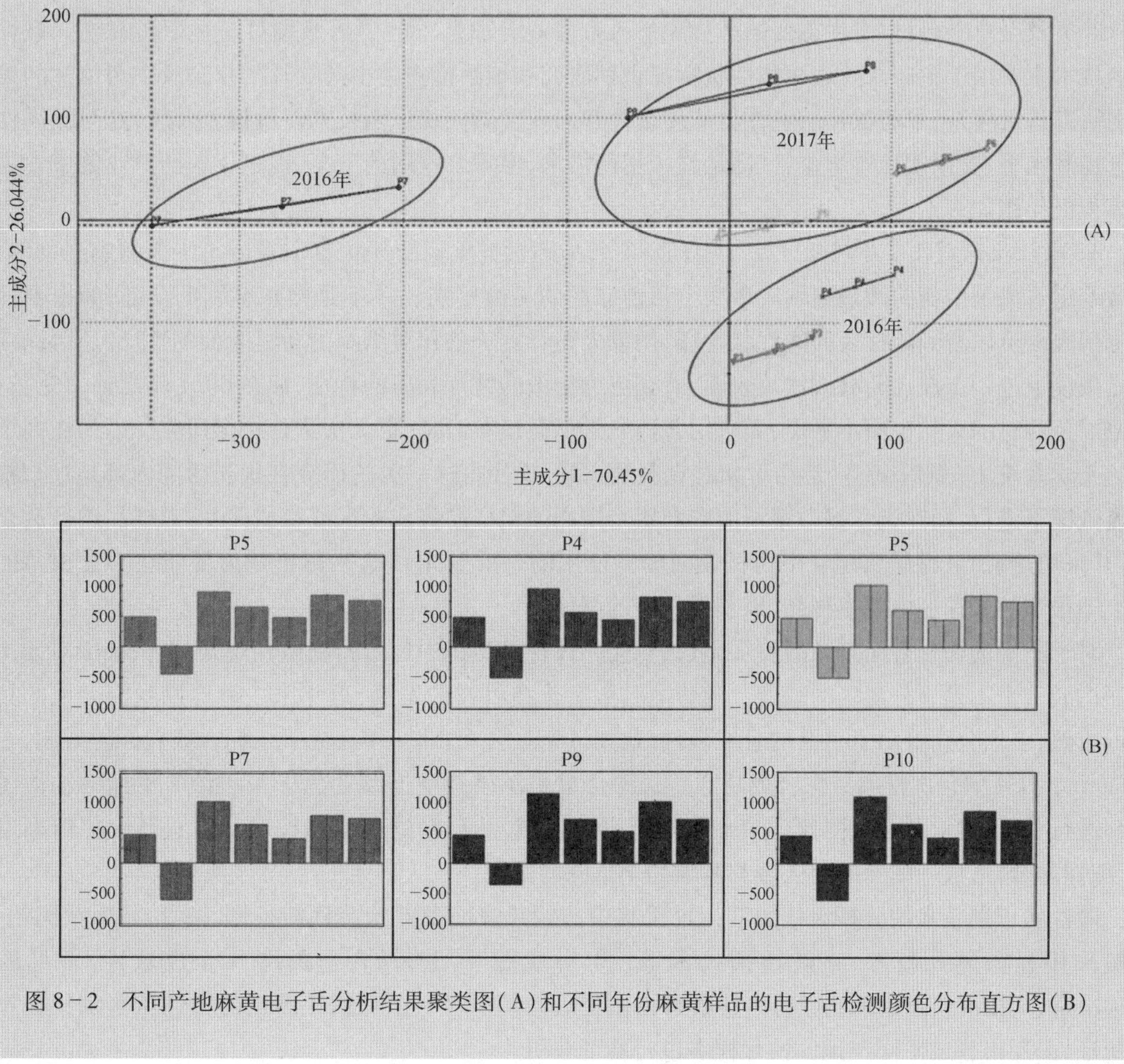

图 8-2　不同产地麻黄电子舌分析结果聚类图(A)和不同年份麻黄样品的电子舌检测颜色分布直方图(B)

可见电子舌可对多产地的麻黄进行一定的区分，并可对麻黄储存过程中味道的变化实现客观量化，为麻黄饮片的流通应用提供了参考与保障。

(3) 研究结论与提示：口尝为中药传统鉴别的重要手段之一，然而经验鉴别存在主观性强，难以客观量化的缺点，故本实验基于电子舌技术对不同产地的麻黄味道进行了测定分析。

(二) 中药饮片微性状识别研究

1. *微性状识别技术概述及特点*　我国中药饮片种类繁多，品种混乱，基原混用现象严重，尤其对于细小果实种子类，其细微特征肉眼不易识别，显微鉴别和理化鉴别较烦琐，故找到一种快速实用的鉴别手段显得十分迫切。

中药微性状鉴定法是一种鉴别中药材及中药饮片真伪的新技术，是通过借助仪器观察中药表面(包括断面)肉眼不易察觉的细微性状特征，并以此作为鉴定依据的一种新的鉴别方法。微性状鉴别法采用体视显微镜，可清楚地观察到中药表面、断面等细微特征，具有简单、快速、直观、廉价等特点。

该方法能够观察到许多传统的性状鉴定看不全、显微鉴定又看不清的药材特征信息，是性状鉴定法向着微观领域的延伸，对于大多数动植物类药材都有鉴别意义。特别是对一些细小果实和种子类药材、部分叶类及全草类药材、发生霉变的药材和掺入硫酸镁等加重粉的中药鉴别具有显著可靠性。微性状识别技术主要用于中药饮片表面微性状特征识别研究和细小孢粉类中药饮片的掺杂及中药饮片的霉变鉴别研究。近年来，中药饮片质量评价从传统性状向现代微性状识别技术评价模式升级，这对提高饮片质量控制水平、支撑饮片科学监管、满足临床用药需求、保障公众用药安全、促进中医药产业健康发展等发挥积极作用。

2. *微性状识别技术原理及方法*　中药鉴定领域通常把中药的性状鉴定看成是中药的宏观鉴别，把显微鉴定看成是中药的微观鉴别。事实上目前应用的显微鉴别法并不是微观鉴别的全部，如根据性状鉴定用肉眼可以看到药材表面的性状特征，用放大镜看到一些相对细小的药材表面的特征，还可以在光学显微镜下进一步放大药材或饮片表面，看到更为细微的饮片表面的特征，但在2011年之前研究较少。其原因是药材的天然表面不平坦，无法用普通光学显微镜看清楚，更无法进行拍摄研究。因为在高度放大的光学系统中"景深窄小"是几乎无法克服的问题，也使得这一类的研究在很长时间内都是在扫描电子显微镜下进行，而在光学显微镜下的中药鉴定则必须把样品打成粉末或切成薄片，对样品进行透化处理，并采用透射光(性状鉴定看中药材表面的特征用的是反射光)，这一切都是为了能在一个很薄的层面上即很窄的景深区内观察样品，以获得清楚的画面。

对于不平的药材表面细微的特征，过去只能在体视显微镜中通过转动微调观察，在头脑中对诸多的画面构成一个不是十分清晰的映像。随着电脑数字化高科技的发展，近年来一种电脑景深合成的技术已近成熟，多家公司推出了自己的合成软件，比如Adobe公司2008年完成了景深合成软件的研制，在其Photoshop CS4中首次推出景深合成功能。景深合成是对显微镜连续变焦下采集的非平面的物体图像序列进行分析，提取每一帧图像中聚焦相对清晰的区域，然后对这些区域按其位置进行聚焦清晰度竞争、图像融合，形成一幅新的各区域都清晰的全景深的图像。

微性状识别技术的分析流程如下：① 采集中药饮片表面微性状鉴别特征图片；② 显微数码拍摄：一般采用显微制片技术、显微拍摄技术等；③ 合成图片：选择合适的图片合成软件，常见的有PhotoshopCS技术或者数码显微镜内置数码拍摄处理系统软件；④ 对饮片潜在的微性状鉴别特征物进行验证，采用市售或不同产地的饮片样本进行验证分析。

【研究实例：蒲黄、蒲黄炭饮片的微性状检测研究】

（1）研究目标：生蒲黄，性平，味甘，可行血化瘀、利尿通淋。蒲黄经过炒炭后性涩，止血作用增强，常用于多种出血病证，药理作用发生了变化。但蒲黄为细小花粉，市场上流通的蒲黄大多数仍掺有大量杂质，更有不良商家在蒲黄中掺入某些植物的粉碎物，这些用肉眼不易发现。蒲黄炭为蒲黄炒后的炮制品，一些杂质用肉眼更不易鉴别。

微性状鉴定法是利用体视显微镜配合适合的电脑软件来鉴别中药材表面和断面等用眼睛不容易观察到的微小性状特征。此方法对大多数动植物药材的鉴别均适用，特别适用果实种子类药材，其体积小、表面的纹理用肉眼难以看清。微性状鉴定法方便易操作，对使用人员的专业知识要求不高。这对基层鉴别中药有重要作用。故下述研究实例利用微性状检测技术对蒲黄与蒲黄炭进行数字化的质量评价，为蒲黄及其炮制品的规范流通使用提供参考。

（2）研究方法与结果

1）样品显微制片：分别取蒲黄掺假样品和蒲黄炭样品，分别取少量样品撒在载玻片上，轻轻震动，尽量使样品均匀分布在载玻片上，用盖玻片轻轻按压样品。使样品平整，取下盖玻片，进行显微观察。每个批次制作 3 个掺假样品的显微片。

2）微性状图片拍摄：打开体视显微镜，将掺假样品和蒲黄炭置于显微镜观察视野下，调节光源，使计算机上显示的图像颜色与掺假样品的颜色一致，缓慢调节变焦旋钮，拍摄不同景深下掺假样品的一组图片。照片组不低于 5 张。拍摄时请勿移动载玻片。移动载玻片，取不同位置的观察点，并在不同景深下拍摄一系列未掺假样品的照片。平行操作 5 次。

3）图片合成：打开 Photoshop－CS6 软件，找到“文件”，点击其中的“脚本”，点击脚本栏下的将“文件载入堆栈”，会弹出一个窗口，在窗口中点击“浏览”，选择需要合成的图片，点击“确定”，在 Photoshop 的界面，选中所有的图层，找到“编辑”，点击其中的“自动对齐图层”，会得到一张样品表面图片，再找到“编辑”，点击其中的“自动混合图层”，点击“文件”，将图片储存为 JPG 格式，如图 8－3、图 8－4。

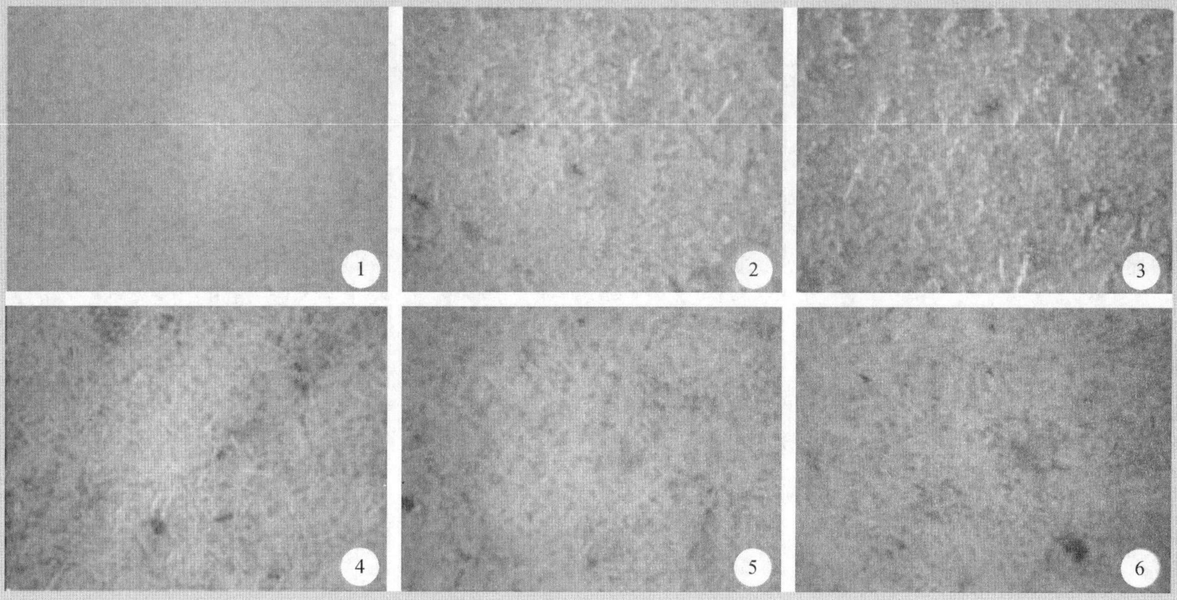

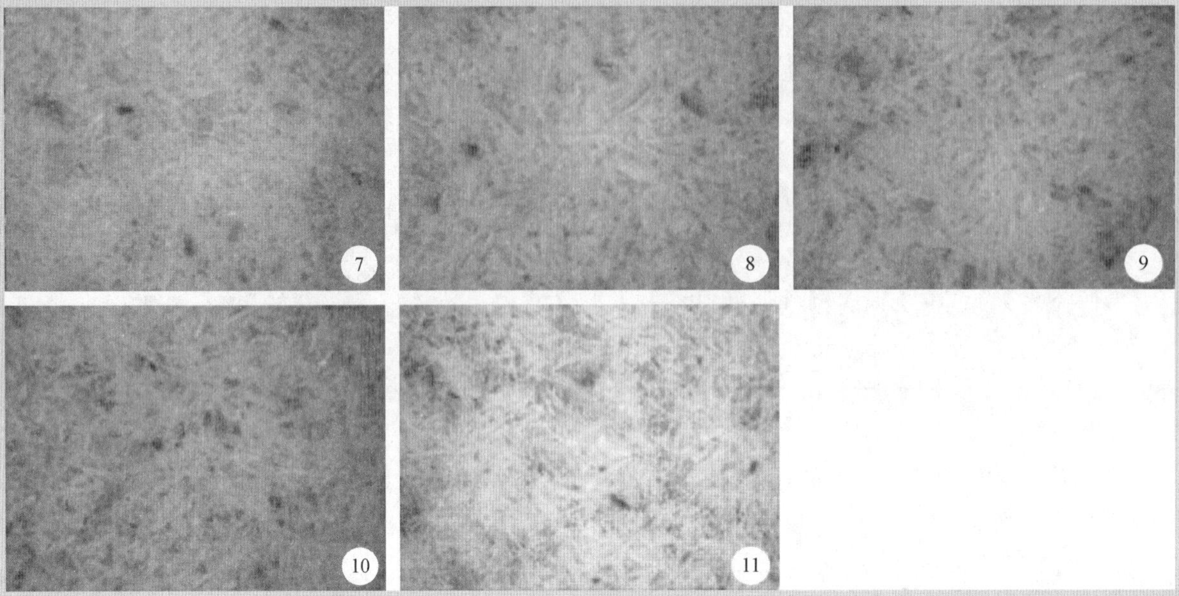

彩图 8-3

图 8-3 蒲黄花粉中掺入不同比例蒲棒的微性状显微图

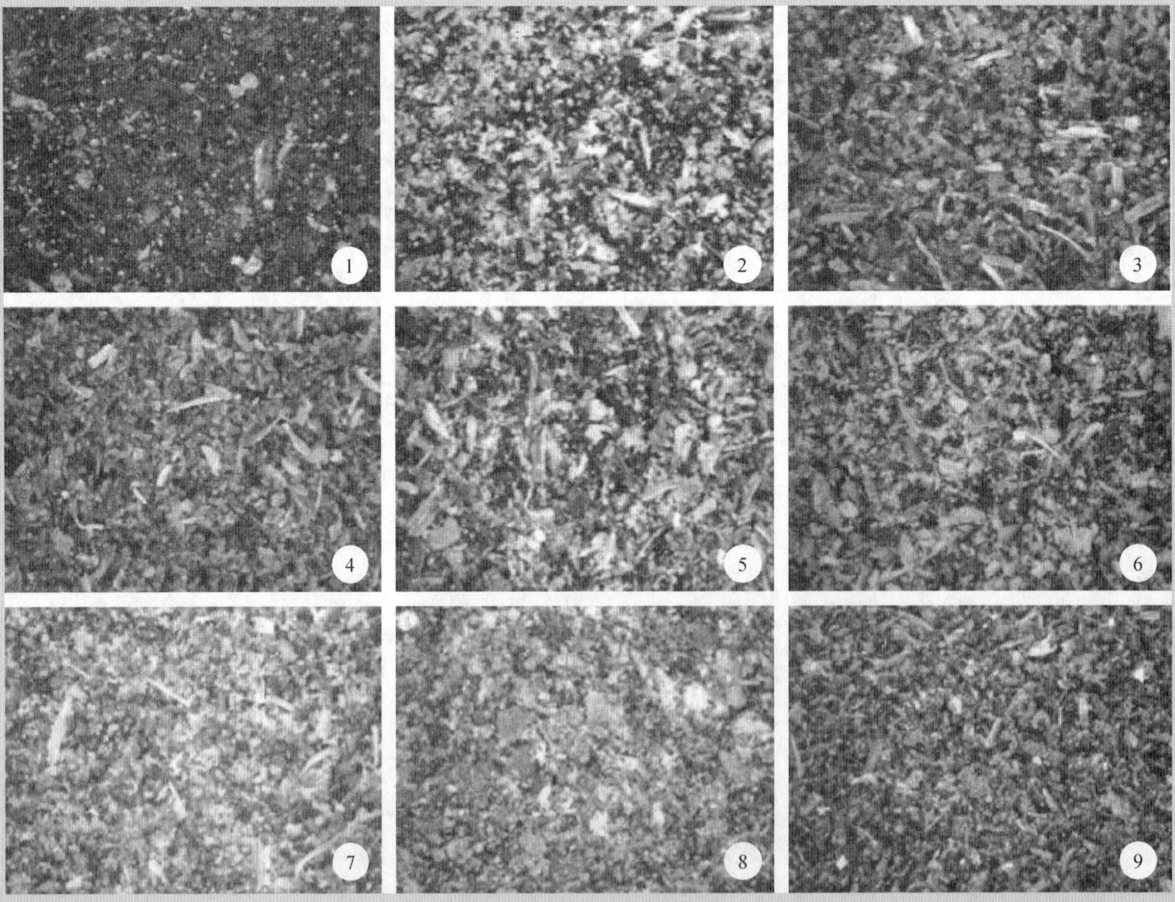

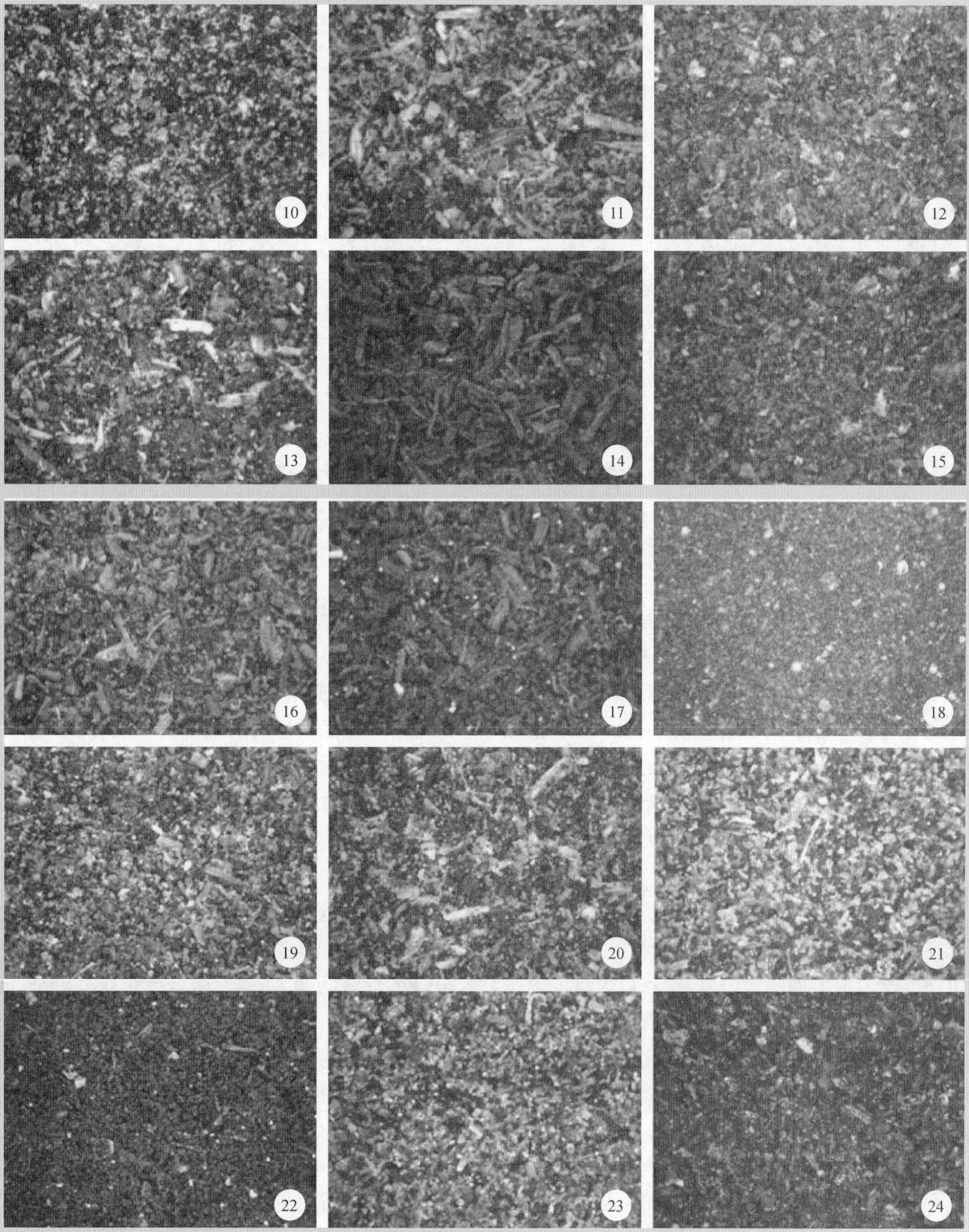

彩图 8-4

图 8－4　蒲黄炭微性状显微图

4）计算机图片分析：以 Photoshop－cs6 为例，如图 8－5 所示：① 打开 Photoshop－cs6，转入掺假样品的景深图片。② 于“工具”栏中把底板颜色调成红色。③ 于“工具”栏中点击“多边形套索”工具，圈定杂质，按“Backspace”键，杂质变成红色。④ 按③ 的方法处理后的样品图。⑤ 找到“窗口”,点击其栏下的“直方图”。⑥ 从弹出的框口中可观察到,样品图的像素为 312 612。⑦ 于“工具”栏中将面板颜色反转为红色。⑧ 找到“选择”,点击“色彩范围”,将“颜色容差”设置为 20,点“确定”。⑨ 标记杂质后的样品图。⑩ 在弹出的“直方图”的窗口中可视杂质的像素为 1 411。⑪ 计算: 31 892/312 612=10.2%。蒲黄花粉中掺入不同比例蒲棒的微性状鉴别结果。

(3) 研究结论与提示: 通过对 24 批蒲黄炭药材的分析,发现以下几种问题如图 8-4 所示。① 几乎所有蒲黄炭药材中掺有大量的具有四棱的花药和呈细线状花丝及其他植物粉碎物;② 蒲黄炭药材中掺有沙石,如图 8-4 的 8、11、12、15、18 号;③ 蒲黄炭药材中有增重作假现象,如图 8-4 的 18 号;④ 炮制不当: 部分批次蒲黄炭炮制不及如图 8-4 的 2、7、8、10 号,部分批次炮制太过如图 8-4 的 24 号。上述研究内容通过微性状检测技术的应用为蒲黄与蒲黄炭饮片的鉴别区分提供了创新性的参考与借鉴。

(三) 中药饮片显微成像数字化研究

1. 显微成像数字化技术概述及特点　显微鉴定技术可利用光学系统或电子光学系统设备,观察肉眼所不能分辨的微小物体形态结构及其特征。数码显微成像技术使中药显微特征图像由手绘变为数码相片,现在出版的相关文献典籍大多已带有彩色数码显微图像,具有方便、快捷、简单、准确和实用性强等优点。

绝大多数固态中药饮片样品都具有一定的微观结构,说明其内在化学成分分布是不均匀的。使用恰当的化学计量学方法对中药饮片样品进行显微成像数字化研究,可以基于显微成像技术对中药饮片的微观特征进行综合分析与评价,目前,该技术在中药饮片质量研究中已广泛应用,主要用于中药材(饮片)的定性鉴别,以及通过显微特征、显微组织测定实现显微特征数量的定量分析。因此,可通过获取显微特征图像的颜色信息对中药生、制饮片显微特征颜色进行量化。

2. 显微成像数字化技术原理及方法　色差法是利用国际通用的 CIELAB 均匀色空间系统理论进行颜色测定,被测物质的颜色分别用 L^*、a^*、b^* 值进行量化。E_{ab}^* 为总色值,用来表达待测物质的总体颜色,计算公式为 $E_{ab}^*=(L^{*2}+a^{*2}+b^{*2})^{1/2}$。

基于图像分割技术与 Lab 颜色空间原理,以“显微特征颜色提取”软件,实现显微特征的分割与颜色数字化测定。该软件基于无监督聚类和数学形态学的方法对摄取的显微特征图像进行分割,进一步采用深度学习模型的图像分割方案,以大量的显微特征分割的标注图像为基础,区分待测显微特征与显微图像背景,实现待测显微特征的圈定,然后测定显微特征颜色。

中药饮片中含多种显微特征,这些显微特征在炮制过程中,受高温影响,导致饮片中各显微特征颜色呈不同程度地加深,与生品各显微特征颜色存在明显差别。利用“显微特征颜色提取”软件测定中药生、制饮片显微特征颜色值 L^*、a^*、b^*,计算出总色值 E_{ab}^*,实现中药饮片显微特征颜色的量化,利用多种数理统计方法分析中药生、制饮片显微特征颜色值的差异性,通过偏最小二乘法判别分析(partial least squares discriminant analysis, PLS-DA)确认差异性显微特征,以差异性显微特征的颜色值建立判别函数,将颜色值代入函数实现生、制饮片的区分。

【研究实例: 关黄柏、关黄柏炭饮片显微成像研究】

(1) 研究目标: 关黄柏味苦,性寒。归肾、膀胱经。具有清热燥湿,泻火除蒸,解毒疗疮的功效。用于湿热泻痢,黄疸尿赤,带下阴痒,热淋涩痛,脚气痿躄,骨蒸劳热,盗汗,遗精,疮疡肿毒,湿疹湿疮。关黄柏炭为关黄柏的炮制加工品，炒炭是中药炮制方法中一种加热程度较为剧烈的方法，饮片无论是外观性状还是功能主治方面都发生了较为显著的改变，这也必然导致其临床疗效具有一定的区别。

下述研究通过对关黄柏、关黄柏炭饮片的显微特征颜色进行数字化测定，为判别关黄柏、关黄柏炭饮片提供一种新方法。

(2) 研究方法与结果

1) 显微特征摄取条件：对 Mshot Image Analysis System 成像软件的分辨率、曝光控制、颜色控制、图像调整、荧光控制模块进行设置。调整显微镜光圈数值 3，设置光圈大小 3，光源强度 3，放大倍数 200 倍(目镜×10，物镜×20)。晶纤维、石细胞 2 种显微特征各摄取 3 张不同的显微图像。

2) 方法学考察：取同一批关黄柏饮片粉末(过四号筛)，约 1 mg，精密称定，按粉末装片制备方法制备粉末装片 1 份，置显微镜下观察并摄取晶纤维显微图像，采用“显微特征颜色提取”软件对同一晶纤维连续测定 6 次，记录晶纤维的 L^*、a^*、b^* 值，结果 L^*、a^*、b^* 值的 RSD 分别为 0.89%、0.13%、0.77%，表明仪器精密度良好。

取同一批关黄柏饮片粉末(过四号筛)，约 1 mg，精密称定，按粉末装片制备方法制备粉末装片 1 份，在室温(25℃)条件下，自然放置 24 h，分别于 0 h、2 h、4 h、8 h、12 h、24 h 置显微镜下观察并摄取同一晶纤维显微图像，采用显微特征颜色提取软件测定并记录晶纤维的 L^*、a^*、b^* 值，结果 L^*、a^*、b^* 值的 RSD 为 1.18%、1.11%、1.92%，表明样品在 24 h 内稳定性良好。

取同一批关黄柏饮片粉末(过四号筛)6 份，各约 1 mg，精密称定，按粉末装片制备方法制备，置于显微镜下观察并摄取晶纤维显微图像，测定并记录晶纤维的 L^*、a^*、b^* 值，结果 L^*、a^*、b^* 值的 RSD 分别为 3.54%、2.26%、2.42%，表明该方法重复性良好。

3) 显微特征颜色测定：取关黄柏饮片与关黄柏炭饮片粉末(过四号筛)，各 10 批，按粉末装片制备方法制备，置于显微镜下观察晶纤维、石细胞，按显微特征摄取条件摄取晶纤维、石细胞显微图像，将显微图像导入显微特征颜色提取软件，测定并记录 L^*、a^*、b^* 值，取 3 张图像 L^*、a^*、b^* 值的平均值，并计算 E^*_{ab} 值。

4) 显微特征颜色判别分析

A. Kruska－Wallis H 秩和检验：由于数据不满足正态性，故采用 Kruska－Wallis H 秩和检验对关黄柏与关黄柏炭饮片晶纤维、石细胞颜色的 L^*、a^*、b^*、E^*_{ab} 值进行差异性比较。结果关黄柏炭晶纤维、石细胞的 L^*、b^*、E^*_{ab} 值均较关黄柏显著降低($P<0.01$)。而二者晶纤维与石细胞的 a^* 值均无显著性差异($P>0.05$)。

B. PLS－DA：将关黄柏与关黄柏炭各 10 批饮片的晶纤维、石细胞的 E^*_{ab} 值导入 SIMCA14.1 软件中，启动 PLS－DA 程序。模型解释率参数 $R^2X=1$，$R^2Y=0.951$，预测能力参数 $Q^2=0.934$，说明所建模型具有较高的稳定性和预测率。10 批关黄柏与 10 批关黄柏炭饮片样品数据点均落在 95%置信区间内，根据分类被分为两类。根据变量投影重要度(variable important for the projection，VIP)值大小排序依次为晶纤维>石细胞。2 种显微特征中，VIP>1 的为晶纤维，认为该显微特征是关黄柏饮片与关黄柏炭饮片的主要差异性显微特征。

C. 判别分析：由上述研究结果可知，晶纤维为关黄柏、关黄柏炭饮片的主要差异性显微特征，因此选取晶纤维的 L^*、a^*、b^*、E^*_{ab} 值作为自变量分别进行判别分析。由 Kruska－Wallis H 秩和检验结果可知，关黄柏与关黄柏炭晶纤维的 L^*、b^*、E_{ab}^* 值存在显著差异。故将样本分为关黄柏、关黄柏炭两组，共 20 批作为训练样本，利用 SPSS 21.0 软件，以组别为因变量，以关黄柏与关黄柏炭晶纤维的 L^*、b^*、E_{ab}^* 值为自变量进行费希尔(Fisher)判别分析，建立判别函数，并用训练样本对判别式作回代考核，对判别函数进行可靠性检验。

组均值的均等性检验表明 L^*、b^*、E_{ab}^* 值的 λ 值分别为 0.035、0.052、0.049，L^*、b^*、E_{ab}^* 值的 P 值均为 0.00，认为关黄柏、关黄柏炭饮片的判别函数中，L^*、b^*、E_{ab}^* 值均具有统计学意义。建立标准化典则判别函数为：$y=1.157\times L^*-0.427\times b^*-0.236\times E_{ab}^*$，该判别函数的 Wilks' λ 值 = 0.035，$X^2=55.499$，$P=0.000$，认为该标准化典则判别函数具有统计学意义。将标准化典则判别函数转化为非标准化典则判别函数：$y=0.353\times L^*-0.125\times b^*-0.051\times E_{ab}^*-9.203$，该函数判别规则为：$y>0$ 判为关黄柏，$y<0$ 判为关黄柏炭。将训练样本带入非标准化典则判别函数进行验证，结果表明，判别函数对关黄柏、关黄柏炭的正判率均为 100%，平均正判率为 100%。根据实测数据分析结果，规定关黄柏饮片晶纤维的 y 值应大于 0，关黄柏炭饮片晶纤维的 y 值应小于 0。

二、中药饮片化学特征质量评价创新研究

尽管目前已经初步构建了中药饮片标准化评价体系，但是现行中药饮片质量标准中仍然存在着缺乏整体及专属性的质量评价技术规范及标准体系不健全等问题。《中国药典》(2020 年版)收载的中药饮片的质量标准，多数是沿用中药材的质量控制方法，难以体现饮片炮制前后的质量控制指标的差异性，缺乏中药饮片炮制前后的质量标志物或专属性评价方法。

基于这些关键问题，可采用近红外光谱、拉曼光谱、指纹图谱/特征图谱技术和色谱质谱联用等技术从中药饮片化学特征评价角度分析化学成分等对饮片药性与质量的影响，系统研究和建立中药饮片整体性和专属性成分变化规律的数字化、可控性强的内在质量标准；同时采用灰色关联度分析等数理统计手段将中药不同药效与所建立的特征图谱关联起来，找出特征图谱和药效指标之间的联系，建立谱-效关系，揭示中药不同药效的变化与内在化学成分变化的相关性。

(一) 中药饮片的近红外光谱研究

1. 近红外光谱技术概述及特点　目前常用的中药质量评价方法有理化检验法、薄层色谱法、气相色谱法、液相色谱法等。这些方法极大地保证了中药的质量可靠性，但也存在一些局限性，如需要对样本进行预处理和破坏性分析、须用专业仪器设备和检测方法、检测时间长、须配备专业的技术人员等。因此快速、无损、高通量的新型技术在中药质量评价中越来越受到重视，特别是以近红外光谱为代表的光谱检测技术得到了广泛的应用。

近红外光谱(near infrared spectrum，NIR)主要是由分子振动的非谐振性使分子振动从基态向高能级跃迁时产生的，记录的主要是含氢基团 X—H(X 为 C、N、O)振动的倍频和合频吸收。不同基团(如甲基、亚甲基、苯环等)或同一基团在不同化学环境中的近红外吸收波长与强度都有明显差别，近红外光谱具有丰富的结构和组成信息，非常适合用于碳氢有机物质的组成与性质测量，更是一种具有快速、无损、分辨率较高，可同时进行定性、定量分析，在一定程度反映饮片整体化学特征的技术特点的分析技术。此外，近红外光谱分析技术的一个重要特点就是技术本身的成套性，即必须同时具备 3 个条件：① 各项性能长期稳定的近红外光谱仪，是保证数据具有良好再现性的基本要求；② 功能齐全的化学计量学软件，是建立模型和分析的必要工具；③ 准确并适用范围足够宽的模型。

近红外光谱目前在制药领域中尤其是中成药生产过程控制中已得到很好研究及应用，针对中药材及饮片

的质量控制的研究也比较多。近红外光谱技术可对中药饮片进行质量评价,适用于中药饮片的基原、产地、优劣、真伪评价及药效成分含量、大类化合物的总量测定等,以及评价化学背景不清楚、加工炮制过程复杂的饮片和动物类饮片的鉴定,可应用于饮片生产全过程的评价,实现饮片的真伪鉴别和质量优劣快速评价。

2. 近红外光谱技术原理及方法　近红外光是指波长范围介于可见光与中红外光区域之间的电磁波,美国材料试验协会将其定义为波长范围在 780~2 526 nm 的波段,通过测定被测物质的近红外谱区(波长范围在 780~2 500 nm,按波数计为 12 820~4 000 cm^{-1})的特征光谱,并利用化学计量学方法提取相关信息,对分析对象进行定性、定量分析的一种光谱分析技术。主要反映含氢基团 X—H(X 为 O,N,S)振动的倍频和合频吸收,即由 C—H、N—H、O—H 和 S—H 等基团基频振动的倍频和合频组成,由于其吸收强度远低于物质中红外光谱(4 000~400 cm^{-1})的基频振动,而且吸收峰重叠严重,因此不能直接对其进行解析,需要对测得的光谱数据进行数学处理后,才能进行定性、定量分析。

在使用近红外光谱技术前,可先对炮制前后的中药饮片进行液质分析,建立指纹图谱进行差异比较和谱-效关系研究,对炮制过程的特征成分含量变化进行对比,寻找可以体现饮片炮制特色的特征成分。中药饮片中含有大量的有机物,如黄酮类、生物碱类、苷类、皂苷类、有机酸类等,含有 C—H、O—H、N—H、S—H 等基团,因此在成分研究基础上能得到其近红外光谱信息,采用近红外光谱技术来建立中药饮片的特征性成分的快速定量模型,以及能快速定性鉴别生品、炮制品的定性模型,对中药饮片质量进行快速表征,为实现中药饮片在线质量控制奠定基础。

【研究实例: 郁金饮片的近红外光谱定性、定量模型的建立】

(1) 研究目的: 旨在建立一种郁金饮片近红外光谱的定性与定量模型,达到快速鉴别与评价郁金质量的目的,提供简单、稳定、可靠、快捷的中药质量控制模式。

(2) 研究方法与结果

1) 样品光谱采集: 将实验用样品粉碎并过筛,每份样品取约 10 g,混合均匀后放入石英样品杯中,摊平,以内置背景作为参比,扣除参比,采集光谱图。采用积分球漫反射采集光谱,波数区间在 4 000~10 000 cm^{-1},分辨率为 8.0 cm^{-1},扫描信号累计 64 次,温度为(25±2)℃,相对湿度为 45%~50%。每份样品扫描 3 次,取其平均光谱作为样品的近红外光谱。

2) 定性模型的建立: 扫描得到的谱图和所建模型结果如图 8-5。

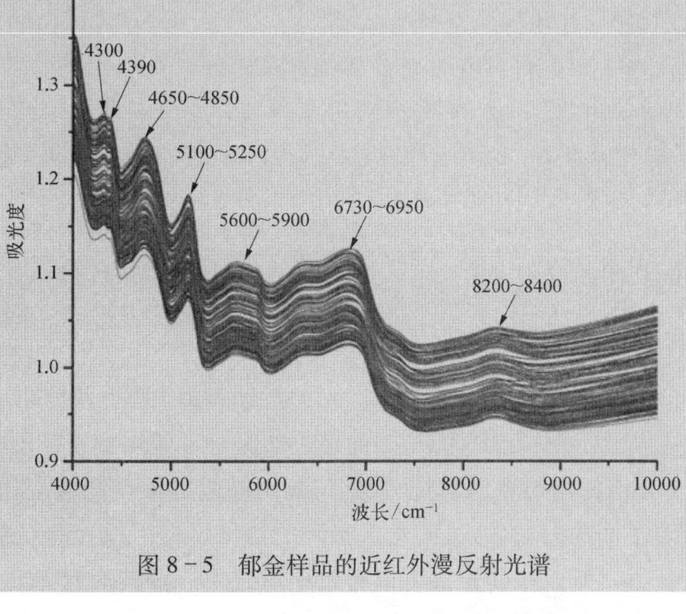

图 8-5　郁金样品的近红外漫反射光谱

彩图 8-5

3）定量模型的建立

A. 校正模型的选择及数据预处理：本实验采用偏最小二乘法（partial least squares，PLS）对79批郁金融合数据集进行定量模型的建立。常用的模型预处理方法有：光程（path length）的选择、光谱数据格式（data format）的选择、平滑（smoothing）方法的选择等。在扫描近红外光谱时，由于样品粒径及均匀度的影响，光程不能保持恒定，在这种情况下，则需要多元信号校正（multiple signal correction，MSC）或标准正则变换（standard normal variate，SNV）的方法来对光谱进行预处理以消除这些干扰。本文以相关系数（R）、校正集均方根误差（RMSEC）及预测均方根误差（RMSEP）作为考察模型性能的指标，对预处理方法进行考察，当 R 的值越接近 1，RMSEC、RMSEP 的值越接近 0，则模型的预测精度越高，模型越准确。根据结果显示，当预处理方法为“MSC+2stD+NS”时，变量的相关参数为最优，因此将此方法作为最优的模型预处理方法，应用至后续的模型建立中。

B. 光谱波段的选择：在建立定量模型时，光谱信息中包含了一些非有效信息，因此需要对光谱的波段进行优化筛选，使模型的精度更加准确。本文在采用 PLS 建立定量模型时，通过 TQ Analyst 软件对光谱波段进行推荐，同时采用 R、RMSEC、RMSEP 作为考察指标，对光谱波段进行优化。最终得出当波段选择为 7 011.91～3 999.34 cm^{-1} 时，此时模型的准确度最好。

C. 主因子数的选择：当采用 PLS 建立定量模型时，主因子数的数量会对定量模型的精度产生不同程度的影响。当样品的数量确定时，若主因子数数量选择太少，则模型对光谱信息的利用则较少，使模型的精确度降低；若主因子数数量选择太多，则会导致“过拟合”的现象发生。本文采用预测残差平方和（PRESS）和内部交叉验证均方根误差（RMSECV）对主因子数进行筛选，考察主因子数对 2 种特征变量的影响，根据筛选结果最终确认当主因子数分别为 9、10，RMSECV 最小，模型的准确度最高。

D. 异常值的剔除：经光谱 Outliers 优化，以马氏距离作为评价指标，对异常值进行剔除，以保证模型的准确性。

E. 定量模型优化结果：以筛选后的最优预处理方法作为参数评价指标，建立定量模型。模型的验证：为了确保模型的准确性，将预测集（$n=12$）样品光谱输入定量模型中，得出其预测值，通过预测值与实际值的相对偏差，考察模型的准确度。根据结果显示，各变量预测值与实际值的相对偏差绝对值均小于 5%，表明模型准确度良好。

（3）研究结论与提示：现代近红外光谱分析技术是一种快速无损的检测方法，样品几乎不需要经过前处理，避免了人为干扰，甚至破坏，使样品之间的微小差异能够最大限度地被保留下来。采用近红外光谱漫反射分析技术，结合主成分分析-马氏距离法判别分析，建立了郁金药材的快速鉴别模型。结果表明，采用近红外光谱法对郁金饮片进行定性、定量分析，结果判断准确，此鉴别方法可行。

（二）中药饮片拉曼光谱研究

1. 拉曼光谱技术概述及特点　拉曼光谱（Raman spectroscopy）是一种分析分子结构成分信息的检测技术，具有无侵入、无损伤、无须标记等优点，因而在生物医学领域得到了广泛的应用。拉曼光谱又称分子的“指纹”谱，是因为光谱的峰位置、数目及强度与分子基团的振动能级变化具有严格的对应关系，不同的化学键或基态有着不同的振动方式，构建出不同的谱峰特征。这也是拉曼光谱被广泛用来做分子结构定性分析的理论依据。所以拉曼光谱可以有效地反映单一或混合体系的结构特征，在物质的定性分析和鉴别中发挥着十分重要的作用。同时,随着仪器设备的高速发展,特别是傅里叶变换拉曼光谱仪和激光显微共振拉曼光谱仪的出现,最大限度地抑制了样品荧光背景的干扰,使中药拉曼光谱的检测成为可能。因此,将拉曼光谱技术引入中药饮片质量识别中,将会带来巨大的变革。

此技术属于散射光谱范畴,是光与物质相互作用而产生的。单色光入射某一介质,大多数产生瑞利散射,另有极少数散射光传播方向及光波频率发生了改变,这样的散射被称为拉曼散射。有研究发现,通过不同材料的介质,由于散射层面的结构不同、分子基团对散射光频率产生不同影响,从而可通过散射光特点对物质进行定性和定量分析。由于拉曼光谱技术在物质检测方面具有高效、简便、样本量少、重复性高等特点,已被广泛用于生物制药、医学检验等领域,成为疾病检测和诊断的重要手段。拉曼光谱检测技术具有快速、准确、对样品无损和不受水分影响等分析特性,可对中药材及中药饮片(尤其是针对矿物药)进行定性定量分析。传统的质量分析方法费时费力且滞后于生产过程,无法及时反馈生产现状。而其作为一种非弹性散射光谱分析技术,可检测饮片成分振动转动信息,适用于评价化学背景不清楚的饮片及矿物和动物类饮片,饮片生产全过程的质量评价,以及饮片的真伪鉴别和质量优劣快速评价。此外,拉曼光谱集光谱分析技术、化学计量学方法和计算机技术为一体,是一种极具发展前景的高新技术。

2. *拉曼光谱技术原理及方法*　拉曼光谱,又称拉曼散射光谱(Raman scattering spectroscopy),是通过拉曼散射效应来研究分析分子振动和转动信息,获得分子结构信息的一种非弹性散射光谱分析技术。由于光子与分子碰撞后发生能量交换,光子将一部分能量传递给样品分子或从样品分子中获得一部分能量,拉曼散射光的频率相对于入射光将发生偏移,二者频率之差即为拉曼位移。作为物质的一种固有性质,拉曼位移只与物质的化学组成及其内部分子的振动能量有关,不会随着激发波长的改变而变化,可用于该物质内部分子振动能量的度量。其是利用化合物分子受激光照射后所产生的散射光与入射光能级差和化合物振动频率、转动频率间关系,对化合物进行定性、定量分析方法。作为一种功能强大的新型快速分析手段,拉曼光谱正逐渐成为药品质量研究和药品质量控制(包括生产过程质量控制)必不可少的工具。

各种中药的拉曼光谱反映了它们所含化学成分不同而产生的拉曼光谱的差异。拉曼光谱在中药研究中的应用包括以下几个方面。① 中药化学分析:高效薄层色谱法(high performance thin-layer chromatography,HPTLC)能有效地分离中药中的各种成分,但不能获得各成分的结构信息。表面增强拉曼光谱法(surface-enhanced Raman spectroscopy,SERS)具有峰形窄、灵敏度高、选择性好等优点,可以对中药中的化学成分进行高灵敏度的检测。将薄层色谱分离技术与表面增强拉曼光谱指纹图谱鉴定技术相结合,采用薄层色谱法对中草药成分进行原位分析是一种新的方法。② 中药的无损鉴定:拉曼光谱不需要破坏样品,可用于中药饮片样品的无损鉴别,对研究贵重中药有着重要的意义。③ 稳定性:可用于中药材稳定性的预测和中药材质量的监测。④ 中药的优化:对于中草药、中成药和复方药的复杂混合体系,不需要分离提取任何成分,直接与细菌和细胞相互作用(细菌和细胞光谱收集于《拉曼光谱学》),无损伤,运用于观察细菌和细胞损伤程度,研究药理作用,优化中药、中成药和配方。

【研究实例:基于拉曼光谱检测的石膏数字化质量评价】

(1) 研究目的:临床上石膏应用的主要形式包括石膏和煅石膏,两者外观相似,但功效差异较大,为保证临床用药安全,有必要对煅石膏与石膏进行区分,经过煅制后,主要成分是二水硫酸钙($CaSO_4 \cdot 2H_2O$)脱水形成硫酸钙($CaSO_4$),目前也是煅石膏的主要含量测定指标。故本研究选择二水硫酸钙和硫酸钙含量作为石膏的质量特征指标。

(2) 研究方法与结果

1) 拉曼光谱测定条件与方法：测定条件为激发波长780 nm，激光功率为24 mW，狭缝(slit)光阑50 μm，10倍物镜，曝光时间2 s，累积2次，扫描范围300～1 700 cm^{-1}。测定方法为检测时将待测样品面置于载玻片上，使其位于拉曼光谱仪载物台的物镜下，测定。随机选择6个不同的扫描点，按采集参数记录拉曼光谱图，每个点重复测定3次，取平均光谱作为该待测样品的拉曼光谱图。

2) 基于拉曼光谱检测的石膏效应特征光谱分析：分别取二水硫酸钙对照品及10个批次的石膏样品适量(各约200 mg)，精密称定，研细，直接压片，按上述方法进行操作，得到拉曼图谱如图8-6示。图中10个批次的石膏样品与二水硫酸钙对照品有相同的拉曼特征峰，分别是414 cm^{-1}、493 cm^{-1}、619 cm^{-1}、670 cm^{-1}、1 007 cm^{-1}、1 135 cm^{-1}，与文献报道一致。

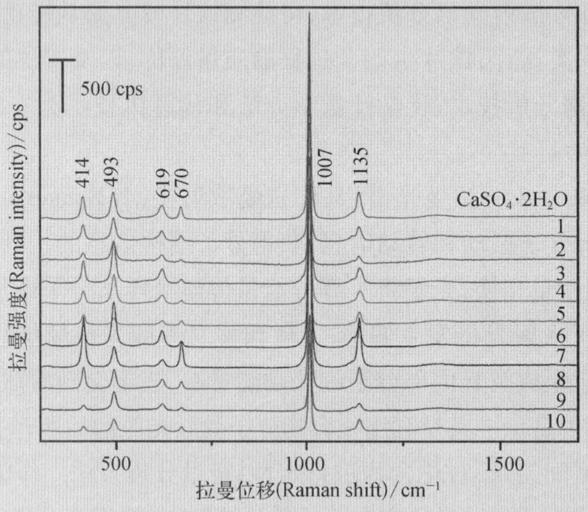

图8-6　二水硫酸钙对照品与10批次石膏拉曼光谱图

分别取无水硫酸钙对照品、1号煅石膏样品(20201002)、硝酸钠和氯化钠适量(各约200 mg)，精密称定，研磨均匀后压片，进行拉曼光谱检测，得到各物质拉曼光谱图如图8-7所示。从

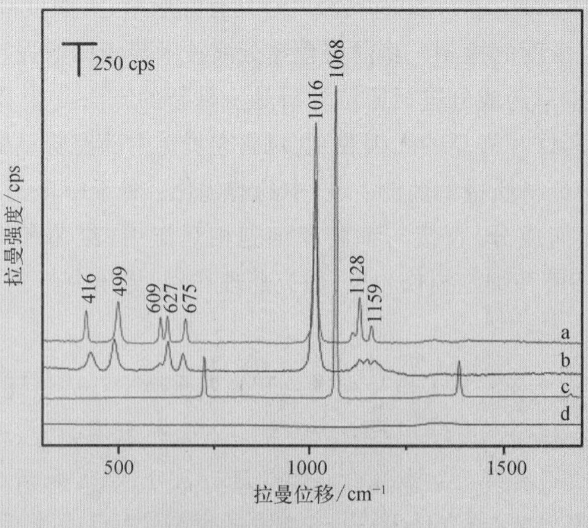

图8-7　煅石膏拉曼光谱图

a. 1号煅石膏样品(20201002)；b. 无水硫酸钙对照品；c. 硝酸钠；d. 氯化钠

中可以发现煅石膏样品在416 cm^{-1}、499 cm^{-1}、609 cm^{-1}、627 cm^{-1}、675 cm^{-1}、1 016 cm^{-1}、1 128 cm^{-1}和1 159 cm^{-1}处有明显的拉曼特征峰，与文献报道一致，1 016 cm^{-1}处（SO_4基团的对称伸缩振动）特征峰位移与无水硫酸钙对照品保持一致，且峰强度较强，但其他的拉曼峰位移和峰形都有一定程度的变化，因此将1 016 cm^{-1}选作定量指标峰。图中氯化钠无拉曼光谱特征峰，适合做填充物，硝酸钠在1 068 cm^{-1}处拉曼峰光谱信号响应值最强，将其选作内标峰。

（3）研究结论：本研究采用拉曼光谱内标法测定煅石膏中无水硫酸钙的含量，10批次煅石膏中无水硫酸钙含量测定结果与文献报道一致，说明建立的内标法准确度高，可用于矿物药煅石膏的质量评价。

（三）中药饮片指纹图谱/特征图谱研究

《国家药品标准物质技术规范》中规定，中药指纹图谱系指中药经适当处理后，采用一定的分析方法得到的能够体现中药整体特性的图谱。目的在于反映中药多成分特点，整体控制中药质量，确保其内在质量的均一、稳定。根据质量控制目的，可分为指纹图谱和特征图谱。指纹图谱是基于图谱的整体信息，用于中药质量的整体评价。特征图谱是选取图谱中某些重要的特征信息，作为控制中药质量的鉴别手段。中药指纹图谱按照测试样品来源可以分为中药材、饮片、提取物或中间体、成方制剂指纹图谱。

指纹图谱/特征图谱技术从中药物质基础的角度出发，运用现代分析检测技术，能够系统地、整体地、专属地来表征中药中所共有的及中药的内在特征。在中药质量识别中主要用于以植物药为主的中药饮片质量识别研究，尤其适用于炮制机理较为明确，化学成分研究较为清楚的中药饮片。

因此，通过指纹图谱/特征图谱对炮制前后的中药饮片进行分析，将获得与中药饮片炮制前后相关的化学成分群，此类成分即潜在质量识别成分。发现其在中药炮制前后的含量与组分的变化，以及这种变化的指示作用，可以为饮片质量控制与炮制工艺规范化评价提供客观而精准的化学信息。基于目前形成广泛共识的高效/超高效液相色谱技术，包括：① 中药饮片中化学成分的提取方法优化。② 色谱分离方法优化：一般采用色谱技术进行化学成分的分离，包括液相色谱技术、气相色谱技术、电泳、薄层等色谱技术；选择合适的分离色谱柱，根据化合物群的极性及类别选择适宜的色谱柱，为后续采集打下基础。③ 色谱采集条件优化：选择合适的检测器进行检测，常见紫外吸收检测器（UV）、光电二极管阵列检测器（PDA）、荧光检测器（FLD）、蒸发光散射检测器（ELSD）、示差折光检测器（RID）和电化学检测器（ECD）等。④ 对形成的液相色谱图进行峰提取，并形成保留时间-峰强度的二维表，以利于进一步的化学计量学分析。⑤ 采用基于多变量分析的化学计量学方法对不同饮片组间的多变量数据进行分析，寻找与炮制前后相关的潜在质量标志物。⑥ 对饮片潜在的标志物进行对照品比对或指认，并进行验证分析。⑦ 对通过验证分析并可用于定性或定量分析的饮片质量标志物建立分析方法。⑧ 采用建立的分析方法对多批次饮片样本或不同炮制参数饮片样本进行进一步测试分析，验证饮片质量标志物及其分析方法的可靠性。最后，基于中药饮片的炮制特点，提出基于指纹图谱/特征图谱技术结合化学计量学方法的中药饮片质量识别特征的研究流程。

【研究实例：金银花饮片指纹图谱研究】

（1）研究目的：不同批次的金银花可能因为质量不同而药效不同，因此，《中国药典》（2020年版）用不同色谱条件分别测定酚酸类［以绿原酸（C16H18O9）、异绿原酸A（C25H24O12）和异绿原酸 C(C25H24O12) 的总量计算]和木樨草苷的含量。但以上理化指标不足以全面判断金银花的质量。而高效液相色谱指纹图谱具有特征性、整体性和模糊性等特点，是一种综合的、可量化的中药质量控制技术，能够全景式反映不同批次金银花的整体化学特征。研究人员建立了金银花指纹图谱的方法，但存在检测时间长，采用相对保留时间和相对峰面积的缺点，故本示例旨在建立不同批次金银花高效液相色谱指纹图谱的方法，以期为金银花的质量检测提供参考。

(2) 研究方法与结果

1) 提取溶剂与方法的选择：精密称取金银花粉末适当，置具塞锥形瓶中，分别精密加入 50% 甲醇、70% 甲醇、甲醇、乙醇、70% 乙醇各 25 mL，密塞，称定重量，超声提取 30 min 后，放冷，密塞，再称定重量，以相应溶剂补足减失重量，摇匀，滤过，取续滤液，以微孔滤膜(0.22 μm)滤过，即得。分别精密吸取上述样品溶液各 1 μL，注入超高效液相色谱仪进行测定。提取方法的选择：取金银花粉末适当，精密称定，考察超声提取法、冷浸法和回流提取法。

2) 流动相的选择：精密称取金银花药材粉末适当，按供试品溶液方法制备。吸取样品液 2 μL，注入超高液相色谱仪，分别以 0.1% 磷酸水－乙腈、0.1% 甲酸水－乙腈，采用不同梯度进行检测。

3) 对照物溶液的制备：分别精密称取对照品适量，加 70% 甲醇制成混合溶液，即得。

4) 测定法：分别精密吸取参照物溶液与供试品溶液各 1 μL，注入超高效液相色谱仪，测定，记录色谱图，即得。然后再进行相应的方法学考察，证明方法是可行的，最终得到金银花的高效液相色谱指纹图谱。

(3) 研究结论与提示：本实验成功建立金银花高效液相色谱指纹图谱，17 批金银花共有峰峰面积占总峰面积的平均值和 RSD 也符合规定，能够鉴定金银花的化学成分，为金银花质量控制提供依据。

(四) 中药饮片色谱质谱联用技术研究

1. 色谱质谱联用技术概述及特点　经典色谱质谱联用技术，主要指液相色谱、气相色谱、薄层色谱等技术与高分辨质谱技术(如四极杆－飞行时间质谱、四极杆－轨道离子阱质谱等)相结合进行数据采集，并与化学计量学相结合的多变量数据挖掘技术。通过缜密的实验设计结合数据采集技术获得不同组中被分析物的化学组成定性和半定量信息，通过化学计量学分析其中蕴含的组间差异信息，最终获得与组间差异相关的化学成分群信息，以进行后续的研究和应用。

中药饮片含有大量的初级和次级代谢产物(如黄酮类、三萜类、生物碱类、酚类、苷类、氨基酸类、脂肪酸类、脂质类等)，这些化学成分与中药饮片的疗效、毒性、气、味甚至溶出等具有一定相关性，中药饮片经炮制后，因炮制工艺与辅料的影响，导致饮片药性的变化与上述成分发生含量或组成的变化密切相关。因此通过色谱质谱联用技术对炮制前后的中药饮片进行分析，将获得与中药饮片炮制前后相关的化学成分群，此类成分即潜在质量识别成分。发现其在中药炮制前后的含量与组分的变化，以及这种变化的指示作用，可以为饮片质量控制与炮制工艺规范化评价提供客观而精准的化学信息。

中药多成分、多靶点和多途径的特性，给中药质量控制的研究带来很大困难，不利于中药走向现代化。色谱质谱联用技术作为中药质量控制中最为突出的检测手段之一，具有选择性强、灵敏度高等优点，能对中药已知成分进行定性定量分析，对未知成分能够给出大量的结构信息，可为中药药效物质基础研究和质量控制提供准确可靠的分析方法，成为建立中药指纹图谱的有力手段。

2. 色谱质谱联用技术研究原理及方法　色谱质谱联用技术在中药饮片质量标准方面已经取得了稳定的发展，目前该技术已广泛应用于中药饮片的化学成分定性和定量分析、中药饮片质量控制及中药药代动力学等方面的研究，有效地解决了中药饮片及复方成分复杂、内源性杂质多且活性成分及代谢产物在生物样品中浓度较低等问题，很好地推进了中药现代化的进程。色谱质谱联用技术既包括传统的（超）高效液相色谱技术、气相色谱技术、薄层色谱技术等色谱分离技术，还包括以谱学技术联用质谱技术的方法及其他质谱联用技术，亦可称为植物代谢组学技术。用于中药饮片炮制前后质量特征识别方法建立的原则和示范及色谱质谱联用的植物代谢组学技术已经广泛用于中药用药部位、中药基源、中药产地等方面的研究中，通过中药化学成分全成分解析，获得质量识别信息，最终建立中药质量标准。

本技术基于目前形成广泛共识的研究流程如图 8－8 所示。

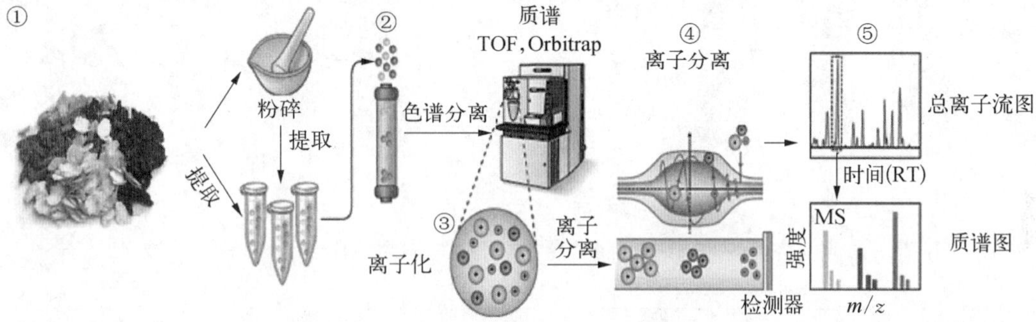

图 8－8　色谱质谱联用技术的一般分析流程

【研究实例：醋甘遂饮片的色谱质谱联用技术研究】

（1）研究目的：首先，采用基于 LC－MS 的非靶向代谢组学方法，对 3 种不同炮制时间的醋甘遂的炮制标志物进行分析。然后根据质量缺陷对所有差异特征进行分类，并采用实验室数据库进行匹配鉴定；最后联系炮制参数的相关性、差异显著性和可控性规则，筛选出稳健的炮制标志物，并用 UHPLC－UV 法进行市售样品的验证。

（2）研究方法与结果：按照《中国药典》（2020 年版）所载醋甘遂的炮制方法，取净甘遂分为 20 份，分别加醋拌匀（用醋量为生甘遂质量的 20%），闷透（4 h）后投入甘遂专用炒制容器中，炒后取出；炒制温度控制在 180～220℃，炒制时间分别为 5 min（5 批平行实验）、10 min（10 批平行实验）、15 min（5 批平行实验），得到的饮片如图 8－9 示，比较不同甘遂性状特征并记录，包括颜色、气味、大小、断面等。

对各类炮制品进行高效液相色谱-质谱检测，包括供试品溶液制备、HPLC－MS 的检测条件摸索，最后对生甘遂和不同醋炙时间的醋甘遂样品进行 HPLC－MS 检测，得到总离子色谱图（图 8－10）。醋甘遂的化合物鉴定，可采用 Xcalibur 2.1 软件对原始质谱数据进行定性分析，进行代谢物鉴别。通过将 *m/z* 值（质荷比）和碎片谱图与参考文献和在线数据库中的相关信息匹配进行鉴定，在线数据库包括 Metlin 数据库（https://metlin.scripps.edu/），人类代谢组数据库（HMDB）（https://www.hmdb.ca/）和 CAS Scifinder^n（https://scifinder-n.cas.org/）。可以发现大部分化合物随炮制时间没有显著的峰丰度变化，这些主要化合物的鉴定有助于分析它们在炮制过程中的变化。

彩图 8-9

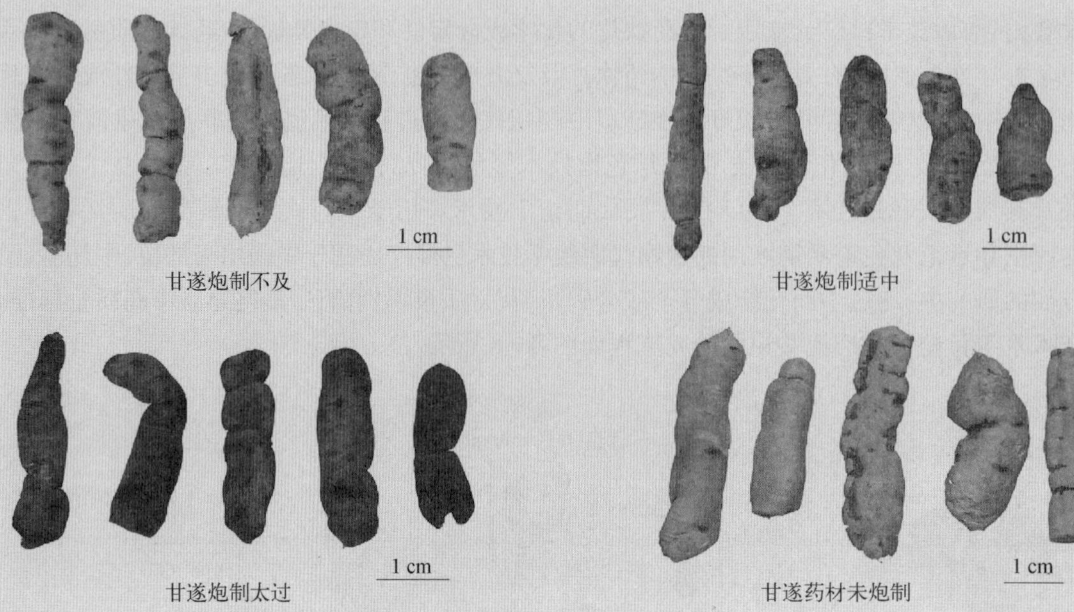

图 8-9 醋甘遂不同程度炮制品照片

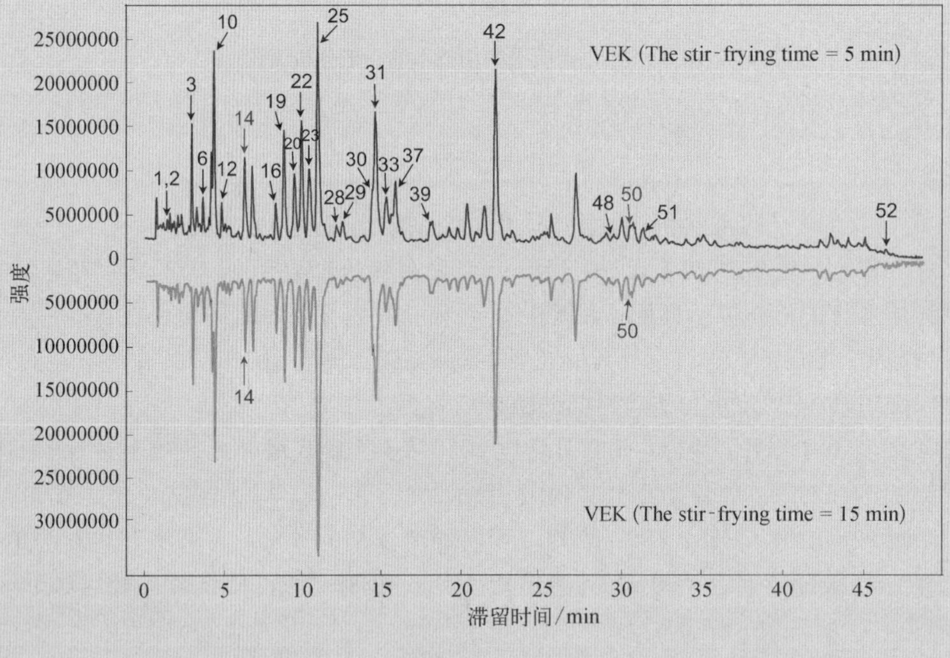

图 8-10 两种不同炒制时间(5 min 和 15 min)醋甘遂的总离子色谱图

(3) 研究结论与提示：在研究中，非靶向代谢组学结合真实世界验证被用来揭示醋甘遂炮制时间和程度的稳健标志物。实验设计的关键是选择符合 3 个规则的特征成分，即与炮制程度的相关性、不同炮制程度的显著性差异及与可控性，并应用所选择的标志物来评价醋甘遂的炮制程度。

三、中药饮片生物特征质量评价创新研究

近年来，中药质量生物评价已逐步成为中药质量评价与控制的重要发展方向。从理论上而言，生物

评价对于结构复杂或用理化方法不能表征其含量、理化测定不能反映生物活性和临床疗效的中药产品应该具有独特的作用和优势。但从应用角度讲，尚有许多现实的问题亟待解决，许多认识上的问题还需加以阐释。

生物鉴定法是近年来兴起的一种中药品质鉴定新方法，具有先进性、适用性、可操作性和专属性强等特征，并且能够突出中药的药效学作用，准确度高。它是对中药所含化学物质的生物效应（药效、活力或毒力）测定或对生命信息物质（核酸、蛋白质、细胞结构等）的识别，以达到品质鉴定目的的一种方法。常见的有生物效应鉴定法和基因鉴定法两大类，生物效应鉴定法包括免疫鉴定法、生物效价测定法等，基因鉴定法包括 DNA 分子鉴定法等。

（一）中药饮片 DNA 条形码鉴别技术研究

1. DNA 条形码鉴别技术概述及特点　DNA 条形码鉴定技术是通过比较物种中的一段标准的 DNA 片段（一段公认的、相对较短的 DNA 序列），对物种进行快速、准确地识别和鉴定，所得结果重复性和稳定性均较高，符合中药材鉴定简单、精确的特点，并且有明确的判断标准，能够实现对中药材及其多基原物种的准确鉴定，具有通用性强、客观准确的特点。该技术仅可用于鉴定中药材和饮片的基原物种，不能确定药用部位，暂不适用于混合物与炮制品的鉴定及硫黄熏蒸等造成不适用的情况，必要时可结合其他鉴别方法综合判断。

DNA 条形码技术在中药饮片易混淆品和掺伪品鉴别中具有独特的优势。尤其针对破碎的饮片、显微特征不明确的中药饮片，具有不可替代的优势和最终鉴定结果的作用。《中国药典》（2020 年版）第四部除收载了“中药材 DNA 条形码分子鉴定法指导原则”外，还收载了“DNA 测序技术指导原则”“标准核酸序列建立指导原则”等，可见该鉴定方法在《中国药典》（2020 年版）中所占比重在不断加大。

2. DNA 条形码鉴别技术原理及方法　DNA 条形码分子鉴定法是利用基因组中一段公认的、相对较短的 DNA 序列来进行物种鉴定的一种分子生物学技术，是传统形态鉴别方法的有效补充。由于不同物种的 DNA 序列是由腺嘌呤（A）、鸟嘌（G）、胞嘧啶（C）、胸腺嘧啶（T）4 种碱基以不同顺序排列组成，因此对某一特定 DNA 片段序列进行分析即能够区分不同物种。

中药材 DNA 条形码分子鉴定通常是以核糖体 DNA 第二内部转录间隔区（ITS2）为主体条形码序列鉴定中药材的方法体系，其中植物类中药材选用 ITS2/ITS 为主体序列，以叶绿体 psbA - trnH 为辅助序列，动物类中药材采用细胞色素 c 氧化酶亚基 Ⅰ（CO Ⅰ）为主体序列，ITS2 为辅助序列。

DNA 条形码鉴别技术主要工作流程包括样品采集、DNA 提取、设计和合成通用引物、选引物，优化反应条件进行 PCR 扩增、PCR 产物的纯化、序列测定和分析。简单来说，即通过对一组来自不同生物个体的短的同源 DNA 序列（约 800 bp）进行 PCR 扩增和测序，随后对测得的序列进行多重序列比对和聚类分析，从而将某个体精确定位到某个分类群中。

【研究实例：人参与西洋参饮片的 DNA 条形码技术鉴别研究】

（1）研究目的：人参和西洋参均来源于五加科人参属植物，不仅性状相似，内部组织构造和所含化学成分也有很大相似之处，仅靠肉眼很难从形态学特征方面准确地鉴别两者，尤其加工成饮片后更难鉴别。由于两者价格差异很大，市场上经常出现用西洋参冒充人参的情况，但其实人参性微温，具有大补元气、复脉固脱等功效，主要用于体虚欲脱、肢冷脉微等的治疗；西洋参性凉，具有补气养阴、清热生津的功效，主要用于气虚阴亏、虚热烦倦等的治疗。临床上伪品冒用对患者的安全具有很大的危险，甚至会引发医疗事故，因此快速、准确地鉴别出西洋参和人参，具有重要意义。

目前鉴别两者常用的方法有性状鉴别(感官鉴别)、显微鉴别、薄层色谱鉴别等,但是这些鉴别方法可靠性较低,且样品前处理过程较复杂,操作烦琐,在实际应用上具有一定的局限性。DNA 条形码技术能精准鉴定中药材及中药饮片的基原物种,有效检出中药材及中药饮片的掺伪/混伪现象,对于解决中药饮片品种混乱及真伪鉴定方法欠缺问题、保障中药饮片的安全性与有效性具有重要意义。

(2) 研究方法与结果

1) 供试品制备:用一次性切削刀削去饮片外表皮,露出内部,在包药纸上用一次性切削刀削取适量内部组织,削取下的组织倒入 2.0 mL 离心管(约 0.25 mL 处)中,放入 2 粒灭菌后的陶瓷珠,盖上盖子做好标记,用 G100 型高通量组织研磨仪粉碎样品。

2)DNA 提取:采用天根植物基因组 DNA 提取试剂盒(DP305－03),按照说明书步骤提取 DNA。取对照药材适量,按相同步骤制备 DNA 并进行后续实验。

3)PCR 扩增:25 μL 反应体系配比如下,用于扩增 ITS2 领域,设置未加模板 DNA 的反应体系为阴性对照。按照反应体系,将除 DNA 模板外的各反应液按顺序加入离心管(1.5 mL)中,并用漩涡振荡器振荡混匀,即得混合液,将离心管(0.2 mL)摆放在离心管架上,并用油性记号笔编号。用移液枪向各离心管(0.2 mL)加入 23.0 μL 混合液,向相应编号的离心管(0.2 mL)中加入 2.00 μL 提取得到的 DNA,盖上离心管盖,在掌上离心机(16 孔板)中旋转降下(spin down)使管壁上附着的液滴掉落,然后放置在 PCR 仪中,选择或设置 PCR 反应程序,运行。

A. 电泳和拍照确认扩增情况:配置 1×TAE 电泳缓冲液→制备 2% 琼脂糖凝胶→加样→电泳→凝胶成像。

B. 根据电泳后成像结果选取 PCR 原液测序:拍照后选取条带清晰且位于 500 bp 位置的 PCR 原液测序。PCR 扩增产物经凝胶电泳纯化回收后,使用 DNA 测序仪对目的条带进行双向测序,PCR 扩增引物作为测序引物,测序原理同桑格测序法(Sanger sequencing)。

C. 数据处理,序列分析及比对。

a. 序列分析:对双向测序峰图应用基因分析软件进行分析,在软件中导入测得序列进行拼接,以 forward 为正向,以 reverse 为反向,将方向调对,比较 forward 和 reverse 的波形,修正不正确的序列等。

b. 与标准序列比对:扫描《中国药典中药材 DNA 条形码标准序列》中相应药材的条形码以获得标准序列,并与测序完拼接后所得到的样品序列用 BioEidit 软件进行比对。

4) 人参和西洋参饮片 DNA 条形码鉴别结果分析:通过 BioEidit 软件比对可以发现,人参饮片和西洋参饮片的 32 位点和 43 位点明显不同(图 8－11,图 8－12)。

```
        10        20        30        40        50        60        70        80        90        100
....|....|....|....|....|....|....|....|....|....|....|....|....|....|....|....|....|....|....|....|
人参 CGCATCGCGTCGCCCCCCAACCCATCACTCCCTTGCGGGAGTTGAGGCGGAGGGGCGGATAATGGCCTCCCGTGTCTCACCGCGCGGTTGGCCCAAATGC

        110       120       130       140       150       160       170       180       190       200
....|....|....|....|....|....|....|....|....|....|....|....|....|....|....|....|....|....|....|....|
人参 GAGTCCTTGGCGATGGACGTCACGACAAGTGGTGGTTGTAAAAAGCCCTCTTCTCATGTCGTGCGGTGACCCGTCGCCAGCAAAAGCTCTCATGACCCTC

        210       220       230
....|....|....|....|....|....|
人参 TTGCGCCGTCCTCGACGTGCGCTCCGACCG
```

图 8－11　人参饮片的 DNA 序列

```
        10        20        30        40        50        60        70        80        90       100
    ....|....|....|....|....|....|....|....|....|....|....|....|....|....|....|....|....|....|....|....|
西洋参 CGCATCGCGTCGCCCCCCAACCCATCACTCCTTTGCGGGAGTCGAGGCGGAGGGGCGGATAATGGCCTCCCGTGTCTCACCGCGCGGTTGGCCCAAATGC

       110       120       130       140       150       160       170       180       190       200
    ....|....|....|....|....|....|....|....|....|....|....|....|....|....|....|....|....|....|....|
西洋参 GAGTCCTTGGCGATGGACGTCACGACAAGTGGTGGTTGTAAAAAGCCCTCTTCTCATGTCGTGCGGTGACCCGTCGCCAGCAAAAGCTCTCATGACCCTC

       210       220       230
    ....|....|....|....|....|....|
西洋参 TTGCGCCGTCCTCGACGTGCGCTCCGACCG
```

图 8-12　西洋参饮片的 DNA 序列

（3）研究结论与提示：通过 DNA 条形码分子鉴别技术可以准确鉴别出人参和西洋参饮片 DNA 序列的不同(图 8-12,图 8-13)，主要表现在 32 位点和 43 位点的碱基不同，这两个位点可作为人参、西洋参 DNA 鉴别的要点，补充人参、西洋参饮片传统鉴别的不足。

（二）中药饮片的酶联免疫吸附测定技术研究

1. *酶联免疫吸附测定技术研究概述及特点*　近年来，酶联免疫吸附测定（enzyme linked immunosorbent assay，ELISA）技术已经成为中药饮片质量研究的重要手段，可以实现中药饮片质量从传统性状向现代识别技术评价模式的提升。酶联免疫法吸附测定法简称为酶联免疫法，是一种酶标记测定方法，可用于检测大分子抗原和特异性抗体等。ELISA 是基于相关联的酶对那些免疫复合物发生酶催化反应进行测定的。抗体可以固定在一个有表面涂层的塑料板上，因此经简单洗涤这块塑料板，免疫复合物就易于与其他组分分开，而进行测定。ELISA（PSTVd 除外）全过程包括病毒抗原的分离与纯化、病毒抗血清的制备和抗血清反应 3 个环节。抗血清反应实验步骤包括：抗原吸附在固相载体上，加待测抗体，再加相应酶标记抗体，生成抗原-待测抗体-酶标记抗体的复合物，再与该酶的底物反应生成有色产物。借助分光光度计的光吸收计算抗体的量。待测抗体的量与有色产物成正比。同理也可包被抗体，测定抗原含量。ELISA 常用的有直接法测定抗原、竞争法测定抗原、双抗体夹心法测定抗原等方法，是一种敏感性高、特异性强、重复性好的定量的实验诊断方法。

ELISA 技术主要适用于以蛋白质类成分为检测指标的中药饮片，特别适用于炮制前后蛋白质类成分发生显著含量变化的中药饮片，可以用于含有毒性或药效相关的蛋白质类成分的中药饮片的分析。该方法针对以蛋白质类成分为中药饮片质量标志物，识别中药饮片具有不可比拟的优势。在分析灵敏度、重复性和分析成本上均具有广阔的应用前景。但其技术开发具有一定的门槛，获得明确的蛋白类成分是建立方法的前提。相信随着蛋白质技术的深入发展，此类技术在动物中药饮片中将具有一定应用前景。

2. *酶联免疫吸附测定技术研究原理及方法*　ELISA 是常见的抗体或抗原测定方法。ELISA 具有检测速度快、费用低廉、灵敏度高和选择性强等优点，它将酶催化反应的放大作用和抗原抗体亲和反应的高度专一性、特异性相结合，以酶标记的抗原或抗体作为主要试剂进行免疫测试，所以具有很高的灵敏度。ELISA 可以检测样本中极少量的抗原，如蛋白质、肽、激素或抗体，多用于组织抗原或病毒的定性定量检测。其基本原理主要有使抗原或抗体结合到某种固相载体表面，并保持其免疫活性；使抗原或抗体与某种酶连接成酶标抗原或抗体，这种酶标抗原或抗体既保留其免疫活性，又保留酶的活性。在测定时，把受检标本（测定其中的抗体或抗原）和酶标抗原或抗体按不同的步骤与固相载体表面的抗原或抗体起反应。用洗涤的方法使固相载体上形成的抗原-抗体复合物与其他物质分开，最后结合在固相载体上的酶量与标本中受检物质的量成一定的比例。加入酶反应的底物后，底物被酶催化变为有色产物，产物的量与标本中受检物质的量直接相关，故可根据颜色反应的深浅来进行定性或定量分析。由于酶的催化频率很高，故可极大地放大反应效果，从而使测定方法达到很高的敏感度。

ELISA 技术分析的流程主要是提取中药饮片中蛋白质类成分、供试品溶液制备、对照品溶液制备、抗原包被、洗涤、封闭、加待测样品、加酶标二抗、加底物溶液、终止反应、结果检测。通过 ELISA 对炮制前后的中药饮片进行分析，可以检测中药饮片炮制前后目标蛋白质的含量变化。研究的前提是必须明确该饮片中目标蛋白质的种类，且获得其纯化的蛋白质及其相对应的抗体或抗血清。

【研究实例：3 种半夏饮片中凝集素蛋白的酶联免疫吸附测定技术研究】

(1) 研究目的：半夏生品具有强烈的刺激性毒性，临床多以炮制品入药。研究发现半夏的刺激性成分为块茎中的草酸钙针晶及大量凝集素蛋白。当半夏的草酸钙针晶刺入机体后，凝集素蛋白随之进入组织，能诱导氧化应激，释放大量 ROS，激活 MAPK、NF－κB 及 NLRP3 炎症相关信号通路，导致炎症因子大量释放，进一步促发炎症级联反应，导致强烈的炎症刺激性毒性。有研究发现半夏炮制过程中凝集素蛋白含量变化与刺激性毒性变化一致，凝集素蛋白在炮制品中的含量水平高低可作为其炮制程度的关键指标。迄今，然而半夏各炮制品质量标准中尚无内源性毒性物质的检查方法。

(2) 研究方法与结果

1) 半夏饮片中凝集素蛋白的单克隆抗体制备

A. 抗原制备：称取适量半夏鲜品，洗净去皮后，加适量去离子水匀浆，8 000 r/min 离心 30 min，取上清，加入饱和硫酸铵至 45%饱和度，搅拌均匀后 8 000 r/min 离心 20 min，收集沉淀，加适量 0.6 mol/L 硫酸铵溶液溶解，得到半夏蛋白质粗提物。将粗提蛋白质经疏水层析柱(填料：Phenyl SepharoseTM High Performance)，上样量 5 mL，流速 2 mL/min，60 min 内 0.6～0 mol/L 的硫酸铵溶液梯度洗脱，收集出峰液。出峰液再经离子交换柱层析(Q SepharoseTM High Performance)，上样量 5 mL，流速 2 mL/min，60 min 内 0～1.0 mol/L 的氯化钠溶液梯度洗脱，收集出峰液，经分子量为 7 000 Da 的透析袋透析后冻干，得到纯化的半夏凝集素蛋白。

B. 单克隆抗体的制备：将免疫原与等体积弗氏佐剂进行充分混匀，分别于第 2 周、第 5 周、第 8 周免疫 BALB/c 小鼠。取免疫后小鼠的脾细胞与骨髓瘤细胞(S/P 2.0) 进行细胞融合，取细胞上清液采用间接 ELISA 法筛选阳性克隆，采用有限稀释法进行连续三轮亚克隆培养来获得单克隆杂交瘤细胞株，采用转瓶培养制备单克隆抗体，经 Protein A 亲和层析方法纯化抗体。

C. 单克隆抗体纯度分析：SDS－PAGE 电泳分析抗体纯度，在分子量约为 55 kDa 和 24 kDa 处可见重链、轻链两个明显的条带，且无杂蛋白质，表明抗体纯度较高，结果见图 8－13A。

D. 单克隆抗体特异性：通过蛋白质印迹(Western blot)分析，12 kDa 条带处均有明显的条带，表明 2 株单克隆抗体均能与凝集素蛋白发生特异性结合，结果见图 8－13B、C。

E. 单克隆抗体效价测定：制备得到单克隆抗体后，采用间接 ELISA 法测定抗体效价，2 株单克隆抗体效价均达到 5.12×10^5。

F. 单克隆抗体亚型归类：采用单克隆抗体亚型鉴定试剂盒，对 2 株单克隆抗体进行亚型鉴定，其抗体亚型均为 lgG_1 型。

2) 半夏饮片中凝集素蛋白的 ELISA 技术研究

A. 标准品溶液和供试品溶液的制备

a. 凝集素蛋白标准品溶液的制备：取凝集素蛋白冻干粉，采用 PBS 配置成 1 mg/mL 的溶

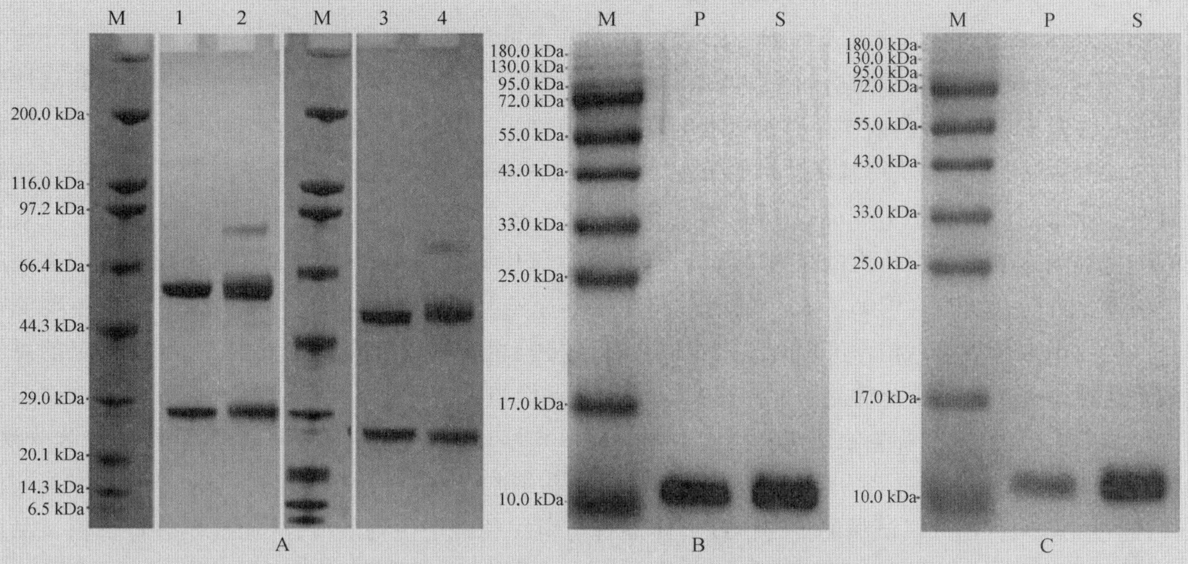

图 8-13　SDS-PAGE 法检测纯化的半夏凝集素蛋白的单克隆抗体及蛋白质印迹法检测配对抗体

A. 纯化的单克隆抗体 SDS-PAGE 图；B. 捕获抗体蛋白质印迹图；C. 检测抗体蛋白质印迹图；M. 蛋白质分子量-marker；1. 检测抗体；2. 鼠 IgG；3. 包被抗体；4. 鼠 IgG；P. PTL；S：半夏生品

液，-20℃保存备用。

b. 供试品溶液的制备：取样品粉末(过四号筛)1 g，精密称定，加入 20 倍量 PBS，振摇 2 h，离心 15 min(4℃，8 000 r/min)，取上清液。残渣重复提取 2 次，合并上清液，并定容至 100 mL，4℃保存备用。

B. 半夏中凝集素蛋白的限量测定法：用 PBS 缓冲液稀释包被抗体 25E2E8 后包被酶标板，置于 4℃过夜；PBST 洗涤 2 次，加 150 μL/孔封闭缓冲液，37℃孵育 1.5 h；弃去液体并拍干，加待测样品，37℃孵育 1.5 h，弃去液体，洗涤 4 次；加生物素修饰检测抗体 28E3D3，37℃孵育 1.5 h，弃去液体，洗涤 4 次；加入 SA-HRP，37℃孵育 15 min；弃去液体，洗涤 4 次；加入显色液，25℃保持 15 min，加入 TMB 显色 15 min 后终止显色，读取 A_{450} 值。

a. 半夏中凝集素蛋白的酶联免疫限量方法学考察：检测不同稀释倍数的半夏凝集素蛋白并得到线性回归方程 $y=0.000\,3x+0.038\,1$，$R^2=0.997\,1$。当凝集素蛋白浓度在 150.0~4 800.0 pg/mL 范围内，与 A_{450} 值呈良好的线性关系。

精密性：配制 3 个不同浓度凝集素蛋白：4.0 ng/mL、3.0 ng/mL、2.0 ng/mL，按照建立的方法分别检测 3 个浓度样品中凝集素蛋白抗原含量，每个浓度检测 10 个复孔，重复检测 3 次，试验内 RSD 在 2.0%~3.0%之间，试验间 RSD 在 2.0%~8.6%之间，表明该方法精密性良好。

b. 3 种半夏饮片中凝集素蛋白的酶联免疫限量测定：采用建立的凝集素蛋白的酶联免疫限量测定法检测 3 批半夏及其炮制品中凝集素蛋白含量。由结果可知，半夏炮制后，其凝集素蛋白含量显著降低。表明该方法可应用于半夏及其炮制品中凝集素蛋白含量的测定。

C. 研究结论与提示：本实例采用杂交瘤细胞融合技术筛选出特异性识别凝集素蛋白的杂交瘤细胞株并制备抗凝集素蛋白单克隆抗体，同时建立并优化双抗夹心 ELISA 定量检测方法。可为批量定量检测半夏炮制过程中凝集素蛋白提供一种操作简单、快速的方法，为半夏饮片内源性毒性物质的质量控制提供新的方法。

（三）中药饮片生物效应评价技术研究

1. *生物效应评价技术概述及特点* 以指标性成分含量测定为代表的化学评价能够表征部分成分的定性、定量差异，但这些检测指标往往与临床安全性和有效性关联不大，即使有一定活性，但其活性强度及成分含量不同，对中药内在品质的贡献度是不尽一致的。中药生物效价测定是一种关联中药功效/活性的评价方法，近年来获得越来越多的重视。美国FDA药物评价和研究中心于2015年发布的《植物药研发工业指南（草案）》（*Botanical Drug Development Guidance for Industry*）中特别指出，与临床疗效相关的生物检测方法是植物药质量控制手段的发展方向。《中国药典》（2015年版）已经开始重点关注中药生物评价方法，收载有《9105中药生物活性测定指导原则》，并收载了水蛭的抗凝血酶活性生物测定方法。但由于中药质量生物评价短时间内难以在基层检验机构和研究机构全面普及，存在一定的可及性和普适性难题。未来中药的品质评控模式应是化学评价与生物评价相结合。

生物效应评价法，又称生物效应检测或生物效应鉴定法。它是以药理学为基础，生物统计为方法，运用特定的实验设计，通过药物对于生物整体、离体器官、细胞、酶或分子等所起的作用，严格控制的实验条件，通过比较对照品和供试品的生物体或离体器官与组织的特定生物效应，从而控制和评价供试品质量、活性或作用强度。生物效应测定法具有普适性好、实时在线、客观灵敏、定性定量、经济高效等特点。

考虑生物评价方法建立的难度、研究对象的复杂性及应用的局限性，可优先考虑将生物评价用于常规理化检测方法难以充分评价的中药进行探索研究，包括但不限于以下情形：① 药理作用清楚、活性明显、量效关系明确，但有效成分不清楚的；② 涉及毒性药味和/或现代研究表明对人体具有较强的毒性反应，但产生毒性反应的成分尚不明确的；③ 检测的化学成分与临床疗效、安全性或与炮制前后药效差异关联性不强的；④ 具有多种药效作用或炮制前后发生明显药效改变的。

2. *生物效应评价技术原理及方法* 生物效应检测即利用药物对试验所产生的生物效应，运用特定的实验设计，反映药物有效性、安全性的一种方法，从而达到评价和控制药物质量的目的。中药饮片生物效应检测是采用生物效应检测的方式，反映中药饮片的有效性、安全性，或揭示与加工、炮制等生产过程相关的特征，实现对中药饮片质量的精准评价和控制。一般中药饮片质量优劣评价可优先通过生物效应的强弱进行判定，但考虑生物效应检测方法的复杂性、稳定性，也可通过关联生物效应的饮片质量特征来间接反映。如针对化学成分相对清楚的中药饮片，建议选择与生物效应关联度强的化学成分作为质量特征，利用效应成分指数、活性成分特征图谱等建立质量评价方法。针对化学成分不清楚或已知成分与饮片生物效应关联不大的中药饮片，可结合光谱分析、性状电子检测等技术，分析关联饮片生物效应的质量特征。一般情况下，中药饮片的质量特征应与其生物效应具有较强的相关性，有条件的情况下，还应针对其质量特征的生物效应强弱进行分析。此外，对于毒性饮片，饮片的质量特征应能综合反映其毒性和主要功效作用；对于具有多个临床功效或炮制后功效改变明显的饮片，质量特征应能反映不同功效的差异。

生物效应检测技术流程主要包括根据饮片临床功效或毒性相关的生物活性选择合适的生物效应检测方法、制备供试品、参照物的选择与标定、试验体系的选择与生物效应检测方法构建、检测指标的选择、供试品的检测与方法验证。

【研究实例：大黄饮片及其炮制品泻下生物效价检测研究】

（1）研究目的：大黄是临床常用中药之一，是典型的多基原、多炮制品、多功效药材。其化学成分背景比较清晰，致泻等生物活性相对明确且易于客观表征。有研究表明，不同来源的大黄中化学成分存在一定的差异，这导致它们在质量和功效方面（如致泻效果）也有显著差异，但是大黄现有的质量评控方法并不与其致泻功效相关,也不能反映出不同化学成分对致泻活性的贡献度。可定量化的致泻药效模型与大黄的临床疗效直接相关,符合相关性要求,且对其他泻下药和复方制剂也有较好的适用性和参考价值。建立基于小鼠便秘模型的大黄药材泻下生物效价检测方法,以检测小鼠粪便干重作为评价指标,可用于评价大黄的致泻效果。

(2) 研究方法与结果

1) 供试品溶液的制备

造模剂溶液制备:取复方地芬诺酯片适量,加37℃热水,超声溶解20 min,制备成复方地芬诺酯浓度为1.67 mg/mL的溶液。

标准品溶液制备:准确称取大黄12个单体成分适量,加37℃热水溶解,制备成浓度为2.5 mg/mL的供试品溶液备用。

供试品溶液制备:准确称取大黄药材及自制的大黄饮片适量,置于沸水中煎煮5 min,纱布滤过,制备成生药浓度100 mg/mL供试品溶液。

2) 大黄泻下效应成分指数的构建:取体重(20±3)g健康ICR雄性小鼠,每组10只,实验前12 h禁食不禁水。设置正常组、模型组、阳性药组和给药组,正常组不给予造模剂或试药;模型组灌胃给予造模剂溶液(复方地芬诺酯片混悬液0.05 g/kg);阳性对照组灌胃给予造模剂造模后再给予番泻苷A水溶液灌胃;给药组灌胃给予造模剂造模后,分别给予大黄水煎煮液和标准品溶液,给药剂量为0.40 mL。收集各组小鼠8 h内的粪便,干燥后测定质量。

以番泻苷A泻下效价作为参比,计算其他11个活性成分的相对效价值,按照效应成分指数的构建方式,以相对效价值作为权重,构建大黄的泻下效应成分指数。

各供试品的实测泻下效价和泻下效应成分指数的测定结果,相关分析表明大黄泻下效应成分指数与实测泻下效价具有良好的线性关系(R^2=0.94)。上述结果表明,大黄泻下效应成分指数可用于快速辨识大黄的泻下活性,为大黄泻下效应的数字化提供数据支撑。

3) 泻下生物效价测定:泻下效价的测定结果,不同基源的大黄药材泻下效价存在较大差异,唐古特大黄的致泻效应显著强于掌叶大黄。大黄不同炮制品的泻下效价比较结果表明,大黄炮制品泻下效价显著下降,大黄炭的泻下效应最弱。单体效价测定结果表明,各成分均有一定的致泻效应,其中番泻苷A致泻效应最强。

(3) 研究结论与提示:根据本实例建立的大黄致泻效应成分指数,当大黄用于治疗便秘时,建议中医师优选ECI数值较高(15~20)的大黄;当大黄用于治疗其他疾病而不是便秘时,建议中医师选择ECI数值较低(1~10)的大黄,从而避免ECI数值较高的大黄带来的剧烈腹泻副作用。本实例构建的致泻效应成分指数方法有望成为大黄传统质量评控方法的有益补充。效应成分指数评控方法可为临床中药实现辨质用药、优质优价和科学监管提供新的科学依据和技术支持。

第二节　中药饮片质量标准(草案)与起草说明的制定和规范

中药饮片质量标准研究结束后,制定饮片质量标准草案及起草说明。具体书写格式与内容如下:

一、中药饮片质量标准(草案)

【××(饮片名称)】

拼音名

拉丁名

【来源】

【炮制】

【性状】

【鉴别】

【检查】检查项下规定的项目根据不同的饮片,要求检查项目不同。

1. 杂质
2. 水分
3. 总灰分
4. 酸不溶性灰分
5. 色度
6. 重金属及有害元素(铅、镉、砷、汞、铜)
7. 农药残留量
8. 二氧化硫残留量
9. 黄曲霉毒素
10. 微生物

【浸出物】

【含量测定】

【性味与归经】

【功能与主治】

【用法与用量】

【包装与规格】

【注意】

【贮藏】

【有效期】

二、中药饮片质量标准(草案)起草说明

中药饮片质量标准(草案)起草说明内容:起草说明是质量标准指定的详尽的技术材料,对质量标准中各项均应作逐项说明。名称、功能与主治、用法与用量等可简要概述但不可从略。

1. *饮片名称*　阐明确定该名称的理由与依据,炮制品的名称应与药材名称相呼应,并兼顾多数地区的中医处方习惯用名。

2. *拼音名*　饮片中文名字拼音。

3. *拉丁名*　饮片来源的药材拉丁名。

4. *来源*　来源应包括科名(植物)、中文名、拉丁学名、药用部位、该药材最佳采收季节、产地加工方法及其制成品。

（1）原植（动、矿）物须经有关单位鉴定，确定原植（动）物的科名、中文名及拉丁学名，矿物的中文名及拉丁名。

（2）药用部位是指植（动、矿）物经产地加工后可作为药用的某一部分或全部。

（3）采收季节和产地加工是指能保证药材质量的最佳采收季节。

（4）产地加工方法是指产地具体加工方法，如趁鲜切片、干燥等。

5. *炮制*　根据用药需要进行炮制的品种，应制定合理的炮制工艺要求。写明加工炮制工艺的过程，列出关键的技术参数，明确辅料种类和用量、投料量和成品制成量（成品以 100 kg 计）。

（1）需说明炮制目的、炮制工艺考查指标的选择依据及炮制工艺制订的依据。

（2）应说明关键技术参数的含义，确定最终制备工艺及其技术条件的理由。详细研究资料列入制备工艺的研究资料。

（3）炮制通则对炮制方法及辅料量已有规定的，在正文中可不再注明用量。炮制通则没有规定的或特殊加工的饮片，如半夏的炮制品清半夏、姜半夏、法半夏等，应在正文中具体写出方法。

6. *性状*　说明对中药饮片的外观性状描述的依据及其他需要说明的问题。所描述性状的样品至少有 10 批。用眼看、手摸、鼻闻、口尝、水试、火试等简便实用的方法对饮片外观性状进行鉴定描述，一般按形状、大小、色泽、质地、断面、气味、水试及火试的顺序描述。

7. *鉴别*　包括经验鉴别、显微鉴别和理化鉴别。显微鉴别中的横切面鉴别、表观鉴别、粉末鉴别均指经过一定方法制备后在显微镜下观察的特征。理化鉴别包括物理、化学、光谱、色谱等鉴别方法。

应提供全部试验研究资料，包括显微组织、粉末鉴别中易观察到的特征文字描述及其墨线图或显微照片（注明扩大倍数）。理化鉴别的依据和试验结果：包括色谱或光谱鉴别试验所选择的条件和图谱（原图复印件）及薄层色谱的彩色照片或彩色扫描图，以及试验研究所依据的文献资料及其他经过试验未选用的试验资料和相应的文献资料。对于原料品种混乱或难以建立专属性强的鉴别方法的产品，可建立特征指纹图谱鉴别方法。色谱法应采用阳性对照（对照品或对照药材）和阴性对照（辅料）并附色谱图，以证明其专属性，并提供有 3 批以上样品的试验结果，以证明其重复性。色谱图及照片均要求清晰、真实。

8. *检查*　水分、灰分和酸不溶性灰分，按现《中国药典》（2020 年版）相关通则要求测定。为各品种所制订的检查项目应说明制订理由，列出实测数据及确定各检查限度的意义及依据。须检查重金属及有害元素的饮片，按照《中国药典》（2020 年版）相关通则要求检测，凡重金属及有害元素超过百万分之二十，均应列入正文。农药残留量检查、黄曲霉毒素及微生物等须检查的饮片，其检查均按照《中国药典》（2020 年版）相关通则检查，并列入正文。

9. *浸出物*　应说明规定该项目的理由，所采用溶剂和测定方法的依据，列出实测数据，制定浸出物量限度的依据和实验数据。考察相关浸出条件，对浸出物含量的影响的相关资料文件列入浸出物研究资料。

10. *含量测定*　说明含量测定成分选择的依据，测定成分应选择有效成分、指标性成分或特征性成分。根据所测化学成分的理化性质，选择相应的测定方法，阐明测定方法的原理。方法学考查资料和数据均应详细说明，包括实验条件的选择（如提取、纯化、测定条件的比较）和各项方法学考查数据（包括测定方法的线性关系、稳定性、精密度、重现性和回收率试验等），回收率的测定应有 6 份以上数据，相对标准偏差（RSD%）一般为 3%以下，并附有加样量数据，有关图谱如最大吸收波长选择图、标准曲线图、色谱图等。

阐明确定该含量限度的意义及依据。含量测定所用的对照品应符合《中药新药质量标准用对照品研究的技术要求》。

11. 性味与归经 一般参照《中国药典》(2020 年版)及部颁中药材标准中相应品种项下的性味与归经叙述。或按中医理论和经验对饮片性能的概括,其中对“有大毒”“有毒”“有小毒”的表述,系沿用历代本草的记载。凡生熟异治的应加以说明。例如,熟地黄:味甘、微温,归肝、肾经(有别于生地黄,生地黄:味甘、苦、寒,归心、肝、肾经)。

12. 功能与主治 一般参照《中国药典》(2020 年版)及部颁中药材标准中相应品种制订,或按中医或民族医学的理论和临床用药经验对饮片所作的概括性描述。如有特殊规定,应说明理由。例如,何首乌入药有生品和炮制品,中医认为何首乌经炮制而改变了药性。生品性味苦、涩,微温,用于润肠,解疮毒;而其炮制品味兼甘,起到补肝肾的作用。现证明制何首乌中部分致泻作用的蒽醌苷类成分水解成为无泻下作用的游离蒽醌衍生物,其含量随炮制时间的延长而递增,而其炮制品的含糖量比生品含量增高约 1 倍。同时,制何首乌可使去肾上腺饥饿小鼠肝糖原的积累增加约 6 倍(与对照组比),而生何首乌无此作用。由此可认为何首乌炮制在于消除其泻下作用,并相应地突出其滋补作用。

13. 用法与用量 参照《中国药典》(2020 年版)及部颁毒性中药材标准中相应品种制订。如有特殊规定,应说明理由。

14. 规格与包装 根据各品种的情况选择规格与包装,写明需要说明的问题。

15. 贮藏 除矿物药应置干燥洁净处不作具体规定外,应说明贮藏条件。有些中药饮片贮藏期限对其内在成分的含量有显著影响,应说明制定贮藏条件的理由。例如,苦杏仁中含有苦杏仁苷,当贮藏 1 年后,其苦杏仁苷含量从 4.95%下降至 4.37%;其炮制品由 4.18%下降至 3.66%。故苦杏仁标准起草说明中应明确其贮藏条件与期限,并说明具体理由。

16. 有效期 根据稳定性考察情况制定,同时把稳定性研究的资料列入稳定性研究资料中。

三、案例

(一) 中药饮片质量标准(草案)

法半夏

Fa banxia

PINELLIAE RHIZOMA PRAEPARATUM

(草案)

【来源】本品为半夏的炮制加工品。

【制法】取净半夏,大小分开,用水浸泡至内无干心,取出;另取甘草适量,加 14 倍量水,煎煮 2 次,每次 45 min,合并煎液,倒入用适量水制成的石灰液中,搅匀,加入上述已浸透的半夏,每日搅拌 1~2 次,浸泡 3~4 天,至剖面黄色均匀时,取出,洗净,阴干或烘干,即得。每 100 kg 净半夏,用甘草 15 kg、生石灰 10 kg。

【性状】本品呈类球形或破碎成不规则颗粒状。表面淡黄白色、黄色或棕黄色。质较松脆或硬脆,断面黄色或淡黄色,颗粒者质稍硬脆。气微,味淡略甘、微有麻舌感[照《中国药典》(2020 年版)一部]。

【鉴别】

(1) 本品粉末淡黄色至黄色。淀粉粒甚多,单粒类圆形、半圆形或圆多角形,直径 2~20 μm,

脐点裂缝状、人字状或星状;复粒由 2~6 分粒组成。草酸钙针晶束存在于椭圆形黏液细胞中,或随处散在,针晶长 20~144 μm。螺纹导管直径 10~24 μm[照《中国药典》(2020 年版)一部]。

(2) 取本品粉末 2 g,加盐酸 2 mL、三氯甲烷 20 mL,加热回流 1 h,放冷,滤过,滤液蒸干,残渣加无水乙醇 0.5 mL 使溶解,作为供试品溶液。另取半夏对照药材 2 g,同法制成对照药材溶液。再取甘草次酸对照品,加无水乙醇制成每 1 mL 含 1 mg 的溶液,作为对照品溶液。照薄层色谱法(通则 0502) 试验,吸取供试品溶液和对照药材溶液各 5 μL、对照品溶液 2 μL,分别点于同一硅胶 GF_{254} 薄层板上,以石油醚(30~60℃)-乙酸乙酯-丙酮-甲酸(30∶6∶5∶0.5) 为展开剂,展开,取出,晾干,置紫外光灯(254 nm)下检视。供试品色谱中,在与对照药材和对照品色谱相应的位置上,显相同颜色的斑点[照《中国药典》(2020 年版)一部]。

【检查】

水分:不得过 13.0%(通则 0832 第二法)[照《中国药典》(2020 年版)一部]。

总灰分:不得过 9.0%(通则 2302)[照《中国药典》(2020 年版)一部]。

凝集素蛋白限度:取样品粉末(过四号筛)1 g,精密称定,加入 20 倍量 PBS,振摇 2 h,离心 15 min(4℃,8 000 r/min),取上清液。残渣重复提取 2 次,合并上清液,并定容至 100 mL,逐级稀释 400 倍,按照 ELISA 试剂盒说明进行凝集素蛋白含量测定,法半夏中凝集素蛋白含量不得超过 0.015%。

【浸出物】照水溶性浸出物测定法(通则 2201) 项下的冷浸法测定,不得少于 6.5%[照《中国药典》(2020 年版)一部]。

【性味与归经】辛,温。归脾、胃、肺经。

【功能与主治】燥湿化痰。用于痰多咳喘,痰饮眩悸,风痰眩晕,痰厥头痛。

【用法与用量】3~9 g。

【注意】不宜与川乌、制川乌、草乌、制草乌、附子同用。

【贮藏】置通风干燥处,防蛀。

(二) 中药饮片质量标准草案起草说明

法半夏饮片质量标准草案起草说明

1. 名称

中文名:法半夏

汉语拼音名:Fa banxia

拉丁名:PINELLIAE RHIZOMA PRAEPARATUM

2. 来源

本品为半夏的加工炮制品。共收集法半夏 50 批,产地有四川、贵州、甘肃、湖北、山西等。来自 14 个 GMP 饮片厂。

3. 制法

取半夏,大小分开,用水浸泡至内无干心,取出;另取甘草适量,加水煎煮二次,合并煎液,倒入用适量水制成的石灰液中,搅匀,加入上述已浸透的半夏,浸泡,每日搅拌 1~2 次,并保持浸液

pH 12 以上，至剖面黄色均匀，口尝微有麻舌感时，取出，洗净，阴干或烘干，即得。每 100 kg 净半夏，用甘草 15 kg、生石灰 10 kg。

4. 性状

50 批样品观察结果显示，本品为类球形或破碎成不规则颗粒状。表面淡黄白色、黄色或棕黄色；质较松脆或硬脆，断面黄色或淡黄色，颗粒者质稍硬脆。气微，味淡略甘、微有麻舌感。以上性状描述特征性强，故将此列入本品质量标准(草案)正文性状项下。

5. 鉴别

本品为法半夏饮片，鉴别参照《中国药典》(2020 年版)一部法半夏鉴别项下的有关内容的基础上，进行横切面鉴别、粉末鉴别及薄层色谱鉴别研究。

5.1 横切面鉴别

由于法半夏粉性足，淀粉含量高，有些饮片已经呈不规则颗粒状，实验过程中无法将其切成完整的薄片(10～20 μm)，达不到横切面鉴别的要求，因而横切面鉴别未能进行研究，故暂不将横切面显微列入法半夏的质量标准鉴别项下。

5.2 粉末鉴别

粉末鉴别，照《中国药典》(2020 年版)一部的标准。

方法：将法半夏粉碎过五号筛，照《中国药典》(2020 年版)一部显微鉴别法，分别用蒸馏水、水合氯醛-甘油装片，在光学显微镜下进行观察并成像，粉末显微照片见图 8-14。结果：本品粉末淡黄色至黄色。淀粉粒甚多，单粒类圆形、半圆形或圆多角形，直径 2～20 μm，脐点裂缝状、人字状或星状；复粒由 2～6 分粒组成。草酸钙针晶束存在于椭圆形黏液细胞中，或散在，针晶长 20～144 μm。螺纹导管直径 10～24 μm。

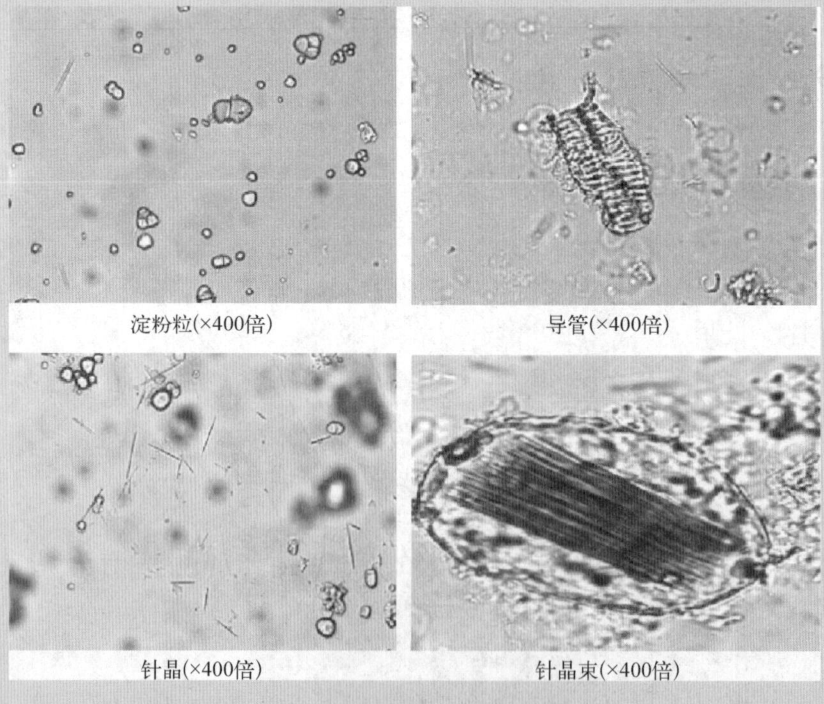

图 8-14 法半夏饮片粉末鉴别图

5.3　薄层色谱鉴别

5.3.1　薄层色谱条件

根据《中国药典》(2020年版)中法半夏项下的方法进行：取本品粉末2 g，加盐酸2 mL，三氯甲烷20 mL，加热回流1 h，放冷，滤过，滤液蒸干，残渣加无水乙醇0.5 mL使溶解，作为供试品溶液。另取半夏对照药材(中国药品生物制品检定所，批号：121 272~200 401)2 g，同法制成对照药材溶液。再取甘草次酸对照品，加无水乙醇制成每1 mL含1 mg的溶液，作为对照品溶液。照薄层色谱法(通则0501)试验，吸取供试品溶液5 μL、对照药材溶液5 μL、对照品溶液2 μL分别点于同一硅胶GF_{254}薄层板上，以石油醚(60~90℃)-丙酮-乙酸乙酯-甲酸(30∶5∶6∶0.5)为展开剂，展开，取出，晾干，置紫外光灯(254 nm)下检视。供试品色谱中，在与对照药材和对照品色谱相应的位置上，显相同颜色的斑点。

5.3.2　薄层板考察

5.3.2.1　不同批号薄层板考察

吸取对照品溶液2 μL和供试品溶液5 μL，分别点于同一硅胶GF_{254}板(青岛海洋化工厂分厂，批号：1820328、20180108。规格：100 mm×200 mm，厚度：0.20~0.25 mm)，采用5.3.1方法展开，结果在与对照品色谱相应的位置上，显示相同颜色的斑点，显示不同批号的薄层板重现性较好。

5.3.2.2　不同厂家薄层板考察

吸取对照品溶液2 μL和供试品溶液5 μL，分别点于不同硅胶GF_{254}板——青岛海浪有限公司(规格：100 mm×200 mm，厚度：0.20~0.25 mm)、烟台江友有限公司(规格：100 mm×200 mm，厚度：0.20~0.25 mm)产硅胶GF_{254}板，采用5.3.1方法展开，结果在与对照品色谱相应的位置上，显示相同颜色的斑点。显示不同厂家的薄层板重现性较好。

5.3.3　温度考察

吸取对照品溶液2 μL和供试品溶液5 μL，分别点于同一硅胶GF_{254}板(青岛海洋化工厂分厂，批号：20180108，规格：100 mm×200 mm，厚度：0.20~0.25 mm)，采用5.3.1的方法，在4℃及40℃时展开，显色，结果在与对照品色谱相应的位置上，显示相同颜色的斑点，结果显示，高低温与室温时的色谱图相比，分离效果相近，受到温度的影响较小，在温度较低时也可鉴别。

5.3.4　湿度考察

吸取对照品溶液2 μL和供试品溶液5 μL，分别点于同一硅胶GF_{254}板(青岛海洋化工厂分厂，批号：20180108，规格：100 mm×200 mm，厚度：0.20~0.25 mm)，采用5.3.1的方法，在高湿度(88%)时展开，结果显示在与对照品色谱相应的位置上显示相同颜色的斑点。在低湿度(18%)时展开，结果显示在与对照品色谱相应的位置上显示相同颜色的斑点。

结果显示，高湿度及低湿度与室温时的色谱图相比，分离效果相近，受到湿度的影响较小，在高低湿度时也可鉴别。

结果表明本方法准确、可行，专属性强，故列入本品质量标准(草案)正文鉴别项。

6. 检查

6.1　水分

水分是保证中药饮片质量的重要指标，照《中国药典》(2020年版)一部水分测定法(附录

0832 第二法)对 50 个批次的法半夏样品进行测定,50 批法半夏样品水分的平均含量为 11.98%,其中最低为 9.30%,最高为 17.84%,收集的样品中有 26%的样品水分高于药典规定标准,故法半夏的水分含量按《中国药典》(2020 年版)标准,不得过 13.0%,并列入本品质量标准(草案)正文检查项下。

6.2 灰分

灰分是评价中药材杂质多少的重要指标,照《中国药典》(2020 年版)一部灰分测定法(附录 2302)对 50 个批次的法半夏样品进行测定。

50 个批次法半夏的总灰分含量的平均值为 7.18%,其中总灰分含量最低为 4.19%,最高为 12.70%;由于法半夏在炮制过程中加入了石灰,因此使得其总灰分的含量相对于半夏较高,收集的个别样品(3 号,13 号,47,48 号)灰分未达到《中国药典》(2020 年版)要求。故法半夏的总灰分含量按现行标准,不得过 9.0%,并列入本品质量标准(草案)正文检查项下。

6.3 浸出物

照《中国药典》(2020 年版)一部浸出物测定法(附录 2201)对 50 个批次的法半夏样品的水浸出物进行测定。

50 批法半夏样品的水浸出物含量的平均值为 8.32%,其中,最低为 4.91%,最高为 12.45%,产地各批次法半夏的含量差异较大,有个别样品(7 号)水溶性浸出物达不到《中国药典》(2020 年版)规定,故法半夏水溶性浸出物含量按《中国药典》(2020 年版)标准,不得少于 5.0%,并列入本品质量标准(草案)正文浸出物项下。

7. 法半夏凝集素蛋白含量测定

7.1 双抗夹心 ELISA 法

(1) 捕获抗体包被:以 1×PBS 稀释捕获抗体至 2.5 μg/mL,以 100 μL/孔包被 ELISA 微孔板,封板膜封板,4℃过夜。

(2) 洗涤:弃去孔内液体,每孔 150 μL 洗涤缓冲液(PBST)洗涤 3 次,30 s/次,弃去洗涤液。

(3) 封闭:加入 150 μL 封闭缓冲液,封板膜封板,37℃孵化 1.5 h 后,弃去液体。

(4) 加待测样品:加入系列稀释的 PTL(稀释液:封闭缓冲液),100 μL/孔加入 ELISA 微孔板,37℃孵育 1.5 h,弃去液体,重复步骤(2)。

(5) 加检测抗体:封闭缓冲液稀释检测抗体至工作浓度,100 μL/孔加入 ELISA 微孔板,37℃孵育 1.5 h,弃去液体,重复步骤(2)。

(6) 加入 SA-HRP:封闭缓冲液稀释 SA-HRP 至工作浓度(1∶10 000),100 μL/孔加入 ELISA 微孔板,37℃孵育 15 min,弃去液体,重复步骤(2)。

(7) 加底物溶液:各孔加入 TMB 显色液 100 μL/孔,25℃避光显色 15 min。

(8) 终止反应:各孔加入 TMB 终止液 100 μL/孔,终止底物显色反应。

(9) 结果检测:酶标仪于 450 nm 波长下测定各孔吸光值(A_{450})。

7.2 样品处理

取样品粉末(过四号筛)1 g,精密称定,加入 20 倍量 PBS,振摇 2 h,离心 15 min(4℃,8 000 r/min),取上清液。残渣重复提取 2 次,合并上清液转移至 100 mL 容量瓶中,并添加至刻度线,逐级稀释 400 倍,参照 7.1 项双抗夹心 ELISA 法进行检测。

测定 20 批法半夏的凝集素蛋白含量。20 批次法半夏中 PTL 含量的平均值为 0.004 6%,其中最高含量为0.014 4%，最低为0.000 2%。考虑各批次的含量差异，规定法半夏凝集素蛋白含量（以干燥品计）不得高于0.017%，即所测20批样品的凝集素蛋白最高含量上浮20%，并列入本品质量标准（草案）凝集素蛋白限度检查项下。

8. 性味与归经

辛，温。归脾、胃、肺经。参照《中国药典》（2020年版）法半夏性味与归经项下。

9. 功能与主治

燥湿化痰。用于痰多咳喘，痰饮眩悸，风痰眩晕，痰厥头痛。参照《中国药典》（2020年版）法半夏功能主治项下。

10. 用法与用量

3~9 g。参照《中国药典》（2020年版）法半夏用法用量项下。

11. 注意

不宜与川乌、制川乌、草乌、制草乌、附子同用。参照《中国药典》（2020年版）法半夏注意项下。

12. 贮藏

置通风干燥处，防蛀。参照《中国药典》（2020年版）半夏贮藏项下。

第三节　中药饮片质量标准创新研究的思路与方法

一、面向真伪鉴别的中药饮片质量评价思路与方法

中药饮片的真伪与其来源及加工炮制过程中的掺伪、掺杂、染色、增重等因素相关，真伪鉴别是中药饮片质量评价的重要和必要环节。中药饮片的真伪鉴别应以基原鉴定、性状鉴别、显微鉴别、理化鉴别等传统方法为基础，并根据饮片自身特点及其加工炮制过程的实际情况，适当增加可反映饮片基原、理化属性等专属特征的现代分析技术。

一般情况下，当传统方法鉴别能力不足时，若饮片自身或生产过程遗传信息保留完整，应采用DNA分子条形码技术通过遗传信息实现真伪鉴别；若DNA分子条形码技术无法开展或无法有效分辨易混品时，应通过检测饮片特殊化学结构或特征性化学成分，强化真伪鉴别能力。其中，特殊化学结构可采用近红外光谱、拉曼光谱等技术进行表征，特征性化学成分可采用色谱质普联用、指纹/特征图谱等技术进行表征。

二、面向品质优劣辨识的中药饮片质量评价思路与方法

中药饮片的品质优劣直接关系临床应用的安全性和有效性，是实现中药饮片质量精准评控的核心环节，且与其药材来源及加工炮制过程密切相关。中药饮片的品质优劣评价应首先明确其品质相关的特征，可根据其传统感官经验辨识或生物活性的客观数据进行表征。传统感官经验辨识具有整体性和普适性的特点，但其特征属性极易受主观和客观因素影响，而生物活性可较好地弥补传统经验辨识的不足，因此，对于生物活性易于表征的中药饮片，优先推荐采用生物活性相关指标进行表征。

在具体的评价技术选择方面，应根据中药饮片的研究程度、炮制过程的不同，选取与饮片内在品质关联的物理、化学或生物学表征技术开展质量评价，优先选择检测精密度较高的表征技术，如近红外光

谱、拉曼光谱、指纹图谱等,在经过适当的生物活性加权后,可用于饮片优劣鉴别。对于毒性中药或有多种生物活性的中药,可通过整合反映其不同生物效应差异的评价技术,提升评价方法的精准度。

思考题

1. 中药饮片在中医药产业中承担着重要角色,其质量直接关系到中医临床疗效和公众健康。但目前中药饮片的质量评价存在如质量标准同质化、缺乏反映饮片炮制特点的评价技术、过度依赖化学成分评价等问题,严重制约了中药饮片质量的有效提升。你认为除了本章中列举的一些技术外,还有哪些技术可以应用于中药饮片质量标准创新的新兴技术,它们的原理及适用饮片种类有哪些?

2. 现阶段部分中药饮片标准仍然存在“唯成分论”的现象,不符合中医药的整体观、系统性和多成分协同的特点,难以充分体现中药饮片的整体质量。你认为在中医药理论指导下的中药饮片整体质量控制标准应包含哪些方面?如何破除“唯成分论”这一现象呢?

3. 随着人工智能大数据分析技术的发展,快速、无损检测也越来越成为产品质量检测的主流方式,请根据你的专业知识思考,哪些技术最有可能实现对中药饮片的高通量、快速、无损检测呢?请给出你的设想与思路。

第九章
中药炮制装备创新研究

第一节　中药炮制装备的发展与应用

20 世纪 50 年代以前，中药炮制产业具有以“前堂后坊”特点的手工业生产形式，一直停留在作坊式的手工操作阶段。传统的中药炮制工具以简单的手工工具为主。从 20 世纪 50 年代开始，中药炮制机械设备开始出现在中药饮片的洗、润、切、炙等炮制工序中。随着我国工业化发展，中药炮制设备逐渐向机械装备发展，出现了大量的中药炮制设备机械厂，标志着我国中药炮制装备逐渐步入专业化、规模化的发展阶段。特别近年来随着互联网技术及人工智能的发展，饮片炮制设备也开始向联动化、信息化、智能化方向发展。随着国家对中医药的不断重视，国内外对中药饮片品质的要求也不断提高，这就要求中药炮制装备不断创新以适应饮片产业的高质量发展。

纵观中药加工炮制设备的发展历史，可以将其划分为中药炮制机具、中药炮制机械、中药炮制成套设备 3 个阶段。

一、第一阶段：传统中药炮制机具

炮制机具的发展大致经历了从中药的发现到民国时期的漫长岁月。人们在发现中药的早期，药材经过洗净、捣碎、劈成小块、锉为粗末、煎煮等简单加工后服用，主要使用了日常生活用具和部分生产工具，如剪子、刀子、斧子、刷子、簸箕、筛子、箩、瓷缸、铁锉、瓦盆、砂锅、竹编、苇篱等，这就是早期的炮制机具。随着生产力水平的不断提高，中药的应用和医疗实践经验的积累，人们在对药材加工和医疗实践的基础上，探索、总结中药炮制方法和经验，逐渐形成了中药炮制理论体系，同时又推进了药材加工技术的发展，出现了更先进的和专用的药材加工机具，如风车、筛子（中眼筛、紧眼筛、小紧眼筛）、镑刀、切药刀、刨刀、捣筒（铁、铜）、乳钵、铁碾船、石碾船、炒锅、煅锅、木甑、炖罐、铜盆等，形成了近代炮制机具。

中药炮制机具按照净制、切制、炮炙分类。净制工具包括瓷片、刮刀、药筛、箩筐、筲箕、风选车、铜冲、乳钵、石臼、碾槽（铁船、研槽）、枳壳榨、竹笼撞毛器（泽泻笼）。切制法主要包括软化和切制两个步骤。软化工具有篾篓、麻布、浸药桶、润药盆、药缸等；切制工具主要是刀类，包括切药刀、片刀、斧头、锉、刨等。传统手工切制根据所需切制药物特点选择合适的切制工具，切制工具主要有以下几种。

（1）切药铡刀：主要由刀片、刀床（刀桥）、压板、装药斗、控药棍等部件组成。

（2）片刀（类似菜刀）：多用于切厚片、直片、斜片等。

（3）镑刀：刀座上嵌有数枚平行刀片，操作时，将所需切制的药材用水处理软化后，用夹子夹住，另一只手持镑刀一端，来回镑成极薄的饮片。

（4）刨刀：由基座和刀片做成，操作时，将药材固定，用刨刀刨成薄片即可。木质或角质坚硬类药材，如檀香、松节、苏木、牛角等，适用于本法切制。若使用机械刨刀，药材则需要预先进行水处理。

（5）锉刀：有些药材，习惯上用其粉末，但由于用量较小，一般不事先准备，而是随处方加工，如水牛角、羚羊角等。在调配时,用钢锉将其锉为粉末,或再加工继续研细即可。

(6) 斧类工具:利用斧头等类似工具将动物骨骼类或木质类药材劈成块或厚片。

传统炮炙法主要有火制、水火共制、其他炮制方法等,火制、水火共制的炮炙工具包括炒锅、铜锅、铁锅、铁盘、斜锅、竹帚、瓦罐、药甑、蒸笼、蒸罐等;其他炮制方法如发酵法、制霜法等,炮炙工具有酒缸、土坛、碾槽、药坛、麻袋等。

由于我国南北方地理条件差异,各地用药习惯存在较大差别,伴随着炮制技术及经验的发展,用于加工炮制的工具也随之不断改进和扩充,并逐渐形成了不同中药炮制流派各自特有的炮制工具。如江西樟帮历经 1 800 余年,创造了一套自己独特的传统加工炮制工具,如铡刀、刮刀、蟹钳、铁锚、鹿茸加工壶、压板、硫黄药柜等。铡刀(又称樟刀)有着"老君炉中纯火青,练就樟刀叶片轻。锋利好比鸳鸯剑,操动如飞饮片精"的赞誉。江西南城建昌帮特色工具主要以刀刨类为主,如著名的雷公刨等。还有槟榔榉、枳壳榨、香附铲、茯苓刀等,用铜、铁、木、陶多种材质制成的特色工具。京帮传承了北京、天津地区传统中药炮制技术和经验,发明了铜炖罐、高案刀。可做到"陈皮一条线,凤眼鸡血藤,乌眼胡黄连,泽泻如银元,清夏不见边,川芎蝴蝶片,槟榔一百零八片"。

二、第二阶段:中药炮制机械

在新中国成立初期,受各方面因素制约,中药炮制现代化设备进展较慢,在炮制设备人才方面,全国从事中药炮制设备研究的专业技术人才不足 15 人。其中,具有本科或以上学历的不足 10 人,既精通机械技术又比较熟悉炮制学的复合型人才几乎空白。由于专业技术人才缺乏,设备与炮制技术衔接欠缺,炮制设备生产企业缺乏足够的技术创新能力。至 20 世纪 70 年代提出"中药机械化",原中国药材公司受国家委托分别在河南周口、上海、天津、吉林长春投资建立了 4 家中药饮片机械厂,标志着我国中药炮制机械进入了专业化、规模化的发展阶段。中药炮制设备约有 60 多种类型,其中用于药材性状加工的设备占 1/3,用于药材形态加工的设备占 2/3,这些设备基本能够满足当时中药炮制加工要求,并进一步推动中药炮制装备的机械化、专业化、规模化发展。1985 年国家提出"中药生产工业化",20 世纪 90 年代提出"中药现代化",使中药饮片生产逐步走上科学化、规范化、标准化和法制化的道路。在以后的几十年里,尤其是 2000 年以后,确立了中药饮片作为中医处方药的地位,饮片机械随之出现并得到快速发展,又涌现了一批中药炮制机械制造企业,为炮制机械的发展增添了新生力量,这些企业主要分布在浙江、江苏等地区。截至 2006 年,全国专业化生产中药炮制机械或生产炮制机械种类比较齐全的企业约有 15 家。剁刀式切药机、转盘式切药机、转筒式洗药机、滚筒式炒药机等一批饮片机械基本实现了中药炮制机械化的目标。炮制机械的出现与发展在很大程度上解决了饮片规模化生产与传统炮制机具生产能力低的矛盾,为中药炮制的产业化和规模化做出了重要贡献,加速了中药饮片生产机械化的进程。出现了专业化和规模化的炮制机械制造企业,形成了饮片生产与炮制机械制造产业链,为中药饮片产业现代化奠定了基础。

但是中药饮片机械在数量、功能上还远远不能满足中药炮制学与饮片工业发展的需要。例如,水洗、风选、筛选几乎代替不了全部的净制加工;采用水池或机器浸泡药材,很难达到"药透水净""软硬适度"的润药技术要求;饮片的清炒、固体辅料炒和液体辅料炙药等仅由一种炒药机完成,火力、火候与炒制品质量仍然由人工凭经验控制与掌握等。这也促使着炮制设备企业不断地与炮制专家们沟通交流,不断地创新发展。

三、第三阶段:中药炮制成套设备

进入 21 世纪,中药炮制设备步入了快速发展阶段。2005 年 8 月 1 日,由国家发展和改革委员会

（简称国家发改委）发布的《中华人民共和国制药机械行业标准》，先后发布了包括润药机、炒药机、变频式风选机、柔性支承斜面筛选机4个中药饮片生产设备标准。2007年科技部、卫生部、国家中医药管理局等16部联合发布了《中医药创新发展规划纲要（2006－2020年）》，其中提到确保中药产业可持续发展，必须"研制适用于中药生产的工程技术及其装备，提高中药制造业水平"。

国家食品药品监督管理局于2004年发布《关于推进中药饮片等类别药品监督实施GMP工作的通知》（国食药监安〔2004〕514号文）的规定，自2008年1月1日起，所有中药饮片生产企业必须在符合GMP的条件下生产。借鉴药品生产企业实施GMP的经验，对饮片厂实施GMP改造，国家要求所有加工设备符合GMP要求，采用自动化、机械化生产设备生产加工中药饮片。同时，国家把中药饮片工艺规范化研究与炮制机械同等立项研究，从政策导向和研究经费上为炮制机械和炮制工艺的结合给予了支撑，并根据中药饮片的特点，鼓励利用多学科联合，开展饮片生产机械和相关设备研发，并增强了专利保护意识。目前，中药炮制装备基本形成了包括洗药机、筛药机、切药机、炒药机、蒸煮药锅等在内的净制、切制及炮制装备体系，随着互联网技术及人工智能的发展应用，逐步向专属化、联动化、信息化、智能化方向创新。

2008年8月30日成立全国制药装备标准化技术委员会中药炮制机械分技术委员会。截至2009年12月，已正式批准实施的中药饮片机械行业标准16项，尚有多项标准在申报制订中，使饮片机械的标准化工作步入正常轨道。

2003年以来，随着真空气相置换式润药机、自控温炒药机、液体辅料炙药机、炙药锅、高温煅药炉、中低温煅药锅等一批饮片"性状"炮制机械和自动化设备的应用，饮片炮制质量控制逐渐从以人工为主的方式向机器替代人工方向发展，饮片机械步入了炮制成套设备时期。2010年新版GMP发行之前，炮制设备仅满足1998版的GMP要求，不能满足实际使用与无污染、易清场等带来的新需求。2010年新版GMP发行与执行之后，炮制生产设备如切药机、洗药机、烘干设备等在原有基础上也进行相应的升级改造，以适应较大规模的中药饮片生产。

2012年工业和信息化部（简称工信部）发布的《医药工业"十二五"发展规划》，提出了"要求制药装备的节能减排"的发展目标。随着我国创新驱动发展战略的明确提出及一系列促进中药制药领域发展政策的发布，在"互联网+""中国制造2025"的大环境下，极大地刺激了中药炮制设备研究人员创新积极性，提升了装备的制造水平。

近年来我国高度重视中药制药装备产业发展，先后制定发布多项政策规划以推动鼓励中药制药装备产业发展。2016年工信部发布的《医药工业发展规划指南》明确提出引导企业重组整合，构建分工协作、绿色低碳、智能高效的先进制造体系，提高产品集中度和生产集约化水平。

2016年，国务院印发的《"十三五"国家战略性新兴产业发展规划》中明确提出：加快制药装备升级换代，提升制药自动化、数字化和智能化水平。2017年，科技部和国家中医药管理局联合印发的《"十三五"中医药科技创新专项规划》中提出：研发数字化、智能化现代制药装备，促进中药工业绿色智能升级。此外，中药制药装备行业本身也是生物医药产业和智能装备制造两大战略性新兴产业的复合产业，加快中药制药装备产业的发展，对于实现两大战略性新兴产业的转型升级都具有重要的推动作用。

2019年国务院印发的《中医药发展战略规划纲要（2016－2030年）》鼓励中国的制造业从低端向高端转型，加大中药制药过程的关键技术开发和推广，提升装备制造水平，打造一批从原料药材到药品的中药标准化示范产业链。中药炮制装备制造企业，应顺应中药制药装备政策导向，把握中药制药装备领域绿色、智能化发展方向，加强中药炮炙设备领域关键和独特设备等核心技术领域技术创新，切实提升我国中药炮制装备水平，推动其发展成为中药炮制装备产业优势。

2020年,国家发改委等四部门联合印发了《关于扩大战略性新兴产业投资 培育壮大新增长点增长极的指导意见》,其中提出要加快高端装备制造产业补短板。重点支持的项目涉及高端医疗装备和炮制装备等高端装备生产,实施智能制造、智能建造试点示范。2021年,国务院印发的《关于加快中医药特色发展的若干政策措施》提出深入实施中药标准化项目,其中提到重要的一项,就是提高中药制造水平。

中药炮制装备的集成化是未来装备发展的趋势,目前中药炮制机械还是单元化操作为主,随着自动化程度提高,强调对药品质量保证的程度也将越发严格。因此,应将这一过程控制思想引入炮制装备的设计与制造,从而实现药品制造过程的质量可视化,以全面保证中药饮片的质量。中药从最初的清洗、切制到提取、浓缩、干燥及灭菌过程,在药物从一个环节流入下一环节的过程中应综合考虑药物参数的可视化及取样点位的设置,以期更好掌控各中间产品的变化规律及质量状况,从而保证最终产品的质量均一、稳定。

自改革开放以来,尤其实行了GMP认证后,炮制设备质和量均从本质上有了极大的跃升,极大地提高了炮制效率,这些均与设备的技术更新换代、引进新技术、采用先进工艺有着密切的关系。可以看出,中药炮制设备经过了漫长的发展,现今中药炮制设备的制造状况是中药炮制行业发展程度的重要标志。在近20年使用频率高的设备中,中药材产地加工及炮制设备不断进步,且向多功能、一体化、低耗能方向发展。

我国中药制造工业从作坊式发展到工业化大生产,其路漫漫而艰辛。针对目前中药饮片加工设备技术落后、多为单元或单机设备、自动化水平低、缺乏现代信息技术和控制技术的应用、无法实现生产过程监控、难以保证饮片质量的稳定性和可控性等问题,开发了系列数字化控制的中药饮片炮制单机设备,包括润药机、炒药机、炙药机、蒸煮锅、煅药炉等。实现中药饮片生产过程的规范化、自动化和信息化,生产过程可控制、工艺参数可存储,以有效把控中药饮片产品质量。

现今已经有较多新技术运用到了中药企业实际生产中,如在中药炮制设备上配置工业控制器和传感器,还有企业采用数码编程,将电子眼、电子鼻、电子舌、近红外、捕捉器、可编程逻辑控制器PLC等现代技术与规范炮制工艺参数配套,不断推动着中药现代化发展。中药炮制工具发展情况见表9-1。

表9-1 中药炮制工具发展一览表

炮制方法	加工过程	传统炮制工具	现代炮制设备	已申请专利的涉及多功能、自动化的设备(部分)
净制	净选	瓷片、刮刀、药筛、箩筐、筲箕、风选车、铜冲、乳钵、石臼、碾槽、枳壳榨、竹笼撞毛器(泽泻笼)	风选机、水选机、筛选机、清洗机、淘洗机、碾碎设备、挑选机、研磨设备、色选机	自动清洗分级设备、自动清洗烘干设备、切割筛选一体化设备、自动筛选分装设备、筛分和清洗功能一体化设备、粉碎研磨烘干一体设备、中药材智能研磨设备
切制	软化	篾篓、麻布、浸药桶、润药盆、缸等盛装器具	润药机、高压喷淋清洗机、蒸煮锅、漂洗机	粉碎煎煮一体设备、浸润清洗一体化设备
	切药	片刀、铁齿钳、药刨、雷公刨、槟榔榉、香附铲、茯苓刀、高案刀、劈药斧	剁刀式切药机、直线往复式切药机、旋转式切药机滚刀式切药机	切片脱水一体式高效系统、高效切片打粉机
炮炙	火制	炒锅、铜锅、铁锅、铁盘、斜锅、竹帚、瓦罐、嘟噜罐(阳城罐)、釉罐	炒药机(平锅式炒药机、滚筒式炒药机)、煅制(高温电热煅药机)、干燥设备(翻板式烘干机)	煨蒸一体设备、中药炒制在线质量控制设备、切片炒制设备、智能煅烧设备、机器人辅助作业中药煅制联动线装置
	水火共制及其他	药甑、蒸笼、蒸罐、瓮子锅、酒缸、土坛、碾槽、药坛、麻袋	蒸药机(可倾式蒸煮锅)、发酵罐、去油制霜机	蒸煮干燥一体机、发酵干燥一体设备、智能中药发酵罐、蒸煮焯炖一体式全自动蒸汽设备

中药炮制作为我国一项独有的传统技术,已有很多新技术运用到了中药饮片企业的生产中。在一定程度上,中药炮制装备的发展状况和水平影响着整个中药饮片产业的发展,是事关中医药产业发展的重要环节,也是决定我国中药炮制装备制造水平的重要标志。目前,由于中药生产过程中的特殊性,中药炮制装备自动化程度整体还偏落后,在我国对药品质量的控制要求日趋严格的背景下,中药炮制装备的创新与变革势在必行,炮制装备亟待提高和升级。如在中药炮制设备上配备了工业控制器和传感器,使得中药炮制设备更智能、更便捷,这些新技术、新应用将不断推进中药现代化发展。

中药炮制装备企业作为饮片行业的上游行业,受下游中药饮片企业需求和上游的材料、自动化技术、机械动力技术等的影响,对于上、下游产业发展具有很好的带动作用。随着"中国制造 2025"的深入实施,结合新版 GMP 的推行和完善,对新型高效、节能、智能化的中药炮制装备需求将不断扩大,中药炮制装备行业将迎来新的发展契机。

第二节　常用的现代化中药炮制装备

中药炮制设备是用于将中药材加工为饮片的中药制药专用设备,炮制设备根据中药炮制常用方法分为净制、切制、炮炙三大类。净制即净选加工;切制通常须进行软化处理,涉及软化及切制工艺;炮炙设备是最具有中医药特色的制药设备,涉及炒、炙、制炭、煅、蒸、煮、炖、煨、制霜等工艺等。

一、净制及其常用设备

净制即净选加工,是指采用拣选、风选、筛选、剪切、刮削、剔除、刷擦、碾串等方法,清除杂质或分离并除去非药用部分,使药材符合净选质量标准要求。常用的设备包括: 筛选机、风选机、磁选机、净选机、去核机等。

(一) 筛选机

筛选是物料(混合物)因存在体形差异,在物料与筛网之间的相对运动将物料分离的一个过程。筛选机械的用途: 一是对中药材按体形或大小进行分级;二是去除夹杂在中药材中体形、大小与中药材不同的杂质,如泥沙、碎屑等;三是在饮片切制过程中分离出较大尺寸部分的药材,以便进行再次切制;四是分离炒制饮片的固体辅料、药屑或饮片干燥后的药屑。平面回转式筛选机运行频率相对较低而运行幅度较大,适合体形大、与筛网面摩擦系数大的药材或饮片的筛选,如中药材筛选、切制过程中的分级筛选;往复振动式筛选机的运行频率较高且运行幅度较小,适合于体形较小饮片的筛选,如干燥、炒制后的饮片。

现代常用的筛选机,一般通过振动方式进行筛选,由于物料在机器上的运动形式不同,分为直线振动筛选机(图 9-1) 与圆形振动筛选机(图 9-2)。

直线振动筛选机利用振荡电机作为振动源,使物料在筛网上被抛起,同时向前做直线运动,物料进入进料口,通过多层筛网或分段筛选,实现多种规格的筛上物、筛下物,分别从各自出口排出,具有能耗低、产量高,结构简单,易维修、无粉尘溢散等优点,更加适用于流水线上作业。

圆形振动筛选机工作原理是电机经三角带使激形振器偏心块产生高速旋转,运转过程中的偏心轴产生很大的离心力,激发箱产生一定振幅的圆运动,筛上物料在倾斜的筛面上受到筛箱传给的冲量而产生连续的抛掷运动,物料与筛面相遇的过程中使小于筛孔的颗粒透筛,从而实现分级。圆形振动筛选机具有激振力强、筛机结构简单,维修方便快捷、运转平稳、筛分效率高、处理量大、寿命长等优点。

振动筛在工作中,会产生粉尘,影响车间的环境。因此,筛选粉尘较大的物料时,可在振动筛床身上

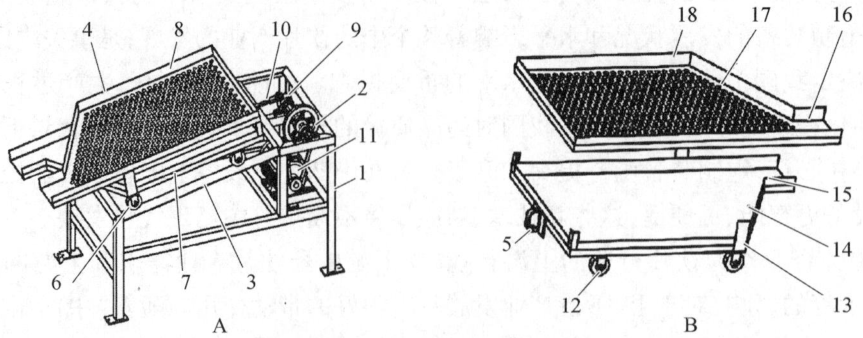

图 9-1　直线振动筛选机示意图

A. 直线振动筛选机结构示意图；B. 直线振动筛选机分筛组件的结构示意图
1. 机架；2. 驱动组件；3. 分筛轨道；4. 分筛组件；5. 振动连接座；6. 滑轮；7. 分筛架；8. 筛网；9. 转动座；10. 驱动杆；11. 驱动电机；12. 滑轮；13. 筛网安装架；14. 振动连接件；15. 主出料槽；16. 副出料槽；17. 分筛孔；18. 筛网

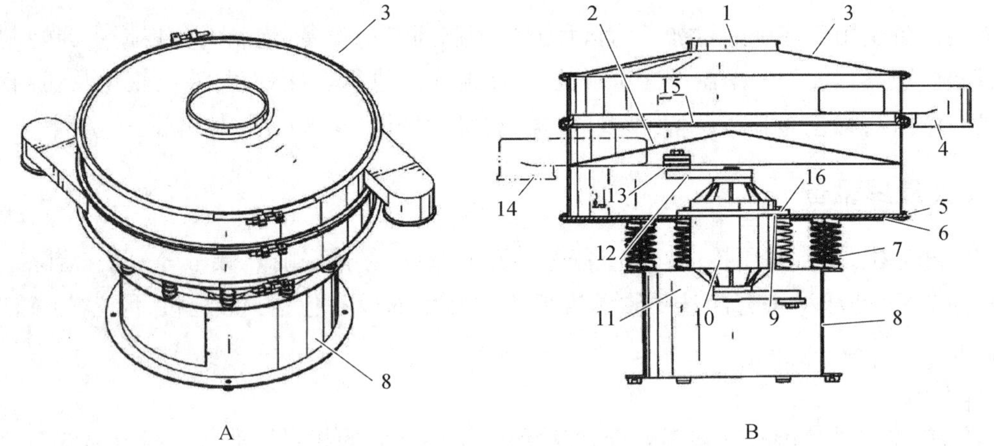

图 9-2　圆形振动筛选机示意图

A. 圆形振动筛选机外观立体图；B. 圆形振动筛选机剖面示意图
1. 投料口；2. 底板；3. 筛选组；4. 残渣排出口；5. 夹具；6. 盘体；7. 弹性件；8. 基座；9. 开口；10. 马达；11. 摇动组；12. 偏心板；13. 配重；14. 开料口；15. 滤网；16. 固定座

方安置吸尘罩或把筛床上面封闭起来留出加料口及排尘口，可以减少扬尘对环境的污染。

（二）风选机

风选机主要用于质量、体形差异大的物料，尤其适用于同等体形而质量差异大的物料，也可适用于药材、半成品或饮片，按其理论风选分离的物料可以采用低风选速度进行风选或进行多次风选获得。根据风选分离过程中气流的方向，风选分离可以采用水平气流风选和垂直气流风选两种方式。

风选机现代常用的为变频风选机，变频风选机有立式（图 9-3）和卧式（图 9-4）两种机型。

（1）变频立式风选机：主要用于成品饮片杂质去除，机器有 2 种工作模式：除轻法，用较小的风速除去药材中的毛发、棉纱、药屑等非药物和药用杂质；除重法，用较大的风速除去药材中的石块、泥沙等非药用杂质。

（2）变频卧式风选机：主要用于药材原料的分级筛选和部分杂质去除。风机产生的气流匀速进入风选箱，物料在风选箱一端落下，随风漂移，经分级后在各出料口排出。

变频风选机是运用变频技术调节和控制电机转速与风机的风速和压力，记录变频器的操作数据来分析风选产品的质量，为生产质量管理提供量化依据。

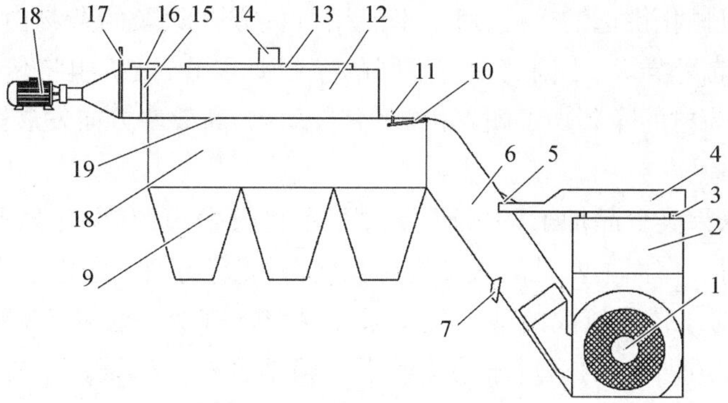

图 9-3　立式变频风选机示意图

1. 风机;2. 控制器;3. 隔振垫;4. 振动料斗;5. 进料口;6. 斜风管;7. 异物排出斗;8. 风选箱;9. 出料口;10. 调风板;11. 螺栓;12. 吸尘箱;13. 玻璃观察口;14. 摄像头;15. 过滤板,16. 密封门;17. 插板;18. 真空电机;19. 隔离板

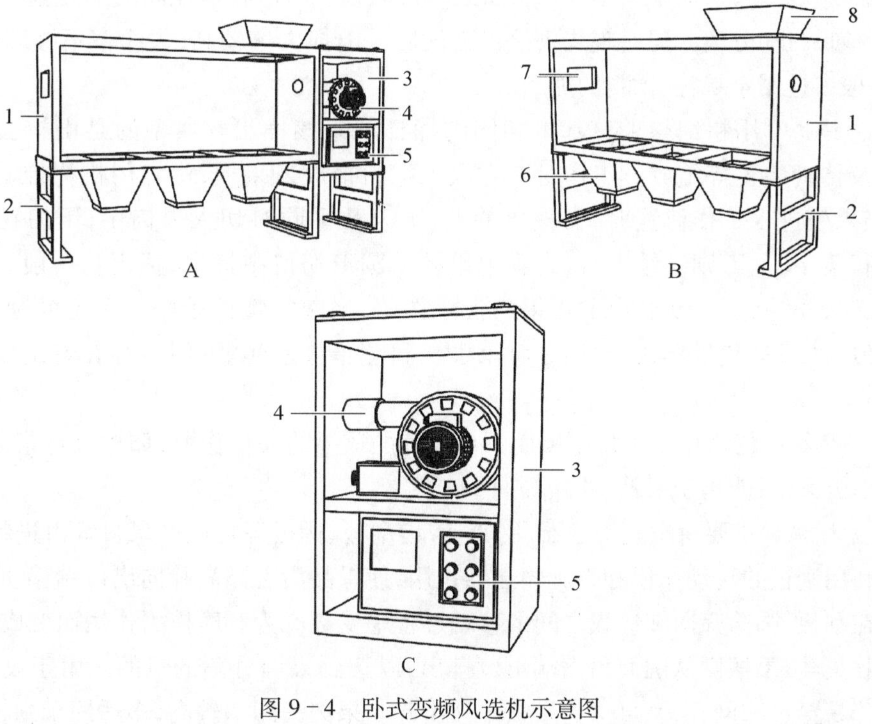

图 9-4　卧式变频风选机示意图

A. 卧式变频风选机结构示意图;B. 卧式变频风选机出料箱结构示意图;C. 卧式变频风选机操作箱结构示意图

1. 出料箱;2. 支撑装置;3. 操作箱;4. 分拣装置;5. 控制装置;6. 出料筒;7. 进料口;8. 出料口

(三)磁选机

中药材的磁选是利用磁性材料能够吸附含有原磁体物质(包括含铁质沙石),将药材与杂物进行分离的一种方法。磁选的主要目的:可除去药材或饮片中的铁屑、部分含有原磁体的砂石等杂物,保护切制、粉碎等加工机械和人身安全。

主要有带式磁选机和棒式磁选机。磁选机由振动送料和磁选两部分组成。振动送料部分将物料均匀地撒落到输送带或磁选箱,进行磁选。

(四)复式筛选机组

将风选、筛选、挑选、磁选等单机设备,经优化组合设计,配备若干输送装置、除尘器等,组成以风选、筛选、磁选等机械化净选为主,人工辅助挑选相结合的自动化成套净选设备,对中药材进行多方位的净制处理。该机组设有以机械化挑选输送机，对于不能用机械方式除净的杂物由人工进行处理。由于中药材的种类繁多，物理形态差异大，不同药材有不同的净制要求等，该机组将传统的净制要求与现代化加工技术有机结合，使中药材的净制加工朝着机械化、自动化、高效率方向发展。

（五）去核机

去核机主要应用于水果类食品加工，中药炮制过程用得较少，只有少部分需要去核的药材用到，如山楂、乌梅、山茱萸等药材。市面上常见的去核机品类众多，工作原理、适用范围等也不相同。

1. 剖分式去核机　对于体积较大的核果类水果如桃、杏、李等的去核，常采用剖分分割式去核机，主要采用剖分刀把水果分成两半，再通过振动筛或手工辅助脱核。该设备结构简单且工作可靠。但对于黏核类果品存在去核率不高且果肉损失率大及人工劳动强度高等特点。

2. 对辊式去核机　用于果肉与果核易分离的核果类水果。果品由推压装置被送入两辊子之间，在两辊子挤压下，大部分果肉被挤入不锈钢齿辊中的齿间间隙中，而果核则使橡胶辊子的表面胶层变形并凹入其中。再经两辊子下方的核肉分离调节装置使核肉分离，分离后的果核在橡胶层弹性作用下脱离橡胶辊子落入果核收集装置，而果肉则类似梳子式的回收装置将嵌在齿盘间的果肉梳出，流入果肉收集斗中，从而达到核果自动分离。但对辊式去核机去核后果肉损失率较高，去净率不够理想，果肉损失率较高，该机械一般多适用于果汁、饮料的加工。

3. 捅杆式去核机　用粗细与果核基本相同的捅杆把果核捅出。典型的是山楂去核机。它由上刀、下刀、果模及传动装置等组成。工作时要靠人工把山楂放入果模，由专门机构推动果模进入或退出工作状态，当果模进入工作位置时，去核机的上、下刀几乎同时切入果肉中，下刀在花萼处切入一定深度后即自行落下，上刀则继续下行，直到把果核从圆形切口中捅出，捅出物一般为灯笼状。捅杆式去核机适用于大小一致、核易脱离的水果的去核作业，果肉完整性较好。它还可对海棠果、太平果去芯，若配置相应的刀具和果模，也适用于鲜果去核和莲子去芯作业，但也存在着工作效率低和果肉损失等问题。

4. 打浆式去核机　仅适用于果核坚硬而不易击碎的核果的去核作业，如杧果打浆去核机。但果肉经打浆后粉碎率极大，只能用于果汁、饮品等的生产。

5. 刮板式去核机　主要由螺旋输送器、网筛、带齿刮板、搓板等构成。果料等由进料口经螺旋输送器进入筛网。利用刮板的转动作用和螺旋输送器作用，使果品沿着圆筒筛向出口端移动，其轨迹为一螺旋线。而果肉在刮板、圆筒筛网和搓板之间的移动过程中受离心力和摩擦力作用而变成小碎块，穿过筛网孔落入果肉收集斗，果核则从圆筒另一端出口排出，以达到果肉分离的目的。由于设置了搓板机构，使果肉快速变碎易穿过筛网孔，又可保护果核不被击碎。果肉去净率较高，多适用于黏核类核果的去核作业。

6. 凸齿滚筒分离凹板式去核机　主要是为了解决荔枝、龙眼等水果的剥壳去核问题，机器转动的滚筒上带有螺旋排列的凸齿抓取物料，并在滚筒切线力和离心力的共同作用下使果沿着分离凹板的螺旋槽向下运动，滚筒凸齿和分离凹板的挤压及凸齿的连续抓剥，使果肉从滚筒核分离凹板之间的间隙抛出，而果核仍沿着凹板螺旋槽出口端排出，达到果肉与果核自动分离的目的。该机器结构简单、动力消耗少、去核后果肉成片状，可加工罐头、果脯和果干等，也可加工成带肉果汁饮料、果浆、果汁饮料等，此种机器能耗较低，去核率较高。

（六）清洗设备

清洗是中药材加工成饮片的重要环节，清洗的目的是要除去药材中的泥沙、杂物。根据药材清洗的目的，将不同药材按种类划分为水洗和干洗 2 种。

1. 水洗设备　主要包括洗药机和水洗池。洗药机有喷淋式、循环式、环保式 3 种型式。① 喷淋式洗药机：水源由自来水管直接提供，洗后的废水直接排掉，这种洗药机的造价相对较低，劳动强度较轻，但耗水量大；② 循环水洗药机：自带水箱、循环泵，具有泥沙沉淀功能，对于批量药材的清洗具有节水的优点；③ 环保型洗药机：在循环水洗药机的基础上，通过增加污水处理功能，它能将洗药用的循环水经污水处理装置处理后反复利用（限同一批药材），从而进一步节约水资源。

2. 干洗设备　由于广泛地用水洗净各种药材容易造成一些不必要的药材药效成分流失。为避免这些成分的流失，干式清洗机就应运而生。干式清洗机的原理是利用吹喷气管喷出的高压空气，吹去药材表面的灰尘杂质，从而达到除杂的目的。其主要功能是除去非药物和非药用杂质。该设备对于根类、种子类、果实类等药材具有良好的净制效果。这种干洗方式，不仅能够避免水接触药材导致的有效成分流失，还能够减少饮片厂的污水排放量。机器还可根据生产需要进行改装，滚筒形状可制成方形柱（XGF 型）或六棱柱形（XGL 型），以利于滚筒内物料翻滚互相擦碰，机器物料不宜装得过多，一般装料体积为滚筒容积的 30%左右，超过这个容积容易导致药材清洗不干净。

3. 蒸汽与超声波清洗设备　随着现代技术发展，蒸汽、超声波等技术也应用到清洗过程中。蒸汽清洗机（图 9－5）能够利用蒸汽发生器所产生的蒸汽有效地对中药材进行蒸洗，使药材表面污垢失去附着力，并在机器转架转动的过程中进入常温清洗液内，避免了中药材内部组织被破坏而致有效成分大量流失进入清洗液中的问题，同时具有更好的清洗效率；并且能够便于对设备内部污垢残留进行清洁，操作简单，维护难度低，能够有效地节省操作时间，具有更高的易用性和很高的实用价值。

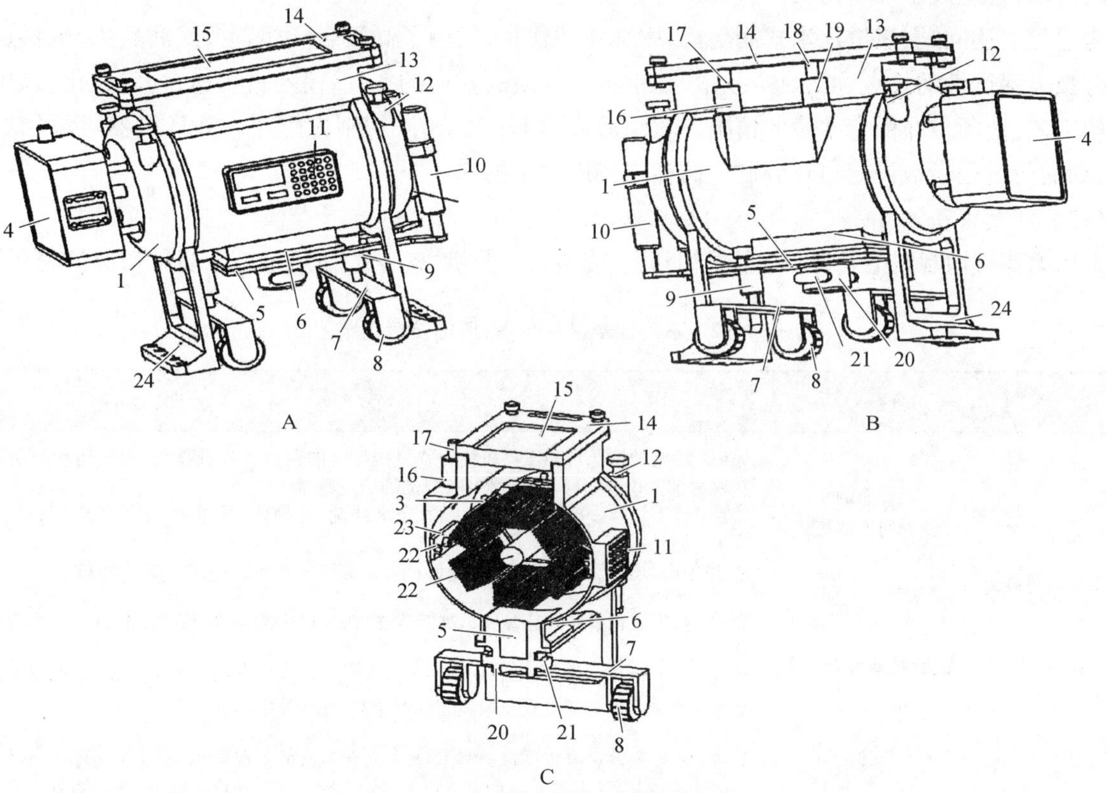

图 9－5　蒸汽清洗机示意图

A. 蒸汽清洗机结构示意图；B. 蒸汽清洗机结构的侧视图；C. 蒸汽清洗机结构的剖视图
1. 罐体；2. 转架；3. 盛放盒；4. 蒸汽发生器；5. 封闭座；6. 对接座；7. 升降座；8. 滚轮；9. 升降推杆；10. 调整推杆；11. 控制器；12. 牵引座；13. 进口座；14. 封盖；15. 观察窗；16. 进液泵；17. 进液管；18. 排气管；19. 排气泵；20. 排液管；21. 电磁阀；22. 蒸汽喷头；23. 喷头底座；24. 支撑座

超声波清洗机原理主要是通过换能器，将功率超声频源的声能转换成机械振动，通过清洗槽壁将超声波辐射到槽子中的清洗液。由于受到超声波的辐射,使槽内液体中的微气泡能够在超声波的作用下从而保持振动。破坏污物与清洗件表面的吸附,引起污物层的疲劳破坏而被剥离,气体型气泡的振动对固体表面进行擦洗。超声波清洗也分为干式清洗与湿式清洗,主要是清洗介质的不同,干式清洗采用高速气体,而湿式清洗采用清洗液,二者均可在超声波作用下达到清洁目的。

二、切制及其常用设备

切制包括中药材的软化与切制。药材切制前须经过润、泡等软化处理,使其软硬适度,便于切制,切制的目的是保证煎药或提取质量,或有利于进一步炮制和调配。

(一) 软化设备

传统软化设备包括铜锅、铁锅、蒸笼等,利用其来蒸煮药材,以达到软化切制目的,又称为湿热软化法。目前,大生产中及新建的中药饮片厂,除了继承、改造传统加工方法外,已引入了一些先进、合理的药材软化方法,如高真空气相置换润药法、卧式真空(加压)加温润药机、减压冷浸软化机、药材蒸煮箱等。通过工业化的可控操作,确保软化药材必要的含水率,使润药能达到"药透水尽",同时又使药材的有效成分损失降为最低。

传统的软化方法包括浸润、泡润、洗润、淋润等,使药材吸水软化。现代常用的软化装备是水泥池、注水式润药机。但由于该装备仍然采用了水浸泡方式,故无法避免药效损失的问题。另外,润药过程中排放的污水,也造成了环境污染。

为避免上述问题,改进注水式润药机,用气体替代水,发明了高真空气相置换式润药机,机器运用气体具有强力穿透性的特点和高真空技术,让水蒸气置换药材内的空气,使药材快速、均匀软化,采用适当的润药工艺,使药材在低含水量的情况下软硬适度,切开无干心,切制无碎片。并且机器可添加数控功能,达到润药过程参数设定、自动调整、储存与调用等目的。

(二) 切制设备

常用的药材切制加工设备有往复式切药机、旋转式切药机、离心式切药机三类,具体情况见表 9-2。

表 9-2 不同切制设备特点、原理及适用范围

名称	分类	特点
往复式切药机	直线型(或称切刀垫板式)	原理:特制的输送带和压料机构将物料按设定的距离作步进移动,直线运动的切刀机构在输送带上切断物料。连续作业,自动适应进料量 特点:具有切口平整片形好,整机适合水冲洗、易操作、易维护、不污染物料,符合 GMP 要求 适用范围:适用于所有叶、皮、藤、根、草、花类和大部分果实、种子类中药材
	摇摆型(或称剁刀式)	原理:挤压式输送链与往复式刀架垂直布置,物料连续向刀架输送,由刀架上的刀片将物料切成片状 特点:具有药材的适应性强、切制力大、产量高、产品性能稳定的特点,但切制不够精细 适用范围:适用于各类软硬根茎、藤类、草类、纤维性中药材
旋转式切药机	刀片旋转式(或称转盘式)	原理:挤压式输送链将物料送至刀门,与旋转刀盘成垂直角度,在刀盘旋转的同时将输送的物料切成片状,通过无级调速电机的变速来调节切片速度,通过内外轴调节刀片与转盘的距离来调节切片厚度。调节方便,切片厚度均匀 特点:具有成形合格率高、功耗低 适用范围:适用于切制大小颗粒及软硬性根茎类纤维性等中药材
	物料旋转式(或旋料式)	原理:物料装入装料模具,放入模具固定架上,气动送料装置自动将装料模具内的物料往刀盘推进,物料碰到旋转刀片时,被切成精制超薄片 特点:具有切制精细、成形合格率高、功耗低 适用范围:适用于根茎类、果实种子类中药材

续　表

名　称	分　类	特　点
离心式切药机	/	原理：物料从高速旋转的转盘中投入，在离心力的作用下向侧壁做圆周运动，物料经过切向的刀片时被切成片 特点：具有工作效率高，加工速度快，省时省力且药材光洁度优良，薄厚均匀，可与手工片相媲美的特点 适用范围：适用于球状和块状中药材

三、炮炙设备

炮炙是指中药在应用或制成各种剂型以前必要的加工处理过程。其目的主要是消除或降低中药的毒副作用，保证用药安全。炮制的主要方法有炒、炙、蒸、煮、燀、煅、制霜、发酵等方法。

（一）炒炙设备

炒炙的主要设备是炒药机。炒药机最开始使用煤为燃料，对环境有很大污染，近代以来，炒药机的热源被电、燃油、燃气取代，并且增加了控温的功能，具有无明火、无烟尘、无废弃、环保、智能可控的特点。

1. *自动控温燃油、燃气炒药机*　采用直接燃油或燃气为热源，设有温度和时间自动控制系统，具有快速升温和冷却功能，最高温度可达450℃。配有独立的电气控制箱，炒制过程能自动控温、计时。

2. *电磁炒药机*　采用电磁加热技术，无须配套热源，设备自行加热，设备独有的实时测温功能，可对物料温度进行实时控制，实现了炒药过程的标准化和自动化生产。物料接触处均采用304不锈钢材料制作，食品级更安全。电磁加热，温度调控范围较大，适用于多种药材。具有外形美观大方，清洗方便，操作简单，能耗低等优点。适用于中药饮片清炒、麸炒、蜜炙、炒黄、炒焦、炒炭等炒制工艺。常见的电磁炒药机有滚筒式电磁炒药机和适用于大生产的连续性电磁炒药机。

（1）滚筒式电磁炒药机：除了具备电磁炒药机的清洁、节能特点，还具有节省人力的特点，通过滚筒中螺旋片，正转模拟人工翻炒，炒制较人工更加均匀，反转实现自动出料，节省时间。

（2）连续性电磁炒药机：增加了自动进样系统与连续性炒药机，实现从上料到炒制全过程无人操作，实现中药饮片清炒、炒黄、炒焦等炮制工艺的标准化生产。能够达到智能化标准生产，可根据不同的工艺要求选择标准产品，也可以根据不同的工艺要求进行细微调整，炒制的时间、温度、滚筒转速、电机的电流等均可以通过液晶屏显示出来，并实时体现各种参数的自动补偿过程，如当温度达到设定温度时，系统处于智能补温状态，即用低于额定的功率实现额定功率加热的温度，使实际使用功率只占额定功率的80%以下，节能的同时杜绝了依靠工人经验控制质量的弊端。甚至可参考数据曲线，根据产品特性，炒制出独一无二的新品质。电力成本、人力成本、燃料成本等均被降低。罐体内配置有固定在罐壁的螺旋片，使物料均匀翻滚而不会因混合导致炒制不统一，多段测温补偿，进出口可选自动入料出料输送设备，摆脱因间断待料导致的前后设备配套困难，为连续生产保驾护航。

3. *集电环式炒药机*　圆柱形筒体在炉膛内以旋转辐射加热方式炒制中药材，会使大量的热散失至空气中，导致能量损失，并且由于热量散失导致炒药机的外围温度过高，致使生产有一定的安全隐患。集电环式炒药机的加热管与筒体位置固定，集电环给加热管供电，炒筒与加热管同步旋转进行炒制。相较于传统炒药机，集电环式炒药机具有炒药机系统性能较高，系统结构简化，可以避免导线在旋转过程中造成扭伤的特点，更加安全稳定。

4. 炙制设备　对于大多数的炙制饮片来说，炙制可以和炒制共用同一个设备，但近年来出现了一些新型的炙制设备(图 9－6)，该类设备主要特点是在炒制设备的基础上设计出了一套能够将液体辅料通过喷雾的形式喷出的装置，并且增加了电机驱动的混合叶片，能够对混合桶内部的原料进行充分的翻滚搅拌，使原药材与辅料溶液充分混合均匀，通过加热座、温度传感器和控制器的共同作用来将混合桶内部的温度保持在一定范围内，保证生产出来的饮片的质量稳定。这类炙制设备能够保证辅料均匀度，既适用于先炒药后加辅料的药材，又适用于先加辅料后炒药的药材，并在一定程度上节省了人工拌匀辅料时间，节省人力物力，实用方便。

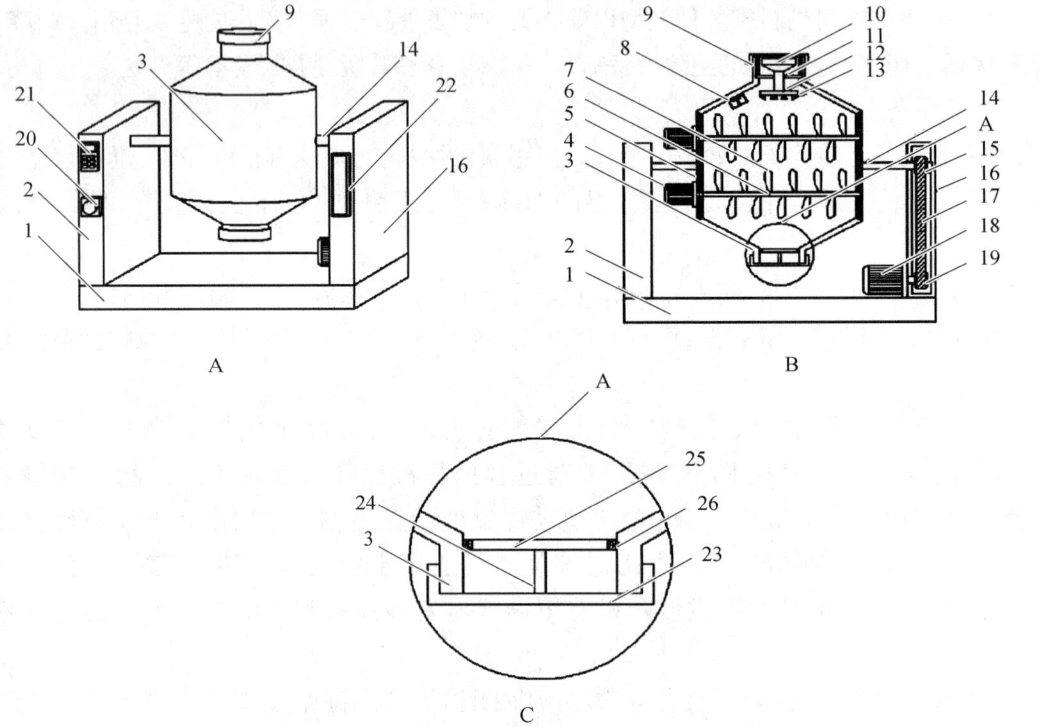

图 9－6　炙制设备示意图

A. 炙制设备的立体图；B. 炙制设备正面剖视图；C. 图 B 局部 A 的放大图

1. 底座；2. 第一安装箱；3. 混合桶；4. 第一电机；5. 加热座；6. 轴杆；7. 混合叶片；8. 温度传感器；9. 顶盖；10. 进液斗；11. 移动板；12. 支管；13. 喷雾头；14. 传动杆；15. 从动轮；16. 第二安装箱；17. 皮带；18. 第二电机；19. 主动轮；20. 开关；21. 控制器；22. 显示屏；23. 底盖；24. 支柱；25. 密封板；26. 密封圈

（二）蒸煮设备

蒸煮设备常用的有夹层锅、蒸煮罐(锅)，这类设备大多以蒸汽为热源(或电加热)，设备具有受热面积大、热效率高、加热均匀、加热时间短且温度容易控制的特点。

(1) 夹层锅：有电加热、燃气加热、蒸汽加热 3 种，其中蒸汽加热用得最多。蒸汽夹层锅的锅体是内外球形锅体组成的双层结构形式，中间的夹套是在通入蒸汽加热后，对物料加热。蒸汽夹层锅以一定压力的蒸汽为热源，工作时，打开进气球阀开始通气加热，待物料加热完成时，关闭进气球阀。蒸汽夹层锅具有受热面积大、热效率高、加热均匀、液料沸腾时间短、加热温度容易控制等特点。

(2) 蒸煮罐(锅)：基本工作原理与夹层锅相似，都是通过蒸汽或电加热的方式进行蒸煮，根据罐(锅)体的形状，分为立式、卧式、可倾倒式三类，具体特点见下表 9－3。

表 9-3　不同蒸煮罐(锅)特点

名　称	特　点
立式蒸煮罐	体积小,装量较少,小量生产
卧式蒸煮罐	体积大,适用于大生产
可倾倒式蒸煮罐	体积较小,可倾倒罐体,方便取出药材

(三) 燀制设备

中药炮制过程中,杏仁需要燀去皮,生产过程中常用的机器为湿法去皮机。该机器有两类:一类机器的工作原理是将经过热水浸泡的杏仁倒入脱皮机料斗中,经脱皮胶圈摩擦脱皮,经过分离装置将皮果自动分离后排出。另一类是湿杏仁经振动使原料进入由 3 个动力辊固定的旋转胶轮,通过诱导条、进料轮的作用,由刀架上的刀片将原料外皮切口,然后出料轮将脱皮后的杏仁压入出料斗,并由出料斗排出,外皮经由甩皮轮甩出。

(四) 煅制设备

中药炮制中煅制常用的设备为煅药炉,现代多为电加热式的煅药炉(锅),较煤气、液化气煅药炉(锅)更加的环保、清洁。煅药炉(锅)的工作原理是通过电、煤气、液化气等进行加热,炉(锅)内材料具有抗高温且保温的功能,从而达到高温煅药的能力。

现代生产过程常用智能生产电磁煅药炉(锅),电磁煅药炉(锅)通过锅体外侧的发热线圈与高频交流电连接,与外部交流电产生交变电场,转轴组件控制锅体转动,锅体表面即切割交变磁力线使容器内部产生交变的电流(即涡流),产生热能,并且机器使用高温耐火砖,可降低炉膛温度上升时锅体外部温度的升高幅度。同时,亦能以防在煅药过程中人员不必要的伤害事故发生,配合高温耐火砖外侧的保温石棉可以防止热量损失。机器还通过对产品的结构设计进行工学改造:一方面,结合煅药炉(锅)锅体上端面积,适当减小端盖面积,降低端盖开启时的热损失;另一方面,在端盖上增设压盖组件与转盖组件,在使用中,压盖组件增加了端盖重量,使锅内热量不易散失,而转盖组件利用力学原理省时省力地打开端盖。电磁煅药炉(锅)具有安全、节能、节省人力的特点。

(五) 制霜设备

药物经过去油制成松散的粉末或析出细小结晶或升华、煎熬成粉渣的方法称为制霜法。制霜法分为渗出制霜、升华制霜、煎煮后成粉渣而成霜三类。

现代生产常用的为挤压式去油制霜机(图 9-7)。该机器适用于富含油脂的种子类药材的制霜,机器由机架、电控箱、液压站、热挤压装置等组成。电控箱安装在机架上,设置有电源开关等;液压站包括电机、油泵、油箱、控油阀等;热挤压装置包括机柱、活塞、接油斗、活塞盘、料筒等,热挤压装置通过输油管道与液压站连接,活塞盘在活塞的作用下在料筒内自下向上挤压,料筒内壁设有出油的油隙,接油斗设置在料筒下侧,并且机器在液压站与热挤压

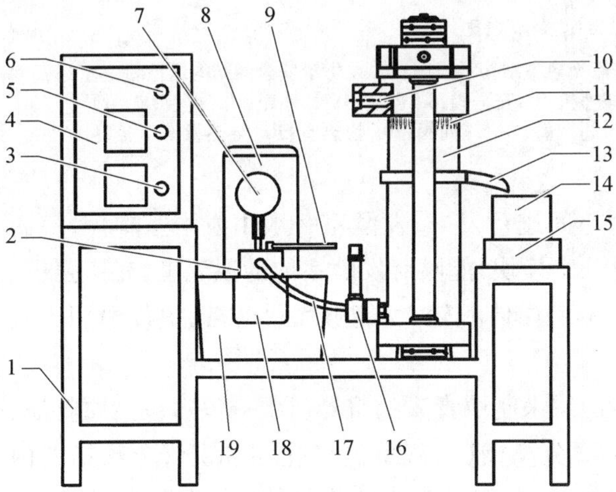

图 9-7　挤压去油制霜机示意图

1. 机架;2. 液压站;3. 加热开关;4. 电控箱;5. 加压开关;6. 电源开关;7. 控油阀;8. 电机;9. 控油阀手柄;10. 温度测量元件;11. 漏油槽;12. 热挤压装置;13. 接油斗;14. 盛油容器;15. 称重器;16 压力传感器;17 输油管道;18. 油泵;19. 油箱

装置之间的油路系统中装置压力传感器,压力传感器通过导线与压力测量与控制仪表连接,压力测量与控制仪表通过导线与液压站的电机连接,通过设定压力测量与控制仪表的设定压力值,由压力测量与控制仪表控制液压站电机使液压站的输出油压稳定在设定压力值。机器通过在制霜过程中对挤压压力和温度等进行调节,对过程和终点进行有效控制,所得炮制品质量均一,外观性状和脂肪油含量均可达到药典或质量标准要求。

（六）发酵设备

发酵是中药炮制中一种比较特殊的炮制方法,只有少部分药材用到,如六神曲、淡豆豉、青黛等。中药发酵设备常用的有中药发酵罐、发酵室等。

发酵罐这类设备结构比较简单,一般由罐体、控温部分、搅拌部分、通气部分、测量部分、进出料口组成。罐体给整个发酵过程提供一个密闭环境,防止杂菌污染,控温部分能够保证发酵能够在一个恒温的条件下进行,搅拌部分是机器最重要部分,能够保证物料均匀发酵,通气部分能够保证从底部通入无菌空气用于发酵。这类机器适用范围广,能够保证氧气供应,杂菌污染少。部分发酵条件复杂,温度快速变化的设备就不适应了。对于需要快速升降温的产品,可以通过在罐体外边管道的通蒸汽或冷凝液进行快速升温、降温(图 9-8)。

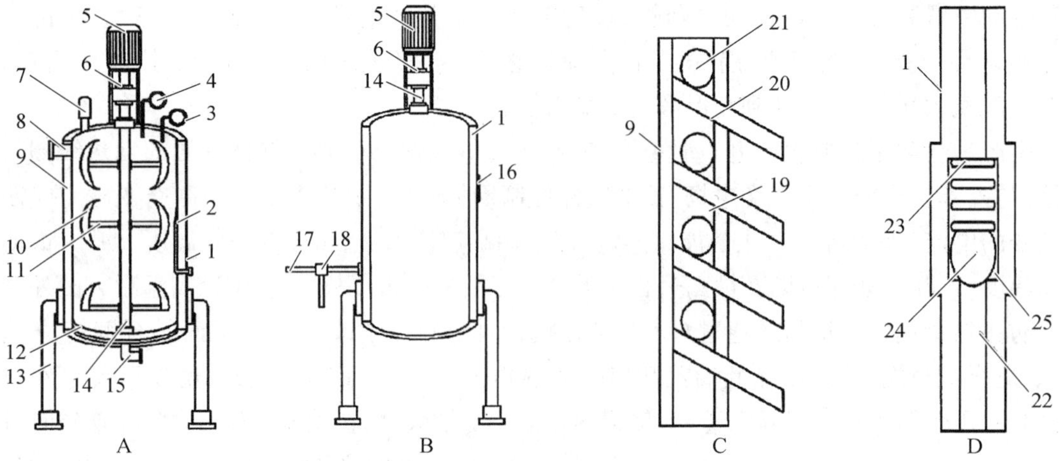

图 9-8　快速升降温发酵罐示意图

A. 发酵罐结构示意图;B. 发酵罐外部结构示意图;C. 发酵罐换热室结构示意图;D. 发酵罐安全阀结构示意图
1. 装置本体;2. 取样管;3. 气温表;4. 气压表;5. 电动机;6. 减速机;7. 安全阀;8. 进液口;9. 外壳;10. 搅板;11. 搅拌叶;12. 刮板;13. 支腿;14. 搅拌杆;15. 出口;16. 观察窗;17. 进水管;18. 三向阀;19. 换热室;20. 导热板;21. 循环管;22. 气道;23. 弹簧;24. 橡皮球;25. 气室

发酵室与古时酿酒发酵池类似,都是通过构建一个空间进行发酵,发酵室一般由发酵室本体、室内加热装置、加湿装置、导风系统、光照系统组成。通过这几个模块,能够对发酵室内的温湿度、光照强度、氧气量进行控制,实现智能化生产,保证产品质量,且发酵室内体积较大,能够大量生产,更加适用于实际生产。

青黛是通过发酵法炮制的药材,人们发明了一套专门用来制取青黛的机器(图 9-9),包括原料池、配液池、废料池、收集器,以及多级旋滤纯化器和多级沉降分离槽(每级旋滤纯化器和沉降分离槽的内部上端均设有滤膜,且滤膜位于进料口的上方和溢流口的下方;多级旋滤纯化器的底部与废料池相连;多级沉降分离槽的底部与收集池相连;每级旋滤纯化器中设置的滤膜孔径为 30~100 目,每级沉降分离槽中设置的滤膜孔径为 60~120 目)。机器能够显著增加成品中靛玉红的含量,可制备高质量的青黛产品。同时,设备设计简单,适用于工业化大生产,并且可使液体循环使用,节约成本,减少对水资源的浪费。

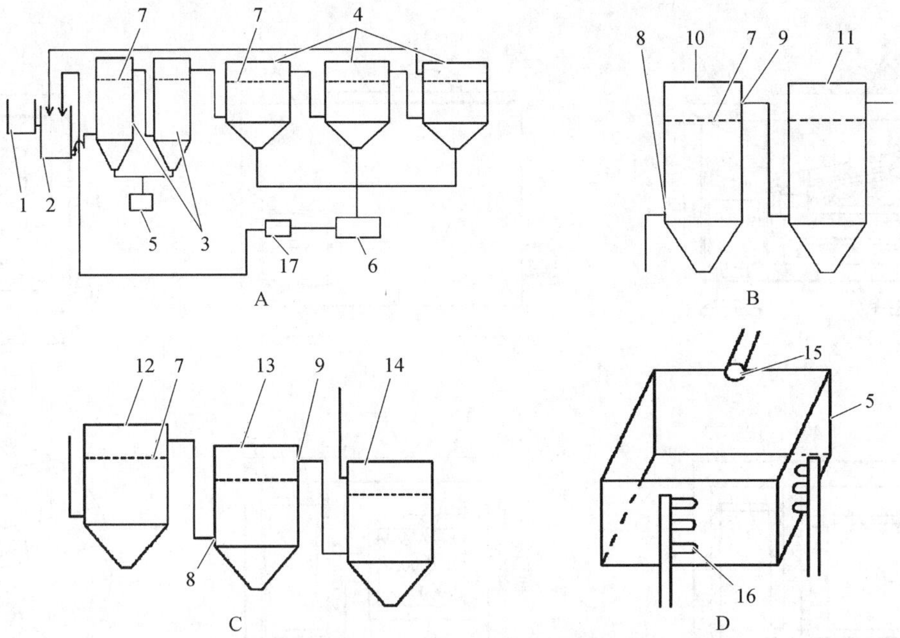

图9-9　青黛制取设备示意图

A. 青黛制取设备结构示意图；B. 青黛制取设备多级旋流分离器结构放大示意图；C. 青黛制取设备多级沉降分离槽局部放大示意图；D. 青黛制取设备收集器局部放大示意图
1. 原料池；2. 配液池；3. 多级旋流分离器；4. 多级沉降分离槽；5. 废料池；6. 收集池；7 滤膜；8. 进料口；9. 溢流口；10. 一级旋流分离器；11. 二级旋流分离器；12. 一级沉降分离槽 13. 二级沉降分离槽；14. 三级沉降分离槽；15. 浆料进口；16. 排液口；17. 水回收池

（七）干馏设备

干馏法也是中药炮制过程中比较少见的方法，常用干馏法炮制的中药饮片有竹沥、蛋黄油。

竹沥的现代炮制方法有煮法与烤法。煮法制取竹沥，一般通过蒸煮罐进行，该法制取出的竹沥，含水量高，极易变质腐败，功效也不如烤出的竹沥。烤法制取鲜竹沥，主要通过鲜竹沥提取罐进行。设备由装置外壳、分隔板、承接杠、固定块、电机组成（图9-10）。在热源上机器改用电热，避免了灰尘污染，并且通过电机转轮实现了加热温度的间歇式改变，使鲜竹沥能够更好地沥出。

（八）水飞设备

水飞，是一种中药炮制法，适用于不溶于水的矿物药。将药物适当破碎，置乳钵中或其他容器中，加入多量水研磨，粗粒即下沉，立即倾出混悬液，重新加入水，再将下沉的粗粒研磨，如此反复操作，至研细为止。这样操作，在倾倒混悬液时，会有杂质重新掉落到药物中，不能完全倾倒掉混悬液，需要反复操作，非常费力。

设计的新型中药水飞装置，改善了以上的缺点，该装置由提拉装置、药托、排杂质水管、拉杆组成。加入药物研磨后，产生悬浮液，拉动提拉装置，悬浮液不断从排杂质管流出，除去悬浮液，减少反复操作次数，节约时间。

为了解决药效污染、操作烦琐的问题，设计一套新的水飞设备（图9-11），机器通过设置中桶和内桶的间隔，可以在间隔内对溶液进行沉淀处理。沉淀处理的溶液亦可以吸收研磨桶内产生的热量。可以防止研磨桶的温度上升太快，导致药物污染情况的产生；通过设置滑动板、下挡板，可以实现滑动板在下方时，正常沉淀，颗粒较大的物质被沉淀到滑动板和下挡板之间的区域内。当需要排出上清液时，滑动板向上移动，在液体重力作用下，可以使滑动板的开口封闭，滑动板可带动上清液向上移动移出沉淀腔室，无须人工操作，能够大幅提高水飞效率；通过设置研磨桶上下移动，可以实现当研磨一定时间后，研磨桶的液体及时排出研磨桶外，研磨桶向下移动，可以将上次沉淀的物质压入研磨桶内，进行循环研磨。进一步提高水飞效率。

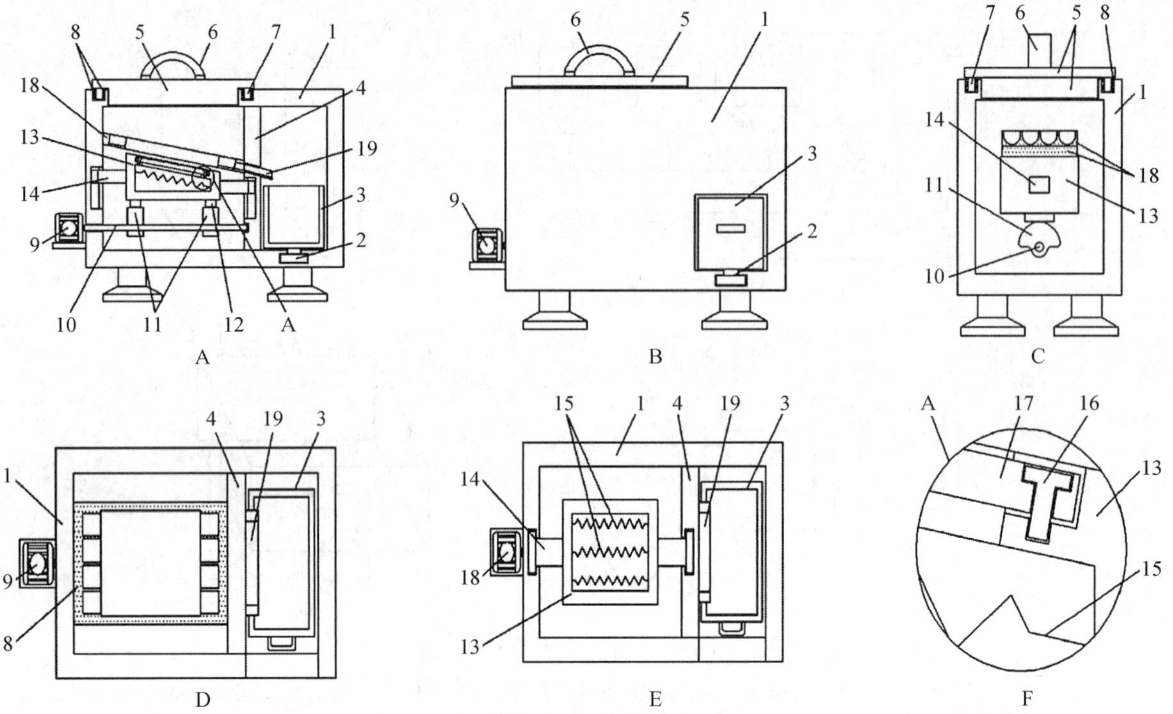

图 9-10　鲜竹沥提取罐示意图

A. 鲜竹沥提取罐主视剖面结构示意图；B. 鲜竹沥提取罐收集箱结构示意图；C. 鲜竹沥提取罐第二滑块侧视剖面结构示意图；D. 鲜竹沥提取罐放置板俯视剖面结构示意图；E. 鲜竹沥提取罐移动箱俯视剖面结构示意图；F. 图 A 中 A 处放大结构示意图。
1. 装置外壳；2. 第一滑块；3. 收集箱；4. 分隔板；5. 上盖板；6. 固定拉环；7. 承接杆；8. 固定簧片；9. 电动机；10. 转动轴；11. 转动轮；12. 固定块；13. 移动箱；14. 第二滑块；15. 加热装置；16. 紧固钉；17. 保护板；18. 放置板；19. 导水板

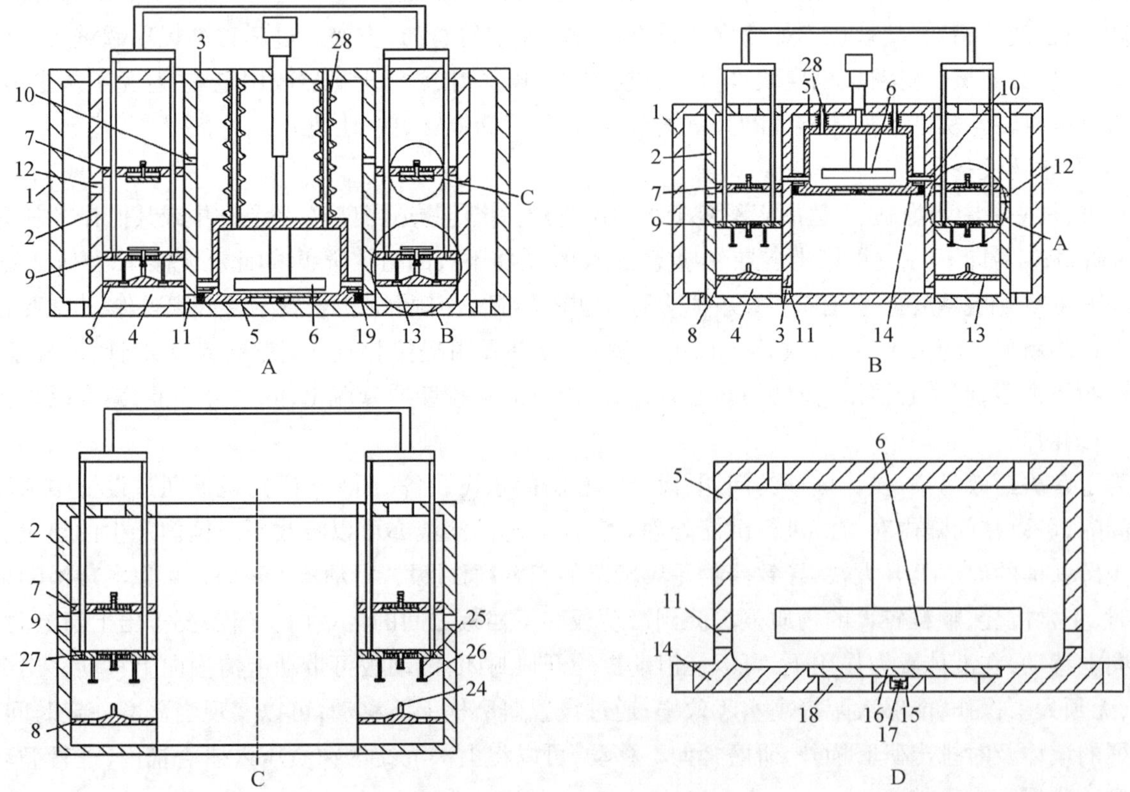

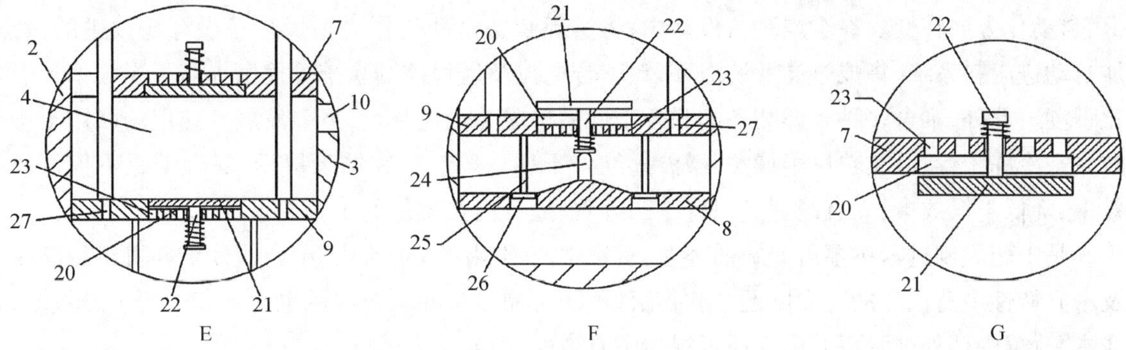

图 9-11　水飞设备示意图

A. 水飞设备的主视剖面图；B. 水飞设备研磨桶向上移动后的主视剖面图；C. 水飞设备沉淀桶与滑动板连接的主视剖面图；D. 水飞设备研磨桶的主视剖面图；E. 图 B 中 A 处的局部放大图；F. 图 B 中 B 处的局部放大图；G. 图 A 中 C 处的局部放大图。1. 外桶；2. 中筒；3. 内桶；4. 沉淀室；5. 研磨桶；6. 研磨头；7 上挡板；8. 下挡板；9 滑动板；10 入口；11 排液口；12 溢流口；13. 出口；14. 环形塞；15. 阶梯孔；16. 支撑板；17 竖杆；18. 进料孔；19. 管道；20. 安装槽；21 平板；22. 导向板；23. 通孔；24. 立杆；25. 支撑杆；26. 活塞；27. 单向进气孔；28. 弹性波纹管

四、干燥设备

干燥设备应用广泛，且发展较为成熟，市面上的种类多种多样，中药饮片生产过程中常用的有烘干箱、真空带式干燥机、远红外辐射干燥机、微波干燥机、真空冷冻干燥机、气体射流冲击干燥机等，具体特点及适用范围见表 9-4。

表 9-4　不同干燥设备的特点及适用范围

设备名称	特　点	适用范围
烘干箱	1. 以蒸汽、燃油或燃气为热源，热风炉为螺旋结构，避免燃烧烟气污染 2. 敞开式结构，进出物料方便 3. 具有风干功能，干燥速度快，易清洗残留物料	适合小批量饮片干燥
真空带式干燥机	1. 可独立控制干燥介质数量、温度、湿度及尾气循环量等参数 2. 操作灵活，湿物料进料；干燥过程完全密封，避免粉尘外泄 3. 占地面积大、噪声较大	适用于苛求色泽及湿度高的中药饮片
远红外线辐射干燥机	1. 电能转变为远红外线辐射能 2. 干燥速度快，杀菌、杀虫及灭卵能力强 3. 节约能源，造价低，便于自动化生产 4. 厚度超过 10 mm 时干燥效果不佳	适合于含水量大、有效成分对热不稳定、易腐烂变质或贵重的中药饮片
微波干燥机	1. 热穿透力强，干燥速度快，加热均匀，热效率高 2. 产品质量好，保持原有色、香、味	适用于贵重、含挥发性物质及芳香性成分的中药饮片
真空冷冻干燥机	1. 对化学成分最大保留 2. 保持良好的外观形状、色泽、气味等 3. 运行成本高，干燥时间长，处理量有限	适用于贵重及含极易氧化、高热敏性、挥发性成分的中药饮片
高压电场干燥机	1. 具有常温干燥特性，干燥过程中伴有杀菌作用 2. 装备造价低，节约能耗	适用于多种种类、类型的中药饮片
气体射流冲击干燥机	1. 具有较高的对流换热系数和干燥速度 2. 干燥脱水的速度快，生产效率高，热敏性成分损失小 3. 干后物料水分均匀一致	适用于干燥不同形状的中药饮片

纵观近年来中药饮片干燥装备的发展，除了在干燥技术方面进行改进外，逐渐向提高干燥效率、节能环保、自动化方向转变。在干燥装备设计中，将实现装备自动化作为干燥装备设计与改进的重点，通过增加自动进出料系统、集成过滤及洗涤环节、整合电控及远程控制系统等逐渐提高干燥效率及装备的自动化程度。此外，耦合多种干燥装备的联合干燥策略成为研究热点，目前发展并应用的联用干燥策略有微波真空冷冻干燥、微波热风干燥法、微波远红外干燥法等。研究结果提示，联合干燥不仅可以提高干燥效率、降低干燥成本，而且能达到保持中药外观、提升内在质量的干燥要求。

干燥是中药炮制过程中不可或缺的环节，贯穿中药炮制的各个阶段，中药饮片干燥机组可解决不同类型及不同特性中药饮片的干燥问题，同时几种不同干燥装备的联合应用也为提高中药干燥效率、降低干燥成本、改善中药外观及提升中药质量提供了有效的途径（表 9－4）。

五、炮制联动机组

近年来中药饮片生产企业逐渐开始集成融合装备制造技术、自动化控制技术等将各类中药炮制装备优化组合以研制中药炮制联动线装备。净制、切制、干燥联动装备样机将净制装备、切制装备与干燥装备组合，不仅改变了传统人工物料转运及单机操作模式，而且可初步实现中药饮片的净制、切制及干燥全过程的流水线生产，从而提高中药炮制效率，在炮制联动线净制机组中，中药材在上料机的输送下经清洗、风选、筛选、磁选除去毛发、泥沙等杂物后，被输送并自动均匀地分布于挑选机上进行人工挑选，以去除假劣药材及杂物，提高净制质量。净制机组可极大地减轻劳动强度，提高净制效率，广泛适用于根茎类、果实类、种子类等来源的中药材。经过净制但仍需切制的中药材，如根茎类、草叶类、部分果实种子类等，将被输送至切制机组，经润药机软化后，根据所需的饮片规格选用不同的切药机进行切片、切段等。切制后若需炮制则进入炮炙机组，炮炙机组包含经炒制、煅制、蒸炖等现代化炮制机械装备，可满足需经炒制、煅制、蒸制、煮制等炮炙处理的药材。

部分中药饮片生产企业为进一步提升中药炮制效率、降低炮制成本，已经逐步根据药材来源及炮制需求分别建立种子类饮片净制生产线、全草及皮叶类饮片切制生产线、根及根茎类饮片炮制生产线等各类生产线（以特定的炮制装备构成）专注于解决某一类或几类中药饮片在炮制过程中的关键问题。这些生产线主要分为种子类、全草及皮叶类、长条状根及根茎类三类生产产线。

（一）风选、筛选、挑选机组

风选、筛选、挑选机组替代挑选工作台和分阶段净制加工，进行半机械化净制药材。适用于未进行净制的原料药材，且易于自动上料的药材，如根茎类、果实类、种子类等。

风选、筛选、机械化挑选生产示意图如图 9－12 所示。药材先经风选、筛选除去毛发、泥沙等杂物，再经输送机、匀料机自动均匀地将药物分布在正向输送带上，便于人工挑选。免除手工挑选药材，挑选的杂物由反向输送带送至杂物箱，减轻劳动强度，提高挑选工作效率。调节上料与输送带速度、增减人工数量，可以适应不同药材挑选、净制的需要。风选机配套了自动除尘设备，避免污染环境。

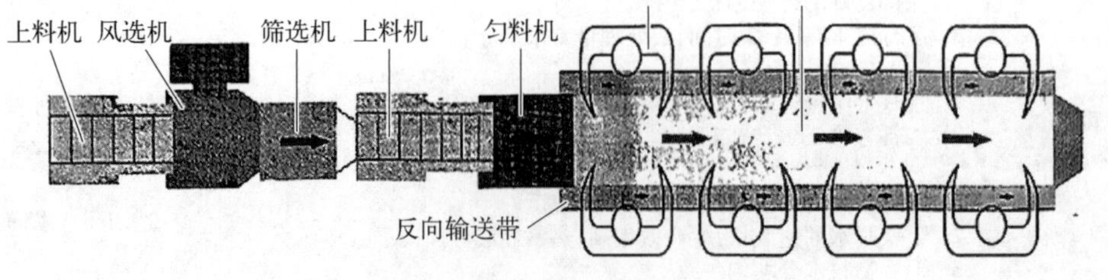

图 9－12　风选、筛选、机械化挑选生产示意图

（二）切制、筛选、自动回切机组

切制、筛选、自动回切机组用于颗粒状饮片切制加工。适用于根茎类、果实类、种子类、全草类等药材的切制加工。

示意图如图 9－13 所示。药材进行自动切制、筛选、反向输送回切，筛选出的成品进入下道工序，操作人员不断补充药材。将多个工序合为一体，减少中间环节，减轻劳动强度，提高工作效率，降低生产成本。

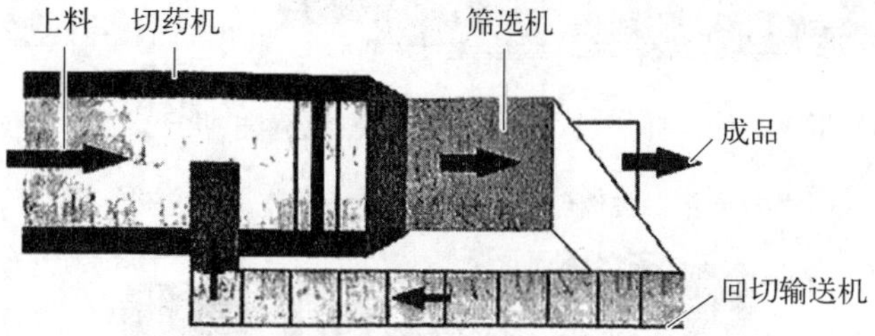

图 9－13　切制、筛选、自动回切机组示意图

（三）切制、干燥机组

切制、干燥机组用于颗粒状饮片切制、干燥加工。适用于根茎类、果实类、种子类、全草类等药材的切制、干燥加工。

示意图如图 9－14 所示。药材进行自动切制、筛选、回切，合格饮片自动进行干燥。将多个工序合为一体，减少中间环节，减轻劳动强度，提高工作效率，降低生产成本。

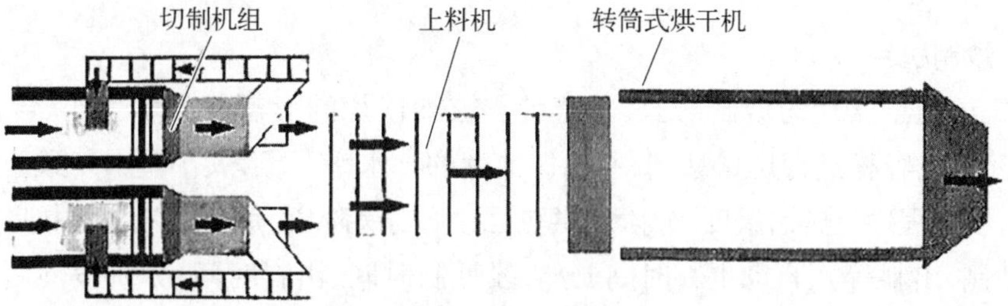

图 9－14　切制、干燥自动化生产线示意图

（四）风选、筛选、挑选、包装生产线

风选、筛选、挑选、包装生产线替代分阶段的风选、筛选、包装等工序，进行净制与小包装、中包装、大包装，连成一体化生产线。适用于饮片净制、包装半自动化生产。

示意图如图 9－15 所示。自动进行风选、筛选除去毛发、药屑等杂物，将饮片输送到包装台，进行人工称量包装，再将小包装袋输送至包装封口，进行中包装和大包装。将多个工序合为一体，减少中间环节，减轻劳动强度，提高工作效率。风选过程还具有冷却功能，避免包装后在包装袋上凝结水蒸气。通过后工位控制台渐进式补充物料。风选机配套了自动除尘设备。

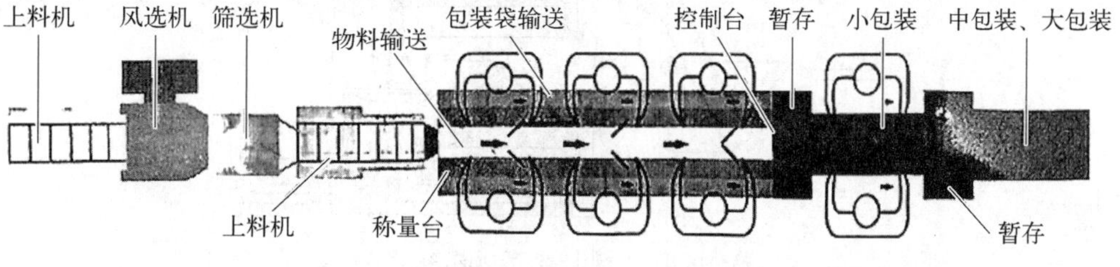

图 9－15　风选、筛选、机械化挑选、包装生产线示意图

根据中药的类别也可以采用根茎类液压剪切机、机械化挑选、鼓泡清洗、吹干、切制、干燥生产线(图 9－16),花草类筛选机械化挑选、鼓泡清洗、切制、干燥生产线(图 9－17),果实种子类机械化挑选、鼓泡清洗、吹干、切制、干燥生产线来实现(图 9－18)。

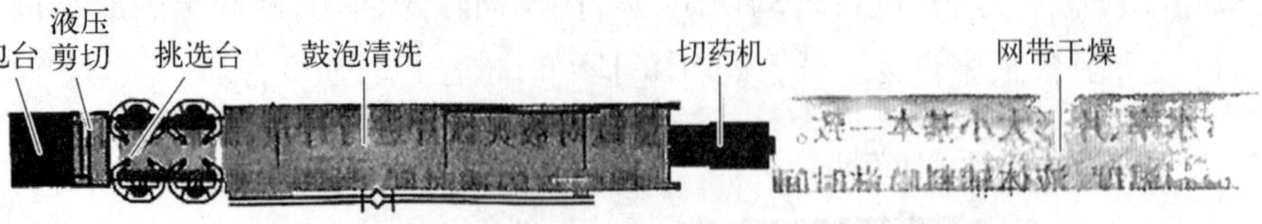

图 9－16　根茎类液压剪切机、机械化挑选、鼓泡清洗、吹干、切制、干燥生产线

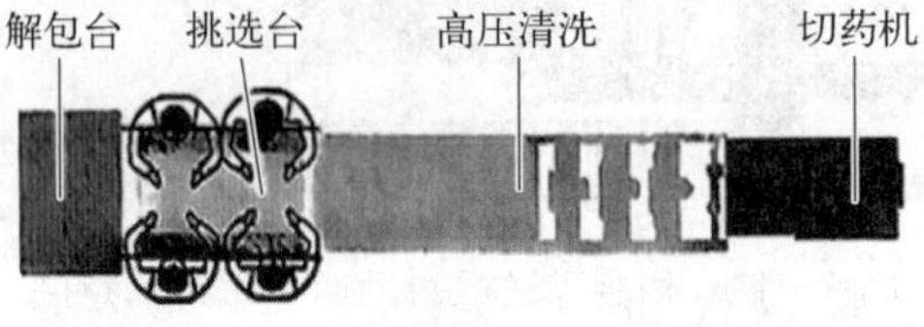

图 9－17　花草类筛选机械化挑选、鼓泡清洗、切制、干燥生产线

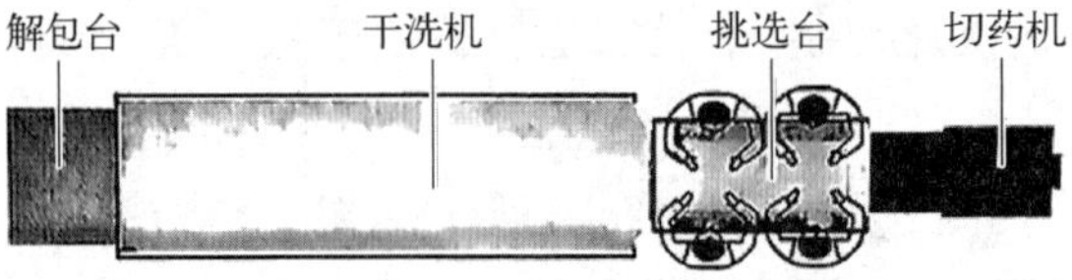

图 9－18　果实种子类机械化挑选、鼓泡清洗、吹干、切制、干燥生产线

(五) 自动化炒制机组

自动化炒制机组用于饮片的炒制,尤其是清炒。被炒饮片的形态与尺寸大小、含湿量需要基本一致。按炒药机炒筒装载容积进行定量炒制,并确保饮片的含水率、片形大小基本一致。先由定量罐对被炒饮片计量,编制炒制程序:热锅温度、分阶段供热强度(热锅阶段,炒制的初期、中期与后期)、炒筒转速(热锅、进料、炒制、出料等)、自动上料时间、分阶段炒制时间、出料时间、分阶段炒制温度检测等。启动炒制机组,炒制过程自动完成,确保每批炒制品质量一致,达到规范、科学炮制的目的。

(六) 自动化炙药机组

自动化炙药机组用于饮片的炙制,尤其是除蜜炙以外的液体辅料炙药。饮片的形态与尺寸大小、含湿量需要基本一致。

示意图如图 9－19 所示。要求按炙药机筒体装载容积进行定量炙制,并确保饮片的含水率、片形大小基本一致。先由定量罐对被炙饮片进行计量,编制炙制程序:进料、预热与控制温度、液体辅料喷淋时间与定量、拌匀与闷透时间、炒干温度与时间、出料时间、分阶段炒筒转速等。启动炙药机组,炙制过程自动完成,确保每批炙制品质量一致,达到规范、科学炮制的目的。

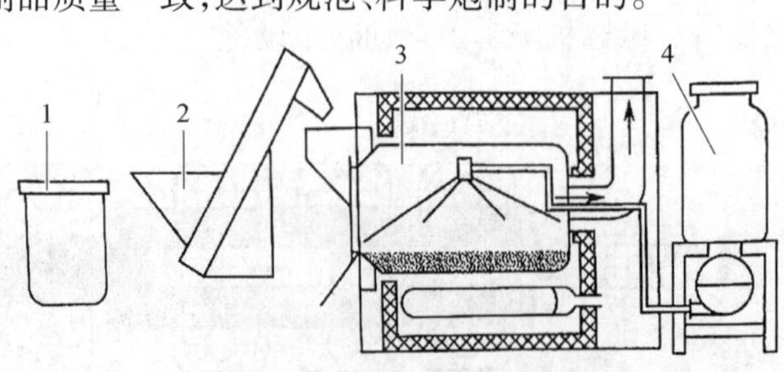

1. 物料筐;2. 上料斗;3. 炙药锅;4. 储蜜罐

图 9－19　自动化炙药机组

综上所述，从20世纪80年代为数不多的中药炮制装备企业，到现在许多企业自主创新研发中药炮制设备，我国中药炮制装备产业实现了较快的发展。但机械化水平仍然相对较低，不能形成规模化的加工能力。同时目前现代化设备的质控模式和参数与传统炮制饮片要求不一致，因此后期有必要对炮制装备进一步升级和优化，设计能够符合传统炮制要求的现代化设备，在确保中药饮片的安全、有效的前提下提高中药饮片的生产效率。

第三节　中药炮制装备创新研究的思路与方法

随着近年来中药炮制机械设备的发展，中药的炮制加工已经摆脱了传统人工炮制的落后现象，极大地提高了生产效率。但仍有部分工艺必须依赖药工的传统经验，这种手工操作易导致工艺操作不规范、质量不可控，生产效率低下，难以实现中药的工业化、产业化。目前，我国中药炮制装备行业整体技术水平仍比较落后，中药炮制设备现代化程度较低，自动化技术应用缺乏，部分甚至停留在手工阶段；中药饮片炮制设备智能化水平低，大多数为单机设备，缺乏现代信息技术和控制技术的应用，无法实现生产过程监控，不能保证饮片质量；产品技术含量不高，相互仿制比较多，且高耗能、低效率、非标准化的情况在中药炮制装备行业普遍存在。此外，中药炮制装备标准化程度低，自主创新能力较低，同时存在高耗能、低效率、自动化和智能化水平低等情况。中药炮制设备无论从外观设计、制造工艺，还是从科技含量来说，都远远落后于当今设备制造的水平。从设备控制方面来看，绝大多数的中药炮制设备还在使用电气开关控制，处在“工业2.0”阶段，而“中国制造2025”“工业4.0”已经要求对制造设备实现自动化、信息化、智能化的融合。

目前中药饮片炮制装备的研发多集中于净制装备及切制装备，而最具中医药特色的炮炙装备的研发及创新则相对较少。随着中医药现代化的不断推进，中药炮制对环境友好型、系统化与自动化的设备的需求持续扩大，炮制设备企业应基于传统炮制工艺，通过炮制设备的集成化、系统化和自动化等现代科技手段，开展炮制设备和相关设备技术的研发及革新；在中药炮制装备研发中，除应兼顾净制及切制装备的创新优势外，还应加大炮炙装备的研发力度，加快炮炙装备的进一步改革升级。亟待研发新型中药炮制装备的自动化、智能化、信息化升级改造设备，规范中药饮片生产流程。

一、中药炮制装备创新研究的设计原则

在中药炮制装备研究设计过程中，需要遵循以下4个原则。

（一）依据中药炮制工艺特点进行设计

炮制装备及炮制工艺参数标准化体系的建立是实现中药炮制装备现代化及中药饮片规范化的重要标志之一。制定炮制装备材质、容积、热源、温度测量方式及文火、中火、武火温度范围等技术标准，规范不同规格的炮制装备，明确其适用范围并统一其性能，建立中药炮制装备的标准化体系。

进行炮制工程理论问题研究，建立不同学科之间的联合，尤其是炮制学与机械工程、控制工程等学科的联合，解决炮制工程理论问题。如：何谓“药透水尽”“软硬适度”“不伤水”，如何控制“热锅”“冒烟”，如何掌握“文火、中火、武火”，如何检验“红透”“松脆”“酥脆”，如何鉴别“焦、黄、炭”“微黄”“深黄”，如何实施诸如“武火煅至红透”“文火炒至微黄”等传统中药炮制技术的工业化应用技术问题。中药炮制装备行业亟待通过现代信息技术、智能控制技术等，对传统设备进行智能化、信息化改造，提升设备的智能化和信息化水平，加快中药炮制装备行业的现代化发展。

中药饮片炮制过程是一个动态变化过程，在炮制过程中药材的物理结构、化学成分，都会随着外界环境的变化而变化，而现有判定标准无法准确对炮制的“适中”颜色进行定量阐述。鉴于中药炮制中存

在的共性问题,可以采用色差计、电子鼻等信息化过程控制技术进行炮制过程监测;突破"工业信息感知技术",大力发展饮片"性状"炮制机械,使机械的种类与功能符合炮制方法,机械的性能满足炮制技术要求,实现饮片质量控制客观化与自动化。发展自动化中药炮制机械设备,根据药材形态和炮制工艺分类,研究设计自动化炮制设备和生产线,实现饮片工业的现代化。

中药炮制工艺,其传统中医药特色鲜明,但是相应的装备肯定不能一直停留在原始的炒炮制锅等设备,对于文火、武火、加热时间等不能只凭经验和感观来判断。因此,这些配套的装备应有利于保证质量,同时要促进工艺的技术升级,用理化参数来表征和控制炮制过程。

从过程工程学的热量传递等角度考虑,现代炮制研究应关注新的炮制工艺和器具的研发,使经验丰富的老药工的炮制工艺现代化和标准化。目前已对炮制过程中火候等的定量化检测进行了研究。其他诸如水火共制等炮制工艺也有很多值得研究的过程工程学课题。

(二)依据中药炮制过程控制进行设计

从"药品质量是通过检验来控制的"到"药品质量是通过生产过程控制来实现的",进而又到"药品质量是通过良好的设计而生产出来的"。中药炮制装备创新应基于质量要素传递的全过程炮制质量控制的理念,坚持将中药饮片质量放在首位,对炮制装备进行良好设计,以实现中药炮制过程的控制。

从药材到中药饮片,中药历经生产炮制制备的过程,也是实现质量要素的传递过程,"炮制合度,不能失其体性",质量评价基于中药成分也源于生物疗效,质量控制及溯源需在炮制全过程中体现,实现炮制设备的全过程连续性控制。

可根据中药材的特点,通过应用过程工程学理论,创新中药炮制的过程工程学理论,指导中药炮制生产过程的设计放大、优化操作和控制等。如清炒过程要求严格掌握火候,根据过程工程学理论来看,实际上是一个对药材加热的单元操作,涉及对流和辐射传热过程。借助温度等参数的非接触自动检测仪器和表面可视化技术等手段,可以精确测量和控制炮制加热过程,使炮制过程严格定量化和规范化,提高炮制品的质量。目前已有学者对炮制过程中火候等的定量化检测进行了研究,未来的炒制设备可以考虑整合近红外线、色差仪、电子鼻等新型在线检测设备,实现炮制过程的在线监测。

(三)依据中药炮制品终端质量进行设计

在传统中药炮制过程中,中药炮制程度及炮制终点的判断主要根据气味、颜色及性状,而气味、颜色及性状的描述较为主观、模糊,缺少客观依据,既不统一,也缺乏客观的评价标准,不同的操作人员有不同的判断,从而造成饮片的炮制工艺差异较大,不利于饮片的质量控制。随着现代科学技术的进步,智能感官技术,如电子眼、电子鼻、电子舌、机器视觉技术、质谱仪等可模拟人的感官实现数字化表达。此外,充分借鉴现代分析检测技术,突破"中药产品质量智能预测技术""精益生产智能管理技术""炮制过程智能预测控制技术""炮制过程轨迹智能追踪分析技术""质量风险智能预警及预控技术"及一批核心共性技术等,在阐明中药炮制原理基础上,建立科学、合理的炮制工艺,设计合理的炮制设备。

有学者通过分析历代本草典籍中青黛的炮制,结合现代炮制经验和国外制靛染布工艺,从浸泡、粗靛制备、水飞精制等环节,对中间及最终产物进行定性、定量分析,系统地研究了影响青黛炮制过程的工艺因素,为建立青黛饮片炮制的新工艺奠定了基础,继而实现青黛饮片产业化生产。

(四)坚持环境友好、降本增效低碳

目前,我国中药炮制装备普遍存在效率低、能耗高的问题。生产效能不能满足市场需求,能源利用率较低。我国正处于社会转型的重要阶段,节能减排是国家的政策方向,同时,也是社会发展的必然选择。中药炮制装备的研究创新,应顺应国家节能减排战略,提高能源效率,助推中药饮片产业升级、结构调整、装备技术创新。未来我国炮制设备企业将朝向高效化和低碳化发展,需要有针对性地进行能耗降低，符合当前的绿色发展理念。中药炮制装备研究设计时，采用先进的工艺技术与设备，在炮制设备中增加对污水和废水的处理、新能源和节能技术的应用，实现清洁生产。

二、中药炮制装备创新的思路与方法

（一）中药炮制装备创新的思路

1. *加强中药饮片炮制信息化管理系统与炮制设备的结合*　多操作单元炮制装备产品的集成化与系统化是趋势，采用信息化、大数据、人工智能手段，计算机与自动化技术，融合组态技术、传感器技术和射频识别等物联网技术，创新设计智能化可控模块，实现对中药饮片生产进行信息化管理和饮片质量在线的智能化检测，并在线控制炮制工艺参数；应用智能化和信息化技术及设备，构建中药饮片生产质量智能管控系统；实现信息化管理系统赋能炮制设备。

2. *中药炮制生产工艺过程的精细化和智能化*　中药炮制装备制造企业，以中药产品质量控制与品质提升为核心目标，要不断增强正向设计能力，从售后服务中寻找创新。从用户需求出发，自上而下地分解确定装备功能结构、各级子系统和零部件解决方案，形成可批量生产、稳定运行的商业化装备，并提供全生命周期维护和支持的能力。只有具备了正向设计能力，才能适时调整装备性能，完善装备谱系，掌握装备线扩展和供应商选择的主动权，实现真正的自主创新。

3. *中药炮制装备的优化设计*　随着中药炮制设备的更新换代，炮制装备将逐渐向高效、节能环保、集成化及自动化方向发展，炮制装备的集成化和自动化生产，无论从节省人工成本、提高生产效率的角度，还是从减少人为因素对于炮制过程的污染等角度来看，都是未来炮制设备发展的必然选择。在设备研发过程中，涉及智能控制技术、在线检测技术、计算存储技术等制药设备行业关键技术的研究与应用。为工艺优化提供装备基础支撑，实现生产过程的提质增效与节能减排。

（1）单味药物生产线：对于中药制药厂的中药饮片炮制车间，因为中成药生产的品种相对固定，中药饮片品种相对单一，所以，可以根据中药材的来源性质，确定固定的生产工艺和条件，选择生产设备，连接成生产线。

（2）多品种生产线：中药饮片企业生产的品种多，来源复杂，不可能用一条生产线生产每一种饮片，因此，可以考虑几个相关设备的连接。

（二）中药炮制装备创新的方法

1. *中药炮制单机设备数控化*　传统的中药饮片加工炮制主要是作坊式生产，采用以手工为主的加工炮制设备，形成了以经验评价为核心的炮制工艺体系。随着中药饮片规模化生产的实施，各种新型机械化炮制设备开始在中药饮片生产中得到应用，部分炮制设备已经具备了自动化和智能化元素，但由于缺乏产业化条件下的炮制工艺参数研究，在应用这些设备过程中，还是依靠生产技术人员的经验进行生产，既不符合现代工业大生产的要求，也难以保证中药饮片的质量稳定。

对中药炮制单元操作设备的结构做出符合数控化要求的改造，使性能更加稳定、可靠。数控化炮制设备采用的是数字控制技术设定各种生产程序，所生产出来的中药饮片具有更加稳定、均一的产品质量。在加工不同饮片时，一般只需要更改数控程序或工艺参数就可以。由于数控化设备的自动化程度比较高，故可以大大减轻生产人员的劳动强度。炮制设备数控化后，中药饮片基本上可以实现自动化、电子化、信息化，能缩短生产设备调节周期，大大节省生产准备的时间，相应地，也提高了生产效率和降低了生产成本，而且作为工作人员来说，可以减少人员的使用。

2. *中药炮制装备集成化与模块化*　装备的集成化是将炮制过程的几个单元工序进行集成，并尽可能在一个设备中完成，如此一来，可以克服工序衔接带来的污染，减少人员操作带来的繁杂，也更符合新版 GMP 对炮制过程的要求。炮制装备的模块化是指为了实现对系统的整体控制并让装备满足客户所需要的某种特定功能，通过模块组合，将具有特定功能的管路、设备和传送等小型装置连接起来，人机界面操作更趋向于人性化，易操作和维护。既可实现柔性化生产，又可为连线自动化打下基础。

通过计算机技术控制炮制设备运行，确保炮制过程操作参数符合工艺要求，为炮制设备的连线化自动化奠定了基础。

3. 中药炮制装备智能化与连线自动化　设备自动化和智能化发展可以降低劳动强度和人工操作比例，同时减少生产过程的污染及人工操作带来的误差，切实提高生产效率、节约成本。良好的智能控制及远程监测控制是目前生产装备未来发展的重要方向。在线监控与控制功能主要指设备具有分析和处理系统，能自主完成几个步骤或工序，这也是设备连线、联动操作和控制的前提。先进的生产装备在设计时，就应考虑装备的随机控制、即时分析、数据显示、记忆打印、程序控制、自动报警、远程控制等功能。自动化的生产线、单元操作工艺设备的组合逐步取代单机、单一工艺设备将是大势所趋。

随着中医药现代化的不断推进，中药炮制对环境友好型、系统化与自动化的设备的需求持续扩大，炮制设备企业应“产—学—研—用”深度融合，基于传统炮制原理、炮制工艺体系的研究，通过炮制设备的数控化、集成化、系统化和自动化等现代科技手段，开展炮制设备及其相关设备的研发及革新，保证炮制的饮片质量一致性、高效性，又保证炮制装备的节能高效低碳环保，推动炮制装备的专业化、规范化发展，为中药饮片炮制和大健康产业发展做出积极贡献。

思考题

1. 中药炮制装备的现代化可能在哪几个方面实现突破？
2. 从现代工业装备的发展趋势来看，中药炮制装备将如何创新？

下篇 中药炮制的转化与应用

第十章
中药炮制在临床的转化与应用

第一节　中药炮制的临床应用

自然界的植物、动物、矿物是中药的主要来源，不能直接入药，必须经过炮制，制成饮片方可入药。这是中医临床用药的特点，是中医药学的一大特色，也是中药区别于天然药物的显著标志之一。中药炮制学作为一门连接传统和现代、饮片生产和中医临床的学科，既具有医学性质和自然科学属性，又蕴含了丰富的东方文化、哲学思维和人文社会科学属性。中药炮制是一门实用性和实践性很强的专业课程，处于中医药现代化的关键环节，同时也是一个薄弱环节。

在60余年高等教育发展的过程中，中药炮制学课程教学主要存在以下问题：教学以灌输式理论教育为主导，教学内容稍显陈旧，缺乏与中医临床、传统文化、前沿科学、产业发展间的融合，致使中药炮制理论实践教学与临床、企业需求脱节。同时，受限中药炮制学传统学科影响，课程中学生国际化视野培养也稍显薄弱。金世元教授"医药圆融"的学术思想强调"医靠药治、药为医用"，深厚的中医药底蕴、创新精神与实践能力显得尤为重要，新时代迫切需要复合型中药炮制应用型人才以适应经济发展、中药产业与临床的需要。因此，中药炮制必须与中医药理论和临床用药经验紧密结合，着力培养中医思维，不断提升中药炮制服务临床的能力。

一、中药炮制与中医临床的关系

（一）满足中医临床用药的特点

古代是医药一体，很多医家既有丰富的临床经验，又对药物有深入的研究，他们在运用中药时，非常注意观察药物的不同处理方法对疗效的影响。例如，当归既为妇科调经之要药，又为内科补血之佳品，还是外伤科消肿疗伤的常用药。当归的药用部位就是植物的根。但在具体的临床诊疗过程中，中医还要将其细分为当归头（根头膨大部分）、当归尾（须根）、当归身（主根）和全当归（完整根）。因为临床经验表明，"归头止血而上行，归身养血而中守，归尾破血而下行，全归活血而统治"。归头秉上行之性，能止上血；归身主中守之长，能补血养血；当归尾偏于活血通络；全当归集头、身、尾于一体，既可补血润肠通便，又能活血调经止痛。由此可见，中药炮制是中医长期临床用药经验的总结。炮制工艺的确定应以临床需求为依据。炮制工艺是否合理，方法是否恰当，直接影响到临床疗效。

（二）中药炮制与中医临床疗效

中药炮制是中医辨证施治、灵活用药的基本保障。中医理、法、方、药的治疗体系，落脚于药这个最终环节上。中医临床用药主要依靠炮制和配伍这两个手段，来调整药性，协同药力，使有限的药物适应错综复杂的疾病需要。

1. *中药药性皆偏，炮制可调整药性*　中医理论认为，"药以治病，因毒为能，所谓毒者，以气味之有偏也"。偏则利害相随，不能完全满足临床治疗的要求，甚至产生毒性和副作用，如太寒伤阳，太热伤阴，过酸损齿伤筋，过苦伤胃耗液，过辛损津耗气，过咸助生痰湿等。通过炮制可改善药性，引导药性直达病所，使其升降有序，补泻调畅，解毒纠偏，保证临床用药的安全有效。

2. *中药一药多效，炮制可增强其用药的针对性* 中药成分复杂，常常是一药多效，但治病用药时往往又不需要利用药物的所有作用，而是根据病情有所选择，这就需要通过炮制对药物原有的性能予以取舍，权衡损益，使某些作用突出，某些作用减弱，力求符合疾病治疗的实际要求。例如，用地黄养阴清热、凉血生津的功效，可选用生地黄；若用其凉血止血的功效需制成生地黄炭使用；若用其滋阴补血、益精填髓的功效，就需要制成熟地黄；若用其补血止血则需要制成熟地黄炭。

3. *随方炮制，可适应疾病不同病因、病机和症候的需要* 疾病发生的病因、病机不同，其症候也有差异。法随证立，方随法出，药物炮制也要随之改变。如同样是白虎汤，《伤寒论》以之治疗寒邪入阳明，由寒化热之证。方中甘草炙用，因为伤寒发病伊始感受寒邪，寒邪最易损阳伤中，而方中石膏、知母大寒清泄的同时易损伤阳气，采用炙甘草可以顾护脾胃，保存阳气；而《温病条辨》以之治疗太阴温病，方中甘草生用，因为温病发病伊始感受热邪，热邪上受，首先犯肺，肺胃经脉相通，可顺传于胃，致使肺胃同病，其热势颇盛，用生甘草既可增强泻热作用，又能甘凉生津，兼和脾胃，避免伤阴。

4. *脏腑的属性和生理功能不同，炮制可顾护其生理特点* 例如，脾胃同居中焦，互为表里，同为后天之本，气血生化之源。但脾气主升，胃气宜降；脾为湿土，喜燥恶湿，胃为燥土，喜湿恶燥；脾为阴脏，喜温恶寒，胃为阳腑，喜凉恶热；脾病多虚寒，故健脾药多温燥，胃病多亢燥，故养胃药多凉润。由于脾胃互为表里，但又因其生理、病理、喜恶，治疗原则都有一定的区别，所以治脾病的同时，也应考虑胃腑的特点，治胃病的同时，也应考虑脾脏的特点，才能使脾健胃和，共同完成腐熟水谷和运化水谷精微的任务。苍术是中医临床治疗脾虚湿困的常用药，但多制用。主要因为湿为阴邪，其性黏腻，难以速除，需长时间用药，而苍术温燥之性甚烈，长期使用易伤胃阴、助胃热。苍术麸炒后燥性缓和，健脾运土作用增强，能达到慢病缓治的用药要求。

5. *炮制可满足中医"三因制宜"的用药需求* 中医用药强调因时制宜、因地制宜、因人制宜。通过炮制可调整药物性能以适应不同气候、环境、患者不同体质的临床用药需求。春季气候转暖，夏季气候炎热，腠理疏松，用药不宜过于燥热和辛散。秋季气候转凉，空气干燥，用药不宜过燥。冬季气候寒冷，阳气潜藏，气血多趋于里，腠理致密，水液不能外泄为汗，因而小便增多，故用药不宜过于寒凉和渗利。由于地域不同，气候环境和体质也有差异。北方气候干燥，用药偏润；南方气候炎热潮湿，用药不宜过于滋腻。北方人一般禀赋较强，要求药力较猛，若药力太弱，则药不胜病；南方人一般禀赋较弱，用药较清淡，若药力太猛，则易伤正气。为了适应气候、环境及体质的差异，就需通过炮制，调整中药的性能。如麻黄治疗外感风寒时，冬季宜用生麻黄，夏季宜用麻黄绒；身体强壮者宜用生麻黄，老年人、幼儿及体虚者宜用麻黄绒。如紫苏秋冬季宜用苏叶，取其发汗解表力强；夏季宜用苏梗，取其发散力弱，以免过汗，同时夏季多挟湿邪，湿阻则气滞，用苏梗又能理气化湿。

由此可知，中药材必须经过炮制，才能作为药物用于临床；中药炮制使中医临床用药选择范围加大，品种增多，更加适应中医整体观念、辨证论治、灵活用药的需要。中医之所以能历经千年而经久不衰，与其自身的独特性和传统性密不可分，其中精当的中药传统炮制功不可没。

（三）中药炮制对方剂的影响

中药是中医治病的物质基础，而中医运用中药又常常是组成复方应用，药物的炮制方法通常又是根据组方的需求而定的。饮片质量的好坏对方剂的疗效和适应证有直接的影响。由于方剂对方中药物的炮制要求以炮制品命名的，或在用法中予以说明，这样就把炮制与方剂的疗效紧密结合在一起。

在成方中，各药应选用什么炮制品由方剂的功效而定。中医在临床治病时，遣方用药和炮制品的选用又是由患者的具体情况而定的。为了确保临床疗效，通常可以从以下几个方面着手。

1. *增强方剂中药物的作用* 要达到此目的，就需将方中药物进行炮制，使有效物质易于溶出或利于保存，并调整其药性，发挥各自的长处。如三子养亲汤中的紫苏子、白芥子、莱菔子均需炒爆。中医认为，治痰以顺气治标，健脾燥湿治本；但气实而喘者，以顺气降逆治本，治痰为标。三子养亲汤的适应证恰好是气实而喘，痰盛懒食，故本方的功效是降气平喘，化痰消食。紫苏子炒后辛散之性减弱，而温肺降气作用增强，其降气化痰、温肺平喘之功明显；白芥子炒后过于辛散耗气的作用有所缓和，温肺化痰作用增强；莱菔子炒后由升转降，功效由涌吐风痰而变为降气化痰、消食除胀。方药均与病证相符，可使全方降气平喘、化痰消食作用增强。又如，痛泻要方（白术、白芍、陈皮、防风）主治肝旺脾虚的腹痛泄泻，由于脾虚运化失常，故腹痛肠鸣泄泻，泻必腹痛而脉弦是其主症。泻肝补脾为中医治法。方中白术健脾补中为主药，但生品健脾燥湿力强，并有滞气而致腹胀，尤其脾虚患者更易如此，故原方要求土炒，以增强补脾止泻之能，以土炒之，又可避免气滞脾胀，更适合该方病机。白芍泻肝缓急以止痛，本来用其酸寒泻肝恰好，但又恐其酸寒伤其脾阳（一般脾虚偏寒，多指脾阳虚），故白芍原方要求炒用，以缓其酸寒，使其泻肝而不伤脾阳。陈皮原方要求炒，根据《本草蒙筌》，"炒者取芳香之性"。陈皮炒后香气更浓，取其芳香醒脾，疏利气机，以达理气和中之效。防风原方生用，取其散肝疏脾，能生脾阳之效。但久泻不止或肠风下血，可用炒防风或防风炭。炒或炒炭后，降低了祛风之能而增强了止泻或止血效果。由此可见，在方剂中药物炮制能突出中医治病优势，提高方剂疗效。

2. *保证方中各药比例准确，充分发挥配伍后的综合疗效*　这主要是通过净制工序来解决。如二妙散，具有清热燥湿的功效，是治疗湿热下注的基础方。方中黄柏苦寒，清热燥湿，是主药；苍术苦温，燥湿健脾，既祛已成之湿，又杜湿邪之源。方中苍术要求制用，黄柏原方要求炒，现多生用。若方中苍术生用，则过于辛温而燥；黄柏若为关黄柏，不除去粗皮，就等于减少了黄柏的实际用量。

3. *增强方剂对病变部位的作用*　由于组成方剂的中药常常对多个脏腑、经络有作用，为了使药物集中在病变部位发挥疗效，常常加入辅料炮制，使其对病变部位的作用增强，而对无关部位的作用减弱。这样既能突出方剂对主脏主腑的治疗作用，又不至于影响其他无关的脏腑。如缩泉丸，方中的益智仁主入脾经，兼入肾经；山药主入脾经，兼入肺、肾经；乌药主入肾经，兼入脾、肺、膀胱经。益智仁盐炙后则主入肾经，为方中君药，具有温肾纳气、固涩小便的作用。三药合用，温肾祛寒，健脾运湿，使全方作用侧重于肾，兼能顾脾。故该方的主要功效是温肾缩尿，常用于下元虚冷，小便频数及小儿遗尿。

4. *突出临床需要的药效，提高全方的临床疗效*　由于中药通常是一药多效，但在方剂中并不需要发挥该药的全部作用，特别是在不同方剂中，同一药物所起的作用并不一样。如柴胡在小柴胡汤中宜生用，且用量较大，取其生品气味俱薄，轻清升散，和解退热之力胜；在补中益气汤中，柴胡升阳举陷，不但用量宜小，且宜生用，取其轻扬而升或助它药升提；在柴胡疏肝散中，柴胡以醋炙为宜，取其升散之力减弱，而疏肝止痛之力增强。由此可见，组成方剂的药物通过恰当的炮制，因作用重点的变化，使全方的功用有所侧重，对患者的针对性更强，有利于提高方剂的疗效。

5. *消减方中某些药物的不良反应，利于治疗*　有的药物在治病的同时，也会因药物某一作用与证不符，给治疗带来不利影响。因此，需要通过炮制，调整药效，趋利避害，或扬长避短。如干姜，其性辛热而燥，长于温中回阳，温肺化饮。在四逆汤中用干姜生品，取其能守能走，力猛而速，功专温脾阳而散里寒，助附子破阴回阳，以迅速挽救衰微的肾阳。在小青龙汤中，用干姜，是取其温肺化饮，且能温中燥湿，使脾能散精，以杜饮邪之源。在生化汤中则需用炮姜，这是因为生化汤主要用于产后受寒、恶露不行、小腹冷痛等。因产后失血，血气大虚，炮姜微辛而苦温，既无辛散耗气、燥湿伤阴之弊，又善于温中止痛，且能入营血助当归、炙甘草通脉生新，佐川芎、桃仁化瘀除旧，臻其全方生化之妙；若用生品，则因辛燥，耗气伤阴，于病不利。

6. *调整辅助药物的药性，制约方中主药对机体的不利影响*　有的方剂中的主药在发挥治疗作用的同时也会产生不良反应，为了趋利避害，组方时就在方中加入某种辅助药物，但它并不直接起明显的治疗作用，而是制约主药的不良反应。如调胃承气汤，为治热结阳明的缓下剂，然而芒硝、大黄均系大寒之品，易伤脾阳；又因二物下行甚速，足以泄热，方中用甘草是为了缓和大黄、芒硝速下之性，兼顾脾胃，所以原方甘草要求炙用，取其甘温，善于缓急益脾。

7. *调整方剂部分适应证，扩大应用范围*　若组成方剂的药物不变，仅在药物炮制加工方面不同，也会使方剂的功用发生变化，改变部分适应证。如四物汤，若血虚而兼血热者，宜以生地代替熟地；血虚而兼瘀者，除了加重当归、川芎的用量外，二药还可酒炙。知柏地黄丸为滋阴降火之剂，若阴虚而下焦兼有湿热者，宜以生地黄代替熟地黄，以免过于滋腻恋湿，知母生用，存其苦味，虽然质润，不致恋湿，黄柏生用，全其苦寒之性，能清热降火而燥湿，还可适当加重茯苓、泽泻用量；若纯属阴虚火旺者，则知母、黄柏宜用盐制，缓和苦燥之性，增强滋阴降火作用，泽泻亦宜盐制，取其泻热力增强，且利尿而不易伤阴，并宜减轻茯苓、泽泻用量。理中汤为温中益脾要方，凡中焦虚寒者均可应用。但不同情况应选用不同炮制品才能提高疗效。若中焦虚寒而兼有内湿者，除了可加炒苍术之类以外，宜用干姜，取其辛热而燥，能祛寒燥湿；若中焦虚寒，胃失和降，呕吐腹痛，或者阳虚出血，除了可加吴茱萸之类散寒止痛或者加阿胶、黄芪益气补血之外，则应以炮姜代替干姜，取其炮姜苦温而守，善于温中、止呕、止痛和温经止血，作用缓和而持久。若腹泻明显，方中白术宜土炒，增强健脾止泻的作用；若腹胀恶食，白术又宜炒焦，既可避免其壅滞之弊，又可开胃进食。甘草均宜炙用，取其甘温，补中益脾力强。

（四）中药炮制饮片质量对中药制剂的影响

中药炮制的产品是饮片，饮片又是制剂生产的原料，炮制饮片质量的高低，对中药制剂的生产工艺、疗效、安全性及稳定性均有影响。

1. 饮片质量对中药制剂质量的影响　中药制剂的制备，除特殊要求外，均以饮片形式配方，要求有一定的形状、大小、规格。过于粗大会明显影响煎提效果，或给粉碎带来困难；过小过细，往往容易成糊状，煎提效果不佳。

在制剂的工艺中，有的中药需要粉碎后入药，而中药有易碎、难碎及出粉率高或低等实际问题，通过炮制可使难粉碎的中药易于粉碎，使粉末粒度能适应制剂需要，或提高制剂质量，如全粉末制成丸剂，粒度越细，丸剂表面光洁度越好。百草霜需要炮制成极细粉才能用于制剂盖面。茯苓需要炮制成片状或者小丁块状，便于煎煮提取有效组分。通过炮制除去灰屑杂质，确保制剂投料的准确性；消除或降低不良气味，提高中药制剂的依从性。只有依方炮制，才能保证制剂的质量。

2. 饮片质量对中药制剂疗效的影响　如鳖甲用于软肝散结，需要直接炮制粉碎入丸散后服用；用于滋阴潜阳，可以炮制后煎煮提取服用。清宁丸中的大黄需用黄酒多次蒸制以后，才能制丸，否则药力猛峻，易产生服后腹痛的不良反应。健胃消食片中的山楂要求去核，莱菔子、六神曲、麦芽要求炒焦，以增加疗效。炉甘石散中的炉甘石经过煅淬，使其碳酸锌生成氧化锌增效，并且易于使药粉细腻。

3. 饮片质量对中药制剂安全性的影响　有毒中药应严格炮制，特别是毒性极强的中药，如川乌、草乌、马钱子、附子、巴豆、砒石、半夏、天南星等，炮制主要可以减毒增效，若炮制不当，能引起中毒，甚至会使人死亡。毒性中药需要根据制剂研究结果建立更加严格的质量标准。如小金丹是中医治疗痈疡的著名方剂，方中主要有麝香、木鳖子、草乌、五灵脂、乳香、没药等；主治流注、痰核、瘰疬、瘿瘤、乳岩等。其剂型为糊丸，可使中药在体内缓缓释放，以免药力峻猛，或影响用药的安全性。方中要求草乌炮制减毒，木鳖子去油成霜，以降低毒性又可得松散药末利于制丸；乳香、没药醋炙后，油分减少，质变酥脆，可有效克服乳香、没药对胃的刺激性，制剂时便于粉碎，增强其止痛效果。

因此，在制剂中须根据处方的主治功能，用药意图，严格其炮制工艺，否则都将影响制剂的质量。

4. 饮片质量对中药制剂稳定性的影响　中成药的稳定性，也直接关系着中药制剂的有效性与安全性，是保证中成药制剂质量的重要环节。合理的中药炮制可以增加中成药制剂的稳定性。如辅料蜂蜜要求炼制去其杂质及蒸发水分；某些含有苦杏仁的丸、散剂型的中成药，在贮藏保管过程中，为保证有效成分苦杏仁苷的稳定，避免被与其共存的酶所酶解，可采用燀杏仁或炒杏仁入药，破坏酶的活性以“杀酶保苷”，从而保证药效。

综上所述，在中成药生产中，其处方中涉及众多的炮制方法，决不能轻率简化或改变。否则，都将直接影响临床疗效。中药制剂应当按照具体方剂的不同要求，严格工艺，随方炮制，保证其安全和有效。

二、中药炮制在规范临床选用中药炮制品种标准中的应用

中医药标准化是中医药现代化、国际化发展的必然要求，也是一项基础性、战略性、全局性的工作。在国家标准化体系建设的大背景下，中医药标准化作为中医药行业提升的关键步骤受到广泛关注，这项工作得到了党中央、国务院的高度重视。2015 年，国家发改委与国家中医药管理局联合组织实施中药标准化项目，支持 101 种中药饮片和 59 个中成药品种开展重点产品标准化建设。因此，应进一步提高中药炮制品质量标准，加强中药炮制品生产过程的关键技术研究，建立真正符合中医药特点的中药炮制品质量控制标准体系，以中药炮制品品质控制能力的提升带动中药炮制产业的跨越式发展，更好地用于临床。

通过构建质量控制体系，完成种子种苗、中药材及其临床常用中药炮制饮片的等级标准制定；通过制定中药炮制饮片生产技术规范和等级标准，以及上游药材生产规范和等级标准，形成优质中药炮制产品标准体系；同时通过建立和应用中药质量追溯系统，实现饮片“从田地到医院”的全产业链无缝对接，建立的各项标准和规范也在药材种植基地、饮片工业企业得到进一步的验证和应用。促进产地加工及饮片炮制一体化管理，引导中药饮片企业推广应用成套的、统一的一体化中药炮制规范技术，可在一定程度上避免产地加工经验化、随意化的弊端，实现中药炮制生产工艺的规范化与标准化，保障临床用药的安全性和有效性。以附子饮片为例（图 10－1）。

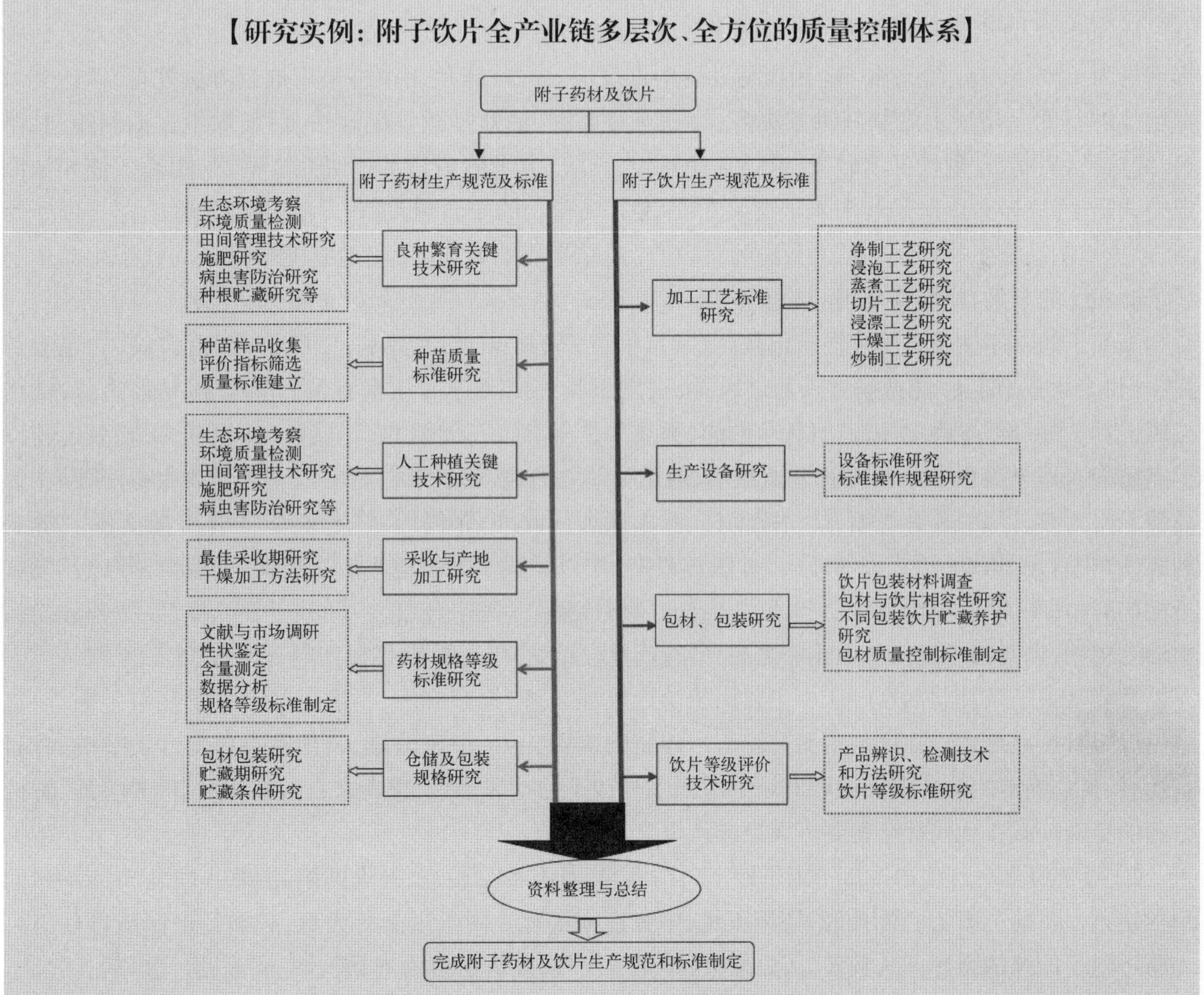

图 10－1　附子饮片全产业链多层次、全方位的质量控制体系

以附子产地加工为例，白附片采用中等大小的泥附子作为原料，按以下炮制工序加工：泥附子→洗净→胆水浸泡→煮透→降温→剥皮→切片→浸漂→蒸透→干燥→过净→精选(分级)→白附片→包装。其中，主要关键技术参数包括胆水用量、胆液浓度、浸泡时间、煮制时间、剥皮方法、切片厚度、浸漂时间、蒸制时间、干燥方式、干燥温度和干燥时间等。以主要毒效成分双酯型生物碱、单酯型生物碱等含量为综合评价指标，对主要工序节点的关键技术参数进行研究，确定白附子饮片炮制加工的工艺技术规范。

三、特殊中药炮制品的临床应用

(一) 毒性中药的临床应用

中药炮制精髓在于减毒增效，保证理法方药的一致性，充分发挥中药饮片的作用。有毒性的中药材是中医治病攻邪常用药物，长期的临床实践表明：毒性中药对于疾病防治具有积极临床疗效，尤其在一些疑难杂症和重症疾患方面具有一定疗效。近年来毒性中药材的应用逐步广泛，但相应的安全性问题也日渐明显。毒性药品经加热、水浸、加辅料等炮制后，可降低毒副作用，便于临床调剂制剂。

1. 马钱子的炮制与临床应用　马钱子味苦，性寒，有大毒，其毒性剧烈，治疗剂量 0.3~0.6 g，而中毒剂量为 1.0~3.0 g，因此临床应用极易发生中毒反应。在临床使用中多采用炮制方法处理，以达到减毒增效的目的。马钱子炮制减毒方法多样，古有豆腐制、油炸炒黑等炮制法，后增加了去油制霜、甘草炙、麻黄炙、煮制等，现代又增砂烫、绿豆制、醋制改良法、大米砂烫法等。研究表明，采用高效液相法测定马钱子生品、砂烫炮制品和牛奶炮制品中马钱子碱和士的宁含量，通过小鼠急毒实验测定马钱子生品、砂烫炮制品及牛奶炮制品的半数致死量(LD_{50})，结果表明砂烫、牛奶炮制能够降低马钱子生品中马钱子碱和士的宁的含量，提高用药的安全性。

马钱子的临床使用自明代便有记载。《本草纲目》载其“治伤寒热病，咽喉痹痛，消痞块”。王维德在《外科全生集》谓其“能搜筋骨入筋之风湿，祛皮里膜外之痰毒”。《串雅补》谓其“能钻筋透骨，活络搜风，治风痹瘫痪，湿痰走注，遍身骨节酸痛，类风不仁等症”。清代以后，马钱子使用渐多，功效也得以扩充完善，《医学衷中参西录》谓“开通经络，透达关节之力，实远胜于它药也”。《医学衷中参西录》中以马钱子与人参、当归、孔香等组方，治疗偏枯、麻木诸证。此外，张锡纯在“起痪汤”“补脑振痪汤”“养脑利肢汤”中皆用马钱子治疗肢体瘫痪。《医林改错》中以马钱子配伍地龙治疗癫痫。《救生苦海》用马钱子配芝麻、乳香、穿山甲治痈疽初起，跌扑内伤，风痹疼痛。《医宗金鉴》中马钱子在八厘散、散瘀和伤汤中均有应用，以马钱子配伍活血止痛之品，共行活血通络之功，治疗跌打损伤颇有疗效。

目前马钱子及其制剂在临床中主要用于治疗风湿顽痹、拘挛麻木、外伤瘀肿疼痛及痈疽肿痛等，也常用以缓解癌症疼痛。临床中常用其配伍治疗肌肉麻木无力、中风偏瘫、风湿和类风湿性关节炎、骨科疾病、外科伤痛等疾病。湖北咸宁麻塘中医医院马钱子治疗风湿病，患者来自五湖四海、世界各地，毒性中药的特殊疗效在现代社会得到广大患者认可。

2. 附子的炮制与临床应用　附子性辛、甘，大热，具有回阳救逆、补火助阳、散寒止痛之功，素称“回阳救逆第一要药”，善治亡阳虚脱、心阳不足、中焦虚寒等症。附子生品有大毒，必须经炮制减毒后方可入药。附子传统的炮制方法较多，历史悠久，始见于汉代，其方法多为炮、煨、炒、烧等；唐代以后，增加了黑豆制、蜜制、姜制、醋制、甘草制、童便制及多种辅料浸制、煮制、蒸制的炮制方法，自明代起，附子用胆巴腌制防腐，再采用水火共制的加工方法来实现减毒增效，经历了“火制—单一辅料炮制—多种辅料水火共制”的变迁。《中国药典》(2020 年版)收载了盐附子、黑顺片、白附片、淡附片和炮附片。不同附子炮制品的化学成分、药效学和毒理学均有差异,这与其炮制加工方法和生药原料息息相关。而《中国药典》(2020 年版)中附子只规定了双酯型生物碱的限量和单酯型生物碱的最低含量而无具体范围,给附子类药物在临床的使用中增加了风险。采用酸性染料比色法及高效液相色谱法对附子不同炮制品的生物碱类成分进行分析,发现去皮可以提高附子中有效成分的相对含有量;与传统白附片有胆巴的炮制工艺相比,采用无胆巴炮制工艺得到的白附片,总生物碱、单酯型生物碱、双酯型生物碱含有量均较高,保存药效的同时,去毒能力不足;熟附片的蒸制时间较长,生物碱类成分的含有量低于白附片,可能蒸制时间较长会造成生物碱类成分流失。不同炮制工艺均能不同程度地降低附子的毒性成分双酯型生物碱含有量,增加有效成分单酯型生物碱含有量,达到增效减毒的目的。

药理学研究表明,附子回阳救逆的功效多与强心、抗心律失常、扩张血管等作用有关,其散寒止痛的功效与抗炎镇痛作用有关,其温补肾阳之效则被认为与其提高免疫功能有关。临床使用时应加以区分,如《伤寒论》中治疗四肢厥逆的四逆汤,治疗阴盛阳格的通脉四逆汤,治疗少阴病兼有下利的白通汤及白通加猪胆汁汤,以及治疗阴阳两伤的四逆加人参汤、茯苓四逆汤中附子均发挥回阳救逆的作用,应选用生附片或淡附片;治疗阳虚寒湿身痛之证所用的附子汤,治疗脾阳不振而致的胸痹的薏苡附子散、大黄附子汤,以及治疗风湿相搏的桂枝附子汤、白术附子汤、甘草附子汤中附子均发挥散寒止痛的功效,故应选用炮附片;而对于肾阳不足、命门火衰患者所用的真武汤、肾气丸,治疗表阳虚引起的外感风寒之症的麻黄附子甘草汤、麻黄附子汤中附子均发挥温补肾阳的功效,应选用黑顺片。

3. *半夏的炮制与临床应用*　半夏生品辛温有毒,可燥湿化痰、降逆止呕、消痞散结,临床上多用于治疗寒痰湿痰等各种痰症,以及胃寒呕吐等症。半夏含有多种化学成分,如生物碱、有机酸、挥发油、黄酮、甾体和糖类等,其中淀粉最为丰富,可高达 76.85%。现代药理研究发现,生物碱、有机酸、氨基酸、半夏蛋白及 β-谷甾醇为半夏主要的药用成分。与毒性相关的半夏化学成分主要有半夏蛋白、刺激性成分及一些可能引起毒性的化学成分。

生半夏使用不同辅料、不同的炮制方法,制后其性状、功效亦各有偏重。《中国药典》(2020 年版)收录了最为常用的 3 种半夏炮制品,为清半夏、姜半夏和法半夏。清半夏的炮制方法为用 8%白矾溶液浸泡半夏,达到内无干心、口尝稍有麻舌感即可,长于祛痰化饮,大凡诸痰病饮皆选用之。尤适用于体弱痰多,或小儿食滞痰阻,病症较轻者。姜半夏为用水浸泡半夏到内无干心后取出,另取生姜片煎汤,加白矾与半夏共煮透。生姜对半夏除有解毒作用外,还有协同增效作用。姜炙后长于和胃降逆止呕,临床上多用于脾胃不和,中焦升降失常之呕吐泻痢证。法半夏为用水浸泡半夏至内无干心后取出,另取水煎煮甘草二次,合并煎液,倒入制备好的石灰液中,搅匀后加入用水浸泡好的半夏,浸泡并搅拌,直到切面出现均匀的黄色,入口有麻舌感时,取出,洗净,阴干即得。法半夏偏于温化寒痰,治寒痰、湿痰为主,同时具有调脾和胃的作用。在实际工作中应根据病证选用半夏的不同炮制品,让其发挥最佳药效,更好地为临床应用。

4. *斑蝥的炮制与临床应用*　斑蝥性辛热,有大毒,可破血逐瘀,散结消癥,攻毒蚀疮,临床上常用于治疗癥瘕、经闭、痈疽恶疮等。生斑蝥毒性较大,多外用,内服需炮制。《中国药典》(2020 年版)规定斑蝥的炮制方法为“取净斑蝥与米拌炒,至米呈黄棕色,取出,除去头、足、翅,每 100 kg 斑蝥,用米 20 kg”。各省市炮制规范收载的斑蝥炮制方法有所不同,主要包括净制和米炒法。米炒又有米拌炒、湿米拌炒、米贴炒之分,山东收载有烘法,广西收载了甘草糯米制法,甘肃收载有甘草大米制法。斑蝥与米的用量各地有所差别,上海市、贵州省、云南省为 1∶1,辽宁省规定米置于锅中厚度为 1.5~2 cm,吉林省为 2∶1,浙江省为 1∶10,广西壮族自治区为 2∶1,其他省市、自治区均为 5∶1,同时各地所用米的种类也存在差异。斑蝥在各民族中的炮制方法也不太相同,其炮制方法主要有糯米炒、酒制、醋制、炒炙等。斑蝥入方主要集中在藏族、彝族、维吾尔族、苗族等少数民族，同时，斑蝥的民族药用功效丰富，主要用于治疗肿瘤（瘰疬、恶疮）、癣症、狂犬咬伤，且出现许多汉本草没有的药用记载，提示其存在有待挖掘的潜在药用价值。现代研究表明，斑蝥所含斑蝥素可抗肿瘤，因此其具有较高的药用价值。斑蝥经黄酒浸泡的溶液和药粉酒制品可保持斑蝥的抗肿瘤活性成分，降低斑蝥的毒性，是充分利用斑蝥药用价值的好方法。

5. *砒霜的炮制与临床应用*　中药砒霜的主要成分为三氧化二砷，该品味辛、性热，有大毒，具有蚀疮祛腐、杀虫、祛痰截疟等作用，一般都经炮制后入药，炮制方法主要有：药汁制、醋制、酒制、猪肉制、豆腐制、油制、煅制、煨制等。

砒霜为传统的以毒攻毒药物，其药性峻猛，有蚀疮祛腐、杀虫、劫痰、截疟等作用，一般用于痔疮、瘰疬、痈疽恶疮、走马牙疮、癣疮、寒痰哮喘、疟疾、痢疾等病证的治疗。现代多在其抗肿瘤的功效上进行研究。砒霜和炮制砒霜均有明显的体外抗 A549 细胞株的作用。砒霜活性成分三氧化二砷也成为脑胶质瘤、肺癌、血液肿瘤等方面的研究热点，为抗癌药物提供了新的方向。

近年来毒性药材饮片研究越来越深入，特别是在解毒增效和量-效-毒关键域值方面的研究成果及其临床应用，保障了毒性药材饮片应用的安全性和有效性。

（二）特殊中药的炮制与临床研究

中药炮制是我国传统制药技术的集中体现和核心所在，也是中国特有的、最具自主知识产权的宝贵财富，同时也是我国的非物质文化遗产。作为中医药工作者，更应该传承特有的传统中药炮制技术，并结合科学、有效、先进的炮制方法，丰富和完善炮制技术，特别是特殊中药的中药炮制技术与临床研究更值得深入研究。

1. *五谷虫的炮制与临床研究*　五谷虫又名蝇蛆，有清热解毒、消积健脾之功，主治消化不良、脘腹胀满、体倦无力及小儿疳积诸症。文献记载关于五谷虫的炮制方法有净制、甘草水浸泡后油砂拌炒。现代药理研究表明，五谷虫含有多种人体需要的营养物质及抗菌肽，所含凝集素具有抗菌、抗病毒的作用。

2. *六神曲的炮制与临床研究*　《本草纲目》记载神曲由白面、青蒿、赤小豆、杏仁、苍耳、野蓼六味药物组成。功效健脾和胃，消食调中。用于脾胃虚弱，饮食停滞，胸痞腹胀，呕吐泻痢，小儿食积。神曲炮制品包括生神曲、炒神曲、麸炒神曲、焦神曲。神曲炮制中的高温可除去酸腐气味和杀菌。此外，炒焦后的神曲能显著增强小鼠的胃肠推进作用。中医学理论认为，焦神曲药效作用增强与“焦香醒脾”有一定联系，其中具有焦香气味的芳香物质，对神曲的消食功效具有不可忽视的作用。

3. *红曲的炮制与临床研究*　红曲由红曲霉属真菌接种于稻米发酵而成，始载于《饮膳正要》，别名红米、赤曲、福曲，具有活血化瘀，健脾消食的功效。用于产后恶露不尽、瘀滞腹痛、食积饱胀、赤白下痢、跌打损伤等。文献记载红曲炮制法有自然发酵法、曲母法和纯化菌种法。

古代医籍记载，红曲可通过与不同的中药配伍，治疗湿热泻痢、跌打损伤、食积呕逆等疾病。红曲与山楂、神曲、藿香、白头翁等中药配伍可治疗细菌性痢疾、慢性结肠炎等消化系统疾病，与荷叶、绞股蓝、桑叶、泽泻配伍可治疗高脂血症、糖尿病、高血压等代谢性疾病，与大黄、黄连、水蛭等配伍可治疗糖尿病肾病，与丹参、三七、姜黄、山楂、红花等配伍，消膏调脂，可用于治疗冠心病、脑供血不足，且在历代临床应用中以汤剂和散剂为主。宋代紫神汤由红曲、藿香叶、水银、硫黄、滑石、丁香组成，方中红曲配伍藿香，可祛湿化痰，用于治疗小儿阴阳不和、中脘痞闷、涎盛呕逆、惊吐不定。家秘消积散中红曲配伍神曲、山楂、鲜麦芽，用于治疗饮食伤脾，积痢不止。神曲煎由神曲、青皮、葛根、枳实、红曲、芫荽根组成，方中红曲入肝脾，消食化积，青皮、枳实行气导滞止痛，神曲健脾和胃，消食调中，主治瘟疫由食积而发者。黄连红曲汤中黄芩、黄连清热燥湿，红曲燥胃，橘红燥湿理气，共奏行气止痢之效。火腿红曲散以陈火腿骨（煅存性，研末）、红曲、松花各等分，研细末，砂糖调，陈酒送下，用以治疗脾泄。

现代研究表明，红曲可降脂、降血压。作为一种具有与他汀类药物相似功用的调脂中药，其有增加骨密度、增强骨强度的功效，可用于提高血清激素水平。例如，以红曲为主要成分的血脂康胶囊，具有祛湿化痰、活血化瘀、健脾消食的作用，可以用于治疗高脂血症，还可以用于治疗由高脂血症及动脉粥样硬化引起的心脑血管疾病的辅助治疗。

红曲虽然可作为保健品原料，但由于其含有洛伐他汀等显著调脂成分，原国家食品药品监督管理局对其食用量、不适宜人群等做出明确了规定：红曲推荐量暂定不超过 2 g/d。产品中洛伐他汀应当来源于红曲，总洛伐他汀推荐量暂定不超过 10 mg/d，且不适宜在少年、儿童、孕妇、哺乳人群中使用。

4. 薏苡仁的炮制与临床研究　薏苡仁可利水渗湿，健脾止泻，生品是癌症的辅助治疗用药，炮制品常用于水肿，脾虚泄泻。本草记载薏苡仁的炮制方法主要有清炒、糯米炒、盐制（含盐水煮和盐炒）、壁土炒和姜汁拌炒等。其中，清炒、壁土炒沿用至今，麸炒是现代结合实际情况和适应时代需求，在糯米炒的基础上改进所得。此外，现代各地方炮制规范中将古代取仁法列入炮制步骤，与炒制结合，形成“法制”炮制法。《中国药典》（2020 年版）记载薏苡仁有利水渗湿，健脾止泻，排脓，解毒散结等功效，内容与历代本草所载一致；法制后的薏苡仁已祛除其寒凉之性，性味归经发生变化，应用范围扩大。

现代药理研究表明，薏苡仁具有抗肿瘤、提高免疫力、抗炎、降血糖等药理作用，油脂类成分在抗肿瘤方面发挥着关键作用。例如，康莱特软胶囊主要由甘油三酯、薏苡仁油两种成分组成，其功效是消癥散结、益气养阴，可以有效地治疗气阴两虚所出现的非小细胞肺癌。

特殊药品的炮制与临床应用研究，不仅阐释了五谷虫、六神曲、红曲、薏苡仁等炮制原理，更多的是厘清了其临床作用机制，以点带面，发散思维，由此而研发出具有独特疗效的系列药品。

第二节　中药临方炮制

中药临方炮制是按照中医处方医嘱，根据中药性能和辨证施治选用饮片规格需要，所采取的一项传统制药技术，是中药炮制的重要组成部分，是确保中药临床应用安全性和有效性的重要环节。一人一方、一方一法，体现了中医药“人命至重，有贵千金”的精准用药治疗观，而依方遣药、临方炮制则为“一方济之，德逾于此”提供了有力的保障。

虽然“临方炮制”是新词，但其概念历史悠久。早在 2 000 多年前，《伤寒杂病论》中桂枝汤方：“桂枝三两，去皮……大枣十二枚擘……”已经可见中药临方炮制的记载。唐代孙思邈在《备急千金要方》诸论“论合和”中指出：“诸经方用药，所有熬炼节度，皆脚注之，今方则不然，于此篇具条之，更不烦方下别注也。”由此可见，古代方书的“脚注”，便是如今所谓“临方炮制”。

中医理论认为，中药“炮制不明，则药性不确，则汤方不准，而病症不验也”，不同的炮制规格发挥不同的药效，炮制工艺的确定是以临床需求为依据。中医学的治疗原则是随方组药和因病施治，以患者病情为标准，进行个体化用药，而中药“临方炮制”是中医“辨证施治，一人一方”的具体体现，是中药炮制独具特色的组成部分，是中医药文化传承与发展的重要技术手段之一。中药临方炮制是中医理论和中药应用“医药圆融”的重要环节，是中医辨证用药的特色、精准用药的优势。因此，中药临方炮制工作需要高度重视。

一、开展中药临方炮制的意义

（一）弥补常规中药炮制的不足

中药的常规炮制是指通过不同的炮制方法将中药材大批量加工成中药饮片的过程。现阶段，对中药的常规炮制工作多由中药饮片企业负责，具有规模大、同种中药材的炮制品种单一等特点。但中药炮制品种繁多，企业炮制难以满足中药临床组方的调配需求，如竹茹的炮制品在儿科方剂温胆汤中的灵活运用，针对不同症状使用不同的竹茹炮制品，但有的竹茹炮制品实际工作用量并不大，不在生产计划中的竹茹炮制品就需要临方炮制。对中药进行临方炮制，可根据医生开具的处方对中药材进行加工，为临床用药提供多样化的选择，满足临床中医辨证施治用药需求，弥补常规炮制的中药饮片品种不全的问题。

（二）满足个性化治疗方案

中药材有明显的特殊性和差异性，如红参、西洋参、川贝母、三七等均为名贵中药，而石膏、紫石英、阳起石等均为矿物药，而砂仁、杏仁等均为种子果实类中药。为了煎煮出有效药物成分，保证不浪费名贵药材，在入药前需要将药物捣碎，便于之后的煎煮或冲服。另外，部分患者因对中药不熟悉不会自行捣碎。开展中药临方炮制，可满足患者个性化需求。

（三）提高临床疗效，减少不良反应

中药临方炮制均能有效提高临床药物效果，如虫类药物全蝎、蜈蚣等中药含有大量蛋白质，在潮湿环境中容易生虫、霉变导致药效受到影响，在该种情况下临方炮制能够保证中药质量，提高临床疗效。又如，某些体积较大的药物称重和分份不便，需要将其裁切成小块，便于称重和保存，利用临方捣碎的方法不但能够将药物体积变小，而且便于称量，保证处方剂量。

中药材在提供给医院使用前，均经过炮制工艺，以保证中药药性得以保障，以减轻药物的刺激性和毒性。但因为患者个体体质差异不同，会对某些药物产生不同的耐受性和反应，会给患者治疗带来不适。国医学者曾经介绍过临方炮制的经验，菊花具有清肝明目、清热解毒的作用，但其性寒凉，如果应用剂量较大、服用时间较长会对脾胃功能造成伤害。通过临方炮制，入药前将菊花炒制，可有效缓解其寒凉的性能，在经过临方炮制后应用，对脾胃虚弱的患者可发挥药效作用，减少不良反应，保障临床用药安全、有效。

（四）便于中药储存和药效保存

经特殊炮制的中药饮片储存和保管均较困难，对其进行大规模的生产可造成浪费，对中药进行临方炮制，既可保证中药饮片的质量，又无须长期贮存中药饮片。例如，中药经典理论“逢石皆碎”“逢子必捣”，要求种子、果实、矿石类药物等要捣碎使用，这样做不但破坏了中药饮片的外观、性状，还有可能导致果实类药材走油、生虫变质。同时，打碎的药材破坏了鉴别特征，不符合《中国药典》（2020 年版）对于性状的描述，更易于发生掺伪、掺假等问题。由此可见，中药临方炮制不仅保证了中药饮片的品质及药性，同时也能使药品发挥最佳效用以确保临床疗效。

（五）利于保存地方特色中药炮制技术

中药炮制经过数千年的发展形成了炮制技术和炮制理论，由于各地自然条件、人文特点等不同，而致如江西省、北京市、四川省、广东省、贵州省、河南省、湖北省等地方炮制各具特色、各有所长，具有独特的用药习惯特色，经过长期发展形成了特色鲜明的流派技术。例如，江西炮制工具辅料独具特点，有“白芍飞上天，木通不见边，陈皮一条线，半夏鱼鳞片，肉桂薄肚片，黄柏骨牌片，甘草柳叶片，桂枝瓜子片……”等说法，其刀工独具一格，片型美观，厚薄适中；京帮主要以北京同仁堂为代表的传统中医药炮制帮派，炮制工艺复杂冗长、辅料特色鲜明，如豆腐、豆汁、大豆黄卷、米汤、甘草水煎液、明矾水溶液和黄连水煎液等。川帮的“九制大黄”“仙半夏”“九转南星”。广东地区炮制主要受岭南地区自然条件和人文习惯影响，形成以“蒸法”炮制的特色技术，如蒸肉苁蓉、巴戟天、杜仲、陈皮、五味子等。贵州受川派、樟派、建昌帮的影响，麸炒用酒润、醋润、盐润，特殊炮制品有酒蒸川芎、酒洗大黄、土炒白术、砂酒制水蛭等。河南的地黄九蒸九晒、禹白附子、禹南星复制法等。湖北地区形成特色汉派炮制技术，特色临方炮制方法有白酒制当归、四制香附、稻谷壳炒乳香等。随着现代科学技术在各个领域的渗透、标准化的实施，传统、富有地方特色的炮制技术被忽视，诸多传统特色炮制技术逐渐失传，后继乏人，因此开展临方炮制，对保存地方特色炮制技术有非常深远的意义。

（六）促进人才培养

自医药分家后，院校毕业的年轻中医师很多只侧重临床知识学习，中药炮制等涉猎很少，“医不悉药情，药不知医用”的现象普遍存在。习近平总书记在南阳考察时对中医药工作作出重要指示：“完善师承教育制度，拓展师承教育项目，扎实推进老中医学术思想和老药工传统技艺的传承，使中医药薪火相传”。因此，开展临方炮制工作，深入挖掘炮制的方法、古籍文献，收集炮制工具，整理老药工炮制技术特点，聘请老药工对中药人员进行实践技能培训，通过以师带徒的形式继承和发扬临方炮制技艺，对促进中药人才培养有至关重要的作用。

二、中药临方炮制的发展现状

虽然现在流通使用的饮片大多由饮片厂提供，但临方炮制的饮片仍在医疗机构内占有一席之地。饮片厂虽生产规模大，但无法完全满足临床需要。部分保存困难和临床用量较少的品种还需临方炮制方可满足处方调配。目前临方炮制发展缓慢，多数医疗机构在临床上已没有开展临方炮制业务，或炮制水平落后。中药临方炮制发展受阻的原因很多，主要包括临方炮制技术传承的缺失、规范性管理制度的不健全、缺少临方炮制技术人才、缺乏相应的设备设施、缺乏政策和单位支持等。

（一）传承技术的缺失

中药炮制行业生产日趋批量化、机械化、智能化，造成了地方特色中药炮制技术流失。中药人员缺乏临方炮制的工作意识，对临方炮制不感兴趣。老药工退休，院校毕业生只有理论知识，缺乏实际操作能力，导致专业炮制人员短缺。医师的炮制理论知识匮乏，甚至不知道“临方炮制”，只能按照系统提示开处方。目前很多具有丰富经验的药师和药工离世，很多中药炮制学科队伍当中的专家和技师已经逐渐淡出了教学和生产的第一线，造成中药炮制的传统技术流失。

（二）管理制度不健全

目前，现有的炮制规范只针对中药饮片生产企业，如 2003 年国家食品药品监督管理局颁布的《中药饮片、医用氧 GMP 补充规定》（国药监安〔2003〕40 号），要求自 2008 年 1 月 1 日起，中药饮片企业的加工生产条件必须符合国家 GMP 的各项标准。由此可见，我国中药饮片生产企业生产的中药饮片是在国家相关质量标准与生产规范严格把控下的产品，质量可以得到保证。而拥有中药饮片炮制权限的医疗机构，其临方炮制后的饮片质量依赖于炮制人员的专业素养与炮制经验，并无相应的炮制标准与规范。此外，国家至今仍未对此类医疗机构炮制室的炮制生产条件，如炮制设备、炮制场所、炮制室的空气条件等做出严格要求。这也使中医院的临方炮制饮片质量难以获得医师与患者的信任。

（三）中药炮制设备和场地欠缺

目前对医院对临方炮制工作重要性认识不足，大多数医疗机构临方炮制室缺失，即便有临方炮制室，但其发展受限，缺少临方炮制相关的设施设备。因此，在中药临方炮制中，医疗机构应认真落实国家法律法规，积极加强对中药房的管理及建设，对于中药临方炮制部门，要及时改善设备条件，药房设立中药临方炮制室，将工作区按功能划分为贮藏区、前处理区、清洁区，并配置切药机、炒药机、蒸药锅、烘箱等小型炮制设备，以及通风、调温、除尘、防积水及消防设施，完善临方炮制硬件设施。

（四）中药临方炮制人才短缺

近年来，在各种政策的影响下，中医药发展一片繁荣，随之而来的就是中医药人员的短缺问题。临方炮制作为一种传统中药炮制技术，人才的不足显得尤其突出。近代中医临床医学的学科分化日趋精细，年轻中医师只专临床工作，“医不悉药情，药不知医用”，开方用药趋于常规化，许多特殊而有效的传统临方炮制技术逐渐遗失。因此，应对中医临床医师及中药专业人员同时开展中药饮片临方炮制的课程和在职培训。增加临方炮制技能的培训，重视炮制人才规范化培养是医院促进临方炮制发展的重要手段。

（五）政策支持需加强

中药临方炮制工作，得到国家的鼓励：2010年国家中医药管理局发布了《关于印发加强医疗机构中药制剂管理意见的通知》首次对临方炮制的技术与品种进行了界定；《国家中医临床药学重点专科建设要求（2013版）》中明确提出，其服务能力方面包括具备开展中药饮片临方炮制的能力；2017年《中华人民共和国中医药法》的实施，更是进一步明确鼓励各医疗机构根据临床的需要，对市场上未供应的品种进行炮制、加工。这些政策的实施充分体现了国家顺应中医药特色发展的趋势，积极引导和规范中医药事业的发展，重视中药饮片传统炮制技术和工艺的传承与创新。

然而，“路漫漫其修远兮”，中药临方炮制在政策上、具体实施细则上，至今依然还需要做很多工作。临方炮制技术的传承，行业统一的技术标准，明确规范的工艺参数及操作流程，建立临方炮制饮片的质量标准等，都需要更加有力的政策支持。政府部门应当完善相关法规，各地应基于不同地区的经济发展水平，充分考虑原料成本、辅料成本、人力成本、设备折旧等方面因素，合理制定本地区中药临方炮制收费标准；同时兼顾患者的经济承受能力，减轻患者的用药负担，应将临方炮制项目纳入基本医疗保险报销范围，在报销比例上予以倾斜，切实鼓励患者在基本医疗保险中选择接受中医药传统特色服务，中药临方炮制才能真正在临床中持续应用与推广。

三、医院开展中药临方炮制的方法与规范化建设

与常规炮制具有炮制规模大、炮制品种单一等特点不同的是，临方炮制通常是医院中药房炮制技术人员根据医嘱临时对中药材进行炮制加工，具有炮制规模小、无须贮存、临时包装、现制现用等特点。临方炮制作为中医和中药之间的“纽带”，从传统的“大而全”炮制模式转向“小而精”方向发展，是保证中药临床应用合理性和有效性的关键步骤。

（一）适合临方炮制的中药品种

按照《中华人民共和国中医药法》和国家标准的有关规定，从临床疗效出发，以下几个方面的品种适合医疗机构临方炮制。

1. *中药饮片企业不能改变药材性状的部分饮片*　一些中药饮片品种按照《中国药典》（2020年版）及地方炮制规范要求，饮片企业不能改变其药材性状。例如，需要粉碎成细粉的三七、降香等；需要粗碎的石决明、龙骨、牡蛎等；须用时捣碎的药材如苦杏仁、砂仁、草果等植物类，龟板、鳖甲等动物类，赤石脂、白矾、石膏等矿石类。以上饮片品种，企业均不能改变其药材性状，如果先进行粉碎后出售，一则影响验收鉴别，二则减失药效，三则出现走油、变质等。所以对这部分饮片必须要临方炮制。

2. *临床用量较少的中药品种*　一些用量比较少的炮制品种，饮片企业不能批量生产，为了能满足临床的需要，医院需要临方炮制。例如，酒制的品种如酒萸肉、酒丹参、酒女贞子等；炒炭的饮片如卷柏炭、侧柏叶炭、茜草炭等；盐制的品种如盐知母、盐黄柏、盐菟丝子等；米炒的品种如米炒斑蝥、米炒党参等；土炒的品种如土炒白术、土炒山药等。中医开具处方时对部分饮片具有特殊的规炮制需求，市场无供应，医疗机构需要对其进行临方炮制，如鳖血柴胡、四制香附、米炒水蛭等，这些品种都需要医疗机构进行临方炮制方可满足处方调配。

3. *炮制辅料易挥发或保存困难的中药品种*　一些中药饮片采用挥发性辅料进行炮制后，保存比较困难，其炮制品往往因辅料的作用调整了药性，如姜制品，以生姜或干姜为辅料，通过捣汁或煎汁，随药物拌匀闷润，文火炒干。姜炙后或缓和药物的寒性，免伤脾阳，并增强止呕作用，如姜炙黄连；也可缓和药物的刺激性，能增强其宽中和胃作用，如姜炙厚朴。这些作用的发挥，都与姜的药性功效有关，若存放

过久姜味散失，则止呕等作用降低。由此可见，采用挥发性辅料（酒、醋、姜等）炮制，且辅料发挥了协同作用的饮片不适宜大量生产、长期贮存。此类中药饮片往往处方用药量不大，因此采用临方炮制的方法，既可保证饮片质量，又能满足临床治疗目的。

4. *鲜品入药的中药品种*　鲜品入药是中医药的又一特色，多用于防治暑期疾病，如鲜石斛、鲜地黄、鲜葱白、鲜白茅根、鲜藕节、鲜小蓟、鲜苇茎汁、鲜竹沥、鲜芦根、鲜石菖蒲、鲜青蒿等。此类药材一般埋入湿砂中养护，调剂时取出洗净切片，即制即用。鲜品入药也必然属于临方炮制范围。

5. *常规饮片不能满足供应的中药品种*　医生在临床上根据患者病证特点，提出了针对性的炮制特殊要求，如两药同制的品种。所谓两药同制，系指利用两种饮片的协同作用或拮抗作用，将其制成另一种饮片。如蒲黄炒阿胶、吴茱萸拌黄连等。注意：两药同制有主药与辅药之分，前者为辅药，后者为主药。如上述例子中的蒲黄、吴茱萸为辅药；阿胶、黄连为主药。主药与辅药的用量比应符合《中国药典》（2020 年版）或所属地《中药饮片炮制规范》的相关规定。配方时应按处方剂量称取炮制成品的总量，并分药到剂。

6. *不能满足医院选用标准的中药品种*　临床对中药饮片的使用具有不同的要求：药材来源是否为道地产区或主产区，药材的采收时间、加工时间及方式，炮制加工是否到位，药材等级及饮片大小、片形、颜色是否符合医疗机构规定等。因此临床使用的部分中药饮片比市场供应的要求要高，有些品种必须作为临床炮制品种使用。因此，这些突出临床应用特色要求，而市场无供应的品种也应列入临方炮制的范围。

（二）常用临方炮制方法

中药饮片的临方炮制是中药炮制的一个组成部分，中药饮片临方炮制的范围比常规炮制小，炮制方法比常规炮制少。根据医疗机构临方炮制的开展现状，对目前常用临方炮制方法进行总结，一般以净制、捣碎、炒法、炙法、拌法为主。

1. *临方净制*　根据《中国药典》和地方炮制规范的要求，部分中药饮片品种在进行常规炮制的基础上，在临床还需要进一步地净制，如采取挑选、风选、筛选等操作净制除去在运输等过程中带进的杂质及产生的碎片等，如白花蛇舌草、蒲公英等全草类，黄连、槟榔、茯苓等片类。又如，山楂、炒山楂和焦山楂在运输过程中会有果核脱落，须筛去脱落的果核，并进一步挑拣除去尚残余的少量杂质，如细辛药用部位为根及根茎，地上部分含有较高的马兜铃酸Ⅰ，必须要除去地上部分，净制到位。另外，进一步除去在运输、贮存过程中个别发生变质的饮片，如种子类药材桃仁、苦杏仁等易走油，要挑除颜色变深、有哈喇气味的饮片。

2. *临方捣碎*　捣碎是指将药物放在器皿内反复击打至碎的方法。主要应用于种子类、矿物类药物，质地坚硬，不易在煎煮过程中释放有效成分的药物，因此在器皿中将其捣碎，有利于药效成分的溶出，提高药物的生物利用度，以更好发挥疗效。常用临方捣碎的中药包括果实种子类药物砂仁、豆蔻、草果、酸枣仁、冬瓜子、决明子、苏子、苦杏仁等和质地坚硬的药物鳖甲、珍珠母、石决明、龟甲等。捣碎时注意应在临时使用前捣碎，以防止有效成分的挥发、泛油、变质、虫蛀等情况的发生。

3. *临方炒法*　临方炮制常用炒法有清炒、麸炒、米炒、土炒、药物同炒等。① 清炒：将药物放于锅内加热，不加辅料，不断翻动拌炒至规定程度。如炒白术有缓和药性作用；炒决明子能缓和滑肠之性，并易煎出有效成分；炒麻黄能缓和解表之性等。② 麸炒：用武火将锅烧热，撒入定量麦麸或蜜制麦麸，待冒烟时，放入净饮片快速均匀翻动，炒至呈黄色或深黄色，麦麸呈焦黑时取出，筛去麦麸，放凉。目的是赋色，增强健脾开胃之功，如麸炒山药、麸炒白扁豆等，或吸收部分药物的油分而减少其刺激性，缓和燥性，如木香经麸炒后，除去部分油质，增强实肠止泻的作用。③ 米炒：将粳米洗净，置锅内，用文火炒至冒热气或米贴附锅底，放入净饮片，拌炒至表面呈黄色或微焦，取出，筛去米。目的是以取其增强健脾开胃之功，如米炒党参，或降低毒性，如米炒斑蝥。④ 土炒：将灶心土粉置锅内，用文火炒至滑利，放入净饮片，拌炒至表面呈黄色或微焦，取出，筛去灶心土粉。目的是增强药物健脾和胃止泻之功，如土炒白扁豆、土炒薏苡仁等。⑤ 药材同炒：将两种或多种药材共同炒制，如菟丝子炒枸杞子，将净枸杞子用菟丝子拌炒至鼓起，筛去菟丝子。目的是用菟丝子助阳之力，使枸杞子既可填精益髓，又可益肾壮阳，可用于元阳气衰，阴虚精滑等证。

4. *临方炙法*　临方炮制常用炙法有酒炙、盐水炙、醋炙、蜜炙、姜汁炙等。① 酒炙：取净饮片，加定量黄酒拌匀，焖透，用文火炒至表面微具焦斑，取出，放凉。目的是缓和药物苦寒之性，引药上行，清头目之火，如酒炙黄连；或加强药物活血通经作用，如酒当归、酒川芎等。② 盐水炙：用定量的食盐化水，与净饮片拌匀，稍闷，或将净饮片炒热，然后喷洒盐水，炒至表面微具焦斑，取出，放凉。目的是引药下行入肾，增强滋阴降火作用，如盐知母、盐黄柏，或引药入肾，增强利尿作用，如盐泽泻。③ 醋炙：取净饮片加定量米醋拌匀，焖透，置锅内，用文火炒至表面微具焦斑，取出，放凉。目的是引药入肝，增强活血止痛作用，如醋三棱、醋莪术，或降低毒性，缓和峻下作用，如醋芫花、醋商陆等。④ 蜜炙：将定量"炼蜜"加开水适量稀释后与净饮片拌匀，稍闷，置锅内用文火炒至规定程度，或将"炼蜜"倒入锅内，用文火加热，待沸起泡时，加水适量，再放入净饮片，拌炒至蜜汁均匀吸尽，以不黏手为宜。目的是增强润肺止咳之功，如蜜炙前胡、蜜炙白前等，或取其益气补中之效，如蜜炙党参等。⑤ 姜汁炙：将定量鲜生姜加水适量捣烂，压榨取汁，与净饮片拌匀后，置锅内，用文火炒至表面微具焦斑时，取出，放凉。目的是缓和药物寒性，增强和胃止呕之功，如姜炙黄连。

5. *临方拌法*　拌法是指在装有净饮片的器皿中加入其他药物粉末或液体辅料，通过均匀搅拌达到干燥处理目的。该方法有增加药物原本疗效的作用。例如，朱砂拌：将净饮片湿润后，加入定量的朱砂细粉拌匀、晾干。目的是增强药物宁心安神作用，如朱砂拌茯苓、朱砂拌连翘心等。青黛拌：拌法基本与朱砂拌相同。有清泻肝火作用，如青黛拌灯心草。

（三）临方炮制的规范化建设

在中药临方炮制的过程中，为了保证整个工序的安全、高效，需要落实中药临方炮制规范化建设，从而促进临方炮制的标准化、规范化、科学化。如何规范性地开展中药临方炮制加工，不断提高临方炮制工艺稳定性和现代化，是每一个中药人需要思考的问题。临方炮制的规范化建设要从加强监管、标准的构建（包括设备、辅料及技术标准）、人才培养等多方面开展，从而促进传统中医药技术的传承与创新发展，增强临床高效、精准的服务。

1. *加强临方炮制中药的监管*　中医医院开展的临方炮制工作一般在医院内部完成，因不同地区的中医用药经验和习惯均有其自己的特色，因此势必导致临方炮制的品种与方法均呈现"多样化"，这也造成了临方炮制监管的困难性。此外，临方炮制中的炮制技术是否合理，炮制工艺是否规范，炮制标准是否合适都影响着炮制成品的质量，进而影响临床疗效。因此，中医医院在遵循全国统一的炮制技术规范的基础上，必须建立健全医院内部的临方炮制的炮制规范和管理监管制度。在炮制过程中应严格遵守临方炮制规范，炮制的全流程都应在药品监管下规范完成，确保炮制药品的质量。

2. *构建临方炮制硬件设备标准*　2007 年国家中医药管理局、卫生部印发《医院中药饮片管理规范》，对临方炮制条件和设施做出相应规定：医院进行临方炮制，应当具备与之相适应的条件和设施。中药临方炮制中，所有场所都应该保持清洁卫生，并注重安全防火。炮制硬件设施选择中，需要根据药物的质量、硬件设备的使用期限等，确定硬件设备的使用方案，以提高中药临方炮制设备的使用效果。对于相关的管理部门，需要结合中药产业的运行特点，落实硬件设备的使用及管理方案，以提高中药临方炮制的规范性。临方炮制的硬件设备标准是建立全国临方炮制规范体系必不可少的一个环节。

3. *确定临方炮制辅料标准*　在临方炮制中，辅料可起到影响主药的理化性质、增强疗效、降低毒性、减轻副作用的功效。不同的辅料可使药物的功效发生相应改变。如发酵淡豆豉,以人参为炮制辅料时大豆异黄酮含量变化最大,远超淫羊藿、桑叶等其他辅料发酵。由此可见,辅料是影响饮片药效的关键因素之一。迄今,国家对炮制用料规范的制定进程极其缓慢。目前,全国各省、自治区、直辖市炮制规范中,一半以上没有针对炮制用辅料的总体规定,甚至没有炮制常用辅料的相关质量标准或要求。建立临方炮制用辅料标准有利于改善目前临床混乱使用辅料的情况,提高药物的治疗的效果。在推动临方炮制辅料标准化建设过程中,通过考证文献、总结医院炮制经验、加大基础研究科研投入和深化临方炮制辅料机理研究等方式,制定临方炮制辅料标准,建立和完善临方炮制中辅料的质量标准体系,有针对性地对不同的炮制辅料进行质量控制,改善临床混乱使用辅料的情况,使得临方炮制中辅料的使用走向规范化和标准化。

4. *制定临方炮制技术标准* 相同药材有多种炮制方法,在生产、经营、使用、检验上无明确规定,操作性不强。各地中药饮片的切制方法繁多、操作混乱,即便同一品种其操作方法和浸泡时间也不相同,存在切片厚度超标。有些地方对该炮制的药材不炮制,甚至使用原药,生熟不分,随意更改辅料或改变片型规格,更有一些有毒有害物质含量超标的原药材随着加工炮制成中药饮片,被大量用于临床。因此,制定全国统一的临方炮制技术标准迫在眉睫。

5. *加强临方炮制人才培训* 加强临方炮制人才的培养是规范临方炮制的重要手段。《医院中药饮片管理规范》规定:负责中药饮片临方炮制工作的,应当是具有3年以上炮制经验的中药学专业技术人员。因此,增加中药师的临方炮制技能的培训具有重要意义,重视中医药人才规范化培养是医院加强临方炮制管理的重要手段。因此,开展临方炮制应当聘请有炮制经验的老药工对现有专业技术人才进行培训,将临方炮制的净制、捣制、炒炙等每个细节都处理到位,确保临方炮制的质量,从而保障临床用药的安全、有效。通过传统的师带徒模式,将传统的炮制技艺更好地传承与发扬。

四、特色中药临方炮制品种的应用实例

受地域影响,如自然资源、用药习惯、生活习俗及文化传统等,不同地区如四川、贵州、湖南、湖北、江西等的饮片炮制加工各具特色,形成了不同炮制技术流派。其中临方炮制的方法、工艺及辅料都体现着地方用药习惯和技术帮派的风格,不同流派的炮制技艺特色比较明显,临方炮制方法多样,其独特的临方炮制技术使临床用药特色充分发挥,在疾病治疗中表现突出,充分体现了中医学术流派的特色优势。

(一)汉派特色临方炮制品种的应用实例

汉派特色临方炮制起源于楚文化发源地,医圣李时珍故里湖北。汉派中药炮制遵古创新,传承发展,形成武汉地区特有的中药炮制技术,彭银亭特色中药炮制技艺即是其中的杰出代表之一,并入选第五批《国家级非物质文化遗产代表性项目名录》。彭银亭特色炮制技艺广泛应用于湖北地区中药临方炮制,如特色汉派白酒制当归,其与传统黄酒炮制法不同,系采用白酒浸润当归。汉派酒制当归临方炮制与现有文献记载的传统黄酒炮制品相比较,片型佳,色泽较白,酒香气重,保留了当归药材的有效活性成分,其中阿魏酸及藁本内酯含量均较高。汉派彭氏稻谷壳拌炒乳香改传统灯心草拌炒为稻谷壳拌炒。该方法与灯心草法比较,价格低,更有利于除去部分挥发油,以缓和刺激性,减少不良反应。

(二)孟河医派临方炮制品种的应用实例

孟河医派起源于常州,是我国著名地域性医学流派之一,因其学术造诣高深,临床经验丰富,诊治方法灵活,治疗效果显著,而享誉海内外。孟河独特的临方炮制技术在许多疾病治疗上发挥着奇特的作用。例如,孟河医派炮制白芍是以“一方一药”临方应用为基础,选择合适的方法和辅料对白芍进行加工炮制。孟河医派应用最为广泛的白芍炮制方法是酒制法,影响深远。同时,桂枝、肉桂、吴茱萸、沉香、红花等以药汁为辅料炮制白芍的方法也颇具特色。又如,陈皮有“盐制”“童便制”“姜水炒”“蛇胆陈

皮”等多种临方炮制方法，其中“蛇胆陈皮”制法古今皆未见有记载，仅见孟河医家有应用。牡丹皮，有“酒拌蒸”“酒炒”“面裹煨熟”等制法。其中“酒拌蒸”“面裹煨熟”的制法在现有的炮制规范中未见有收载。孟河医派认为，牡丹皮“酒拌蒸，产后要药，治骨蒸；面裹煨熟，厚大肠”。再如，半夏有“姜汁炒”“法半夏”“竹沥半夏”“梨汁制”等十多种制法，其中“法半夏”与现行的炮制方法不尽相同，工艺亦颇为讲究，而“竹沥半夏”“梨汁制”等制法也是孟河炮制所特有。

（三）樟帮、建昌帮临方炮制品种的应用举例

樟帮和建昌帮两大特色炮制帮派为江西省著名的两大传统中药炮制帮派，千百年来，以“樟”“建”两帮为代表的江西中药炮制技术享誉全国，蜚声海外，至今仍有着深远的影响。例如，黄连水炒吴茱萸作为江西特色临方炮制方法一直沿用至今，其先将黄连煎汤煮汁然后浓缩至一定量，用喷淋法加入吴茱萸炒干，不同于部分省市炮制规范中以黄连煮汁与吴茱萸拌匀闷润后炒干的制法，具有鲜明的地方炮制特色，其炮制品能泻火而无凉遏之弊，增强止呕作用，适用于胃热呕吐。又如，江西“樟帮”传统地方特色临方炮制饮片临江片，为江西“樟帮”特色炮制的产物。临江片就是诸多附子饮片中的一种，采用了姜泔与附子共制，且长时间蒸制使附子炮生为熟，达到了减毒增效的目的，临床用药安全性好，采用泔姜共制的方法又有利于提高其回阳救逆之功。

（四）川帮临方炮制品种的应用实例

川帮中药炮制技术作为全国四大流派之一，以成都地区为核心，覆盖四川、重庆、云南、贵州等中国西南地区。川帮炮制工艺特色主要在于道地药材炮制、复制法、特色发酵及炼丹术等，其中复制法享誉全国。例如，川帮特色临方炮制复制大黄，包括九制大黄（独黄丸）、十五制大黄、二十四制大黄等。九制大黄：取生大黄加黄酒后九蒸九晒而成，称九制大黄，又称独黄丸。缸埋地下十分之九，一年后取出，谓之阴转，再以阴转南星，兑胆汁搅匀，分装于牛胆皮内挂通风处，谓阳转。反复九年而成，经年即成九转南星。其过程即是生南星的毒性降低的过程，且长期风干，胆汁固有的腥臭味大为减少，同时性味转为苦凉，故胆南星善祛痰除热，治惊风效果甚佳。

五、小结与展望

随着中医药现代化发展的不断深入，关于中药炮制的新理论、新技术、新设备层出不穷，促使中药临方炮制向高质量发展。在对中药进行临方炮制的过程中合理应用现代科技，采用新理论、新技术、新设备实现中药临方炮制的现代化，突破中药临方炮制过程质量监控的“经验”掌控问题，对饮片品质及炮制过程进行评价和分析是未来临方炮制发展的重要方向。

（一）新理论深化临方炮制原理阐明

中药炮制传统理论丰富，是所有中药学科除中药学外传统理论最多的学科。如明代陈嘉谟的辅料作用论，付仁宇的用药生熟各宜论；清代徐灵胎的中药制药论，张仲岩的炮制论等。然而到近代，很少有新的炮制理论出现。现代提出“中药炮制化学与化学炮制”的新观点，中药炮制化学是研究炮制过程中化学成分变化规律及其生物效应的学科。而化学炮制则是根据饮片中的化学成分性质，采用新辅料或新技术来炮制，有意地促使化学成分转变，以达到减毒增效的作用，即“定向炮制”。定向炮制是用新辅料炮制，而促使饮片化学成分转化，所以又称化学炮制或炮制转化。炮制转化还可以利用中药化学中的氧化、水解等很多反应来达到炮制的目的，新理论在炮制学中的应用使未来炮制的发展路径越来越宽。

例如，新理论对传统炮制工艺中的九蒸九制的研究，为炮制工艺的标准化、规范化找到了科学依据。传统认为，黄精以“九蒸九制”为佳，目前大量研究主要集中在黄精多糖的生理活性功能方面，鲜少有研究从多方面对黄精炮制前后的差异进行详细阐述。有的研究从感官品质、主要活性成分、活性功能研究3个方面比较传统“九蒸九制”下的黄精理化性质形成，为黄精炮制工艺标准化、黄精炮制现代化提供参

考，为以黄精为资源的功能性食品开发提供思路。美拉德反应（Maillard reaction）又称羰氨反应，是一种在加热条件下氨基化合物与羰基化合物发生的非酶促反应。反应特征明显，往往伴随着体系颜色改变、pH 降低等现象。有研究证实了黄精酒制过程中伴随着美拉德反应发生，使不同品种的黄精出现不同程度的褐变，令黄精外观颜色加深。赵文龙等研究通过测定白术麸炒前后白术内酯Ⅰ、白术内酯Ⅱ、白术内酯Ⅲ及苍术酮含量变化；比较测定白术生品、麸炒品对大鼠饮水量及尿量的影响；同时考察了白术生品、麸炒品影响脾虚大鼠 4 种胃肠激素、2 种神经递质在血清中含量，印证麸炒白术“减酮减燥，增酯增效”炮制理论的科学内涵。

（二）新技术保证临方炮制饮片质量

新技术、新方法的应用是中药临方炮制未来研究的重点。不同于传统粉碎技术，现代采用超微粉碎技术、纳米技术生产破壁饮片、纳米中药。例如，对于人参、灵芝等贵重中药，经超微粉碎后可减少服用剂量，节省药材原料的同时保证其疗效。对于中药饮片的干燥，传统烘干法常出现饮片干燥不均匀、药材活性成分易受温度影响等问题。近年来，一些新的干燥技术如微波干燥、远红外干燥、真空干燥、冷冻干燥、高压电场干燥、气体射流冲击干燥等为中药干燥提供了更多的选择。例如，现代微波干燥技术应用于中药炮制，可以缩短炮制时间，而且操作工艺比较简单，更加容易掌控，在操作中可以将工艺指标量化，使成品质量更加统一，是在进行炮制过程中比较理想的制作方式，如应用较多的有微波煅白矾、微波苦杏仁等。对于含有热敏性或极易氧化成分的中药材，真空冷冻干燥技术具有不可替代的优势，在保存药材有效成分活性的同时保证其外观和色泽。例如，人参、地黄、三七、天麻、冬虫夏草等中药采用冷冻干燥后临床疗效提高，气味保持完好。应用非接触红外测温技术在线监测饮片炒制及炙制过程，结合在线机器视觉、近红外及二维红外检测等技术，对饮片性状、水分及有效或指标成分含量变化进行实时监控，达到饮片炮制过程的质量稳定可控，并实现智能化、信息化管理。又如，膨化炮制是破坏饮片内聚力的一种方法，但尚未达到粉碎的程度，就是使饮片内部蓬松，可提高饮片的煎出率和吸收，达到增效的作用，也将是临方炮制未来研究的方向。

（三）新设备满足临方炮制需求

目前，临方炮制的特点为品种多、产量小、人工化、成本高，从而制约了中药临方炮制的发展。传统炮制，完全手工操作，全凭经验掌握，效率低，劳动强度大，同时存在粉尘污染问题。随着机械制造技术的进步，新设备已广泛应用于中药炮制。例如，筛选应用振荡式筛药机和小型电动筛药机可以有效减少易碎药材的破损，无粉尘溢散；饮片的切制应用剁刀式切药机和旋转式切药机，可以大大提高切药效率，灵活调节切药厚薄，设备易于操作，广泛适用于药房、药店等的临方炮制；炒制饮片应用滚筒式炒药机和中药微机程控炒药机，能有效地根据各类药材的不同性质调控温度，广泛应用于不同规格及性质的中药材的炒制加工，如麸炒、砂炒、醋炒、清炒、土炒、焖炒、蜜炙等，炮制品色泽新鲜、均匀，是现代临方炮制加工的理想设备。

随着“十四五”规划的展开，在国家政策及大健康产业的支持下，中药炮制饮片生产新设备研究取得了较为重大的突破。《中医药振兴发展重大工程实施方案》中提出，开展中药品质智能辨识与控制工程化技术装备研究，研发推广中药材生产与品质保障、中药智能炮制控制与调剂工程化、中成药制造核心工艺数字化与智能控制等技术装备是提升中医药产业创新能力及产业化水平的重要前提。在现阶段中药的大规模生产中，存在炮制参数不统一、检测指标不能全面反映饮片内在质量等问题。随着智能化时代的到来，实现数字化、智能化的炮制设备改造及生产是中药产业及传统制药行业发展的必然趋势。中药数字化技术通过模仿人体的感知过程，基于机器视觉、电子鼻、电子舌、色差仪、味觉分析系统、气相色谱质谱联用仪、扫描电子显微镜等技术及在线检测技术对炮制过程的“色、香、味、形”结合感官评价进行描述，实现对中药炮制经验的形、色、气、味、质等特征参数的数字化分析。在炮制过程中，有关中药饮片外观性状的信息，可通过电子眼等机器视觉技术将模拟人眼的观测方式转换为客观化的炮制参数信息。此外，还可以结合现代图像处理技术，通过分析中药饮片形状、颜色、大小、纹理等特征来判断药材的真伪、优劣，从而将“辨状论质”鉴定理论量化为易于实际操作判别的参数数据。例如，陶欧等通过机器视觉技术采集药材纹理、颜色、形状等信息，结合机器学习算法对中药饮片进行真伪、优劣的判断，为中药饮片质量的提升提供了的方法途径。气、味的数字化可通过电子鼻、电子舌这两种现代智能仪器分析技术实现。相较人鼻闻、口尝的判别方式，电子鼻与电子舌具有可重复性、高灵敏度特性，能够全面客观地反映样品的气、味特征，从而可以基于传统炮制经验对炮制过程中中药饮片产生的变化特征进行归纳分析，建立可量化的炮制参数。

近年来，随着科学技术的发展及各学科与炮制学科的交融，中药炮制学的创新如火如荼。多种新型饮片相继进入市场，给传统饮片带来了极大的冲击，在刺激传统饮片产业的发展的同时，由于“经济效益至上”观念的影响，也给传统饮片产业带来不小的负面效应，临方炮制饮片的发展更是停滞不前。不平等的效益竞争促进中药炮制学发生了或多或少的更新。在中药炮制学创新方面，提出了“新理论、新辅料、新工艺、新设备”等全面创新的理念，以及饮片标准国际化、炮制原理清晰化、饮片加工辅料多样化、饮片规格一致化、生产设备智能化。这些理念的提出为临方炮制学科的发展研究提出了一个远景发展目标，对炮制学科的发展具有一定的积极作用。

思考题

1. 从“医药圆融”角度谈谈中药炮制与临床的关系？
2. 医院如何规范化开展中药临方炮制工作？
3. 请简要介绍中药炮制领域中出现的新理论、新技术？

第十一章
中药炮制的产业转化与应用

第一节　中药饮片生产管理

中药饮片的炮制加工是中药产业链中的重要环节，作为传统的中药生产加工行业，迄今已经历了2 000多年的历史。现存最早有关中药饮片制作的文字记载始于战国时期。宋代形成前堂后店、前店后坊的饮片加工手工业作坊。这种粗放的、手工作坊式生产的形式，一直维持了相当长的一段时间。到了清代，一些行、号、庄、店等独立的中药饮片加工经营实体开始出现。新中国成立后，随着医药卫生事业的发展，传统手工作坊式生产能力低下与不断增长的市场需求之间的矛盾日益突出，全国各地相继开办中药饮片规模化生产企业，并由此带动了中药饮片炮制设备的发展。

中药饮片行业作为传统的生产加工行业，以粗放的手工作坊式生产形式，维持了相当长的一段时间。2004年10月，国家食品药品监督管理局在《关于推进中药饮片等类别药品监督实施GMP工作的通知》中明确规定：从2008年1月1日起，所有中药饮片生产企业必须在符合GMP的条件下生产，标志着中药饮片生产将进入规范化管理与标准化生产的时代。

一、中药饮片规范化生产管理

《药品生产质量管理规范》(Good Manufacturing Practice，简称GMP)，作为药品生产和质量管理的基本准则，是世界各国对药品生产全过程监督管理普遍采用的法定技术规范。监督实施GMP是药品监督管理工作的重要内容，也是保证药品质量和用药安全有效的可靠措施。GMP(2022年版)从质量管理、机构与人员、厂房与设施、设备、物料与产品、确认与验证、文件管理、生产管理、质量控制与质量保证、委托生产与委托检验、产品的发运与召回、自检等方面对药品生产企业提出了新的要求。

(一) 中药饮片GMP认证工作现状

我国是在20世纪80年代初提出在制药企业中推行GMP。1982年，中国医药工业公司参照一些发达国家的GMP制订了《药品生产质量管理规范》(试行稿)，并开始在一些制药企业试行。1988年，卫生部颁布了我国第一部《药品生产质量管理规范》(1988年版)，作为正式法规执行。其后，分别于1992年和1998年进行了两次修订。1999年6月18日，国家食品药品监督管理局颁布了《药品生产质量管理规范》(1998年修订)，规定从1999年8月1日起施行。随后还颁布了药品GMP认证管理的配套文件。2002年开始，国家食品药品监督管理局安监司委托中国中药协会组织专家组开始中药饮片GMP认证筹备工作，于2003年1月30日正式颁布了《中药饮片GMP补充规定》，作为国家GMP规范(1998年版)第8个附录，该规定共36条。2003年4月，专家组编写了《药品GMP检查指南-中药饮片》。中药饮片GMP认证检查项目共111项，其中关键项目18项，一般项目93项。2003年底，国家食品药品监督管理局发布了《关于加强中药饮片包装监督管理的通知》，通知要求从2004年7月1日起，生产中药饮片应选用与药品性质相适应并符合药品质量要求的包装材料和容器。2004年10月，国家食品药品监督管理局发布了《关于推进中药饮片等类别药品监督实施GMP工作的通知》，要求各省食品药品监督管理局自 2005 年 1 月 1 日起,负责对辖区内中药饮片生产企业的 GMP 认证工作,同时明确自 2008 年 1 月 1 日起,所有中药饮片生产企业必须在符合 GMP 的条件下生产,并补充制订了《中药饮片 GMP 认证检查项目》,使中药饮片生产企业对 GMP 认证工作实施目标得到进一步明确,对促进中药饮片生产现代化,提高饮片质量意义重大。2008 年 2 月 5 日,国家食品药品监督管理局发布了《关于加强中药饮片生产监督管理工作的通知》,明确了自 2008 年 1 月 1 日起,未获得 GMP 证书的企业一律不得从事中药饮片的生产经营活动。根据国家食品药品监督管理总局的统计数据,截至 2013 年 12 月,我国取得中药饮片 GMP 资格认证的企业有 1 500 余家。2014 年 6 月 27 日,国家食品药品监督管理总局发布了《药品生产质量管理规范》(2010 年修订)中药饮片附录,作为《药品生产质量管理规范》(2010 年修订)配套文件,自 2014 年 7 月 1 日起施行。截至 2015 年 4 月,全国通过新版 GMP 认证的中药饮片生产企业有 740 家。

(二) 中药饮片 GMP 管理

中药饮片的 GMP 认证内容包括人员、厂房与设施、设备、卫生条件、物料和产品、确认与验证、文件管理、生产管理、质量管理等方面的要求。在硬件方面要有符合要求的生产环境、厂房、人员与设备。在软件方面要求企业建立健全质量管理体系;制订经过验证并确认的净制、切制、炮炙生产工艺;建立系统、完整、有效且可操作性强的文件系统,包括质量手册、管理文件、技术文件、记录与表格等。由于中药饮片是在中医药理论指导下生产的,有别于其他药品的生产,因此,中药饮片 GMP 的实施既有与其他药品 GMP 的同一性,又有其特殊性。

1. 中药饮片生产工艺规程管理

(1) 生产工艺规程的概念:生产工艺规程(standard operation procedure,简称 SOP)是指为生产特定数量的成品而制订的一个或一套文件,包括生产处方、生产操作要求和包装操作要求,规定原辅料和包装材料的数量工艺参数和条件、加工说明(包括中间控制)、注意事项等内容。SOP 是指导中药饮片生产的主要技术文件。中药饮片应按照品种工艺规程生产。生产条件应与生产许可范围相适应,不得外购中药饮片的中间产品或成品进行分包装或改换包装标签。

(2) 生产工艺规程的编制要求:是以饮片质量标准为依据,在现代中药炮制理论和技术的基础上,根据本企业的实际生产情况制订的,其核心是对饮片炮制过程的关键控制点进行细化和量化。制订每种中药饮片的 SOP,各关键工艺参数必须明确,如中药材投料量、辅料用量、浸润时间、片型、炒制温度和时间(火候)、蒸煮压力和时间等要求。根据中药材的质量、投料量、生产工艺等因素,制订每种中药饮片的收率限度范围,关键工序应制订物料平衡参数。应当对从中药饮片生产和包装全过程的生产管理情况进行记录,批记录至少包括以下内容:批生产和包装指令;中药材及辅料的名称、批号、投料量及投料记录;净制、切制、炮炙工艺的设备编号;生产前的检查和核对的记录;各工序的生产操作记录,包括各关键工序的技术参数;清场记录;关键控制点及工艺执行情况检查、审核记录;产品标签的实样,不同工序的产量,必要环节物料平衡的计算;对特殊问题和异常事件的记录,包括偏离 SOP 等偏差情况的说明和调查,并经签字批准等。

2. 生产设施、设备及生产工艺验证的管理　验证是证明任何操作规程(或方法)、生产工艺或系统能够达到预期结果的一系列活动。验证的程序包括成立验证小组、确定验证方案、按验证方案实施验证、做好验证记录、写出验证报告、批准工艺规程的执行等。验证文件应包括验证总计划、验证方案、验证报告及记录,确保验证的真实性。根据中药饮片 GMP 规定,关键生产设备和仪器应进行确认,关键设备应进行清洁验证,确认中药饮片生产设备按照规定的清洗程序清洗后,设备上的残留物符合规定的限度标准,有效地保证中药饮片质量。直接口服饮片生产车间的空气净化系统应进行确认。工艺验证的范围包括净制、切制、炮炙等关键工序。其中,净制、切制可按制法进行工艺验证,炮炙应按品种进行工艺验证,关键工艺参数应在工艺验证中体现。生产一定周期后应进行再验证。中药饮片设备清洁验证是认证过程中面临的一个普遍问题。鉴于中药成分较复杂，目标物质不易选择；目标物质采用传统检测方法灵敏度往往不够；成分多为生物碱类、糖类、有机酸类等有机物，即含有总有机碳的原因，所以关于中药饮片设备清洁验证，建议采用总有机碳分析法，简单、易行。

3. 中药饮片生产过程管理　中药饮片生产过程的管理直接关系到中药饮片的质量。生产过程的有效管理可以防止差错，减少污染和混淆，生产出符合质量标准的产品。

（1）生产操作的管理：生产前应对生产场地、设备、容器进行检查，确认生产场地无上次生产遗留物、设备清洁完好、容器清洁的情况下才能生产。生产时，操作人员应严格按照各自的岗位操作规程进行操作，不得随意变更。中药饮片生产用水至少应为饮用水，企业定期监测生产用水的质量，饮用水每年至少一次送相关检测部门进行检测。应当使用流动的饮用水清洗中药材，用过的水不得用于清洗其他中药材。不同的中药材不得同时在同一容器中清洗、浸润。净制后的中药材和中药饮片不得直接接触地面，应存放在干净的容器中。中药材浸润时要控制水量，做到药透水尽，尽量减少有效成分流失。经切制和炮炙后的净药材不得露天干燥，应在室内烘干或在玻璃房内晒干，减少污染。中药饮片应选用能保证其贮存和运输期间质量的包装材料或容器。直接接触中药饮片的包装材料应至少符合食品包装材料标准。

（2）批号管理：饮片的生产批号是用于追溯和审查该批饮片生产历史的重要线索，贯穿饮片生产和销售的整个环节，是饮片生产管理的一项重要内容。为了体现每批饮片的可追溯性，饮片的批号应具备专有性和唯一性，企业应根据 GMP 制订批号的编制划分原则。

1）批和批号的概念：中药饮片应以同一批中药材在同一连续生产周期生产的一定数量相对均质的成品为一批。用于识别批的一组数字或字母加数字为批号。

2）批号的确定：中药饮片的批号一般由生产管理人员按照下达生产指令的日期确定的。例如，由 7 位阿拉伯数字组成的批号，前 2 位代表生产年份，中间 2 位代表生产月份，后 3 位代表当月生产的流水号。如果有划分亚批号的需要，可在此 7 位数后加横线，再加数字或字母。因故返工的中药饮片，返工后原批号不变，一般只在原批号后加一个代号“R”以示区别。

3）批号标志：在批生产记录、中间体容器或包装、成品的包装上应标明批号。

4）批号的追溯：批号从下达生产指令开始，在生产、贮存、销售等过程中，必须要有记录。根据批号能查明该批中药饮片的生产情况，可追溯该批中药饮片的原料和辅料的供应商、生产历史及生产过程、原料和成品的检验情况等。

（3）特殊饮片的生产管理：主要指毒性药材、麻醉药材（罂粟壳）饮片加工，在生产过程中应当有防止污染和交叉污染的措施，并对中药材炮制的全过程进行有效监控。

毒性药材、麻醉药材必须在专用生产设备上生产，与其他中药饮片的生产要有严格的隔离措施，防止药材的交叉污染和混杂。其生产要有专用的容器、工具、计量器具，并在容器工具、计量器具的显著位置贴上专用标记。生产线与一般生产区要有严格的隔离，有防止混药和交叉污染的措施。生产中的领料、配料必须经手 2 人以上，并详细记录每次生产所用原料和成品数，经手人和复核人要签字备查。净选时挑出的不合格毒性药材、麻醉药材不能随便扔进垃圾箱内，应集中收集，过秤后退给毒性药材保管员，按照不合格品处理。生产的各道工序均需要两个以上人员操作，经手人要签字备查。生产人员离开操作间，必须双人双锁。生产的毒性、麻醉中药饮片在外包装上必须有明显的专用标志。生产人员应熟知相关的劳动保护知识，加强劳动保护措施。生产人员的专用工作服、工作鞋、口罩、手套、帽子应与其他操作人员的工作服等分开洗涤、整理，并避免交叉污染。生产全过程中，质量管理人员应从领料、配料、炮制、成品交接等全过程进行有效监控。

（4）直接口服中药饮片管理：直接口服中药饮片是指标准中明确使用过程中无须经过煎煮，可直接口服或冲服的中药饮片。直接口服中药饮片的粉碎、过筛、内包装等生产区域应按照D级洁净区的要求设置，企业应根据产品的标准和特性，对该区域采取适当的微生物监控措施。

（5）批生产记录管理：每批产品均应当有相应的批生产记录，可追溯该批产品的生产历史及与质量有关的情况。主要由生产指令、领料单、各工序的生产记录和清场记录、偏差处理记录、检验记录、中药饮片放行审核记录等组成。

1）批生产记录的填写：由生产操作人员、管理人员按要求认真填写。

2）批生产记录的审核：一批中药饮片生产结束后，所有的批生产记录交质量管理部门，由负责人或质量管理员审核。

审核的内容有：① 配重、称重过程中的复核记录；② 各生产工序检查记录；③ 清场记录；④ 中间产品质量检验结果；⑤ 偏差处理；⑥ 成品检验等。批生产记录审核合格后才能放行。

3）批生产记录的保存：经过审核后的批生产记录按批归档或按生产时间存放，保存3年以上，以便追溯该批产品的生产历史及与质量有关的情况。

4. 中药饮片GMP管理现状　近年来，随着国家有关中药饮片生产管理政策的制定和实施，使中药饮片生产企业在硬件、软件、人员素质等方面得到很大提升，中药饮片生产状况有了很大改善，促进了中药饮片生产企业总体管理水平提高。特别是中药饮片GMP认证的实施，一方面通过把好新开办企业的审批关，从源头上控制和避免低水平重复建设；另一方面通过加大日常监管力度，保证了中药饮片的产品质量。

但是，目前中药饮片GMP认证实施过程中也暴露出一些问题。例如，通过GMP认证还未真正达到提高标准，将一部分生产资质差的饮片企业拒之门外，实现优胜劣汰的目的。根据国家食品药品监督管理总局的统计数据，截至2013年12月，在通过GMP认证的中药饮片企业中，开工率仅占30%。其余大部分企业，有的是靠产品贴牌生存，有的则做着走票、挂靠等畸形生意。具体来说，贴牌就是生产企业不生产中药饮片，直接从中药材市场的作坊采购，贴上企业的品牌；挂靠是不法商贩挂靠到有资质的企业，而企业靠出租生产许可证和生产设备生存；走票的企业是靠非法的购销票据生存。此外，由于中药饮片的品种无批准文号，使得生产企业在生产上具有很大的随意性，使得生产企业的规模大小不一。同时，中药饮片的生产环境通常一般区即可，并不要求更高的生产环境级别，使得中药饮片生产门槛低，于是造成众多企业一哄而上的乱象。由于质量问题频发，不少企业被收回了GMP证书。2014年国家药品监督管理总局共收回了50家药企GMP证书，其中有20家为中药饮片企业；2015年第一季度又收回了21家药企GMP证书，其中17家为中药饮片企业；2018年上半年全国共收回的224张GMP证书中，中药饮片占96张。

从客观上来讲，中药饮片GMP相关条款尚须进一步完善，不同企业在具体实施过程中存在差别，或多或少影响了整个行业的发展。同时企业生产品种多，饮片质量检验所需人力多，工作量大，检验周期长，生产成本提高，因此须进一步出台对规范企业的保护和扶持政策，避免出现由于市场不公平竞争而造成规范生产饮片企业反而效益低下等现象。总之，GMP认证对规范中药饮片企业的作用是肯定的，但单凭中药饮片GMP认证还不能完全解决饮片行业目前所存在的困境。如何进一步完善中药饮片GMP制度，提高中药饮片生产管理效率，加强中药饮片行业自律，加速中药饮片生产现代化，促使饮片生产行业按照市场经济规律有序发展，是值得深入探讨的问题。

《中华人民共和国药品管理法》（以下称《药品管理法》）已由第十三届全国人大常委会第十二次会议于2019年8月26日修订通过，自2019年12月1日起施行。自2019年12月1日起，取消GMP认证，不再受理GMP认证申请，不再发放GMP证书。2019年12月1日以前受理的认证申请，按照原GMP认证有关规定办理。2019年12月1日前完成现场检查并符合要求的，发放GMP证书。凡现行法规要求进行现场检查的，2019 年 12 月 1 日后应当继续开展现场检查，并将现场检查结果通知企业；检查不符合要求的，按照规定依法予以处理。

（三）中药饮片实行批准文号管理现状

中药饮片是目前我国唯一没有批准文号的药品，为完善我国药品监管体系，推进中药现代化，改变当前中药材、中药饮片质量良莠不齐的状况，迫切需要对中药饮片实施批准文号管理。

中药炮制技术属于国家非物质文化遗产保护项目，基于这一特殊性，中药饮片批准文号制度应该由国家层面来制订。早在 2003 年，国家食品药品监督管理局注册司在科技部"九五"攻关项目"10 种中药饮片炮制规范化研究"成果验收的基础上，就开始讨论实施饮片批准文号注册制度的可能性，拟通过行政和市场机制推行饮片定点生产、规模化生产，走企业化大生产之路，以保证中药原料的安全、有效、均一，促进中药饮片产业现代化。2003 年 1 月，国家食品药品监督管理局在广州市召开了中药材、中药饮片实施批准文号管理工作座谈会，确定了中药饮片实施批准文号的基本原则：制订科学、严谨、可行的注册管理规定，分品种、分阶段逐步实施。合理寻求管理切入点，建立市场准入机制，对实施批准文号管理的品种建立严格注册准入和非注册退出的制度；中药饮片应有相对固定的药材来源，要与中药饮片生产的 GMP 结合；要把国家标准收载的、常用的、规模和规范化生产的、毒性副作用较大的及有较好科研基础的品种纳入优先实施文号管理目录；妥善处理产地和炮制方法的差异，达到"一物一名、炮制统一、标准统一"的要求，避免管理上的混乱。2004 年 6 月，国家食品药品监督管理局就中药饮片实施批准文号管理有关事宜下发了《中药饮片注册管理办法（试行）》的征求意见稿。根据《中华人民共和国药品管理法》第三十一条的规定，经广泛调研，国家食品药品监督管理局会同国家中医药管理局制订了第一批实施批准文号管理的中药饮片品种目录，包括干姜、大黄、栀子、黄芪、黄连等 40 种中药的 70 种饮片规格。拟在此基础上积极稳妥、分期分批、先易后难地公布其他品种。

中药饮片批准文号管理的实施，可有效规范中药材、中药饮片的生产，使生产企业牢固树立质量意识，让依法生产的优质中药材、中药饮片进入市场，达不到标准的产品陆续退出市场，从而确保人民群众用药的安全、有效。

中药饮片批准文号制度从 2003 年提上议事日程，却至今尚在酝酿当中，还没有得以真正实施。原因在于要实施饮片批准文号制度，必须首先要有确切可行的饮片质量标准和全国统一的中药炮制规范出台，而"九五""十五"攻关课题完成的 36 种中药的 70 余种饮片炮制工艺规范化和质量标准研究大多停留在实验室阶段，较难符合企业生产的实际需要。少数具有一定生产规模的企业早期的相关投入得不到回报，而多数企业对注册标准认识不够，信心不足，仍然处于观望之中。

（四）中药饮片包装和标签管理

中药饮片的包装和标签尚无明确的法规性要求，缺乏对中药饮片企业的指导，也给各级药品监管部门对中药饮片的监督检查和违法行为的查处，特别是对假药、劣药的定性带来困难。业界多方呼吁加强中药饮片包装和标签管理，规范中药饮片标签格式，确保中药饮片质量。

企业应当按照制订的包装技术规程，选用包装材料，进行规范包装。包装前确保工作场所和包装材料已处于清洁或待用状态，无其他异物。包装袋应当有清晰标签，不易脱落或损坏；标示内容包括品名、基原、批号、规格、产地、数量或重量、采收日期、包装日期、保质期、追溯标志、企业名称等信息。确保包装操作不影响中药材质量，防止混淆和差错。

根据《中药饮片包装标签管理规定》，中药饮片的标签内容可包括如下项目：特殊药品标识、产品属性、品名、药材来源、产地、规格、装量、执行标准、批准文号、炮制辅料、特殊煎煮方法、性味与归经、功能与主治、用法与用量、注意、生产企业、生产地址、产品批号、生产日期、保质期、贮藏等。标签的内容必须包括对安全和有效用药所需的重要信息，应当尽可能完善。标签的文字表述应当客观、科学、规范、准确、简练，不能带有暗示性、误导性和不适当宣传的语言。标签应当采用国家统一颁布或规范的专用词汇，度量衡单位应当符合国家有关规定。标签应当使用国家语言文字工作委员会公布的规范化汉字，增加其他文字对照的，应当以汉字表述为准。

中药饮片包装和标签的所有内容应当符合国家有关规定，并以相应的国家药品标准、国家中药饮片炮制规范或省、自治区、直辖市药品监督管理部门制订的炮制规范为依据，内容应当真实、完整、准确，不得印有暗示疗效、误导使用和不适当宣传产品的文字和标识。

（五）中药饮片保质期管理

历代医家十分重视中药贮藏时间，认为临床使用药物贮藏时间长短与疗效密切相关。《本草经集注》记载“凡野狼毒、枳实、橘皮、半夏、麻黄、吴茱萸，皆欲得陈旧者。其余维须新精”；《本草便读》记载“凡用药有宜陈久者，有宜新鲜者。陈者取其烈性渐减，火性渐脱。新者取其气味之全”；《寿世保元》记载“用新者速其功，用陈者远其毒”。中药饮片的保质期能够反映中药饮片内在质量的稳定和安全使用期限。

中药饮片保质期的基本原则和要求：

1. 坚持传统经验鉴别与现代质量评价方法相结合　中药饮片保质期研究应遵循中医药理论，重视传统鉴别方法。鼓励在传统经验鉴别的基础上，结合适宜的现代质量评价方法，对中药饮片的保质期进行综合评判和确定。

2. 围绕主要影响因素，分类别、分情形科学确定保质期　中药饮片的保质期不仅与其内在质量、包装及贮藏的方式有关，同时还与其生产、销售区域等密切相关。中药饮片生产企业可根据中药饮片的特点、传统用药习惯、包装材料和包装方式、贮藏和运输条件等，综合考虑影响中药饮片质量的因素，分类别、分情形，科学、合理地确定中药饮片的保质期。鼓励以中药饮片实物在市售包装下开展长期稳定性试验研究，对中药饮片的保质期进行验证。

3. 生产企业为研究主体，自主确定中药饮片保质期　中药饮片生产企业应当履行药品上市许可持有人的相关义务。鼓励中药饮片生产企业在实践经验积累基础上，综合分析数据，确定本企业生产的中药饮片保质期。不同生产企业对于同一中药饮片可规定差异化的保质期。对于同种中药饮片，包装材料、包装方式或贮藏环境参数不同的，可确定不同的保质期。

4. 积极探索，分步推进中药饮片保质期管理　由于各生产企业对于中药饮片保质期确定的进度及判别标准等技术要求不尽一致，实施中药饮片保质期管理不可能一蹴而就，需要积极探索。鼓励中药饮片生产企业对确有科研数据支撑的中药饮片品种、使用道地药材且具有明确溯源系统的大宗品种，以及容易变质的中药饮片可以考虑率先实施中药饮片保质期管理。

二、中药饮片生产过程控制研究

中药现代化是当代中药研究的方向，其中中药质量标准现代化是中药现代化中的重要组成部分。随着新技术的不断出现和应用，中药质量标准有了一定提高。但目前中药饮片质量参差不齐，质量标准尚不完善，而中药饮片生产过程中的质量控制是影响饮片质量的最重要环节。因此，加强对中药饮片生产过程的质量控制，寻找与确立切实、合理、可行的质控方法成为当前中药饮片行业发展中亟待解决的问题。

（一）现状及存在问题

中药饮片生产过程主要包括原药材的采购及检验、净制、切制、炮炙（炒、煅、蒸、煮等）、干燥、贮存与养护等。保证中药饮片的质量，就必须保证中药饮片生产过程中的每一个环节，至少都要符合中药饮片 GMP 的要求。然而，目前在中药饮片生产过程中如何进行质量控制还存在诸多问题。

1. 原药材来源混乱，质量参差不齐，产地加工不规范，炮制方法不统一　近年来，随着《中药材生产质量管理规范》（*Good Agricultural Practice of Medicinal Plants and Animals*，简称 GAP）的实施，中药材的种植、生产加工逐步向科学化、规范化方向发展。但因地域、环境、文化、用药习惯和临床经验等不同，品种混乱、同名异物、同物异名的现象还时有出现。同种药材由于产地不同，质量必定存在差异；同一种药材的采购，或源自野生，或来自 GAP 基地，或来自个体经营者，质量参差不齐。另外，各地炮制规范不尽相同，药材的产地加工方法也有差别，这些都是实行统一的饮片质量控制标准的障碍。

2. 炮制工艺不统一，缺乏质量控制标准　受传统历史、文化、经济等因素的制约，中药饮片的炮制加工设备还比较落后，各地炮制工艺不统一，缺乏质量控制标准。因此，中药饮片的炮制加工还较粗放，工业化、规模化、集约化生产的程度还远远不够。客观可行的质量监控评价体系是生产合格、安全、有效的中药材和饮片的重要保证，而目前中药的饮片质量控制基本上仍然停留在依靠老药工主观的经验性判断上，如软硬适度、药透水尽等，缺乏客观、稳定、可控的质量指标。

《中国药典》（2010 年版）饮片标准达到 822 个，已经完全覆盖了中医临床常用饮片目录，并且基本上构建了以《中国药典》为中药饮片标准主体，各省的中药饮片炮制规范或省级饮片标准仅为满足辖区内中医用药特点而设，为国家饮片标准的补充形式的饮片标准体系框架。在《中国药典》（2010 年版）全面推进建立饮片质量标准的基础上，《中国药典》（2020 年版）又进行了进一步的补漏和提升：针对中药具有多成分整体作用的特点，逐步推进建立指纹图谱（特征图谱）检测加多成分含量测定的中药整体成分控制的标准体系；针对部分有毒中药的毒性成分又是有效成分的特点，建立含量测定方法，并严格规定其含量范围，既保证饮片的安全性，也保证其有效性。尤其是，《中国药典》（2020 年版）重点加强和完善了安全性控制技术的应用，主要涵盖二氧化硫残留、重金属及有害元素、农药残留、真菌毒素（黄曲霉毒素）色素、内源性有害物质、微生物、致病菌控制 8 个方面。这些中药安全性相关质量标准的提升，将有效地遏制中药材种植中滥用农药、产地加工和贮藏中滥用硫黄熏蒸，以及中药材和饮片贮藏过程中的霉变和变质等问题。以此为导向，不仅能够有效地提高中药材和饮片临床使用的安全性，而且能够整体提升中药材和饮片的质量，促进我国中药产业健康发展。

尽管如此，《中国药典》等相关标准规范尚未真正成为饮片的市场准入标准，饮片的生产加工标准仍以地方炮制规范为主，且各省为政；而各地方标准的炮制方法选用辅料、饮片性状描述等常存在差异，使得各地中药饮片质量标准尺度不一，严重影响了中药饮片质量控制的科学性、权威性。

3. 行业集中度低，生产效率不高　中药饮片产业虽历经数千年，但是真正规范化和产业化的时间并不长，以致没有形成一家独大或几家独大的局面。目前我国中药饮片生产企业整体偏小，小型企业占绝大多数，排名中药饮片生产企业第一的某药业，生产规模已达到生产饮片 1 000 多种，品规超过 2 万个，但其市场占有率只有 2%左右。药材的产地、产品种类的多样化造成了如今行业较低的集中度。另外，由于中药饮片生产行业准入门槛较低，炮制方法较多，导致了存在加工炮制饮片的混乱现象，且很多地方厂房设备落后，技术力量薄弱，导致了中药饮片的生产效率不高。

4. 行业创新力不足，可持续发展面临压力　长期以来，由于中药饮片基础研究和创新能力不足，发展结构失衡，尤其是在中药饮片炮制技术传承和创新、中药技术标准和安全保障体系、中药辅料技术体系、名优大产品二次开发等方面，致使中药新品种市场竞争力差，传统品种增长乏力，自主创新产品比较少，国际市场竞争能力比较弱，中药产业发展后劲不足。

（二）饮片生产过程质量控制的研究与展望

1. 中药饮片生产过程质量管理系统

（1）从源头上控制中药材质量，探讨药材产地加工管理模式：影响中药饮片质量最根本的因素是中药材本身的质量。如果中药材本身的质量不能保证，即使炮制工艺规范，也难以生产出合格的中药饮片。从源头中药种植生产抓起，才能切实有效地阻止伪劣饮片进入市场。因此应大力推广中药材GAP基地建设，在把好品种基源鉴定关的前提下，选择最佳采收期，尽量选用优质道地药材为原料，优化和规范产地加工方法，有效开展对药农的药材加工技术培训，加强药材产地加工和饮片生产企业的联系，进行集约化管理。

（2）加强中药炮制规范化研究，尽快制订统一的炮制工艺规程：中药饮片质量的评判单凭经验不够，必须结合现代科技才能更为科学地评判，进一步增强饮片质量的可控性。目前相关研究首先通过对中药炮制方法进行筛选优化，确定各类炮制共性技术标准；再细化和制订各药材的规范化质量标准，寻找各中药饮片的专属性化学成分和主要有效成分或指标性成分，用于指导优化并确定各药材的炮制工艺。在此基础上，有重点、分批次地建立各药材炮制的SOP，在有老药工经验把握的前提下，尽量将关键指标数据化。只有出台了各药材相对统一的炮制规程并严格执行，才能有效保证中药饮片生产过程中的质量。

（3）建立中药饮片质量标准的分级管理制度：尽管目前提高中药饮片质量标准已成共识，但中药种类繁多，对于中药有效成分和药理作用的认识尚在不断深入之中，制订和实施中药饮片质量标准更是一项极其复杂的系统工程，应该按照对饮片化学成分和药理药效的认知程度、炮制工艺的规范化水平、量化指标的有无情况等分别制订不同级别的质量标准。

现阶段，中药饮片质量标准不能仅凭传统经验，必须结合相关理化指标来制订。只涉及净制、切制、干燥的一般饮片，考查水分、灰分、浸出物即可；有炮炙环节者可考虑增加含量测定等项目；鼓励以道地药材为基础建立指纹图谱。对于有效成分和药效基本清楚、量化指标和检测方法科学的饮片，可制订专业级标准。分级应依据外观性状与内在质量相结合的原则，外观性状和内在质量指标加权平衡。分级依据应充分，等级之间必须有明显的特征性和指标差异性。质量分级不能有悖于《中国药典》。对于一般中药材和饮片品种，建议在区分规格的基础上，分为“一等”“二等”“统货”3个等级。特殊品种根据实际情况综合考虑，但要充分考虑实际的可操作性，也可分为“一等”“统货”两个等级，或“一等”“二等”“三等”和“统货”4个等级，但等级不宜划分过多。

（4）建立和推广中药炮制工程计算机信息化管理系统：中药炮制工程计算机信息化管理系统，系指根据炮制原理及炮制共性技术，运用中药炮制自动化机械和在线控制设备，积累大量的实验数据，将中药炮制的经验性描述转化为炮制过程的各个工艺参数，并验证优化参数，形成各个炮制品的标准工艺规程，最终实现中药饮片的自动化生产及炮制过程智能控制，从而实现炮制工艺规范化、炮制机械现代化、检测手段科学化、质量控制客观化、饮片质量标准化、包装计量规格化、生产经营规模化。

目前，在饮片生产的各具体环节都有信息化、自动化技术的具体应用。如炮炙和烘干设备的自动控温、控时装置；各种净制、切制设备可以设置净选速度和切制规格。另外，有研究者在炮制火力研究中引入在线式非接触红外测温仪，能够获取中药炮制中时间-温度的连续曲线，使文火、中火、武火和热锅等传统经验术语数据化，实现了客观控制炮制火力的目的，使运转的炒药锅加热温度控制在一定范围内，保证药物受热均匀，同时还可用于饮片厂设备故障诊断与维护。此外，还有专家将电子鼻和电子舌的人工识别技术应用在炮制火候监测和饮片外观性状质量检测方面。

中药炮制工程信息化研究需要注意和解决的问题：由于各种饮片的性质不一，应用可控炮制设备时应做具体调整：深入探讨中药炮制的经验性描述（如软硬适度、药透水尽、火力、火候、炒黄、炒焦、炒炭存性等）的数据化问题；探讨炒制过程中不同饮片的加热功率与炭化过程的关系，重点研究炭化点温度、燃烧点温度的测定：利用红外测温仪测量饮片温度时，不同种类饮片折射率对测定结果可能造成影响的研究等。

2. 中药饮片质量追溯系统　影响中药饮片质量的因素有原药材选择、炮制和使用过程等。医院和患者对药品信息有知情权,可通过电子监管码进行西药和中成药的查询,而中药饮片尚无监管码。由于中药饮片的品种多样化和加工复杂性,以"事件"和"抽样"为主的传统监管方式无法对其生产使用的各环节进行很好的监管。通过加强监管方式,可以提高市场中药饮片的质量,有效减少各种不良问题的发生。

(1) 中药饮片追溯体系的定义:产品可追溯性是指可追溯原材料和零部件的来源、加工过程的历史及产品交付后分布的能力。当产品出现质量问题时,可通过追溯体系追本溯源,找出问题的原因并及时解决。中药饮片质量追溯是以现代化信息技术为手段,以风险管理为基础的安全保障体系,应用于中药饮片的生产使用等全链条环节。该体系利用高效完整的先进技术赋予每批中药饮片唯一的"身份证",确保有完整真实的流通管理记录,实现对中药饮片的全过程管理和控制,以及对发生质量问题的中药饮片进行"事后"调查、产品召回和责任的追溯。

(2) 中药质量追溯体系的发展历程

1) 国家重视,牵头推进:2015 年发布的《国务院办公厅关于加快推进重要产品追溯体系建设的意见》明确指出,应用物联网、云计算等技术建设追溯体系。商务部等部门落实上述要求,联合印发了《关于开展重要产品追溯标准化工作的指导意见》。国家中医药管理局率先以科技项目支持中药领域的追溯建设,提出通过产学研用协同合作,对 50%以上(约 100 种)临床最常用的饮片进行全过程质量控制标准研究,形成全链条质量可控、可追溯的总体思路。

2018 年,国家药品监督管理局指出以实现"一物一码、物码同追"为方向,推进建设药品信息化追溯体系,实现全品种、全过程追溯,进而提升药品质量安全的保障水平。2019 年 4 月 19 日,国家药品监督管理局组织编制了《药品信息化追溯体系建设导则》和《药品追溯码编码要求》两项信息化追溯标准。2019 年 5 月 31 日,商务部等部门联合发文推进中药材追溯体系建设,明确中医药管理部门推动中药材生产经营企业建设中药材质量追溯体系;药监部门等推动药品生产经营企业建立覆盖生产、流通等全过程的追溯体系。2019 年 8 月 26 日,国家药品监督管理局发布《药品追溯系统基本技术要求》,以进一步明确药品追溯体系的要求。

2) 数字技术,推动发展:实现中药饮片"从患者到农田"全链条信息无缝衔接,避免可能的监管漏洞,是追溯体系的关键。通过现代化数字技术,电子记录各环节信息,最终患者可获得带有中药饮片全部信息的二维码或电子标签,并据此查询药品信息,实现中药饮片的逐级追溯。

A. 物联网技术:是一种新型联网模式技术,可实现物体与互联网的实时连接、信息互通。射频识别技术(radio frequency identification,RFID)是一种阅读器与射频识别标签之间的双向数据通信技术。中药饮片质量追溯体系以 RFID 电子标签为信息载体,衔接中药饮片从种植到流通使用等各个环节,实现其信息的连贯性和一致性。开发智能移动终端平台,将中药饮片信息开放给最终消费者,通过摄像头扫描识别中药饮片条形码,在线查询全过程信息。RFID 电子标签具有防水、防磁、耐高温、读取距离远、可重复使用等优点,但缺点是成本高。近年来,作为一项简单实用的溯源应用技术,RFID 技术已被广泛应用于医药、食品生产及物流等行业。然而,RFID 技术应用于中药饮片的质量管控研究并不多,仍在不断发展中。

B. 二维码技术:具有自动识读及成本低廉等优点,并且广泛应用于生产系统、医疗系统、税务系统等。此外,二维码技术还具有信息密度高、容量大、容错能力强、制作简单等优点。在中药饮片的流通监管中,通过手机扫描标签上的二维码,可查询中药饮片的流通全过程信息,包括饮片的质检报告,做到药品信息透明公开,保障药品使用安全。

3) 在探索中建立中药饮片质量追溯体系:目前,我国的中药饮片质量追溯体系处于尝试探索阶段,但也取得了一定的进展。如中药汤剂数字化服务系统是比较成功的,该系统包括中药饮片自动编码技术、中药汤剂用药禁忌数据库、数字化煎药数据库、二维码汤剂配送服务、手机客户端及汤剂信息监管平台等。中药汤剂数字化服务系统的开发，极大地提高了中药汤剂的安全监管，使中药质量追溯开启了崭新的模式。

3. 中药饮片生产过程质量识别技术　目前，中药饮片的质量识别模式包括主观和客观两种方式。主观化评价即"辨状论质"，根据传统经验和饮片外观性状特征进行判别，但其检测结果易受感官或检测环境的影响，其客观性与准确性难以保证。客观化评价则是借助先进的设备仪器对中药饮片所含的内在成分或成分群进行定性、定量，但这种模式不够全面，且耗时耗力。饮片质量关键识别技术的匮乏也是形成饮片质量问题的核心要素，因此构建专属性强、整体性好、数字化的中药饮片质量识别技术成为饮片产业亟待解决的关键问题。

（1）基于"辨状论质"的饮片性状表征识别关键技术：形色、气味和味道是传统饮片"辨状论质"中饮片质量判断最直观的方式。目前人工智能感官技术在中药学领域得到广泛应用与发展，电子眼分析系统是中药饮片形、色客观量化的质量评价中最常用的技术方法之一。电子眼技术可通过对样品整体或局部的"形色"等进行检测，通过与质量间的关联分析完成质量判别、分类分级、净制筛选等一系列工作。电子鼻技术已广泛用于食品、化工、环境、地质等领域，尤其适用于风味检测及"气味-品质-品级"分析评价。电子舌技术利用其独特的先味与回味测量技术，能够定性、定量分析饮片的"五味"。同时电子眼、电子鼻和电子舌等技术的系统联合使用，结合化学计量学或高效液相色谱等方法的研究模式将进一步完善中药饮片的质量识别体系。

（2）基于"化学特征"的饮片化学标志物识别关键技术

1）近红外光谱/拉曼光谱技术：光谱技术具有快速、简单、无损、环保、低成本、实时在线检测等优势，其在中药饮片质量分子中得到广泛应用，如近红外光谱技术可用于中药的基原、产地、优劣、真伪及生产厂家鉴别，中药及其制剂的药效成分含量及物理性质的测定，中药生产过程中间体的快速分析，以及中药制药工艺的监测与控制等中药质量识别领域。拉曼光谱作为一种非弹性散射光谱分析技术，可检测饮片成分振动转动信息，适用于评价化学背景不清楚的饮片及矿物和动物类饮片，为中药饮片生产全过程的质量识别提供新技术。

2）色谱及色谱-质谱联用技术：液相/气相色谱结合指纹图谱、特征图谱、一测多评、多元统计分析等技术，其具有整体性、特征性、模糊性的特点，适用于中药饮片的质量研究，从化学成分对中药饮片质量标志物进行快速有效地分析鉴定，是中药饮片质量评价广泛适用的技术方法。色谱-质谱联用技术克服了质谱分析法无法分离、分析挥发性低、热稳定性差的有机化合物的困难，也弥补了色谱定性能力差的不足，广泛适用于复杂化合物的定性定量分析。

（3）基于"生物特征"的中药饮片生物标志物识别关键技术：目前主要以化学成分和药效/毒理研究为主，这种质量识别模式不能有效反映其"量-毒-效"关系，也不能有效保证中药饮片的用药安全性、有效性和稳定性。因此，引入生物效价/毒价技术作为现有中药质量识别体系的补充技术。生物效价/毒价技术能揭示中药饮片中的药效/毒性成分及其谱-效/毒关系，对识别中药饮片的质量，保证中药饮片临床用药的安全性具有重要意义。生物效价/毒价技术对各中药饮片的示范性研究提示了该技术可补充完善现有的中药饮片质量识别体系，更符合临床的需求。同时可关联其他化学或生物特征技术，多维识别中药饮片生产过程中的质量。

尽管目前已有中药饮片标准化研究体系，但是现行中药饮片质量标准中仍然存在着缺乏整体与专属性的识别技术及标准体系不完善等问题，尤其在炮制前后中药饮片的质量控制指标上没有差异性，缺乏炮制后中药饮片的专属质量标志物或专属性评价方法。因此，寻找中药饮片质量评价的新方法、新技术，弥补已有评价方法的不足，仍然是中药饮片质量标准亟待解决的问题之一。

第二节　中药饮片产业相关政策

一、中药饮片生产方面政策

（一）中药材产地趁鲜加工

中药材产地加工是形成商品药材前处理的加工过程，是药材品质、形状特征与质量形成的重要环节。产地药材加工贵在参照借鉴，重在继承发展，克服随意性。药材产地加工的目的：一是除去杂质和非药用部位，保证药材的纯度；二是进行必要的蒸、煮、熏、焖和干燥处理，防止药材以后产生变色、霉烂等变质现象，保证药材的质量；三是进行必要的切制、修整和干燥，以利于商品的包装、贮存和运输。

中药炮制是中药材变成中药饮片的重要环节，直接影响着中药饮片的质量。大部分新鲜植物药在产地经过挑选、清洗、干燥等初加工环节后成了中药材，运输到饮片厂后，仍需要进一步地净选、软化、切制、干燥等流程，方成为生饮片。在此过程中，无疑会造成生产工艺交叉重复、加工工序烦琐、药效成分二次丢失，不仅浪费了劳力成本、资源成本，还影响了中药饮片的质量，导致饮片质量不合格，严重影响了中药临床疗效。

为规范中药材产地加工，解决因加工工艺交叉重复，加工操作烦琐所导致中药饮片有效成分流失等问题，以达到优化生产环节、便于贮藏运输、降低成本、提升饮片质量等目的，建议采用中药材产地趁鲜加工，即在产地就将药材切制成片（段、块），然后干燥。产地趁鲜加工分为两种。① 直接趁鲜切制：即在产地将新鲜的药材，经过挑选、清洗后，趁鲜切制成片或段、块，然后干燥。② 保持传统特色的半趁鲜加工：即在产地将新鲜药材先按照传统方法（如发汗、蒸、煮、杀青等）加工，待药材干燥至一定程度后再直接切成片（或段、块）。

2021 年 7 月 5 日，国务院办公厅、国家食品药品监督管理局等部门发布了《国家药监局综合司关于中药饮片生产企业采购产地加工（趁鲜切制）中药材有关问题的复函》等系列文件，提出鼓励趁鲜加工的政策，鼓励中药生产企业向中药材产地延伸产业链，开展趁鲜切制和精深加工。当前，已有多个省市地区陆续发布了本地区的中药材产地加工相关的政策。

（二）中药饮片加工

2022 年 3 月，国务院办公厅颁布的《"十四五"中医药发展规划》对中药饮片的加工给出了具体建议，并要求相关部门及市场加强对中药饮片的检测、监管，建立相关的监测体系。

（三）中药饮片 GMP 管理政策

从 2004 年 7 月 1 日起，我国所有药品制剂和原料药实现了在 GMP 条件下生产，实施药品 GMP 工作取得了重大阶段性成果。这对保证公众用药安全、有效，促进医药事业健康发展起到了重要作用。

但自 2019 年 12 月 1 日起，取消药品 GMP 认证，取消药品 GMP 认证发证是国务院做出的重大决策部署，是为了提高 GMP 实施的科学性，强化药品生产企业持续合规的主体责任。新修订的《中华人民共和国药品管理法》进行了规定，国家药品监督管理局 2019 年第 103 号公告也进行了工作部署和要求。

二、中药饮片流通相关政策

（一）《药品经营质量管理规范》

《药品经营质量管理规范》（Good Supply Practice, GSP）是为了加强药品经营质量管理，保证人民用药安全有效，依据《中华人民共和国药品管理法》等有关法律、法规，制定的规范。中药饮片作为药品中相对特殊的类，如何控制其在流通环节的质量，就要求在采购、验收、养护、保管、销售等环节必须严格按照 GSP 的要求操作。中药饮片种类繁多,加工方法及质量要求各不相同,所以饮片的购进是保证质量的第一关。

2000 年,GSP 以国家药品监督管理局局令第 20 号正式公布实施。2012 年底,当时国家卫生部实行大部制,主管当时国家药品监督管理局。GSP 实施 12 年后根据监管和流通形势大幅修订(第一次),以卫生部令第 90 号公布并于 2013 年 6 月 1 日实施。2015 年 7 月,当时药品监管重回新组建的国家食品药品监督管理总局负责,重新发布总局令第 13 号。这次修订内容并不大,主要是职责归并。2016 年 7 月,受山东疫苗案和药监码案影响,国家食品药品监督管理总局发布修正 GSP 的决定。GSP 正式实施强制认证前,在国家的推行时期,即 GSP 的前身是《医药商品质量管理规范(试行)》。GSP 经历了两次修订和一次修正。

(二) 中药饮片的包装和标签相关政策

中药饮片的包装标签与中药饮片质量安全密切相关,是保障饮片生产、流通和使用安全性的要件之一。为进一步规范中药饮片的包装标签管理,按照《中华人民共和国药品管理法》《中华人民共和国药品管理法实施条例》《药品说明书和标签管理规定》的规定,制订《中药饮片包装标签管理规定》(以下简称《规定》)。《中华人民共和国药品管理法》和《中华人民共和国药品管理法实施条例》对药品包装标签均有明确规定。为规范药品说明书和标签管理,2006 年国家食品药品监督管理局制订实施了《药品说明书和标签管理规定》(国家食品药品监督管理局令 24 号)。由于中药饮片的特殊性,在该规定中明确中药饮片的包装标签管理规定另行制订。《中华人民共和国药品管理法》第三章第三十九条规定中药饮片生产企业履行药品上市许可持有人的相关义务,对中药饮片生产、销售实行全过程管理,建立中药饮片追溯体系,保证中药饮片安全、有效、可追溯。

当前,市场上流通的中药饮片存在各种形式的包装标签,部分品种仅凭包装标签难以区分产品的管理属性(药材和饮片、食品和药品等),导致基层监管执法存在困难。随着中药饮片已纳入国家基本药物目录、国家医保药品目录,监管机构对中药饮片包装标签的管理也愈加重视。部分省份已开始探索中药饮片包装标签的管理,如河北省制订了《关于加强中药饮片包装管理的要求》,云南省制订了《中药饮片管理暂行办法》等,为进一步规范中药饮片包装标签的管理提供了实践参考。

(三) 追溯体系

根据国家中医药管理局和卫生部于 2007 年发布的《医院中药饮片管理规范》要求:中药饮片采购入库验收需要对中药饮片来源详细信息进行逐一登记;中药饮片出入库需要应当有完整记录。医疗机构的中药饮片追溯体系应具有向消费者提供查询追溯其消费的中药饮片来源的详细信息和为监管方提供查询追溯中药饮片的详细去向的功能。2019 年 8 月 27 日,国家药品监督管理局发布了《药品追溯系统基本技术要求》等 3 项信息化标准,并自发布之日起实施。药品追溯系统基本技术要求药品追溯系统应具有向消费者提供药品追溯信息查询功能和为监管方提供追溯数据查询的功能。同年 12 月 1 日起施行的新修订的《中华人民共和国药品管理法》中第三十二条明确指出药品上市许可持有人、药品生产企业、药品经营企业和医疗机构应当建立并实施药品质量追溯制度,保证药品可追溯。2021 年 7 月,国家药品监督管理局综合司关于中药饮片生产企业采购产地加工(趁鲜切制)中药材有关问题的复函中指出,中药饮片生产企业应当在产地加工企业质量追溯基础上进一步完善信息化追溯体系,保证采购的鲜切药材在种植、采收、加工、干燥、包装、仓储及生产的中药饮片炮制、销售等全过程可追溯。国家药品监督管理局在 2021 年 12 月 30 日发布的《"十四五"国家药品安全及促进高质量发展规划》中要求,鼓励中药饮片生产企业将质量保障体系向中药材种植、采收、加工等环节延伸,从源头加强中药饮片质量控制,探索中药饮片生产经营全过程追溯体系建设。2022 年 3 月 29 日,国务院办公厅印发的《"十四五"中医药发展规划》提出,在产品质量把控方面,研究推进中药材、中药饮片信息化追溯体系建设,强化多部门协同监管。同时,加强中药饮片源头监管,严厉打击生产销售假劣中药饮片、中成药等违法违规行为。

近年来,部分省份已开始探索中药饮片信息化追溯体系,发布推动中药饮片溯源系统建设的通知,在全省范围内明确推动中药饮片溯源建设的地区。

三、中药饮片销售政策

受益于国家对中医药产业的重视,中药饮片在医疗改革大潮中迎来利好。中药饮片可不纳入药品集中采购目录,同时,在医改中继续落实不取消中药饮片加成和控制药占比不含中药饮片等政策。与化药、中成药相比,中药饮片不受一致性评价、两票制与降低药占比的影响,而且享受25%的药品加成。医院可根据临床需求,对中药饮片进行自主采购,在价格上,中药饮片享受市场定价。

2020 年 7 月公布的《基本医疗保险用药管理暂行办法》明确了权限,省级医保部门可以以《国家基本药物目录》为基础,按照国家规定的调整权限和程序将符合条件的中药饮片纳入省级医保支付范围。

四、中药饮片代配代煎政策

中药代煎代配是指在医生开具中药处方后,由医院或第三方专业机构配药、煎煮包装后配送至患者指定地址的服务,是集智能化的调剂方式、现代化的中药煎煮设备、规范化的操作流程为一体的新模式。信息化管理覆盖接方、调剂、复核、浸泡、煎药、包装、复核、配送等各个环节。将人工调剂、人工泡药、人工煎药和人工搬运等耗时耗力且精准度和效率难保障的传统工序升级为自动化操作。代煎代配服务简化了烦琐的药材流通环节,给患者带来便利的同时,也降低了医院及药厂的人力成本,提升了工作效率,同时在疫情期间减少了不必要的人员聚集,是一举多得的保质增效措施。近年来,随着各地宣传推广,中药代煎代配服务深受患者及医务人员好评,满足了患者用药需求,推进了中药房管理数据化、信息化、智能化,进一步提升了医院服务质量,提高了服务效率,保障了患者用药安全。

第三节　中药饮片产业现状、发展的困境与趋势

中药饮片是传统中药产业三大支柱之一,上承中药材,下接中成药、提取物、保健品和中医临床,处于整个中药产业链的核心位置。饮片产业的健康、可持续发展,不仅影响中药产业的整体发展质量与效益,更对中医药事业的长期发展具有关键性的影响。

一、中药饮片产业的现状

(一)产业传承发展现状

中药饮片向上游,是由中药材加工而来,向下游,则不仅是中成药、中药配方颗粒的主要原料,还可作为药品直接在医疗机构出售,用于中医临床。因此,中药饮片既是中成药工业的重要原料保障,也是中医临床疗效的关键物质基础。近年来,中药饮片产品形态上出现了一系列显著的变化,得益于现代包装、信息化溯源、配送等技术的快速发展,小包装饮片得到了快速发展。此外,区域特色饮片、精品饮片、工业饮片也分别满足了部分特定用户群体的需求,取得了长足发展。从产品层面看,目前中药饮片特色化、专业化的态势日益显著。

(二)产业市场发展规模

中药饮片行业虽历经数千年的发展,但真正开始规范化和产业化的时间并不长。我国古代传统药店为前店后厂模式,由药店自行加工原药材,自制成药或中药饮片自售。20 世纪 50 年代起,我国完成

工商业社会主义改造，各地陆续将中成药生产从前店后厂模式分离出来，单独成立专业的中成药厂。随着专业化分工的强化，大批量药材逐渐由药材公司提供。随着各地中医院的广泛建立，对经过炮制加工的饮片需求日益明确，部分药材公司开始饮片加工业务。1982年，我国中药市场开放。1985年，国家开始执行《中华人民共和国药品管理法》，结束了药店自行制作药剂饮片的历史，中药饮片加工业逐渐壮大。随着我国药品监管的规范化，中药饮片产业逐步进入现代化阶段。近年来，部分中药饮片企业积极向产业链上、下游延伸业务，涉及中药流通、仓储、配送等业务，尤其是随着线上业务的拓展，代煎煮、智能配送逐渐成为饮片企业的重要发展领域。

在国家政策的指引和支持下，伴随着医药市场规模的快速扩大，过去20年间，中药饮片产业规模突飞猛进，取得了长足发展。2021年中药饮片营业收入第一次跨过2 000亿大关，达到2 057亿元，同比2020年的1 809亿元增长13.6%；利润跨过200亿大关，实现翻倍增长，达到249.3亿元，同比2020年的123.2亿元，大幅增长102.3%。近20余年，中药饮片产业总产值相比1996年4.7亿元增长了400余倍，尤其是2009年国家基本药物制度建立后，中药饮片被纳入《国家基本药物目录》，中药饮片产业增幅更是大幅攀升，保持了近十年的双位数增长，中药饮片产业主营业务收入占医药工业的比例也从不足3%，增加到2021年的6.28%。

（三）产业科技创新进展

传统中药饮片加工技术的发展受到产业格局的影响和制约，而且饮片多品种、多规格、加工技术特点繁杂，所以生产集中度低。近年来，大型中药饮片企业新建生产线逐步迈向生产自动化，尤其是随着中成药生产自动化、规模化程度的提升，在其原料中药材、饮片高效率、规模化前处理的需求带动下，中药材、中药饮片加工处理设备数字化、自动化的趋势逐渐强化。同时，随着当代科学技术的发展和应用，以及人们对中医药的重视，使传统中药饮片发生了巨大的变化，产生了中药袋泡剂、小包装中药饮片、超微粉中药、纳米中药、中药配方颗粒、定量压制饮片、流动性饮片、破壁饮片等新型中药饮片，既增加了临床用药的多样性，也为中医药发展的现代化、国际化做出了重要贡献。未来，随着我国人口红利的逐渐消失，劳动力价格不断攀升，劳动力较为密集的饮片加工产业面临较大压力，自动化、信息化、智能化将成为未来饮片生产发展的必然方向。

（四）产业进出口贸易现状

1. 中药饮片出口情况　根据中国医药保健品进出口商会统计，近十年来，我国年均出口中药材及中药饮片20万吨，年均出口额约10亿美元，出口市场相对稳定，出口数量和金额波动不大。我国中药材及中药饮片出口的主要品种（以金额计）为：桂皮、人参、枸杞、大枣、西洋参、当归、鹿茸、半夏、黄芪、茯苓、党参、冬虫夏草、菊花、山药、地黄、贝母、甘草等，以药食两用或滋补类为主。

亚洲是中药材及饮片出口贸易的主要市场，占我国中药材及饮片出口额的84%，中国香港地区、日本、韩国长期排在中药材及中药饮片出口贸易市场前列。其中，日本每年从我国进口中药材及饮片约2.5亿美元，是我国中药材及中药饮片出口的第一大市场。韩国每年从我国进口中药材及中药饮片2.5~3万吨。近年来，东盟逐步成为我国中药材及中药饮片出口的最大区域性市场，占我国对全球中药材及中药饮片出口额和出口数量的20%。欧洲是我国中药材及中药饮片出口的重要市场之一，欧洲使用的药用植物约在2 000种，欧洲本身只能提供2/3，其余依靠进口，欧洲市场约占我国中药材及中药饮片出口市场的7%。

总体来看，东盟、韩国、日本、欧盟等是我国中药材及中药饮片出口的核心市场，这7个市场份额约占我国中药材及中药饮片出口总量的75%，中药材及中药饮片出口总额的87%。

2. 中药饮片进口情况　我国中药材及中药饮片进口近年来保持快速增长势头，根据中国医药保健品进出口商会统计，2010年，我国中药材及中药饮片年进口数量为4.7万吨，进口额0.6亿美元，到

2019 年,进口中药材及中药饮片数量增加至 19.5 万吨,进口额 3.6 亿美元,10 年间,进口数量增加了约 3 倍,进口额增长了约 5 倍,远超中药材及中药饮片出口增长速度。我国进口金额较多的中药材及中药饮片主要有:龙眼肉、西洋参、甘草、乳香、没药、血竭、鹿茸、西红花、丁香、加纳籽、姜黄、豆蔻、肉豆蔻、儿茶、芦荟、番泻叶、海马等。进口中药材及中药饮片品种中,多数是我国没有资源分布的品种,如乳香、没药、血竭、芦荟、儿茶、苏合香等,对于这些品种,我国历来完全依赖进口货源,不可替代性较强。还有一部分品种,我国虽有分布,但是资源数量少、质量不及国外或国外成本更低,如西红花、姜黄、茯苓等。其中值得关注的是,对于甘草、茯苓等国内有分布的普通品种,随着国内人工、土地等种植成本的上涨,国内一些企业主动到国外建立种植基地和寻找货源,如我国企业在非洲发展茯苓基地等。

亚洲是我国中药材及中药饮片进口的最大货源地,约占我国中药材及中药饮片进口数量的 95%,进口额的 66%。其中,东盟还是我国中药材及中药饮片进口贸易的第一大区域合作伙伴,我国约 80%以上数量的进口药材产自东盟。从东盟进口的中药材及中药饮片有龙眼肉、石斛、血竭、丁香、肉豆蔻、槟榔等药材,是我国传统进口南药的主要来源。非洲市场约占我国中药材及中药饮片进口数量的 4%,进口额的 9%。我国主要是从肯尼亚、埃塞俄比亚、苏丹等国家进口乳香、没药、芦荟等中药。欧洲和美洲市场约占我国中药材及中药饮片进口数量的 2%,进口额的 18%。我国从欧美进口的主要是西洋参和西红花、苏合香等高价值药材。我国进口西洋参全部产自美国和加拿大,是美国和加拿大西洋参最大的出口市场。我国从大洋洲进口中药材及中药饮片数量不到我国进口中药材及中药饮片总数量的 1%,进口额占我国中药材及中药饮片进口总额的约 8%,主要从澳大利亚和新西兰进口鹿茸、鹿鞭、石决明等药材。

总体而言,我国进口中药材及中药饮片绝大部分来自亚洲和非洲,以低单价品种为主,从欧洲、美洲、大洋洲进口中药材及中药饮片数量仅占我国进口中药材及中药饮片数量的约 1%,以高单价品种为主。我国中药材及中药饮片进口贸易亚洲地区主要贸易伙伴为东盟,非洲地区主要贸易伙伴为肯尼亚、埃塞俄比亚,欧洲、美洲和大洋洲区主要贸易伙伴为美国、加拿大、澳大利亚、新西兰。

二、中药饮片产业的发展困境

(一) 生产技术问题

1. *实际生产与规范标准脱节*　国家及地方中药饮片炮制规范与标准是规范中药饮片生产技术的标准依据。目前国家及地方中药饮片炮制规范与标准存在一药数法、各地各法,且同饮片规格不同炮制技术与辅料的现象,给中药饮片生产技术规范的执行带来质量与监管等一系列问题。在中药饮片工业化生产转型的过程中,中药炮制设备功率、温度测定方式等缺乏统一的标准,出现在实际生产中不同企业的炮制工艺参数不一致的情况。部分中药饮片标准为符合《中国药典》指标而出现很多炮制工艺简化或不按工艺规程生产加工现象,直接影响中药饮片质量,导致中药饮片产业化生产与规范标准脱节的现象。

2. *生产模式智能化程度较低*　中药饮片生产企业中多数为中药小企业,普遍生产规模较小。又因中药饮片使用单位要求投标企业提供尽可能多的品规,致使企业不得不生产尽量多的品规,以满足临床使用单位的需求。中药饮片企业的这种“小而全、多而杂”生产模式,再加上企业准入门槛较低,导致产品同质化现象突出,企业间低水平竞争,致使利润率显著低于其他行业。

中药炮制设备自动化与数控化是现今的发展趋势,现阶段已有相关智能炮制设备的研发与应用,推动了我国中药饮片产业向规模化发展,但中药饮片生产智能化、规模化水平与成药产业相比还比较低,实际生产过程中也存在单台饮片生产设备自动化程度低、饮片生产设备联动生产线局限性大等一系列问题。同时,中药炮制装备在实际生产中缺少推广与应用,由于研究人员无法对生产中实际需求予以全面了解，从而出现设备与实际生产工艺脱节的现象，研究人员经验数据的缺乏致使设备的灵活性与适应性有所限制，实际生产效率会受到影响。智能化的提高应结合研发与实际，建立中药生产过程中的信息采集和实时反馈，以确保中药饮片质量的稳定性与可靠性。

（二）产业科技创新问题

创新驱动行业发展。目前中药饮片产业创新能力尚不能满足饮片产业发展的需求。中药饮片产业科技创新存在的关键问题较多。

1. *创新力不足*　由于行业整体创新力较弱，现有新产品的技术含量较低，相较于其他领域，转化成果数量少且转让费低，进而导致创新激发的动力不足。且中药饮片行业创新活动少，原因是饮片产业利润率低、企业规模较小，一般企业难以承担科技创新活动的高投入带来的投资风险。诚然，某些企业有自己的技术中心，但在高水平、深层次的领域难以形成创新突破。如何创新研究思路，利用现阶段其他行业的先进手段，改变中药饮片原理研究难度大、效率低的问题，需要本领域科研人员共同努力思考对策。

2. *科研领域经费缺乏*　近年来相关部门非常重视中医药工作，并将中药产业作为我国的战略产业之一。国家陆续启动了“重大新药创制”科技重大专项“十二五”“十三五”规划、“中药标准化项目”等项目，国家自然科学基金委员会也加大了对不同类别项目的资助力度。但是，在中药饮片领域支持力度仍然偏低。各省市立项的科研项目数量也非常低，中药饮片领域科研人员大多面临科研经费不足的困境。

3. *创新型人才培养不足*　近年来，随着国家对中医药事业的日益重视，在对中医药人才培养模式不断探索的过程中，中医药人才培养体系不断完善，中医药人才队伍逐渐壮大，但相较于其他行业领域，具有创新思维和创业能力的创新型人才数量差距显著。究其原因，本质还是与行业结构、分配机制、教育体制、人才流动机制等密切相关。中药饮片行业创新性人才培养明显落后于其他领域。

（三）产业利润问题

近些年，饮片产业呈现剧烈下跌态势，主营收入和利润增速急剧下降，尤其是 2019 年以来，中药饮片产业出现了大幅负增长，面临严峻形势。其主要原因应该与中成药制造业形势不佳有关。中成药制造业是中药产业的主体，中药饮片是中成药的主要原料，中成药制造业持续低迷，使得对原料中药饮片的需求下降。同时，随着我国经济从高速增长转向高质量发展，在产品质量、生产合规及环保方面的要求持续提升。来自监管和环保方面对饮片产业的要求日益加大，从而提高了企业运营成本，使其产能受到影响。

（四）产业持续发展潜在影响因素

1. *前期扶持政策存在退出的可能性*　中药饮片是中医药特色优势的集中体现，近年来获得了多项行业关键政策的支持，如外资禁入、可纳入医保报销、不计入公立医院药占比、保留医院药品加成等，但前期政策红利已经有效释放，未来饮片可能面临扶持政策逐步退出的风险。2019 年 10 月，《中共中央 国务院关于促进中医药传承创新发展的意见》发布，其是未来一段时间内中医药发展的纲领性文件，文件第十七节“完善中医药价格和医保政策”部分提出“研究取消中药饮片加成相关工作”。根据文件精神，虽然短时间内有关部门不一定出台直接措施，但一些中药饮片的重磅利好政策未来存在逐步退出的可能性。

2. *市场格局零散，竞争质量降低*　医药产业被称为永不落幕的朝阳行业，在我国经济结构全面转型升级的背景下，吸引了众多投资的关注。在医药产业领域中，中药饮片行业的资金、技术、政策准入门槛相对较低，因此，虽然中药饮片行业整体利润水平较低，但依然吸引了众多其他领域的投资，成为外界资金切入医药健康产业的优先通道。然而，目前我国中药饮片产业处于竞争格局分散，生产集中度低，规模化、集约化程度不高，行业“多、小、散、乱”的局面，中药饮片产品同质化严重，全国大多数饮片企业都是常见饮片品种，企业间分化与差异化程度较低。多年来，由于存在多种地方保护的“隐形壁垒”，全国统一的中药饮片大流通市场格局和中药饮片市场优胜劣汰的竞争机制始终未能全面形成。迄今，中药饮片企业间的竞争依然以区域内的竞争为主，跨区域的全国性集团公司较少。面对零碎的市场，跨区域的全国性公司，竞争优势不够突出，导致行业集中度长期难以提升，领域行业龙头企业营业收入占比也未超过全行业的3%。总而言之，中药饮片行业虽然竞争激烈，但竞争质量较低，导致行业利润率较低，中药饮片产业的集约化进程依然面临诸多障碍。

3. *质量问题频发，引发信任危机*　当前，中药饮片产业最严峻的威胁来自质量问题，以及由此引发的信任问题。数千年来，品质一直是中药产业的生命线，延续至今的各大中药老字号，其招牌的底色无一例外都是“品质”，北京同仁堂的祖训“炮制虽繁必不敢省人工，品味虽贵必不敢减物力”；杭州胡庆余堂以“戒欺”为信条，坚持“采办务真”和“修制务精”。源自道地药材、精心炮制的高质量饮片，保证了中医临床疗效，给予医生和患者充分的信心，也树立起企业的招牌和行业信誉。中药品质是中药产业生生不息的根本保障，更是中药饮片产业长期健康发展的核心。

可一段时间以来，中药饮片质量及安全性问题时有报道，引起社会广泛关注，中药饮片高品质的形象一落千丈，业界甚至出现“中医亡于中药”的说法，行业深陷“质量危机”。而且，中药饮片品质问题已经显著影响了中医药的形象，“放心吃中药”成为各界人士的共同诉求。如果这一不利态势不能尽快扭转，长此以往，民众对于中医药的信心难免受到影响，信任危机必随之而来，不仅严重威胁中药饮片行业生存与发展，甚至对中医药事业的长期发展都构成了严重的威胁。

三、中药饮片产业的发展趋势

（一）产业发展相关政策引领，中药饮片生产加工工艺规范化发展

中药饮片产业在国家政策的引领下，正朝着健康持续的良好态势发展。但行业问题仍然存在，需要更多有针对性的国家相关政策去解决在中药饮片生产、销售、流通过程中存在的问题，从而规范饮片生产加工工艺。

1. *加快《全国中药饮片炮制规范》制定实施*　制定实施《全国中药饮片炮制规范》并赋予其法规地位，是完善中药饮片质量标准体系、加强中药饮片质量监管的关键一步，将有利于解决中药饮片各省市流通及使用限制的问题，有利于中药饮片生产销售大流通格局的形成。

2. *推动中药饮片质量等级标准制定*　中药材分商品规格等级，并按规格等级来定价，这种定价方法在中药市场长期存在。然而中药材制备成中药饮片进入医院后，中药饮片统一售价，无等级划分。中药饮片是否能在医院或药房实施分等级管理，在行业内存在不同的声音。但从行业发展及提高饮片质量的整体大局考虑，实施中药饮片质量等级划分，是大势所趋。

中药饮片在销售终端实行等级管理，使医院、医生、患者更容易分辨中药饮片的质量，真正拥有了选择权。同时，中药饮片实行等级管理亦可促进优质优价的实施，保证中药饮片生产企业的经济效益，促进企业自主开展科技创新，规范中药饮片营销市场，有效推动中药饮片行业的有序、快速发展。让优质中药饮片占领市场，使百姓用上质量好、疗效好的优质中药饮片，确保临床疗效，受益的最终是广大群众。

3. *继续实行中药饮片质量常态化监管*　目前，各省市对中药饮片质量监管已在GMP理论指导下呈常态化状态。继续实施中药饮片质量常态化监管政策，能有效保持中药饮片质量整体的高水平状态。部分省份除对市场流通的中药饮片进行质量抽检外，已经将工作细化到中药饮片生产、流通、使用等各个环节。此外，提升质量监管能力、检验能力亦迫在眉睫，以应对由于产业发展带来的监管及检验需求

的激增，以及应对中药饮片质量检验项目增加构成的巨大检验压力。

4. *推动中药饮片区域物流中心建设，加快供销模式转变*　建立区域中药饮片现代物流中心，实现区域内跨省中药饮片调拨，是改变现有“小、多、全”生产模式的一条有效途径，这也将为中药饮片质量控制提供一种新的市场监管思路。同时，可以进一步加快饮片采购模式的转变，推进中药饮片公立医院集中采购政策实施，完善互联网饮片销售及质量监控的政策措施。

5. *推进中药饮片注册管理制度实施，落实中药饮片批准文号制度*　2020 年发布的《中华人民共和国药品管理法》对中药部分的内容做出多项修订，其中明确指出“实施审批管理的中药材、中药饮片品种目录由国务院药品监督管理部门会同国务院中医药管理部门制定”。在此政策背景下，以守正创新为指导推进中药饮片的注册管理制度的建立是提高中药饮片安全性和质量可控性、鼓励研发“实质创新”中药饮片品种的关键举措，将为中药饮片的安全和规范带来不可估量的作用，有利于规范饮片生产与经营及使用，加快中药饮片企业发展，促进中药饮片产业整合升级，提升饮片的整体质量。

药品批准文号是药品监督管理部门对特定生产企业按法定标准、生产工艺和生产条件对某一药品的法律认可凭证，每一个生产企业的每一个品种都有一个特定的批准文号。目前中药饮片批准文号制度还处于初步推行阶段，加快落实该制度可有效规范中药材、中药饮片的生产，使生产企业牢固树立质量意识，推动中药市场向优质。安全方向发展。

6. *调整完善中药饮片相关标准*　近年来，随着业界对中药安全和质量意识逐渐加深，以《中国药典》为代表的强制性国家标准——中药技术要求不断升级，尤其中药材、中药饮片标准安全性指标和检验项目日益增多，涉及的检验技术方法呈现出高技术化、高端仪器化的态势。这种提升一方面强化了业界对于中药安全性风险的认识，有利于中药质量理念向中药材种植、采收、加工等上游环节的传导，对中药材质量提升有一定积极意义。

标准工作的首要目标是提升标准对所评价产品质量的可控性，坚持“科学服务于标准，标准服务于监管，监管面向现实”的原则。2017 年 9 月，《中共中央 国务院关于开展质量提升行动的指导意见》发布，文件明确：“提高中药质量稳定性和可控性”。中药标准工作的价值取向应是通过标准理念和工作流程的创新，进一步提升检验效率和改善监管效能，从而有利于提高中药产品质量稳定性和可控性。在后续发展中，应着重于优化《中国药典》等国家药品标准制订、修订工作流程；扩大国家药典委员的代表性，尤其是适当增加药品生产、检验一线人员的比例；切实推进中药国家标准信息化、公开化工作，大幅降低药品标准的获取成本。

7. *推动中药饮片包装及标签管理要求的制定*　《中药饮片包装标签管理规定》中对中药饮片的标签内容进行了特殊药品标识、产品属性、品名、药材来源、产地等相关项目的要求，对中药饮片企业的生产形成了指导。制定实施中药饮片的包装及标签相关法规性要求，是规范中药饮片标签格式，确保中药饮片质量的关键，这将对中药饮片的生产、流通和使用安全性形成保障，为各级药品监管部门对中药饮片的监督检查和违法行为的定性查处提供法规依据。

8. *加强中药饮片保质期的管理*　目前国家对于中药饮片保质期的管理暂未出台单独文件，在今后的规章制定中，应遵循“坚持传统经验鉴别与现代质量评价方法相结合”，“围绕主要影响因素，分类别、分情形科学确定保质期”等原则进行，鼓励中药饮片生产企业对确有科研数据支撑的中药饮片品种、使用道地药材且具有明确溯源系统的大宗品种，以及容易变质的中药饮片，率先实施中药饮片保质期管理。国家应对中药饮片保质期的管理积极探索，出台相关政策，逐步在全国范围内推行实施中药饮片保质期管理。

（二）中药饮片品牌企业与品种培育，产业竞争格局优化

当前，大多数饮片企业都要生产中医临床常规的各种饮片，一般都在 400 个品种以上。这种竞争模

式下，中药饮片行业产品不仅高度同质化，而且产品批次规模小、竞争效率低下，导致中药饮片企业普遍对产品技术缺少关注，对于提升中药饮片产品品质形成过程缺少掌控，中药饮片产业的竞争日益虚化，产业整体竞争力提升困难。

中药饮片是中药产业承上启下的核心环节，为大力推动中药饮片质量提升和产业高质量发展，行业协会应设立系列饮片科技、产业专项，引导饮片产业竞争由“以企业为中心”逐步转向以“优势产品”为中心，鼓励企业推进中药饮片品牌建设，建立完善中药行业品牌培育与评价标准体系，建立中药饮片品牌数据库，形成品牌效应，从而逐步引导形成以“道地药材产品-优质饮片产品-优势中成药品种+高品质产品”为竞争核心的中药产业竞争体系。通过这种以产品为中心的竞争模式，使得一批品质优良的饮片产品能够脱颖而出，产品规模持续做大，品质不断提升，专业化程度不断提升，成为全国知名的饮片大品种。

在国家政策大力支持的背景下，随着行业管理和炮制规范的不断完善，以及下游市场需求的逐步增长，集中技术、人才、资金发展有特色的大品种，已成为中药饮片行业一批领军型企业中长期发展的战略重点。目前部分领先企业已开始整合产业链资源，积极转变现有生产模式，提升中药饮片炮制和生产技术，逐步培育中药饮片大品种、大品牌，以提升自身的市场占有率和品牌形象。大品种战略的实施，将进一步推动中药饮片行业生产的规范化、标准化、统一化和规模化，有利于培育行业性、标杆性的中药饮片大品种，逐步提升行业集中度，以真正实现区域专业化生产与大流通。

（三）中药传统炮制工艺传承革新，中药炮制工艺标准化产业化发展

1. 加快中药炮制传承发展　首先，中药饮片行业应全面整理中药传统炮制技术利用现代科技形式进行传承，可以从人才、技术和文献等多个方面进行传承，加强技术传承和人才传承，应传承、创新并进。一是挖掘整理传统炮制技术的学术思想、炮制经验、炮制理论和炮制工艺，总结炮制技术形成规律及技术特色，可以解决传统炮制流派技术及一些饮片品种濒临失传的困境，还可筛选获得真正具有临床价值的饮片品种，以期实现古法炮制的工业化和产业化生产；二是深度发掘炮制传承人才，对炮制传承继承人进行遴选，并广泛开展“师带徒”实训工作，为传统中药炮制核心技术的发展和产业化发展储备人才。其次，加强对于中药传统炮制流派炮制技术及饮片地域性生产工艺开展规范化研究。在明确饮片临床价值的基础上，再进行系统的传承研究，使饮片的临床疗效可以得到充分发挥，合理保持中药饮片的地域特色，对现代饮片生产进行合理指导，充分稳定中药饮片的临床疗效。要结合相关文献对地方特色技术及中药饮片生产工艺开展系统文献研究及调研的基础上进行研究，对炮制技术规范进行总结，制定合理的炮制操作规程。开展工业化生产研究，包括规模化生产设备的研发，以降低生产成本，增加临床使用量，进一步通过市场化促进传统特色饮片品种的传承。相信随着行业的集中度的提高，大中型企业创新力的提升，特色饮片技术及品种的产业发展将会取得较大的传承创新。

2. 推进中药产业创新　中药新型饮片产品除中药配方颗粒外，能获得临床及市场认可的其他新产品较少。一个关键原因是医药学科分离后，中药饮片新产品的临床研究难以开展，同时也缺少可以参考的研究指导原则。新产品研发是产业发展的驱动力，需要鼓励更多的企业加大新产品研发投入。新产品研发可以关注地方特色炮制品种及其他创新产品如新药材来源的中药饮片、新型发酵产品等。企业加大智能化生产研发资金投入的同时，国家也应该进一步加大政策支持，加强新产品研发指导，明确饮片新产品研发指导原则；建立中药饮片跨区域使用的指导方案，鼓励企业跨区域生产销售地方特色品种；尽早开展中药饮片注册管理制度，加快新产品上市进程；进一步加大纳税优惠等。

在科研方面，中央和地方财政应加大对炮制基础科学研究的支持力度，加快中药炮制原理阐释、创新产品及质量控制技术的研发。同时，政府应引导建立产学研深度融合的利益分配机制和风险控制机

制,尊重企业、高校和科研院所的利益和需求,并有效应对成果转化风险、创新失败风险等。通过政府的参与推动,充分调动企业研发活力和产业创新能力。

四、小结与展望

（一）中药需求扩大,市场规模增长

随着人们消费水平的提升及健康保健意识的加强,中央频频发声"弘扬传统中药""让中药走向世界""守正创新",加上新型冠状病毒感染疫情战疫中,中药疗效让国人和世界重新认识到这一国粹,让中药焕发了新的面貌。根据调查数据显示,我国目前倾向于中医治疗的人数比例达到49%,与西医基本持平,中药需求有所扩大,前景看好。

中药饮片是中药行业的重要组成部分,近几年来保持强劲增长势头。此外,连花清瘟胶囊和连花清瘟颗粒产品被《新型冠状病毒感染的肺炎诊疗方案(试行第九版)》及山东、上海、北京等多个省市发布的防治方案或诊疗方案推荐。目前已有超40个院内制剂获批,多个省市因地制宜,制定了新型冠状病毒感染预防方。随着中医药在疾病的预防、治疗及康复中显现有效性与安全性,中药饮片的市场规模有望进一步扩容。

（二）产业国际化发展前景

1. *新型冠状病毒感染疫情助推中药材及中药饮片出口*　在新型冠状病毒感染防控中,传统中医药发挥出了积极作用,很大程度上引导和推动了中药饮片产业的发展。此次疫情中,清肺排毒汤、化湿败毒方、宣肺败毒方、金花清感颗粒、连花清瘟胶囊、血必净注射液是众多院士、专家推荐的"三药三方"。其中清肺排毒汤综合了《伤寒论》4个经典名方,麻杏石甘汤、射干麻黄汤、五苓散、小柴胡汤,含麻黄、杏仁、生石膏、桂枝、泽泻、猪苓、白术等21种中药饮片;"肺炎1号方"综合了温病学的清瘟败毒饮、达原饮、清暑益气汤,含连翘、山慈姑、金银花、黄芩、大青叶等16种中药饮片,这些抗流感和瘟疫类中药材表现出巨大的市场需求。随着疫情在全球的扩散,美国、意大利、匈牙利、荷兰、加拿大等多个国家中医诊所问诊人数大幅增加,中药饮片及配方颗粒的销售也急剧增长。可以预见,随着全球民众对中医药在抗击新型冠状病毒感染中重要性的认识,抗流感和瘟疫类中药将持续旺盛,此类中药饮片的生产将表现出强劲的增长。

2. *引入海外中药资源*　当前,进口药材品种早已不再局限于传统"南药",由于国内药用资源的不足,土地、劳动力成本升高等原因,防风、姜黄、北豆根等很多原产于国内的品种也开始大量进口,以补充国内用药需求,甚至部分国内企业主动"走出去",到国外建设中药材种植基地。同时,藏族、维吾尔族等少数民族使用的一些药材品种也已纳入进口药材管理,进口数量虽然相对较少,但品种多。越来越丰富的海外中药资源的引入,不断拉动海外中药材及饮片的进口,2019年,我国从"一带一路"沿线进口中药材及中药饮片2.4亿美元,同比增长16%。

此外,巴西亚马孙森林的植物种类异常丰富,单是高等植物就有4万余种,但是目前出口到中国市场的还仅是丁香、胡椒和菊花等很少的品种。中巴双方在中药领域的合作日益密切,未来,巴西丰富的药用植物资源将成为中巴医药合作的蓝海,巴西中药材及中药饮片的进口有望进一步扩容。

第四节　中药饮片相关产品与研究

传统中药饮片的发展是和一定的历史时期、科学技术水平相适应的,如何更好地继承和发扬中药炮制技术,保持中药饮片旺盛的生命力,对中药传统饮片进行变革探索对于提高临床疗效、促进饮片产业健康发展、促进中药现代化与国际化具有重要意义。本节主要从目前中药饮片相关产品的研发和生产现状、优势及存在问题等方面进行了介绍。

一、中药饮片相关产品研究现状

中药饮片的发展历程，从古代以“咬咀”入汤剂，即将药材以口咬碎成为大小适宜的形状，以利煎煮时“药力同出”；到青铜器时代发展为重器捣碎或刀具切锉为适宜形状物。虽然宋代一度出现粗末和细粉，即将药物制成粗末煎煮去渣留汤服用，或将药物制成细粉，加水煎煮后连汤和粉服用，但却容易出现鉴别和贮藏困难、煎煮易糊化等现象。而根据中药本身性质不同，将中药材加工炮制成一定长短、厚薄的片、段、丝、块等形状，供汤剂和中成药调剂处方使用，具有便于有效成分煎出，提高有效成分的煎出率，避免药材细粉在煎煮过程中出现糊化、黏锅等现象，显示出中药饮片“细而不粉”的特色和利于炮炙、调配和制剂，便于鉴别，防止混淆，利于贮存等优点，最能满足中医灵活用药，辨证施治的需要，经受了历史几千年来的检验，至今仍然是中医临床应用的首选。

纵观中药饮片的发展史，中药饮片的药用形式大致经历了以下 3 个主要发展阶段：① 原药材直接入药，此阶段属于中药饮片的发展萌芽期；② 原药材经过粉碎成一定大小后再入药，此阶段属于中药饮片的发展初期；③ 原药材经过炮制加工成特定的片、段、块等性状的传统饮片，此阶段属于中药饮片的发展成熟期。经过长期的实践和发展，传统中药饮片适应了传统的诊疗方式，被当时的社会所普遍接受。但是随着现代社会的飞速发展，以及西药、中成药等一些使用更方便的药物出现，给传统医学特别是传统中药饮片带来了前所未有的挑战。传统中药饮片煎煮费时，携带不便，很难适应现代人的生活需求，使许多愿意接受中医药治疗的患者望而却步，已成为限制中医水平发挥，影响中医广泛治疗疾病的重要方面因素之一。因此，利用现代科学技术进行中药饮片的研究与改革，开发中药饮片相关产品，对于提高中医药的适应能力，稳定中医药应用市场，具有一定的积极意义。

二、中药饮片相关产品开发现状

中药饮片相关产品的开发是传统饮片的基础上，利用现代科学技术对其进行的再加工处理，包括粉碎、制粒及提取等过程。其首要关键是保证和控制中药饮片的质量。目前新型中药饮片探索方向主要有：颗粒型中药饮片、超微粉中药饮片、中药配方颗粒饮片、流动性中药饮片、定量压缩中药饮片、冻干中药饮片及小包装中药饮片等。

1. *颗粒型中药饮片*　颗粒型中药饮片是将原料药材加工生产成颗粒状的中药饮片，干燥灭菌，然后按不同规格包装，供临床调配入药。还可以分装于特制的滤纸袋中，称为袋装颗粒剂，包括袋泡剂和袋煮剂两类。颗粒型饮片的生产工艺，主要是根据各类药材的特性来确定的。中药材的来源有植物、动物和矿物，品种多，性质差异大，使颗粒饮片的生产工艺要考虑多种因素。首先按照《中国药典》要求进行炮制，如净制、切制、炮炙等，使药材保持传统性味。然后是制粒机械和制粒方法的选择，如万能磨碎法适用于大多数根茎、全草、矿物类药材；拉丝切断法适用于纤维较大、粉质多、含水量大、韧性强及部分叶、花、果实、全草类药材；破磨法适用于果实类、种子类、油性、易碎类药材；挤压切断法适用于含黏液质类、含糖类、软腻动物类药材；切断破磨法适用于茎木类药材。各类药材及各种方法的生产工艺通则为：选料→去杂→切片→炮炙→粉碎成粒→烘干（干燥灭菌）→分装→检验→包装。

颗粒型中药饮片用于汤剂调配，可以提高配方及用药的效率和准确性；经过干燥灭菌，洁净卫生，避免霉变、虫蛀及污染。但是含淀粉、黏液质多的药材煎煮时易糊化，药液混浊，过滤困难。同时在颗粒型饮片的生产过程中，经过粉碎、切制后，粒径不在范围内部分将以不合格品而弃去，从而会造成了很大的资源浪费。

2. *超微粉中药饮片*　中药超微粉饮片是将传统中药饮片经超微粉碎技术粉碎后，平均粒径小于 10 μm 超微粉体。由于动植物细胞的直径一般在 10~100 μm，如粉碎成粒径 10 μm 左右的粉体，其细胞破壁率可达90%以上，故有人称其为细胞级微粉，称这类的中药为微米中药或中药微粉；有人把粒度范围在1~75 μm的微粉称为超细粉。

超微粉中药饮片的服用方法主要是将单位中药材超微颗粒放在开水中浸泡几分钟后服用，或进行吞服，改变了传统中药饮片的用药方法，舍弃了群药在沸水中煎煮、互相发生作用的步骤。其应用方便，不易发霉、虫蛀、泛油，储存时间长，煎煮时间比传统饮片有所缩减，且可用沸水浸泡后服用，有效成分溶出率高。超微粉中药饮片的不足之处是将药材制成了极细的粉末状后难以鉴别；打碎了植物或动物中药的细胞壁，与传统中药饮片的结构有较大差别，挥发性成分易损失，是否能够达到传统中药饮片的同样效果需要验证；其有效用药量，特别安全性问题是制约其发展的关键；同时，在制备过程中成本较高，这种超细粉末的粒度过于细小，流动性不稳定，如果要通过管道等设备实现自动化称量、分包装，有可能造成管道的堵塞。

3. *中药配方颗粒饮片*　中药配方颗粒饮片是将单味传统中药饮片进行提取、浓缩、干燥，经加工制成颗粒，并分装成规定剂量的产品，其可根据临床处方配伍加减进行调剂。患者配方后冲服即可，省工省时，因此具有服用方便、剂量小、体积小、利于贮存运输、调配方便、利于加强管理等优点。但由于中药配方颗粒是单煎，而中药汤剂是合煎，单煎和合煎两者的有效成分提取率和疗效是有差异的。合煎后能够增加处方的治疗范围和适应证，亦能缓和或降低药物的毒性和不良反应，而目前将每味药单一提取制粒后再混合配方很难达到中药汤剂的合煎效果。如白虎汤中，以钙离子为指标，合煎者含量高于单煎；麻杏石甘汤中，合煎时麻黄碱的含量明显高于单煎；茵陈蒿汤中的二甲基七叶内酯单煎不易溶出，合煎后90%被煎出。

4. *流动性中药饮片*　流动性中药饮片是在传统炮制后的净制中药饮片基础上，结合中药饮片本身的性质，选取适宜的制药工艺进行粉碎、混合（匀兑）、成型（制粒、压片、挤压等）干燥、灭菌、包装等过程而制得的一种新型流动性饮片。其具有颗粒大小均一，密度均匀，流动性好，便于规范化生产，机械化包装，疗效可靠，质量标准清晰、稳定可控，调配快速等特点。同时，可临方调配，进行群药共煎，汤剂服用等，均符合传统中医药理论的要求。其不足之处是很难鉴别其原药材的商品等级。

目前对流行性中药饮片的研究对象有浙贝母、白术、浙麦冬、蒲公英、薄荷、淫羊藿、山银花、广藿香、大青叶、益母草等，主要为体积大、机械化小规格包装有难度的常用草类、花类、皮类等药材。

5. *定量压缩中药饮片*　定量压制中药饮片是采用机械压制方法，将花类、全草类、叶类等密度相对较小的、松泡难调的中药饮片，按配方所需的重量规格压缩成型的饮片。定量压制中药饮片采用紧压技术制备，使松泡饮片体积大幅缩小，压缩后的中药饮片既符合传统的中药应用要求，又有利于药效物质的溶出。该产品形状规则，可实现分装线的自动传输和包装，减少了手工操作，提高了生产效率，节约了成本，也减少了产品的二次污染。压制成块状后，不只是减小体积，还可降低饮片挥发性成分散失，药效更能得到保证；还可避免散装饮片易吸潮、生虫、生霉、窜味等缺点。目前，已有红花、淫羊藿、陈皮、茵陈、野菊花和桑叶等药材被制成定量压制饮片。相关研究发现定量压制饮片其干膏收率、成分溶出率和溶出速度都优于压制前饮片。如红花定量压制饮片压制前后的羟基红花黄色素A溶出行为相似，羟基红花黄色素A提取量和干膏收率的综合评分均高于压制前饮片。菊花压制工艺条件为药材水分14%，压制压力20 MPa，压制时间2 min的情况下，压制饮片成型好，无松散脱落现象，且溶出较快。

定量压缩中药饮片的制备工艺包括：取中药饮片或生药进行净选、除杂→对于较难压的药材或饮片进行软化→设定工艺参数进行压制→干燥，灭菌→包装。定量压制中药饮片适合于花类、全草类、叶类等质地疏松的饮片，不适用于动物类中药、质地坚硬的矿物质中药及大部分种子和果实类中药等，但如何保持压制成型后压块形状完整、稳定、不易松散是压制工艺中须进一步攻克的难点。

6. *冻干中药饮片*　冻干中药饮片是将中药饮片在较低的温度（-50~-10℃）下冻结成固态，然后在适当的温度和真空（1.3～13 Pa）下使其中的水分不经液态直接升华成气态，再用真空系统的捕水器（水汽凝结器）将水蒸气冷凝，最终使中药饮片脱水干燥。冻干中药饮片能保持良好的外观性状、色泽、气味，脱水彻底，复水性好，易于保存，便于粉碎。近年来，冻干技术在中药饮片的生产领域被广泛应用，人参、三七、鹿茸、太子参、金钗石斛等中药材都已被开发成冻干中药饮片，其外观、色泽及活性物质含量均较传统饮片有明显提高。其中，冻干三七（片）更是被收入《云南省中药饮片炮制规范》。

冻干中药饮片工艺首先可以通过低温，有效地抑制了热敏性物质（蛋白质、多肽类等）、易氧化的物质（如油脂类）、易挥发性成分等发生生物、化学或物理变化而失去生物活力；再通过冷冻干燥，让微生物的生长和酶的作用无法进行，使原来的性状、组织结构和外观形态被较好地保存，同时极易吸水恢复原状。冻干中药饮片的植物细胞壁破壁率极高，有效成分更容易析出而被人体吸收。然而，由于设备投资及运行成本较高、干燥时间长及工艺控制要求高等问题，也使得该技术在现阶段被更多地应用于人参、三七、鹿茸这样高附加值的名贵中药。目前，随着冻干技术的日趋成熟，应用冻干技术生产中药饮片的成本逐渐降低，越来越多的普通大宗中药饮片也开始尝试采用冻干技术进行干燥。但是，冻干中药饮片本身的粉性较强、口感不佳的问题仍有待解决。相信随着冻干工艺及饮片行业的发展，未来将会有越来越多的中药饮片采用冻干工艺进行干燥，并满足大众对于中药饮片的消费各方面需求。

三、超微粉中药饮片的研究

超微中药饮片是指利用现代超微粉碎技术，将中药饮片粉碎成 10 μm 以下的粉末，即细胞级微粉碎。其组织和细胞被撕裂、断开，与中药饮片细粉相比，超微粉的细胞尺度发生改变。

超微粉中药饮片的研发背景及现状　超微粉碎技术是 20 世纪 70 年代为适应现代高新技术的发展而产生的一种物料加工新技术，主要指利用机械或流体动力的方法克服固体内部凝聚力，将 0.5～5 mm 的物料粉碎成直径小于 10 μm，甚至 1 μm 的超细粉。该技术可提高物料的比表面积和空隙率，使其具备高溶解性、高吸附性、高流动性等多方面的新特点，近年来在中药及其制剂领域得到广泛推广和应用。目前国内学者普遍认同中药超微粉碎是指细胞级微粉碎，以植物药材细胞破壁为目的的粉碎，追求的是细胞破壁率，使细胞内的有效成分直接暴露出来，增加有效活性成分的释放，提高生物利用度，增强疗效。

随着自动化发展，一些医院西药房已有自动抓药机系统，未来，可将中药饮片作为基本的原材料，采用超微粉碎，不添加任何辅料，将中药超微粉结合自动抓药技术，按方制作成为供给临床调剂工作所使用的配方粉末，分药可靠、减少人工失误、极大地提高抓药速度，即使中药具有现代应用的方便需要，又可实现中医随症加减的临床应用要求。中药超微粉碎技术的应用，大大提高了中药的利用率及药效，为中药的标准化创造了有利条件。随着技术的不断发展，中药超微粉碎技术将形成具有一定规模的现代化产业，促进中药超微粉产业健康可持续发展，使中医药更被世界认可。

四、中药配方颗粒饮片的研究

中药配方颗粒饮片，又称为“中药新型颗粒饮片”“单味中药浓缩颗粒”“免煎饮片”等，即采用现代科技手段将单味传统中药饮片进行提取、浓缩、干燥，经加工制成颗粒，并分装成规定剂量的产品，用它组合成方冲服，作为饮片的补充形式，供中医临床代替传统饮片配方使用。

1. *中药配方颗粒饮片的研发背景及现状*　20 世纪 60～70 年代，日本将中医的传统经典方经过深入的研究和探索，采取煎煮、浓缩、干燥等步骤制成质量均一的颗粒剂，这种剂型后来被韩国和中国台湾地区等地效仿，成为现在人们常见的“浓缩中药”颗粒剂。20 世纪 80 年代中国台湾地区按日本模式起步搞中药配方颗粒，将其发展并取名为“科学中药”，对其进行电子调配、临时包装，有别于现在的固定包装。

1984年,国内有学者据日本汉方制剂颗粒剂的发展情况,提出了先将中药饮片分别水煮提取,然后低温浓缩、干燥,制成规定量的干颗粒,在配方时按处方要求,取单味颗粒合配伍。1987年3月卫生部和国家中医药管理局联合下发了《关于加强中药剂型研制工作的意见》要求对常用中药饮片进行研究和改革,制成粉状、颗粒状等。1993年,国家中医药管理局将江苏江阴天江药业有限公司列为全国首家中药饮片改革试点单位。1996年12月卫生部和国家中医药管理局启用"单味中药浓缩颗粒"的新命名。2001年4月,国家食品药品监督管理局在杭州会议上,经反复推敲后定名为"中药配方颗粒",定位于中药饮片,归属于中药饮片管理范畴。随后出台《中药配方颗粒管理暂行规定》,确定了其质量标准研究的技术要求,又确立了有广东一方制药有限公司、培力(南宁)药业有限公司、深圳市三九医药科技有限公司、四川绿色药业科技发展股份有限公司及北京康仁堂药业有限公司5家公司为中药配方颗粒试生产企业。2003年1月,在广州会议上起草了《中药配方颗粒注册管理办法(试行)》。这两个文件的颁发是国家对中药配方颗粒项目由科研管理向产业化、规范化管理的转折点,是加快中药配方颗研发、生产、临床应用规范化的历史性法规文件。2021年2月,国家药品监督管理局、国家中医药管理局、国家卫生健康委员会、国家医疗保障局联合发布《关于结束中药配方颗粒试点工作的公告》,在施行日期后,为促进医疗机构中药配方颗粒临床合理规范使用,保障医疗安全,提高临床疗效,对《关于规范医疗机构中药配方颗粒临床使用的通知》进行了公告,要求各级卫生健康和中医药主管部门要高度重视医疗机构中药配方颗粒临床使用管理工作,按照"属地化"管理原则,进一步细化中药配方颗粒临床合理规范使用措施,确保中药饮片的主体地位;要加强行风管理,将杜绝统方、收受回扣等措施及落实情况纳入医院巡察重点内容。同时提出,医疗机构经审批或备案能够提供中医药服务的方可使用中药配方颗粒,能开具中药饮片处方的医师和乡村医生方可开具中药配方颗粒处方;医生在开具中药配方颗粒处方前应当告知患者,保障患者知情权、选择权;医疗机构要建立中药配方颗粒处方点评制度,发现疑似不良反应的应当及时报告,促进中药配方颗粒规范合理应用。

在科研方面,1995年"中药配方颗粒的研制与开发"列入国家级火炬计划项目,1996年列入国家中医药管理局重点科研基金项目,2000年列入国家发展和改革委员会现代中药产业化推进项目,2001年列入国家发展和改革委员会现代中药产业化示范项目。2002年"中药配颗粒专属性检测方法"被列入国家中管理局中医药科技重大项目。2003年"10首经方和30味中药配方颗粒的质量标准规范化研究"被列入国家重大科技专项"创新药物和中药现代化"项目。

2. *中药配方颗粒的优势及存在的问题*

(1) 中药配方颗粒的主要优势包括以下几个方面。① 质量稳定有保证,便于监管,配方颗粒生产的机械化程度较传统中药饮片高,有稳定的生产工艺及质量标准,既保证了药物质量稳定,便于医生配方遣药,也利于药品监管部门监管其质量;可避免患者因煎煮方法随意甚至错误而导致的药效不佳,尤其是先煎、后下、包煎、另煎等特殊煎煮错误而影响药物质量。② 便于调配与保管,配方颗粒有多种重量规格的小包装满足临床,在调配时不需要临时称取和分剂量,配方简便、快速,减轻了劳动强度。配方颗粒一般采用铝箔袋包装,减少了外界的污染,避免了吸潮等质量问题,方便保管,且因包装可印制条码,便于储存、调配及销售等统计自动化日常管理。③ 便于携带与服用,配方颗粒以开水冲服即可,携带也方便,最适于旅途及工作繁忙、无时间煎煮汤剂的患者服用。④ 节约中药资源,配方颗粒多经粉碎处理,可提高药物有效成分的提取率和生物利用度,通过降低服用量而节约中药资源。

(2) 中药配方颗粒研发存在的问题。① 等效性研究的问题:大量的研究表明,中药合煎时各类成分产生了复杂的化学变化,而不用合煎仅简单用开水冲服的配方颗粒,其安全性和有效性是否优于或等同于传统中药饮片,还有待临床进一步观察评估。因不同中药的化学成分差异较大,应该根据不同品种分别深入研究其临床等效性,使其更具有科学性、合理性和说服力,让医生和患者认可并应用,扩大使用范围。

② 提取溶媒的问题：为了使配方颗粒的成分尽量与汤剂一致，原则上采用水提取，但有些药物的指标性成分或有效成分不溶于水，为其质量标准的制定带来了一定困难。采用其他溶媒又不便于大生产，成本也会更高。③ 工业化生产的问题：目前的机械设备不能完全满足中药配方颗粒规模化生产，如挥发油的提取、包合也同样存在设备更新问题。尤其是物料的平衡，由于中药材产地不同，其煎出物有很大差别也需要较多辅料来调节。成品的实际含量不稳定，也是中药配方颗粒工业化生产的突出问题。④ 市场价格的问题：目前经国家批准的中药配方颗粒饮片生产企业偏少，广受垄断质疑。同时研发和生产成本较高，虽然减少了剂量，但是每天药费一般是传统中药饮片的 3~5 倍，甚至更多，大大超出了绝大多数老百姓能承受的经济范围。因此，如何打破垄断、将成本销售价格降低至趋于大众消费范围，是其得以推广的重要因素之一。

总之，中药配方颗粒的研究与开发已取得一定的成绩，同时也还存在不少问题，还需要进一步研究和探索，最终以科学的态度、严谨的作风、严格的管理来更好地为我国人民和世界人民的健康服务，更好地走向世界，走向未来。

五、流动性中药饮片的研究

流动性中药饮片是在中医药理论指导下，运用系统工程原理和现代化科学技术所生产的具有统一规格、统一质量标准的新型中药饮片。在不改变中医用药原则及中药饮片性质的情况下制成的单味小包装，有效改变了传统中药饮片散装、无卫生标准等情况，弥补了传统中药饮片的缺陷。

1. *流动性中药饮片的研发背景及现状*　流动性中药饮片的研发从根本改变了几千年来中药饮片以根、茎、叶、花、果实等直接入药煎煮的方法，改变了落后的中药饮片生产工艺和粗犷形式，达到工艺规范化。通过现代制药技术——“抛丸赋型技术”的应用，制得颗粒大小均一、密度均匀、流动性好的新型中药饮片，达到机械化包装要求，实现包装规格化。通过整个生产过程的质量监控，运用电算化混合技术，降低各批中药饮片之间的质量差异，增加批次的吨位量，从而真正实现中药饮片质量控制，中药饮片质量稳定的要求，实现中药饮片质量标准化、检测现代化。符合药品 GMP 生产的要求，适应现代化工业的大规模机械化生产，更好地规范了中药饮片的生产，对推动中药生产的现代化和中药工业现代化，加快中药产业技术创新具有积极的作用。流动性中药饮片的研制既符合中医药理论，又符合企业自动化生产，可以满足人民群众对疾病的治疗需求，这是社会进步的要求，也是中药饮片行业必须跨出的一步，对中医药事业的发展有着重要的意义。

2. *流动性中药饮片的优势及存在的问题*

（1）流动性中药饮片的主要优势。① 生产技术先进，可实现现代化生产。流动性中药饮片的制备，采用现代科学技术和工艺手段，在传统方法炮制后的净制中药饮片的基础上，结合中药饮片本身的特性，选取适宜的制药工艺，包括粉碎、进行不同批次间的投料混合（确保批间质量稳定差异性小）、成型、干燥、灭菌、自动化包装等过程，以制得新型中药饮片。② 质量稳定，过程可控。流动性中药饮片确保批次间的质量稳定性，使临床上配伍用药把握准确。生产过程运用电算化混合技术，确保用药安全、有效、可控。③ 流动性中药饮片外观颜色均一、大小一致、密度均匀、流动性好，便于机械化、自动化包装，实现包装规格化。

（2）流动性中药饮片研发存在的问题。① 损失中药饮片原有外观性状，鉴别困难：流动性中药饮片失去原有传统中药饮片外观性状特征，很难通过外观性状来判断中药饮片的特征，不利用临床鉴别应用。② 流动性饮片成型所用黏合剂多为水，个别药材成型困难：在处理研究该问题时，个别种类的药材，因为成型的困难，而需要将原料药粉中先加少量辅料制成小的母芯，再以该母芯为核，按照以上工艺，不再加任何黏合剂和辅料，以水为成型剂，与更多的同样原料药粉一起，制成球状或近似球状的颗粒。

个别矿物药材，因为成型的困难，而需要将原料药粉中加少量辅料黏合剂制成球状或类球状颗粒。此过程较前述流动性中药饮片的统一加工流程有所不同。

六、压缩中药饮片的研究

1. 压缩中药饮片的研发背景及现状　中药配方历来采用散装中药饮片，配方效率低、工作环境差、饮片贮藏难，药房工作人员劳动强度大。随着定量小包装中药饮片的出现，上述问题得到了较好的解决。但同时小包装在部分中药中的包装中也凸显问题所在，如花类、全草类、叶类及部分质轻或不规则饮片，因密度小、流动性差、体积大，增加了小包装饮片生产、包装、贮藏、运输、调剂等环节的困难和成本。而压缩中药饮片的出现，采用物理压制方法将花类、全草类、叶类及部分质轻或不规则饮片压制成定量压制饮片，很好地解决小包装存在的不足。

2. 压缩中药饮片的优势及存在的问题

（1）压缩中药饮片的主要优势。① 压制中药饮片体积大幅缩小，空间占用率降低：压缩中药饮片可以将花类、全草类、叶类及部分质轻或不规则饮片等密度小、流动性差、体积大的中药饮片，采用物理压制方法压制成定量压制饮片，大大缩小中药饮片体积，制备方法简单，成本低，适合工业化生产，便于运输、仓储、调剂、机械化包装等。② 压缩中药饮片可显著降低挥发性成分的损失：压缩饮片增加了其中药成分稳定性，且减少了易挥发性成分的发散性，这可能是因为中药饮片经压制后，表面积减小，减少了与光、空气的接触面积。③ 压缩中药饮片有利于浸润和煎煮：压缩后的中药饮片比重加大，使中药更易完全浸入水中，避免了漂浮，有利于浸润和煎煮，提高煎煮效率。④ 压缩中药饮片便于中药配方调剂：定量的压缩饮片，便于中药配方调剂，使配方调剂更加精确，调剂效率更高。

（2）压缩中药饮片研发存在的问题。① 压缩中药饮片无法从直观上鉴别出中药饮片的真伪优劣：压制中药饮片改变了原有中药饮片性状，无法从外观上鉴别出中药饮片的真伪优劣。② 难以保持压制后的压块的完整性：压缩中药饮片其制备工艺的关键因素是压制设备、压制时间、压制压力，故而保持压制成形后压块形状完整、稳定、不易松散依然是压制工艺中需进一步攻克的难点。③ 压缩饮片无法适应所有中药饮片的制备。

中药行业开展了多种针对传统中药饮片相关产品的改革尝试，取得了一些进展。定量压缩中药饮片、冻干中药饮片、颗粒型中药饮片、超微粉中药饮片、中药配方颗粒饮片、流动性中药饮片等新型饮片各具特色，适应不同类型中药饮片和临床应用，但同时也需结合现代科技进一步发展，提升其有效利用和产业化发展。

思 考 题

1. 试述中药饮片的保质期如何制定。
2. 试述中药饮片包装标签应包含的信息。
3. 试述中药配方颗粒的优缺点。

参考文献

艾青青,何芳,李倩,等,2019. 大黄药材变色与水分含量、水分活度的相关性研究[J]. 中药材,42(9):2042-2044.
安徽省药品监督管理局,2020. 安徽省中药饮片炮制规范[M]. 合肥:安徽科学技术出版社.
白宗利,都盼盼,卢宇超,等,2018. 中药炮制辅料麦麸质量标准研究[J]. 亚太传统医药,14(11):49-51.
蔡宝昌,龚千锋,2016. 中药炮制学专论[M]:235-237.
蔡宝昌,龚千锋,2017. 中药炮制学专论[M]. 2 版. 北京:人民卫生出版社.
蔡宝昌,肖杰明,林涛,等,2013. 一种挤压式中药去油制霜机[P]. 浙江:CN101940533B,2013-05-08.
蔡铃英,陈福星,2021. 中药炮制技术对临床疗效的影响[J]. 实用心脑肺血管病杂志,29(S2):76-78.
曹晖,吴玢,王孝涛,2013. 中药炮制传统技艺图典[M]. 北京:中国中医药出版社.
曹晖,张保献,涂家生,2018. 关于我国炮制辅料现状及标准化思考与建议[J]. 中国食品药品监管,176(9):47-51.
曹萍,梅开丰,褚小兰,2002. 江西建昌药帮的历史考证[J]. 江西中医学院学报,14(2):7.
曹强,郭亚菲,叶蕾蕾,等,2022. 大黄及其活性成分抗炎作用及机制的研究进展[J]. 中草药,53(22):7285-7294.
曹强,李小海,王永安,等,2012. 一种青黛加工设备[P]. 四川:CN202497925U,2012-10-24.
柴冲冲,毛民,袁金凤,等,2019. 不同方法软化切制后的黄芩饮片颜色与 5 种黄酮类成分含量的相关性研究[J]. 中国中药杂志,44(20):4467-4475.
陈凯先,张卫东,2022. 中药现代化与中药创新[J]. 中国食品药品监管,(8):4-13.
陈琳,吴皓,王媚,等,2010. 中药炮制辅料醋中总酸和乳酸的含量测定[J]. 中国中医药信息杂志,17(9):52.
陈志敏,余凌英,黄勤挽,等,2023. 基于"一轴四融"特色育人理念的中药炮制学课程建设与探索[J]. 时珍国医国药,34(2):437-439.
成都市地方志编撰委员会,2000. 成都市志·医药志[M]. 成都:四川辞书出版社.
程诚,尹婷,2014. 中药饮片技术中国专利申请状况分析[J]. 中国发明与专利,(3):48-51.
程砚秋,郁红礼,吴皓,等,2022. 半夏不同炮制品刺激性毒性变化及凝集素蛋白检测研究[J]. 中国中药杂志,47(17):4627-4633.
崔楠楠,马俊楠,孟祥龙,等,2014. 基于知识图谱的中药炮制学科研究热点分析[J]. 中国药事,28(5):530-535.
戴冰,黄雍,张嘉妮,等,2018. 中药炮制辅料黄酒的现代研究概况[J]. 中医药导报,24(20):114-116.
戴龙勇,熊斌,丁光元,等,2018. 一种变频立式风选机[P]. 江西:CN208245190U,2018-12-18.
戴莹,翟华强,王宁宁,等,2019. 中药临方炮制现状与技术规范构建探讨[J]. 中国中医药信息杂志,26(3):8-10.
东宝花,蒋云秀,强梦琴,等,2022. 黄精炮制沿革及现代研究进展[J]. 中华中医药学刊,40(11):213-217.
杜晨晖,衡依然,李泽,等,2022. 酸枣仁炮制的历史沿革及现代研究进展[J]. 中国中药杂志,47(10):2572-2583.
符颖,2017. 不同区域中药炮制特色技术探讨[J]. 内蒙古中医药,20:82-83.
傅崇矩,2006. 成都通览[M]. 成都:成都时代出版社.
高军,纪玉英,侯玉岭,等,2013. 中药饮片背后的历史[J]. 首都医药,20(17):10-12.
龚千锋,2009. 中药材炮制加工方法图解[M]. 北京:人民卫生出版社.
龚千锋,2019. 中药炮制学[M]. 北京:中国中医药出版社.
龚千锋,祝婧,周道根,2007. 樟树药帮的历史与特色[J]. 江西中医学院学报,19(4):27.
顾薇,姚俊宏,陆梦梦,等,2022. 基于"炒炭存性"理论研究炮制工艺对地榆抑菌功效的影响[J]. 中草药,53(4):1042-1050.
顾选,刘青,隋丞琳,等,2018. 北京地区传统中药饮片特色品种初探[J]. 中药材,41(3):581-584.
郭舒臣,李得天,梁士魁,等,2022. 新世纪 20 年:现代生物体系下的中药炮制机制的研究技术与方法[J]. 中国中药杂志,47(5):1170-1176.
郭舒臣,梁士魁,李得天,等,2022. 新世纪 20 年:中药炮制机制研究中化学物质变化辨识技术与多模态研究策略[J]. 中国中药杂志,47(5):1153－1160.
郭亚楠,2021. 一种中药水飞装置[P]. 河南:CN113786649A,2021－12－14.
国家药典委员会,2020. 中华人民共和国药典(一部)[M]. 北京:中国医药科技出版社.
韩清泉,2007. 临方炮制中药饮片的方法和药物作用[J]. 中国实用医药,2(16):91－92.
洪巧瑜,卜训生,李飞,等,2019. 以京帮流派中药炮制方法为指导的中药炮制继承教学体系探讨[J]. 中国医药导报,16(13):120－123,131.
洪巧瑜,樊长征,2022. 京帮流派中药炮制方法的特色分析[J]. 中华中医药杂志,37(3):1772－1775
胡麟,陈志敏,余凌英,等,2021. "川派"中药炮制技术的历史沿革与特色传承[J]. 亚太传统医药,17(6):165－168.
黄璐琦,王永炎,2006. 中药材质量标准研究[M]. 北京:人民卫生出版社.
贾天柱,2013. 中药炮制学[M]. 2 版. 上海:上海科学技术出版社.
贾天柱,2019. 论中药炮制的"四新八化"[J]. 药学研究,38(7):399－402.
贾天柱,吴慧,赵文龙,等,2015. 一种减酮增酯的白术炮制新工艺[P]. 辽宁:CN103638084B,2015－06－17.
贾天柱,许枬,史辑,2017. 炮制引起中药药性及功用的变化[J]. 世界科学技术-中医药现代化,19(3):450－457.
江姗,应泽茜,杜伟锋,等,2022. 炮制辅料蜜麦麸的质量标准研究[J]. 时珍国医国药,33(5):1137－1140.
蒋沅岐,董玉洁,周福军,等,2021. 红曲的化学成分、药理作用及临床应用研究进展[J]. 中草药,52(23):7379－7388.
康世奇,杨京航,苏晓慧,等,2021. 中药马钱子研究进展的 CiteSpace 知识图谱分析[J]. 中国中药杂志,46(5):1043－1052.
孔强凯,张霖,孔济友,等,2022. 一种鲜竹沥生产用提取罐自动提取设备[P]. 福建:CN216294702U,2022－04－15.
兰青山,杜杰,易进海,等,2023. 基于全程质量控制理念的附子饮片标准化体系研究与构建[J]. 中国现代中药,25(1):192－201.
乐海平,易斌,黄东,等,2022. 中药饮片行业的现状分析及发展策略探讨[J]. 药品评价,19(5):257－260.
雷国莲,2015. 中药炮制与临床应用[M]. 西安:陕西科学技术出版社:4－8.
雷敩,1986. 雷公炮炙论. 辑佚本[M]. 上海:上海中医学院出版社.
李波,2018. 浅谈中药房开展中药临方炮制工作的必要性及方法[J]. 当代医药论丛,16(21):186－187.
李耿,高峰,毕胜,等 2021. 中药饮片产业面临的困境及发展策略分析[J]. 中国现代中药,23(7):1139－1154.
李红娟,龚建平,2017. 中药饮片产业发展问题分析与对策[J]. 饮食科学,(22):275－276.
李凯,周宁,张振凌,2017. "入盐走肾"理论的现代研究[J]. 中草药,48(24):5281－5285.
李丽,肖永庆,2012. 大黄饮片炮制前后物质基础变化规律研究[J]. 中华中医药杂志,27(4):803－813.
李林,于银萍,王敏,等,2021. 中药炮制产学研过程中"双重思维"的实践——蔡宝昌教授学术思想浅析[J]. 教育教学论坛,527(28):112－115.
李玲慧,林娟,李丹,等,2021. 福州市中药炮制特色传承与发展[J]. 海峡药学,33(4):47－49.
李美英,李先元,等,2022. 我国中药饮片产业现状的分析与思考[J]. 中成药,53(2):635－640.
李群,2018. 炮制专家王琦论现代中药炮制研究的"2 个时期 3 个阶段"[J]. 中成药,40(12):2740－2743.
李帅锋,丁安伟,张丽,等,2016. 何首乌产地加工与饮片炮制一体化工艺研究[J]. 中草药,47(17):3003－3008.
李涛,莫雪林,程雪娇,等,2016. 中药饮片"炮制经验"客观化研究的思考[J]. 时珍国医国药,27(12):2919－2922.
李向日,魏锋,曹晖,2021. 医疗机构亟待开展中药饮片临方炮制及相关的建议[J]. 中国中药杂志,46(17):4585－4590.
李昱,苏联麟,季德,等,2021. 炮制辅料醋的历史沿革及现代研究进展[J]. 中国中药杂志,46(16):4083－4088.
林慧,梅全喜,2018. 葛洪《肘后备急方》对中药炮制的贡献探析[J]. 亚太传统医药,14(2):81－82.
刘波,卜贤盼,杜小平,等,2022. 直线振动分选筛震动茶叶筛选机[P]. 陕西:CN217989995U,2022－12－09.
刘东方,郁红礼,薛凡,等,2020. 甘遂醋制前后萜类成分效应部位抗腹水、泻下作用及组成变化研究[J]. 南京中医药大学学报,36(5):647－654.
刘恩伟,2018. 一种能够快速升降温的生物发酵罐[P]. 西藏自治区:CN207468643U,2018－06－08.
刘杰,刘培,郭盛,等,2017. 掌叶大黄不同组织器官中主要资源性化学成分的分析评价[J]. 中草药,48(3):567－572.
刘夏进,李懿,宿树兰,等,2020. 药用菊非药用部位的资源化利用现状与展望[J]. 中草药,51(15):4075－4081.
刘晓仪,2022. 出土简帛和卷子中的中药内服法发展历史研究[D]. 南京:南京中医药大学.
刘莹,仲青香,邱辉辉,等,2017. 基于肝毒性的雷公藤中药复方配伍减毒的研究进展[J]. 中国中药杂志,42(16):3044－3048.
卢兴美,钟凌云,王硕,等,2023. 基于 UHPLC－LTQ－Orbitrap MS 分析不同炮制工艺对地黄化学成分的影响[J]. 中国中药杂志,48(2):399－414.
陆金兰,朱星宇,刘玲,等,2017. 中药炮制辅料米醋的指纹图谱研究[J]. 南京中医药大学学报,33(5):463.

陆兔林,戴衍鹏,陈彦琳,等,2018.中药饮片产业发展概况及存在问题初探[J].中国食品药品监管,(6):17-23.
陆兔林,李飞,2021.中药炮制学[M].北京:人民卫生出版社.
路甬祥,2004.中国传统工艺全集·中药炮制[M].郑州:大象出版社.
吕永磊,李珊,李向日,等,2011.药用植物乌头净制机制研究[J].中国实验方剂学杂志,17(7):50-53.
马传江,王信,辛义周,等,2018.中药传统炮制理论的现代研究概述[J].中草药,49(3):512-520.
马杰,2020.三七生消熟补的炮制机制进展探讨[J].光明中医,35(6):960-962.
马艳平,2020.川帮中药特色炮制技术[J].中医学报,35(8):1649-1652.
毛淑杰,李先端,顾雪竹,等,2006.中药炮制辅料———醋的规范化示范性研究[J].中国中药杂志,31(22):1916.
孟江,张英,曹晖,等,2021.中药蒸法的历史沿革分析[J].中国实验方剂学杂志,27(10):176-183.
潘鸿贞,2017.我院中药临方炮制工作实践探析[J].中国中医药现代远程教育,15(24):28-30.
彭华胜,徐长青,袁媛,等,2019.最早的中药辅料炮制品:西汉海昏侯墓出土的木质漆盒内样品鉴定与分析[J].科学通报,64(9):935.
彭杰,叶丽芳,吴梦玫,等,2022.基于 VOSviewer 软件的中药材产地加工与炮制一体化文献分析与思考[J].中国现代中药,24(7):1365-1373.
秦胜娟,2022.国医大师金世元教授医药圆融学术思想浅识[J].光明中医,37(20):3691-3693.
秦宇雯,费程浩,毛春芹,等,2022.基于"性状-质量标志物-生物效应"的饮片质量整体识别研究思路[J].中草药,53(5):1294-1302.
屈文佳,苏佳明,徐文娟,等,2022.基于多成分定量分析的市售红参药材质量评价研究[J].中国中药杂志,47(21):5855-5862.
任洪民,邓亚羚,张金莲,等,2020.药用黄精炮制的历史沿革、化学成分及药理作用研究进展[J].中国中药杂志,45(17):4163-4182.
尚志钧,1982.《五十二病方》药物炮制概况[J].中药通报,(6):17-20.
沈钰乔,2019.中药炮制研究的思路与方法—以地黄的炮制研究为例[J].临床医药文献电子杂志,6(14):156.
石典花,孙立立,张军,2014.市售中药炮制用辅料醋的质量考察[J].中国药房,25(35):3297.
石芸,徐长丽,金俊杰,等,2022."逢子必炒"炮制理论的传统认识与现代研究进展[J].中草药,53(7):2227-2236.
宋玲玲,王君明,弓明珠,等,2022.金钱草降低雷公藤致小鼠肾毒性的实验研究[J/OL].中华中医药学刊:1-13.
宋玲玲,王君明,关月晨,等,2021.金钱草不同溶剂提取物对雷公藤毒性抑制作用的比较[J].中国实验方剂学杂志,27(3):63-71.
隋丞琳,顾选,许金凯,等,2021.试论京帮炮制技术的形成与特色[J].中国现代中药,23(11):1993-1999.
隋丞琳,顾选,朱力,等,2018.浅析京帮炮制技术传承与发展[J].北京中医药,37(4):363-365.
孙鑫,钱会南,2015.《神农本草经》中药理论体系框架研究(上)[J].中华中医药杂志,30(6):1871-1874.
孙鑫,钱会南,2015.《神农本草经》中药理论体系框架研究(下)[J].中华中医药杂志,30(7):2291-2294.
谭俊雄,贺雪皎,陈旺超,等,2021.一种环保型黄芪炙制设备[P].湖南:CN215022437U,2021-12-07.
唐廷猷,2018.中药炮制理论炮制原理研究史初探(清代前部分)[J].中国现代中药,20(2):230-238.
唐胤泉,祝浩东,2022.医院开展临方炮制的方法与规范化建设研究[J].中医药管理杂志,30(15):224-226.
陶欧,林兆洲,张宪宝,等,2014.基于饮片切面图像纹理特征参数的中药辨识模型研究[J].世界科学技术:中医药现代化,(12):2558-2562.
田斌,宋英,2020.雷公藤减毒增效方法研究进展[J].中药与临床,11(2):71-73.
田家屹,马芳,韩玲玉,2022.基于红外光谱的鲜地黄、生地黄和熟地黄成分差异分析[J].光谱学与光谱分析,42(10):3203-3209.
万军,周霞,吴纯洁,等,2006.中药炒炭增强止血作用成分再探讨[J].时珍国医国药,(6):930-931.
汪永忠,朋汤义,刘勇,等,2021.强化中医专业本科生中药炮制实践教学的必要性及其举措[J].中医药临床杂志,33(8):1632.
王宝荣,2013.一种新型中药水飞装置[J].世界最新医学信息文摘,13(27):1.
王芳静,杨紫莹,金传山,等,2020.产业化生产中草乌不同炮制品的"减毒-存效"研究[J].中国中药杂志,45(8):1901-1908.
王红波,2017.中药饮片发展现状及质量管理中存在的问题与分析[J].世界最新医学信息文摘,17(68):194-195.
王炯,杨小源,2013.王子义京帮流派中药炮制制备工艺探析[J].西部中医药,26(7):31-33.
王君明,李金洋,蔡泓,等,2020.雷公藤"以药制药"炮制减毒作用机制研究[J].中华中医药学刊,38(5):37-40.
王清浩,王云,张雪,等,2019.米炒法中辅料大米的质量标准研究[J].中国中药杂志,44(9):1814-1821.

王薇,张义生,石新华,等,2018. 医疗机构临方炮制技术初探[J]. 中国药师,21(5):904-907.
王孝涛,1998. 历代中药炮制法汇典[M]. 南昌:江西科学技术出版社.
王延年,董雪,乔延江,等,2010. 中药发酵研究进展[J]. 世界科学技术(中医药现代化),12(3):437-441.
王延年,刘晓秋,2008. 现代中药炮制[M]. 北京:人民军医出版社.
王卓,钟凌云,解杨,等,2022. 基于"生熟异用"何首乌的研究进展及其质量标志物(Q-Marker)的预测分析[J]. 中草药,53(3):882-897.
魏锋,程显隆,荆文光,等,2022. 中药材及饮片质量标准研究有关问题思考[J]. 中国药学杂志,57(18):1493-1503.
吴皓,李飞,2016. 中药炮制学[M]. 2版. 北京:人民卫生出版社.
吴皓,钟凌云,李伟,等,2007. 半夏炮制解毒机制的研究Ⅰ[J]. 中国中药杂志,(14):1402-1406.
吴梦玫,叶丽芳,彭杰,等,2022. 基于动力学过程的地黄润制科学内涵研究[J]. 中国中药杂志,47(13):3511-3518.
吴梦茜,朱慧,南铁贵,等,2022. 西汉海昏侯墓出土米蒸地黄炮制工艺的研究[J]. 中国中药杂志,47(6):1567-1572.
吴情梅,刘晓芬,连艳,等,2019. 川芎产地加工与饮片炮制一体化工艺研究[J]. 中草药,50(16):3808-3814.
吴雯琰,祝婧,钟凌云,等,2022. 中药质量标志物在饮片质量评价及质量标准研究中的应用及探讨[J]. 江西中医药大学学报,34(3):115-119,124.
武乐,张钰祺,易炳学,等,2012. 附子江西特色炮制品种"临江片"初探[J]. 时珍国医国药,23(3):690-692.
萧文科,许雅馨,甘彦雄,等,2022. 基于CiteSpace可视化分析川乌研究热点与发展趋势[J]. 亚太传统医药,18(9):122-131.
肖锟钰,王洁,吴明,等,2020. 基于不同提取部位的补血活血药效评价验证三七"生打熟补"炮制理论[J]. 中药药理与临床,36(6):130-136.
谢蕾,张羽师,李卫东,2019. 药用植物非药用部位开发利用现状与展望[J]. 中药材,42(2):470-473.
徐超,2018. 直接口服中药饮片存在的问题及对策[J]. 中国食品药品监管,(10):66-69.
徐凤娟,孙娥,张振海,等,2014. 中药炮制辅料羊脂油的研究思路探析[J]. 中华中医药杂志,29(8):2543-2547.
徐建中,孙乙铭,俞旭平,等,2014. 杭白芍产地加工炮制一体化技术研究[J]. 中国中药杂志,39(13):2504-2508.
许保海,2021. 从具体药物的炮制方法谈京帮流派炮制的特色[J]. 上海医药,42(11):36-38.
鄢胜君,李慧,2022. 2020年版《中国药典》中药修订内容分析[J]. 湖北成人教育学院学报,28(1):96-100.
杨冰,宁汝曦,秦昆明,等,2020. 中药材产地加工与炮制一体化技术探讨[J]. 世界中医药,15(15):2205-2209,2215.
杨冰,杨陆,杨菊,等,2022. 新世纪20年:中药炮制装备的时空演变[J]. 中国中药杂志,47(5):1177-1183.
杨冰,杨陆,周滨滨,等,2022. 新世纪20年:中药炮制机制研究热点与前沿分析[J]. 中国中药杂志,47(5):1161-1169.
杨春雨,曹晖,王孝涛,等,2017. 我国炮制用辅料标准现状研究及工作建议[J]. 中国中药杂志,42(7):1401-1406.
杨居东,樊锐锋,张欣,等,2022. 附子炮制沿革及其炮制品的现代研究进展[J]. 中医药导报,28(10):91-95,104.
杨俊杰,李林,季德,等,2016. 中药材产地加工与炮制一体化的历史沿革与现代研究探讨[J]. 中草药,47(15):2751-2757.
杨俊杰,李平,郝敏,等,2018. 中药材产地加工与炮制一体化的现代研究进展[J]. 中草药,49(20):4726-4730.
杨俊杰,张振凌,2005. 中药材产地加工与中药饮片炮制一体化的探讨[J]. 时珍国医国药,(9):817-818.
杨明,钟凌云,薛晓,等,2016. 中药传统炮制技术传承与创新[J]. 中国中药杂志,41(3):357-361.
杨颜君,田玉桥,朱欢,等,2022. 不同干燥过程与切片厚度对天麻品质的影响[J]. 农产品加工,(12):30-33.
姚蓝,孟江,张村,等,2014. 炒制对栀子饮片中鞣质含量及吸附性的影响[J]. 中国实验方剂学杂志,20(4):45-48.
叶强,刘雨诗,刘红梅,等,2019. 不同炮制工艺对附子生物碱类成分的影响[J]. 中成药,41(3):601-607.
于迪,徐维茵,黄剑,等,2022. 基于可视化思维分析防风炮制历史沿革及临床应用研究[J]. 中药材,45(2):485-495.
于文明,2021. 深入实施中药标准化项目促进中药产业发展提质升级[J]. 前进论坛,(4):24.
郁红礼,2022. 法半夏质量标准草案及其起草说明,2018国家重点研发项目《中药饮片质量识别关键技术研究》验收资料.
翟甫,刘芳芳,2019. 中药炮制中液体辅料炮制的发展衍变研究[J]. 世界最新医学信息文摘,19(49):180-196.
翟巧利,朱秋珍,侯晓丽,等,2021. 中药饮片质量追溯体系构建的研究进展[J]. 安徽医药,25(8):1485-1488.
詹志来,张华敏,黄璐琦,2022. 经典名方药物考证关键问题分析与要点建议[J]. 中国实验方剂学杂志,28(10):1-10.
张崇佩,龚千锋,于欢,等,2019. 樟帮特色黄连水炒吴茱萸炮制工艺研究[J]. 中草药,50(13):3065-3070.
张翠英,俞捷,刘广学,等,2019. 3种马兜铃酸和2种马兜铃内酰胺在北细辛、华细辛及汉城细辛不同部位的分布及含量分析[J]. 世界科学技术(中医药现代化),21(7):1295.
张玖捌,张伟,王彬,等,2022. 基于Box-Behnken响应面法的白芍产地加工与炮制生产一体化工艺研究[J]. 中草药,53(18):5657-5662.
张丽,王开裕,雷玲芳,等,2017. 中药炮制研究及临床价值分析[J]. 中国医药导刊,19(4):392-393.